问止中医系列

AI岐黄

——中医大脑医案集

主 编 林大栋（美）

中国中医药出版社

·北京·

图书在版编目（CIP）数据

AI 岐黄：中医大脑医案集 /（美）林大栋主编 . —北京：
中国中医药出版社，2020.6（2023.3 重印）
（问止中医系列）
ISBN 978-7-5132-6224-8

Ⅰ . ① A… Ⅱ . ①林… Ⅲ . ①人工智能—应用—中医
临床—研究 ②医案—汇编—中国—现代 Ⅳ . ① R24-39
② R249.7

中国版本图书馆 CIP 数据核字（2020）第 077247 号

中国中医药出版社出版

北京经济技术开发区科创十三街 31 号院二区 8 号楼
邮政编码 100176
传真 010-64405721
河北品睿印刷有限公司印刷
各地新华书店经销

开本 787×1092 1/16 印张 36.5 字数 680 千字
2020 年 6 月第 1 版 2023 年 3 月第 4 次印刷
书号 ISBN 978 – 7 – 5132 – 6224 – 8

定价 108.00 元
网址 www.cptcm.com

服务热线 010-64405510
购书热线 010-89535836
维权打假 010-64405753

微信服务号 zgzyycbs
微商城网址 https://kdt.im/LIdUGr
官方微博 http://e.weibo.com/cptcm
天猫旗舰店网址 https://zgzyycbs.tmall.com

主编简介

林大栋：

美国加州执业中医师

问止中医联合创始人及首席医疗官

联合创办问止中医期间，林大栋博士领导研发了"问止中医大脑"——中医人工智能辅助诊疗系统。同期，林大栋博士主讲的中医精品网课"问止大医小课"已有 10 万多名在线学员。

在台湾完成本科教育及兵役后，林大栋前往美国发展。先后读取了美国纽约州雪城大学电机硕士、美国加州国际医药大学针灸硕士、美国加州 Liberty University 东方药学博士学位。求学期间，林大栋拜经方大师倪海厦先生为师，曾得倪师允许多次在佛罗里达州汉唐中医学院跟诊于倪师，求学见闻被详细记录在《佛州汉唐跟诊日志》并计划于近期出版。

同期林大栋任教于加州国际医药大学，担任中医学博士学院、硕士学院教授，同时开授中文和英文博士课程。林大栋亦长期参加慈济基金会的中医义诊，担任慈济基金会的中医学社教讲师。投身中医之前，林大栋曾任职于思科等高科技公司 21 年，担任芯片设计工程师，拥有深厚的软硬件工程研发经验。

林大栋有一系列关于中医人工智能辅助诊疗的成果发表，如 2016 年在第四届温哥华国际中医学术研讨会上发表《中医体质分析线上程式的开发与实际运用》，2017 年在加州五系中医药大学博士班讲《中医针灸电脑辅助取穴》课程，2018 年在加州国际中医药大学举行《中医人工智慧辅助诊治》讲座，2019 年在美国洛杉矶举行的 2019 TIMA USA Global Forum 上发表

Artificial Intelligence/Computer-assisted Diagnosis and Treatment of Traditional Chinese medicine 论文，2019 年在斯坦福大学第四届世界整合医学大会发表 *TCM Powered by Artificial Intelligence* 论文等。

除中医之外，林大栋亦有多部小说作品如《在药香中寻找爱》《少年王比利的故事》等在不同国家和地区出版。

《AI岐黄——中医大脑医案集》
编委会

序一

目前，我国正在推进"面向 2035 人工智能在中医药领域的应用战略研究"，希望在中医人工智能辅助诊疗、中药智能制造等领域实现研究成果。通过《AI 岐黄——中医大脑医案集》一书，我了解到问止中医专注于中医人工智能，在人工智能中医辅助诊疗领域迈出了第一步。书中详尽呈现了"中医大脑"在辨证遣方用药时"症 - 证 - 病 - 方证 - 药证"的思维模型。书中有不少案例是关于中医治疗现代疾病的，这是现代中医所面临的时代挑战——患者带有明确确诊的疾病而来寻求中医的帮助。针对许多现代疾病，古人怕是并无足够的认知，问止中医人工智能"先辨病、再辨证"的诊疗模型为我们提供了值得借鉴的思路。希望问止中医坚定不移继续探索，在中医科技化领域实现更大的成就；也希望国家和高等院校培养更多拥有现代科技与中医背景的高端交叉学科人才，帮助中医实现科技化发展的关键一跃。

国医大师

中国中医科学院广安门医院主任医师 刘志明

中央保健专家、享受国务院特殊津贴专家

2020 年 6 月 1 日

序二

中医历来有经方、时方之争，观点虽异，但在临床上，皆有取效之时，否则也经不起历史长河的淘洗。智者察同，愚者察异，无论经方时方各派，皆要立足色、脉、症，从中搜集信息，输入自身的辨证逻辑体系，再导出诊治结果。所异者，不过是辨证和组方的思维角度不同，经验积累不同，其法或有高下，其路殊途同归。

总而言之，各派大医成就之路，皆不外理论通透、临证磨炼。基础理论讲得最深的是《黄帝内经》，字字珠玑，微言大义，领会多少就看各人悟性。但是，只会《内经》看不了病，在《内经》指引下，明确病机后，具体方药必须参照各家经验，尤其以仲景经方为首，也就是"方证对应"，说白了就是"抓主证、选基本方、适当加减"。各门各派，都有自己的方证对应，各擅一面，羽翼先贤，都是中医之宝。更有甚者，只靠抄某些老中医的"方证对应"，就能混迹杏林，当然，这种人难有大成。

不过，医书浩瀚，难以穷尽，"方证对应"也没那么简单，这就要求医家独具慧眼，在基础理论的框架指引下，筛选适合的方药对治千变万化的病情。正因如此，现在的中医临证遇到难题仍然会到历代医家著作中去寻找灵感，而这就涉及巨大的数据记忆、检索以及组织数据的逻辑算法。

在对病机的精微把握上，计算机不如高明的人脑，但在数据的精确处理方面，计算机比人脑有巨大的先天优势，这也正是本书之名《AI岐黄——中医大脑医案集》的由来。

AI，就是人工智能；中医大脑，其实就是一个高度人工智能的数据库。里面储存了海量历代大医著作，并且用高明的算法将其中的关键信息加以分析，组织，高度有序化，用以辅助人类医生决策。在诊疗过程中，人机取长补短，相辅相成，共同决策。其中，色、脉、症的数据采集靠人，宏观方向的把控靠人机结合，大体方药的筛选靠计算机，精确加减靠人。最终，达成 1+1 ＞ 2 的效果。

人工智能是 21 世纪最耀眼的领域，中医是中华文化最深沉的谜，两者结合，必然碰撞出璀璨的火花，照亮人类的前程，中华民族在此历史机遇期，切不可错过。

全国政协委员

中华中医药学会肺系病分会主任委员　　张洪春

2020 年 6 月 2 日

序三

　　中医药现代化是当代人提出的新命题，保守者认为中医就是建立在个人经验前提之上的古老医学，与现代工业、仪器设备没有关系，我也曾这么想。在我组织发起的第一届中医科学大会期间我学习到一些新的知识，比如王唯工先生对脉诊的研究成果，之后，我在成都一家互联网企业看到了一套正在研发的可以用于基层医生临床的大数据诊断系统，准确率可提升百分之三十，这对老百姓来说真是太大的福音了，让正在开展医疗扶贫示范的我大开眼界，开始对中医大数据诊断有了期盼。前几年我在走访中国中医科学院、北京中医药大学等研究机构中发现中医科学家们也已经在开发这样的系统，而且颇具成果了。问止中医《AI 岐黄——中医大脑医案集》是一部同时在中医临床和中医人工智能学术研究方面深具创意的新作。通过 30 则案例，问止中医证实了人工智能中医大脑辅助诊疗对于提高疗效、造福患者、普及中医的价值。本书融汇了古老的中医与尖端的科技、东方文化与西方算法，标志着中医科学化、中医智能化显学时代的开启或许已经到来。祝愿他们这个年轻的团队继续前行！

中医科学大会创始人兼主席顾问

中医药文化大会创始人、执行主席兼秘书长　　刘峻杰

2020 年 6 月 3 日

前言——问止哲学

太多人曾经询问："问止是什么意思？"我们有两个答案。

更直接的答案是"问病止于此"。疗效是问止中医一以贯之的第一使命，我们倾尽全力优化中医大脑，会诊疑难重症，培训团队，其目的就是实现卓越疗效。我们希望做纯粹的人，有着纯粹的追求，投身在纯粹的事业，纯粹是事物本质的映射，而疗效是我们自始至终追求的本质。

于是，我们还有一个更为本质的答案。问，表示研究、探求；止，表示终极、究竟。问止，表示探求究竟，追求极致。问止便是无止，这是我们向"极致"发起的挑战。我们希望应用科技的方法探寻中医疗效的极致。我们秉承工程学的思维在中医里寻找简单优美的"公理"，用计算机的语言关联疾病症状和个性化的最佳处方。这些"公理"的集合，产生了今天本书的主角——中医人工智能辅助诊疗系统"问止中医大脑"。

中医大脑缘起于十多年前。彼时，林大栋医师在其恩师倪海厦先生的指导下开发了一套"中医经方专家系统"。在之后一直到今天的岁月里，林大栋医师和后续加入团队的张灿宏医师、王人庆医师等一起不断扩充升级这套专家系统，以经方为基础，拓展了扶阳体系、温病体系，妇、儿、皮肤、骨伤、眼科等十大专科体系，傅青主、张锡纯等学派大师体系，以倪海厦老师为代表的中医对治癌症等重症医学体系，亦完善融入了以经络腧穴为基础的传统针灸和以耳穴、头针、腹针为代表的现代针灸体系。发展至今日，中医大脑已经成为拥有2000多条疾病和症状、8000多首方剂、亿级数据标记位点的临床高度成熟的中医知识图谱。借用道家术语，十年"筑基"的这套知识图谱奠基了今日"炼神还虚"的中医大脑。莫邪铸剑，在云计算和算法突破的时代，中医大脑终有所小成。

我们希望把中医大脑的疗效直接带给有所需的患者。于是，以中医大脑为核心，我们在中国深圳和美国加州硅谷分别开设多家人工智能中医诊所，问止的中医师们使用中医大脑为患者看诊。人工智能中医诊所有什么不同？不同就在于疗效。我们知道，培养一位优秀的中医师需要历经数十载，医师需要大量的记忆和经验。当中医师面对超出自己知识和经验之外的病症时，多会有惴惴不安之感——如果此时身边有一位500岁的大师可以随时请教该有多好！中医大脑是中医师的临证工具，它承载了人脑所难以实现的知识量，模拟了人脑所难以比肩的辨证计算能力。临证时，医者通过四诊合参把信息录入中医大脑，中医大脑以每秒超百万次的速率计算推荐出一组处方，以置信度分数排序——分数越高，表示本处方被大数据证实越适合本位患者的情况。由此，中医大脑帮助医者在不论面对什么样的疾病或症状时，均可以精准辨证开具出最为合适的处方。

讲到这里，也许有些读者会有疑问：中医靠的是老中医的经验，计算机怎么能够掌握经验？我们认可中医是经验的医学，但我们相信中医更是科学的医学。我们首先思考"什么是经验？"不同于知识，知识是结构化的、容易被学习的，经验是暂时处于非结构化状态的数据集。所以与知识相比，经验更难以被学习。但是，经验一定具有客观性，否则经验就不成立为经验。而客观的可以被重复验证的事物，其内在一定具有统计学特征。在问止哲学里，我们认为经验即大数据，我们要做的便是从中医的经验海洋中寻找具有显著统计学规律的理法方药，用计算机语言总结成前文讲的"公理"，让医者可以更精准、更轻松使用这些历代医家所验证发掘的经验，由此辅助医者变身疗效卓绝的大国妙手。

先哲们不是做了同样的事情吗？许多医师穷其一生数万例的看诊经验总结成几条振聋发聩的"公理"，形成自己对治某类病症的独有其效的学术理论及临床方证。我们后人一边学习先哲们的"公理"，一边希望自己也可以发掘出新的"公理"，于是中医这门学科才得以不断精进。中医大脑在做一样的事情，所不同的是中医大脑是"众包式"的精进——每一位使用中医大脑的医者都在给中医大脑贡献"经验值"，而经过中医大脑学习训练掌握后的"公理"也反哺给每一位中医大脑的使用者，如此中医大脑以远超人类的学习和进化能力，奔跑在探求中医"极致"疗效的道路上。

中医大脑临床计算，有证，有方，有药，有药味加减，有剂量，有禁忌证，辨证施治，因证选方，因方用药，中医大脑是有生命力的辅助诊疗系统。结合现代医师的习惯，中医大脑也开发了"先辨病，再辨证"和"只辨证不辨病"两种功能入口。前者是患者已确诊某西医疾病并以治疗本疾病为目的，后者是传统中医不受限于西医病名而采用纯粹的辨证论治方法。在"医案3:'瘀血型'红斑狼疮的针药结合对治"一案中大家可以看到，医者先采取"先辨病，再辨证"的方式，以红斑狼疮为主要矛盾，应用中医大脑开具方药，在后续治疗中，改为纯粹的辨证不辨病的方式，前后几诊均获良效。

从最开始的被怀疑到被小心翼翼地试探，再到今天患者口口相传，我们也走过了如同取经般的艰辛历程。时至今日，大家还不时谈起问止中医刚开业时一整天零患者的岁月，虽然只是不到一年之前，却恍惚觉得"闲云潭影日悠悠，物换星移几度秋"。我们决定完全开放中医大脑的临床实战案例，希望不论是患者还是同业都能够从中获取一点所需。这也是我们问止企业文化第六条的实践——打造开放、协作、互助的智慧中医生态。

本书的案例全部来自问止中医直营中医诊所，案例100%真实，处方100%真实，精确到单味药加减和克重，附上了患者的医院检查报告或微信随访聊天记录截屏。每一则案例都可以追溯到那位真实的患者。我们这么做，就是希望把自己摊开了呈现给大家看——问止中医不神秘，中医人工智能也不神秘，我们这里没有祖传秘方也没有江湖神药，我们仅有的一点就是掌握了中医辨证本质规律后的临床实效。

这本书诞生的背后有很多人的心血。主编林大栋医师与副主编张灿宏医师，连续奋斗不知多少个白天黑夜，笔耕不辍，你们工作在问止中医硅谷办公室和台北办公室，从公司成立第一天起，就保持了问止中医"日不落"的工作传统。问止各位年轻貌美、才华横溢的中医师们——王人庆医师、吴孟珊医师、韦雅楠医师、于素丽医师、陈碧琴医师、潘丽琼医师、王丹丹医师、刘雪伦医师、郭淑汾医师、涂秋鸿医师、邹晴医师、肖华医师——你们是工作在临床一线的先锋兵，没有你们便没有本书一则一则的故事。负责内部三审三校的出版项目组成员周煜琳、李伟涛，领导各部门的付海城、潘彬、吕晓珊、彭琴、陈灵珠、伍彬等诸多同事，大家齐心协力一起保障了

"诚意、欢喜、温暖、有情"的问止态度。还有藏在背后不为人知的问止科技保障大队，我们的各位工程师小哥哥们，每写一行代码就是前进一小步，终于累积跬步以致千里。

借本书出版之际，我们同时向给予本书巨大帮助的梁蕴女士、庄志霞女士、魏业宏女士、元哲颖女士、蔡励先生、刘峻杰先生等几位师长表示诚挚的感谢。尤为感谢国医大师刘志明老先生，刘老九十多岁高龄，为中医药事业做出了卓越贡献，令晚辈高山仰止，在中医人工智能新兴事物诞生之际，刘老仍亲自审阅书稿并作序，令晚辈感激不已，您的认可是对我们最大的鼓励。

许多人和故事，恕我无法一一感谢和讲述。我想，最好的献礼不在于笔墨上的致礼，而是我们一起继续探求问止之后的无止，发现更多问止自己的"极致公理"。

问止中医 CEO　崔祥瑞

2020 年 3 月 30 日

目 录

导论 ⋯⋯⋯⋯⋯⋯⋯⋯⋯⋯⋯⋯⋯⋯⋯⋯⋯⋯⋯⋯⋯⋯⋯⋯⋯⋯⋯⋯⋯⋯⋯ 001

疑难篇

【医案 1】直肠癌手术放化疗后的中医康复治疗 ⋯⋯⋯⋯⋯⋯⋯⋯ 009

【医案 2】脑癌术后顽固性呃逆的中医对治 ⋯⋯⋯⋯⋯⋯⋯⋯⋯⋯ 040

【医案 3】"瘀血型"红斑狼疮的针药结合对治 ⋯⋯⋯⋯⋯⋯⋯⋯ 058

【医案 4】十多年梅尼埃病、眩晕及恶心呕吐 ⋯⋯⋯⋯⋯⋯⋯⋯⋯ 084

【医案 5】二十年久病的退化性与风湿性关节炎 ⋯⋯⋯⋯⋯⋯⋯⋯ 094

【医案 6】从温阳利水治高血压及胸闷憋气 ⋯⋯⋯⋯⋯⋯⋯⋯⋯⋯ 106

【医案 7】视物重影、视力模糊、眼肌麻痹的疑难症 ⋯⋯⋯⋯⋯⋯ 129

【医案 8】针药结合 2 周快速治面瘫 ⋯⋯⋯⋯⋯⋯⋯⋯⋯⋯⋯⋯⋯ 143

情志篇

【医案 9】中医大脑治抑郁症 2 例，跟抗抑郁西药说再见 ⋯⋯⋯⋯ 163

【医案 10】中医大脑挑战医学难题——儿童自闭症 ⋯⋯⋯⋯⋯⋯ 180

【医案 11】儿童自闭症的中期治疗 ⋯⋯⋯⋯⋯⋯⋯⋯⋯⋯⋯⋯⋯⋯ 205

【医案 12】中年壮汉的"广泛性焦虑症" ⋯⋯⋯⋯⋯⋯⋯⋯⋯⋯⋯ 234

脏腑篇

【医案 13】治心悸、心慌、心律不齐与心脏放射痛 ⋯⋯⋯⋯⋯⋯⋯ 249

【医案 14】中年男性的胸痹及心胸痛治案 ⋯⋯⋯⋯⋯⋯⋯⋯⋯⋯⋯ 269

【医案 15】腹痛、肚脐痛两年，从 170 斤暴瘦到 120 斤 ⋯⋯⋯⋯⋯⋯ 281

【医案 16】腹痛一年，吐黑黄青白四色痰 ⋯⋯⋯⋯⋯⋯⋯⋯⋯ 305

【医案 17】新型冠状病毒肺炎家庭的中医救助纪实 ⋯⋯⋯⋯⋯⋯ 316

【医案 18】反复发作 12 年的过敏性鼻炎和哮喘 ⋯⋯⋯⋯⋯⋯⋯ 339

【医案 19】反复发作的扁桃体炎与慢性咽炎 ⋯⋯⋯⋯⋯⋯⋯⋯ 357

【医案 20】三十年老烟民的慢性支气管炎 ⋯⋯⋯⋯⋯⋯⋯⋯⋯ 366

妇儿篇

【医案 21】产后尿失禁十余年的贝女士 ⋯⋯⋯⋯⋯⋯⋯⋯⋯⋯ 379

【医案 22】乳房硬块、乳房疼痛、月经量少的根本性对治 ⋯⋯⋯ 389

【医案 23】治疗三类月经淋漓不止 ⋯⋯⋯⋯⋯⋯⋯⋯⋯⋯⋯ 417

【医案 24】全靠激素催月经？中医治多囊卵巢综合征导致的闭经 ⋯ 443

【医案 25】十余年痛经及经前头痛、长痘、乳房胀痛 ⋯⋯⋯⋯⋯ 460

【医案 26】中医大脑治小儿久咳不愈 3 例 ⋯⋯⋯⋯⋯⋯⋯⋯⋯ 490

皮肤篇

【医案 27】患者口中的湿疹"神药" ⋯⋯⋯⋯⋯⋯⋯⋯⋯⋯⋯ 511

【医案 28】肛周疖肿红肿流脓，三天立效 ⋯⋯⋯⋯⋯⋯⋯⋯⋯ 524

痹证篇

【医案 29】治八年腿疼、腿麻、行走困难的寒痹证 ⋯⋯⋯⋯⋯⋯ 537

【医案 30】从阳虚根治双下肢麻痹与腰颈酸痛 ⋯⋯⋯⋯⋯⋯⋯ 548

导 论

2008 年，受到恩师倪海厦老师的鼓励，我开始了一套名叫"经方专家系统"的程序开发。当时的时空环境下，人工智能还不成气候，云计算也还没有发展，所以那套程序可以说是一个很基础的中医经方计算器。但是倪海厦老师看过后十分开心，他说：中医经方的逻辑性很强，如果这套系统可以被世人所用，偏远地区的患者也都可以随时随地看到"名医"了。自那时起，我就持续不断积累扩大这套系统的知识库。12 年后的今天，看到集结问止中医科技算法工程专家运用人工智能和云端计算而构成的"问止中医大脑"，我心中充满了感动。这一本书，可以说是第一本中医人工智能临床实际诊治的记录，我们除了学理和实务的分析说明，更有临床实效的完整记录。对于本书读者，无论是对初学者还是中医的老修行，我们期许能透过本书中的内容和分析带给大家一些启发和不同视野。

在本篇导论中，我将会和大家说明本书的编辑方式以及我们分析医案的方法，作为大家在读本书时的一个指南。

一、医案选取方式

在过去一年里，随着团队的扩大、联盟合作伙伴的增多，我们每天都有来自海内外不同医者使用中医大脑而汇入的医案。我们进行了非常严谨的随访，除了病患直接回馈之外，更有诊所的电话随访、医者的微信随访。我们把这些随访结果做回归分析后发现，中医大脑有令人惊喜的有效率。案例甚多，限于篇幅，我们只能从每一领域中选取一则或几则比较典型的案例来做说明。对于中医大脑所治疗的大量常见病症，虽然我们认为那才是中医大脑日常的表现结果，但我们在本书就不做收录了。我们另一个选取医案的原则是希望透过这则医案能让读者有所收获和启发。更多的就诊医案，我们每周通过"深圳问止中医"的公众号对外发布，也请大家阅读后对我们提出批评和指导。

二、工具为人所用

中医大脑是中医人工智能辅助诊治系统，在其中有一个功能模块叫作"中医大脑的学习模块"，这是帮助医者分析了解中医大脑思路的辅助工具。这个工具在本书中起到了很重要的作用。透过方剂的单味药、药对、结构符合方剂、方性、症状与体质等方面的分析，我们拆解并学习中医大脑的思路，提高医者自身的临床修为。

利用中医大脑的学习模块分析中医大脑自己的处方，本身就是一个非常有趣的过程。中医大脑的学习模块对方剂的拆解分析十分详细，在书中还有笔者对中医大脑分析结果的点评和说明，提供给大家参考，当然更希望读者能有自己不同的体会。

读者朋友也许会问：当我们用中医人工智能来辅助诊治的时候，医者的角色是不是变得不重要？医者是不是再也不用精进？事实上这恰好误解了我们希望推动中医大脑运用的初衷。中医大脑辅助医者在他原有的基础上更深度而精确地分析病症，用方用针。通过中医大脑的辅助，医者不会因为个人的学习及经验的差别而在临证时有所遗漏和偏失，医者是第一线面对患者而做出四诊的核心，所以医者的重要性始终都是最高的。这就如同在现代医学体系里，西医早已经有各种科学的设备和分析方法来帮助自己看诊。对医者本身的提升和学习精进，中医大脑的学习模块就是一个很好的工具，不断地使用中医大脑在临床上诊治，医者的医术也会随之上升到一个更高的境界。

三、编写体例说明

在原本医者的临床记录说明之外，本书的体例按照"整体病症分析、症状统计、体质分析、中医大脑处方、处方中的用药分析、处方中的药对分析、处方中展现的可能方剂组合分析、方性分析"等几个方面展开。读者除了可以看到诊治的原貌，也可以读到我们对中医大脑结果的分析和说明。为清晰呈现，我们使用了大量的图表来帮助大家更好地掌握中医大脑的心法。

（一）分析处方的步骤

1. 先就处方中的单味药来做分析，让大家了解各单味药的主治和应用。

2. 再由单味药的协同作用整理出药对。利用药对的分门别类，我们可以看出整个方剂的架构。灵活利用药对来组成方剂是倪海厦老师在临床上的心要。毕竟面对变化

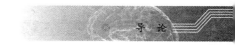

万千的各种体质及症状的交互组合，药对的组合、协调、应用是一种适应性更强的治症思维。

3. 然后我们再来分析本处方所包含的方剂结构组合。这是我们了解历代名方和中医大脑所开方之间关系的一个重要分析模式。

4. 再来就方剂的单味药药性和比例算出方性。方性的使用是中医大脑的学习模块发挥其快速而精确的特点后形成的新资料，可以借此定量分析出方剂的升降、寒热、润燥等各方面的属性，有助于我们整体地看待处方的功能作用。

透过这些步骤，我们在处方分析上就会有更深入而精确的整体认识。这不只是学术上的突破，更是临床实效之由来。这不但是本书的一大特色，更是我们利用人工智能的优点而发展出来的中医方剂学习新模式。

（二）各单元的内容结构

1. 整体病症分析

在这个单元里面我们会把这个医案中的相关病症通过现代医学的看法及传统中医的看法做一个介绍和整理，主要是帮助大家了解医案中的病症在现今医疗体系中的研究进展，以及传统中医在面对此问题时的对治方法。

2. 症状统计

我们会把医者在四诊中收集到的患者症状信息分门别类整理出来，作为后面体质分析的基础及了解处方用药的根据。

3. 体质分析

除了从症状来分析患者的体质之外，我们还把症状输入中医大脑的学习模块，看看这些症状在不同的辨证观点下有哪些面向和看法，借此进一步了解患者可能的体质趋向。体质是中医大脑辨证开方用药的基础根据之一。

4. 中医大脑处方

这部分主要是把中医大脑的处方和加减列出并附上中医大脑使用的剂量。

5. 处方中的用药分析

我们在本模块分析处方中的单味药，列出其主治和应用的简表，透过单味药的选取来看中医大脑在这一诊中的初步分析。再渐次由"单味药"到"药对"，最后再来分析本方可能包含的方剂结构。

6. 处方中的药对分析

药对分析是本书的一大特色，更是中医大脑基础算法。透过中医大脑的学习模块，我们把方剂中的药对列出来，然后根据其功能及主治分门别类地归纳出单味药组成的药对之间的协同作用。我们会整理出本方药对结构分析图，清楚地展示本方的功能方向及覆盖触角，让读者了解到所有的单味药是如何协同作用来完成中医大脑想要的效果。

7. 处方中展现的可能方剂组合分析

在这里要介绍一个我们新创的名词——"结构符合方剂"。即当 A 方剂是 B 方剂的子集时，我们称 A 是 B 的结构符合方剂。以胃苓汤为例，我们知道这是朱丹溪先生所创的平胃散和五苓散合方。平胃散和五苓散就称为胃苓汤的结构符合方剂。此外同样是胃苓汤的结构符合方剂还有茯苓桂枝甘草大枣汤、苓桂术甘汤、桂枝去芍药汤、猪苓散、泽泻汤等。

8. 方性分析

中医大脑的学习模块可以就方剂的单味药药性和比例算出方性，并且列出方性图来。我们会就一个方剂组成中的各单味药在"寒热、补泻、升降、收散、润燥"等特性上的差别做计算。透过方性分析可以清楚地知道方剂的对治方向。这是中医本草学的成就总结。

四、内容举隅

我们在利用中医大脑的学习模块来协助分析医案的时候，往往有很多在之前的学习过程中不容易发现的中医学亮点出现。这些亮点细节和疗效高低及用方用药的走向有着密不可分的关系。这本来是需要老中医的长年经验和大量的临床累积后才能够找到的知识点，但因为我们有众多医者的输入及大量的医案收集，再加上中医大脑学习模块的分析，才能在这么短的时间内找到这些亮点。在此试举几例：

1. 在"医案 11：儿童自闭症的中期治疗"中，我们发现在《伤寒杂病论》中的"龙骨＋牡蛎"所在方剂，都同时有桂枝存在。这表示"桂枝＋龙骨＋牡蛎"才是仲景先师的组方基原。"龙骨在神志问题上有很大发挥作用，而牡蛎则在去肿散坚上较为有力。而二者的结合是力量倍增的"。而依《伤寒杂病论》原书来看，桂枝除了祛风解表、强心阳、温化水液的作用之外，还有一个被一再提及的就是"降冲逆"的功用，而这个功用配合"潜阳"的"龙骨＋牡蛎"，令潜阳的功能得以真正实现。

2. 在"医案 11：儿童自闭症的中期治疗"中，我们发现"桔梗＋石膏＋半夏"这个药对。桔梗和半夏都是祛痰要药，但半夏性热多用在寒痰，桔梗苦而偏寒多用于一般或偏热的痰；且半夏具下沉之性作用多在脾胃，而桔梗有上升之性作用在肺，作用方向不同。那么，这二者怎会开在一起？原因是患者同时在脾胃有痰湿（患者苔厚腻），在肺中也有痰（不易咳出的浓痰、黏痰），患者体质又寒热夹杂、上热下寒，所以二者同用。在常见方剂中，有这两者同时出现的有五积散、参苏饮、宁嗽丸、杏苏散、小柴胡汤加桔梗石膏、竹茹温胆汤、黄芪鳖甲散等。除桔梗和半夏之外，加入石膏的用意又是如何？患者有黏痰，而石膏可令黏痰稀释，有利于痰的排出。这三味药同时出现，最好的代表是"小柴胡加桔梗石膏汤"这个方剂。

3. 在"医案 5：二十年久病的退化性与风湿性关节炎"中，我们列出有效及无效的用方比较，才体会到"全身水肿必须用到麻黄、石膏这组药对才行。如果水肿再加上关节疼痛，则必须用麻黄、石膏、炮附子这三味药才行"。

4. 在"医案 22：乳房硬块、乳房疼痛、月经量少的根本性对治"中，我们从症状、单味药、药对的分析中看出"阳虚的脓疡之症"可以用"白术＋炮附子"药对来对治。

5. 在"医案 12：中年壮汉的"广泛性焦虑症""中，我们看到中医大脑在对治情志问题时扶阳思想的具体展现。我们从药对分析中发现了大部分的药对都是能够补阳助阳的。透过药对整理，我们可以清楚地看到本案中方剂如何透过各种不同功能的药对来做对"阳气"的调控和增益。

6. 本书强调"体质"为诊治中最重要的中心思想。我们在多例医案中发现只有坚持在体质的大方向上做努力，才有可能真正治好病症；如果我们在临床上仅仅专注于消除症状却忽略了体质因素，往往会有事倍功半的偏失。本书中有几则案例，初诊的"无效"是因为医者忽视了患者的体质。细观中医大脑的用方，我们往往发现它以"体质方"为纵轴，以"症状方"为横轴，纵横精确定位而取良效。这是读者不妨多留心的重点。

五、小结

作为第一本中医人工智能临床诊治的医案记录和分析，我们希望能够做到"实事求是、诚意确实"。在此，再一次感谢所有参与工作的团队同胞们，也更感谢我们所有的读者，您的回馈和指教是我们前进的动力！

林大栋

2020 年 3 月 30 日

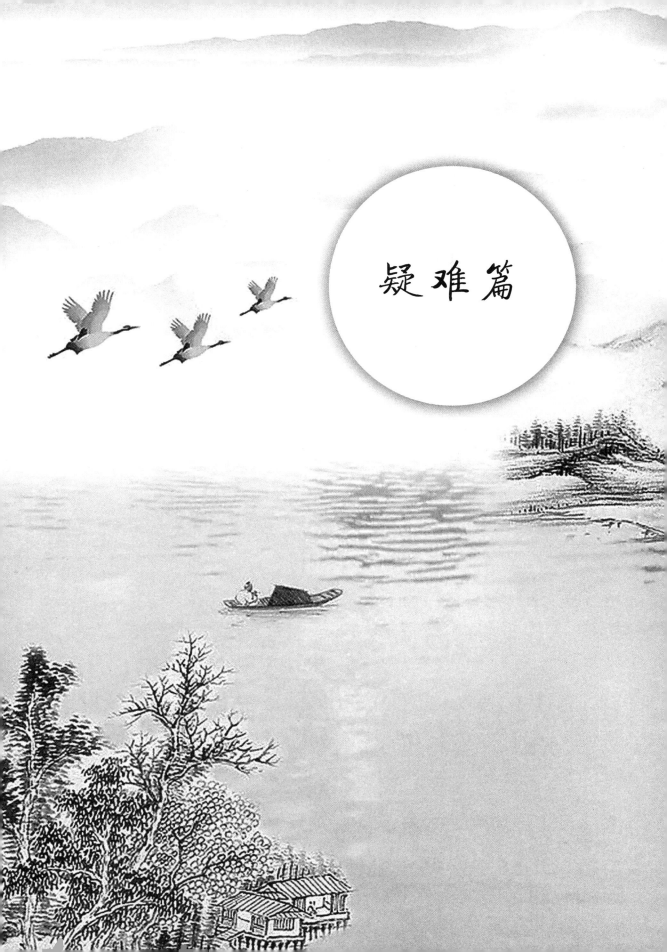

疑难篇

【医案1】

直肠癌手术放化疗后的中医康复治疗

主诊医师：王丹丹

【来问止中医前的遭遇】

初诊时，大叔跟我讲了至少半小时他艰难辛酸的就医历程。因为医疗失误，他承受了本不必要的一系列大小手术。过程很长，自诉只是记录了一部分。

大叔叹了口气说："以前我的身体那好的，现在……唉！那时候如果我手上有一把枪，我肯定……能活下来大家都觉得是奇迹！"

去年，大叔做了直肠癌手术十几次，放疗29次、化疗3次。去年5月发现直肠静脉大出血，抢救后出现下肢水肿；6月肠穿孔后出现坏死性筋膜炎。左下腹术后创伤处造瘘口无法愈合，时有渗液，佩戴漏袋造瘘口排便。三高，注射胰岛素。小便不利有泡、小腿肚一碰就痛、膝盖无力而痛、足水肿、腰痛、晨勃不明显等。

整体病症分析

◇ **什么是癌症**

癌症又称恶性肿瘤，是一种不依循正常生长规律的细胞，它们不受控制地快速繁殖，它们可以超越正常细胞的生长边界，侵袭邻近部位，甚至经由血管或淋巴管扩散到身体的其他地方。当它们扩散到其他地方，就称作癌症转移，是癌症患者的主要死因之一。

癌症是全球的第二大死因，将近1/6人群的死亡都是由癌症造成的。常见的癌症类型包括肺癌、肝癌、大肠癌、直肠癌、胃癌、乳癌等。引起癌症的因素包括基因异常、致癌物、病毒或细菌感染、老化、抽烟、饮酒、不健康的饮食、运动不足等。

目前，癌症的主要治疗方式有手术、放射线治疗、化学疗法、靶向疗法。

1. 手术：以手术方式移除癌细胞，甚至整个器官。

2. 放射线治疗：使用辐射线，借由破坏细胞的遗传物质来阻止癌细胞生长，但也会对正常细胞造成损伤。所以放射治疗的目标是要尽可能破坏所有癌细胞，同时尽量减少对邻近健康组织的伤害。

3. 化学疗法：使用药物，借由干扰细胞分裂的机制来抑制癌细胞的生长。但多数的化疗药物都没有专一性，所以也会同时杀死正常的细胞，对身体造成伤害。

4. 靶向疗法：使用小分子药物和单株抗体，借由阻断癌细胞赖以增殖的机制，限制癌细胞生长，所以对正常细胞伤害较小。但不是所有癌症都能使用，癌细胞必须带有靶向药物所能辨识的特定基因才适用靶向疗法。

◇ 中医怎么看癌症

中医认为癌症由身体气、血、水的异常所导致。每种癌症、每个患者的情况都不一样，必须依据患者的证型和症状来细致地诊断与治疗。例如，若患者没有食欲，就要促进他的食欲；若患者没有元气，就要补充他的元气。不论肺癌、肝癌、大肠癌，还是其他癌症，皆如此。

最重要的是，"有胃气则生，无胃气则死"。治疗的过程一定要顾护胃气，让患者可以有胃口吃饭。保持能吃、能喝、能拉、能睡，就能延长患者的寿命，甚而带病延年。

初诊：对治夜尿

复杂问题要分阶段对治。中医尤其重视患者的胃口、睡眠、大小便。初诊时，我以先调通患者的小便为阶段性目标。大叔的症状有尿频、夜尿、下肢水肿、腰痛、怕冷等。

中医大脑计算出方。因为大出血、手术次数多，导致气血流失非常严重，加上长期医院的输液等，体内阳气甚是虚弱。故以调补气血，温肾补阳为主。里寒严重，故随症加减中加入干姜。

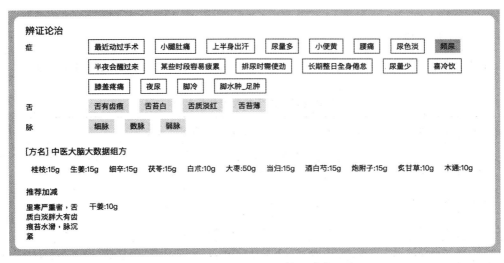

中医大脑：中医人工智能辅助诊疗系统

中医大脑医理分析——初诊

◇ **症状统计**

本诊以"尿频、夜尿"为主诉。我们先列出以下症状，这是现代医学手术及放化疗之后的患者症状，显得错综复杂。我们需要通过症状分析患者的体质倾向。

脉症与体质的关联

【整体体质】	某些时段容易疲累，长期整日全身倦怠，最近动过手术
【寒】	脚冷
【饮食】	喜冷饮
【小便】	小便黄，尿色淡，排尿时需使劲，尿量多，尿量少，尿频，夜尿
【汗】	上半身出汗
【肿】	脚水肿，足肿
【睡眠】	半夜会醒过来
【下肢】	膝盖疼痛，小腿肚痛
【背腰】	腰痛
【舌体】	舌质淡红，舌有齿痕
【舌苔】	舌苔白，舌苔薄
【脉诊：时间性】	数脉
【脉诊：强弱性】	弱脉，细脉

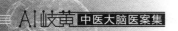

◇ 体质分析

通过中医大脑的学习模块，我们可以分析在不同辨证观点下的患者体质倾向。

不同辨证观点下的患者体质倾向

肾气虚	某些时段容易疲累，长期整日全身倦怠，腰痛，夜尿，细脉
肾阳虚	某些时段容易疲累，长期整日全身倦怠，腰痛，夜尿，尿色淡，尿量少，脚水肿、足肿，脚冷，舌苔白，弱脉
肾气不固	夜尿，尿频，尿色淡，某些时段容易疲累，长期整日全身倦怠，弱脉
阳虚	某些时段容易疲累，长期整日全身倦怠，脚冷，舌有齿痕，舌苔白，细脉，弱脉
脾阳虚	某些时段容易疲累，长期整日全身倦怠，脚冷，舌有齿痕，舌苔白，舌苔薄，细脉，弱脉
脾气虚	某些时段容易疲累，长期整日全身倦怠，舌有齿痕，舌苔白，舌苔薄，细脉

◇ 中医大脑处方

中医大脑开出来的方剂看来是桂枝汤类方加上附子剂。

［中医大脑主方］桂枝 15g，生姜 15g，细辛 15g，茯苓 15g，白术 10g，大枣 50g，当归 15g，酒白芍 15g，炮附子 15g，炙甘草 10g，木通 10g。

［推荐加减］干姜 10g。

◇ 处方中的用药分析

我们先来分析其中的单味药，列出以下的主治和应用的简表，通过单味药的选取来看中医大脑在这一诊中的初步思路。再渐次由"单味药"到"药对"，最后再来看其中可能的方剂结构。

单味药分析

单味药	主治	应用
白芍	养血调经，平肝止痛，敛阴止汗	1.用于血虚或阴虚有热的月经不调、崩漏等证。2.用于肝阴不足、肝气不舒或肝阳偏亢的头痛、眩晕、胁肋疼痛、脘腹四肢拘挛作痛等证。3.用于阴虚盗汗及营卫不和的表虚自汗证
桂枝	发汗解肌，温经通脉，通阳化气	1.用于外感风寒表证。2.用于寒凝血滞的痹证、脘腹冷痛、痛经、经闭等症。3.用于胸痹、痰饮、水肿及心动悸、脉结代

续表

单味药	主治	应用
大枣	补中益气，养血安神，缓和药性	1.用于脾虚食少便溏、倦怠乏力等症。2.用于血虚萎黄及妇女脏躁、神志不安等证。3.用于药性较峻烈的方剂中，可以减少烈性药的副作用，并保护正气
炮附子	回阳救逆，助阳补火，散寒止痛	1.用于亡阳证。2.用于虚寒性的阳痿宫冷、脘腹冷痛、泄泻、水肿等症。3.用于寒痹证。本品辛散温通，有较强的散寒止痛作用
茯苓	利水渗湿，健脾安神	1.用于水肿、小便不利。2.用于脾虚诸证。3.用于心悸、失眠
生姜	发汗解表，温中止呕，温肺止咳	1.用于外感风寒表证。2.用于多种呕吐。3.用于风寒咳嗽
干姜	温中散寒，回阳通脉，温肺化饮	1.用于脾胃寒证。2.用于亡阳证。3.用于寒饮伏肺喘咳
炙甘草	补脾和胃，益气复脉	1.用于脾胃虚弱、倦怠乏力。2.用于心动悸、脉结代。3.可解附子毒。4.修补身体黏膜破损
白术	补气健脾，燥湿利水，固表止汗，安胎	1.用于脾胃气虚、运化无力的食少便溏、脘腹胀满、肢软神疲等症。2.用于脾虚失运、水湿内停之痰饮、水肿、小便不利等症。3.用于脾虚气弱、肌表不固而自汗。4.用于脾虚气弱、胎动不安之证
细辛	祛风解表，散寒止痛，温肺化饮，通窍	1.用于外感风寒及阳虚外感证。2.用于头痛、痹痛、牙痛等痛证。3.用于寒饮咳喘
木通	清热，利水通淋，泻心火，通血脉，通乳	用于热淋涩痛、心烦尿赤、水肿脚气、经闭乳少、湿热痹痛
当归	补血，活血，调经，止痛，润肠	1.用于血虚诸证。2.用于血虚或血虚而兼有瘀滞的月经不调、痛经、经闭等证。3.用于血虚、血滞或寒滞以及跌打损伤、风湿痹阻的疼痛。4.用于痈疽疮疡。5.用于血虚肠燥便秘

◇ **处方中的药对分析**

有了上述本次用方的单味药一览，我们再通过中医大脑的学习模块分析其中的药对，这是我们做方剂分析的第二步骤，深入了解单味药之间的协同作用。

药对分析

药对	主治	应用
桂枝＋芍药	调和营卫，解肌发表。相使	治疗外感风寒表虚证
生姜＋大枣	养脾胃和营卫。相使	治疗风寒感冒（入解表药），胃脘不舒呕吐（入健脾药）
干姜＋炮附子	回阳救逆，温补脾肾	治疗亡阳虚脱，脾肾阳虚泄泻，舌质白淡胖大有齿痕，舌苔白滑或白腻，脉弦紧或尺沉微弱
茯苓＋桂枝＋白术＋炙甘草	温阳化饮，健脾利湿	治疗中阳不足之痰饮。胸胁支满，目眩心悸，短气而咳，舌苔白滑，脉弦滑或沉紧
桂枝＋芍药＋当归	温经通脉，活血止痛	治疗左肩膀僵硬
白术＋炮附子	排脓，去除寒湿	治疗：1.阳虚的脓疡之症。2.寒湿证，如全身关节疼痛，腰痛，身体沉重等
桂枝＋炙甘草	辛甘化阳，补益心阳。相使	治疗心阳虚之心悸气短，其人欲两手交叉覆盖，喜按心胸部位
干姜＋细辛	温肺化饮	治疗寒饮证的咳嗽气喘，舌淡白苔白滑，脉弦紧
桂枝＋炮附子	温经通脉，散寒止痛	治疗寒凝血滞的痹证。全身疼痛或脘腹冷痛，或经痛、闭经
白术＋茯苓	补气健脾，燥湿利水	治疗脾虚湿盛证的大便溏泄，软便
干姜＋炙甘草	温中散寒	治疗：1.脾虚寒的大便溏泄。2.阳虚吐血。3.肺痿吐涎沫，其人不咳，不渴，遗尿，小便数

　　从药对来分析，本方调和营卫并温补心肾阳虚，同时还有祛湿补血的功能。医者另外选择了中医大脑推荐加减的干姜，于是就产生了"干姜＋细辛"这个温肺化饮的药对，但在这里主要是借这两味药物的温热特性来补足患者的阳虚情况。

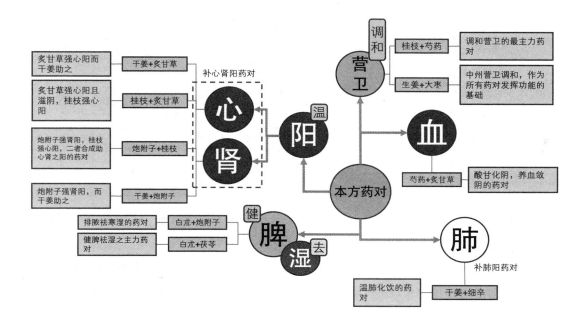

◇ **处方中展现的可能方剂组合分析**

我们再通过中医大脑的学习模块分析本方所包含的方剂结构。

重要结构符合方剂

结构符合方剂	方剂组成	药数
桂枝去桂加茯苓白术汤	生姜，茯苓，白术，大枣，白芍，炙甘草	6
桂枝加附子汤	桂枝，生姜，大枣，白芍，炮附子，炙甘草	6
真武汤	生姜，茯苓，白术，白芍，炮附子	5
白术附子汤	生姜，白术，大枣，炮附子，炙甘草	5
桂枝附子汤	桂枝，生姜，大枣，炮附子，炙甘草	5
桂枝汤	桂枝，生姜，大枣，白芍，炙甘草	5
桂枝去芍药加附子汤	桂枝，生姜，大枣，炮附子，炙甘草	5
桂枝加芍药汤	桂枝，生姜，大枣，白芍，炙甘草	5
桂枝加桂汤	桂枝，生姜，大枣，白芍，炙甘草	5
茯苓甘草汤	桂枝，生姜，茯苓，炙甘草	4
茯苓桂枝甘草大枣汤	桂枝，茯苓，大枣，炙甘草	4
苓桂术甘汤	桂枝，茯苓，白术，炙甘草	4
甘草干姜茯苓白术汤	茯苓，白术，炙甘草，干姜	4
桂枝去芍药汤	桂枝，生姜，大枣，炙甘草	4

可作为方根的结构符合方剂

结构符合方剂	方剂组成	药数
通脉四逆汤	炮附子，炙甘草，干姜	3
芍药甘草附子汤	白芍，炮附子，炙甘草	3
四逆汤	炮附子，炙甘草，干姜	3
芍药甘草汤	白芍，炙甘草	2
甘草干姜汤	炙甘草，干姜	2
桂枝甘草汤	桂枝，炙甘草	2
干姜附子汤	炮附子，干姜	2

另外再特别加上的单味药：细辛、木通、当归。

本方有桂枝汤类方、附子剂类方的结构，这其中有完整的"真武汤、桂枝汤、四逆汤"结构，也可见到单味药"细辛、木通、当归"在其中，表示有"当归四逆汤"的结构，但不用通草而改用木通，其用意是要强化本方通经疗痹的作用。

以下就重要方剂的组成和主治做比较，也包括了"当归四逆汤"。

方剂的组成药物列表

真武汤	茯苓	白芍	白术	生姜	炮附子	–	–	–	–	–	–	–
桂枝汤	–	白芍	–	生姜	–	桂枝	炙甘草	大枣	–			
四逆汤	–	–	–	–	炮附子	–	炙甘草	–	干姜			
当归四逆汤	–	白芍	–	–	–	桂枝	炙甘草	大枣	–	当归	细辛	通草

方剂的主治列表

真武汤	精力衰退、肢重浮肿、小便不利、头眩心悸
桂枝汤	恶风有汗、头痛发热、鼻鸣干呕、苔薄白、脉浮弱或浮缓
四逆汤	四肢厥逆（手脚冰冷）、下利清谷、口淡不渴、脉沉微
当归四逆汤	手足厥冷（手脚冰冷）、腰痛、下肢痹痛、脉沉细

◇ **方性分析**

中医大脑可以就方剂的单味药药性和比例算出方性，并且列出以下的方性图。方性分析显示，本方的热性和补性非常强大，代表中医大脑是直接从阳虚体质（主要是肾阳虚）的改善入手。

问止中医大脑方性图

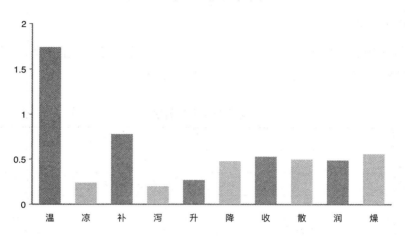

二诊：夜尿与膝无力好转

一周后的二诊时，大叔反馈说小便问题和膝盖无力开始好转。因造瘘口时有渗液，无法愈合，故使用中医大脑推荐加减，用黄芪 30g 以托脓生肌。

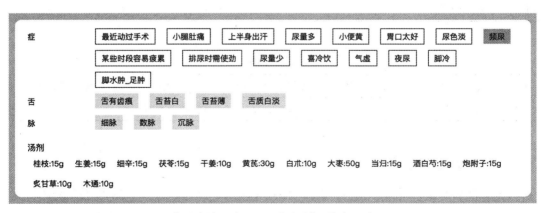

中医大脑：中医人工智能辅助诊疗系统

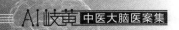

中医大脑医理分析——二诊

◇ **症状统计**

二诊和初诊的症状收录是一致的，表示各症状都还没有完全消失，但患者表示"小便问题和膝盖无力开始好转"，这提示我们应该要守方。

脉症与体质的关联

【整体体质】	某些时段容易疲累，最近动过手术
【气】	气虚
【寒】	脚冷
【饮食】	喜冷饮，胃口太好
【小便】	小便黄，尿色淡，排尿时需使劲，尿量多，尿量少，尿频，夜尿
【汗】	上半身出汗
【肿】	脚水肿 - 足肿
【下肢】	小腿肚痛
【舌体】	舌质白淡，舌有齿痕
【舌苔】	舌苔白，舌苔薄
【脉诊：浮沉性】	沉脉
【脉诊：时间性】	数脉
【脉诊：强弱性】	细脉

症状记录

原有但不再收录的症状	半夜会醒过来，舌质淡红，长期整日全身倦怠，弱脉，膝盖疼痛，腰痛
另外又收录的新症状	气虚，沉脉，舌质白淡，胃口太好

◇ **中医大脑处方**

医者效不更方，本方与前方相同，但另外加入了黄芪。因为患者的气虚问题较为严重，而且瘘口无法愈合而有渗液，要利用黄芪"利水消肿、托疮生肌"的特性。

［中医大脑主方］当归15g，桂枝15g，酒白芍15g，细辛15g，炙甘草10g，木通10g，大枣50g，茯苓15g，白术10g，生姜15g，炮附子15g，黄芪30g，干姜10g。

◇ **处方中的用药分析**

我们分析黄芪的主治及应用。

黄芪的功用

单味药	主治	应用
黄芪	补气升阳，益卫固表，利水消肿，托疮生肌	1.用于脾胃气虚及中气下陷之证。2.用于肺气虚及表虚自汗、气虚外感之证。3.用于气虚水湿失运的浮肿、小便不利。4.用于气血不足、疮疡内陷的脓成不溃或溃久不敛。5.用于气虚血亏的面色萎黄、神倦脉虚等症。6.用于气虚不能摄血的便血、崩漏等症。7.用于气虚血滞不行的关节痹痛、肢体麻木或半身不遂等症。8.用于气虚津亏的消渴病

已经在前诊中出现的单味药有当归、桂枝、白芍、细辛、炙甘草、木通、大枣、茯苓、白术、生姜、炮附子、干姜，请参考前面的解说。

◇ **处方中的药对分析**

基于单味药分析，我们通过中医大脑的学习模块继续分析本方中的药对。

药对分析

药对	主治	应用
桂枝＋芍药	调和营卫，解肌发表。相使	治疗外感风寒表虚证
生姜＋大枣	养脾胃和营卫。相使	治疗风寒感冒（入解表药），胃脘不舒呕吐（入健脾药）
炮附子＋黄芪	温阳益气，固表止汗。相使	治疗阳虚自汗，畏冷
黄芪＋白术	健脾益气	治疗脾虚气弱、倦怠乏力之泄泻
黄芪＋当归	益气生血	治疗：1.劳倦内伤，血虚发热，气血不足。2.脓已成而自破
干姜＋炮附子	回阳救逆，温补脾肾	治疗亡阳虚脱，脾肾阳虚泄泻，舌质白淡胖大有齿痕，舌苔白滑或白腻，脉弦紧或尺沉微弱
茯苓＋桂枝＋白术＋炙甘草	温阳化饮，健脾利湿	治疗中阳不足之痰饮。胸胁支满，目眩心悸，短气而咳，舌苔白滑，脉弦滑或沉紧
桂枝＋芍药＋当归	温经通脉，活血止痛	治疗左肩膀僵硬

药对	主治	应用
桂枝＋芍药＋黄芪	温经通脉，补气通络	治疗右肩膀僵硬
白术＋炮附子	排脓，去除寒湿	治疗：1.阳虚的脓疡之症。2.寒湿证，如全身关节疼痛，腰痛，身体沉重等
桂枝＋炙甘草	辛甘化阳，补益心阳。相使	治疗心阳虚之心悸气短，其人欲两手交叉覆盖，喜按心胸部位
干姜＋细辛	温肺化饮	治疗寒饮证的咳嗽气喘，舌淡白苔白滑，脉弦紧
桂枝＋炮附子	温经通脉，散寒止痛	治疗寒凝血滞的痹证。全身疼痛、脘腹冷痛或经痛、闭经
白术＋茯苓	补气健脾，燥湿利水	治疗脾虚湿盛证的大便溏泄，软便
干姜＋炙甘草	温中散寒	治疗：1.脾虚寒的大便溏泄。2.阳虚吐血。3.肺痿吐涎沫，其人不咳，不渴，遗尿，小便数

本方比前方多了黄芪，所以有新的药对出现，略扩大了本方的主治范围。

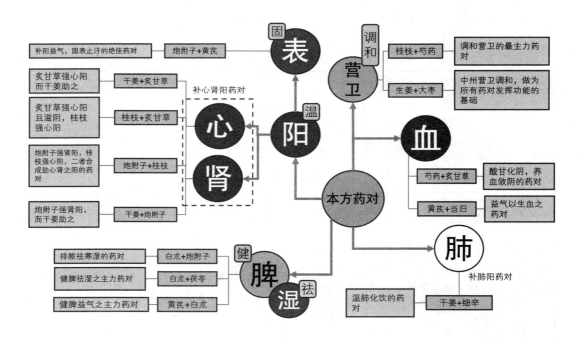

◇ **处方中展现的可能方剂组合分析**

我们再通过中医大脑的学习模块分析本方所包含的方剂结构。

重要结构符合方剂

结构符合方剂	方剂组成	药数
归芪建中汤	当归，桂枝，白芍，炙甘草，大枣，生姜，黄芪	7
桂枝去桂加茯苓白术汤	白芍，炙甘草，大枣，茯苓，白术，生姜	6
桂枝加黄芪汤	桂枝，白芍，炙甘草，大枣，生姜，黄芪	6
桂枝加附子汤	桂枝，白芍，炙甘草，大枣，生姜，炮附子	6
黄芪桂枝五物汤	桂枝，白芍，大枣，生姜，黄芪	5
真武汤	白芍，茯苓，白术，生姜，炮附子	5
白术附子汤	炙甘草，大枣，白术，生姜，炮附子	5
桂枝附子汤	桂枝，炙甘草，大枣，生姜，炮附子	5
桂枝汤	桂枝，白芍，炙甘草，大枣，生姜	5
桂枝去芍药加附子汤	桂枝，炙甘草，大枣，生姜，炮附子	5
桂枝加芍药汤	桂枝，白芍，炙甘草，大枣，生姜	5
桂枝加桂汤	桂枝，白芍，炙甘草，大枣，生姜	5
茯苓甘草汤	桂枝，炙甘草，茯苓，生姜	4
茯苓桂枝甘草大枣汤	桂枝，炙甘草，大枣，茯苓	4
苓桂术甘汤	桂枝，炙甘草，茯苓，白术	4
甘草干姜茯苓白术汤	炙甘草，茯苓，白术，干姜	4
桂枝去芍药汤	桂枝，炙甘草，大枣，生姜	4

可作为方根的结构符合方剂

结构符合方剂	方剂组成	药数
通脉四逆汤	炙甘草，炮附子，干姜	3
芍药甘草附子汤	白芍，炙甘草，炮附子	3
四逆汤	炙甘草，炮附子，干姜	3
芍药甘草汤	白芍，炙甘草	2
甘草干姜汤	炙甘草，干姜	2
桂枝甘草汤	桂枝，炙甘草	2
干姜附子汤	炮附子，干姜	2

另外再特别加上的单味药：细辛、木通。

本方基本延续了前方的使用，但是因为加上了黄芪，所以产生的结构符合方剂会比前方多，所增加的是"归芪建中汤＋桂枝加黄芪汤＋黄芪桂枝五物汤"。只是多了一味补气生肌固表的黄芪，本方的功能却扩大甚多。以下我们就把这几个新增的结构符合方剂的组成和主治列出来。

方剂的组成药物列表

归芪建中汤	桂枝	白芍	炙甘草	生姜	大枣	当归	黄芪
桂枝加黄芪汤	桂枝	白芍	炙甘草	生姜	大枣	–	黄芪
黄芪桂枝五物汤	桂枝	白芍	–	生姜	大枣	–	黄芪

方剂的主治列表

归芪建中汤	虚劳里急，诸不足之证（即诸虚百损，即全身营养及所有机能衰弱）。症见脘腹疼痛，喜温喜按，嗳气吞酸，大便稀溏，面色少华，神倦肢软，舌淡脉细
桂枝加黄芪汤	1. 黄汗，两胫自冷，腰以上有汗，腰髋弛痛，如有物在皮中状，剧则不能食，身疼重，烦躁，小便不利。2. 黄疸脉浮，有表虚症状者
黄芪桂枝五物汤	血痹之证，阴阳俱微，寸口关上微，尺中小紧，外证身体不仁，如风痹状

◇ 方性分析

由于本方和前方的结构几乎一致，所以本方的方性也与前方几乎相同，这并不意外。

问止中医大脑方性图

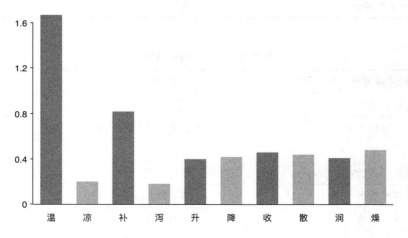

三诊：随天气变冷转而对治身冷畏寒

三诊时，因天气转凉，患者怕冷症状较为明显，故以"身冷、畏寒"为主症进行对治。推高主症，中医大脑出方。为增强解表散寒力量，同时治疗水肿问题，中医大脑推荐增加单味药麻黄，以解表散寒、利水消肿。

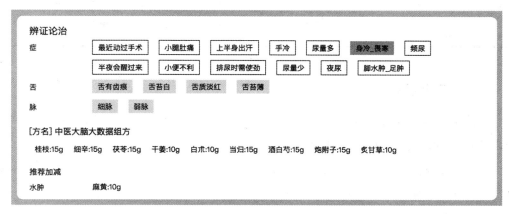

中医大脑：中医人工智能辅助诊疗系统

中医大脑医理分析——三诊

◇ 症状统计

前诊中的一些症状已经得到改善。这一诊的重点放在改善患者的体质方面。患者身冷畏寒的情形比较严重，再加上水湿比较重，所以中医大脑会在这一诊做出方剂的调整。

脉症与体质的关联

【整体体质】	最近动过手术
【寒】	身冷 - 畏寒，手冷
【小便】	小便不利，排尿时需使劲，尿量多，尿量少，尿频，夜尿
【汗】	上半身出汗
【肿】	脚水肿 - 足肿
【睡眠】	半夜会醒过来
【下肢】	小腿肚痛
【舌体】	舌质淡红，舌有齿痕
【舌苔】	舌苔白，舌苔薄
【脉诊：强弱性】	弱脉，细脉

症状记录

原有但不再收录的症状	脚冷，小便黄，喜冷饮，胃口太好，某些时段容易疲累，数脉，沉脉，气虚，舌质白淡，尿色淡
另外又收录的新症状	半夜会醒过来，舌质淡红，手冷，身冷 - 畏寒，弱脉，小便不利

◇ 中医大脑处方

本诊主症是"身冷 - 畏寒"，中医大脑用方加强了祛寒解表的力量，除了计算所示的方剂外，中医大脑又推荐加减使用麻黄。

［中医大脑主方］桂枝 15g，细辛 15g，茯苓 15g，干姜 10g，白术 10g，当归 15g，酒白芍 15g，炮附子 15g，炙甘草 10g。

［推荐加减］麻黄 10g。

◇ 处方中的用药分析

我们来分析本次使用的单味药麻黄。

麻黄的功用

单味药	主治	应用
麻黄	发汗解表，宣肺平喘，利水消肿	1.用于风寒表实证。2.用于咳喘实证。3.用于风水水肿

已经在前诊中出现的单味药有桂枝、细辛、茯苓、干姜、白术、当归、白芍、炮附子、炙甘草，请参考前面的解说。

◇ 处方中的药对分析

我们继续通过中医大脑的学习模块分析本方所包含的药对。

药对分析

药对	主治	应用
麻黄＋桂枝	发表解肌散寒。相须	治疗四肢水肿，外感风寒表实证
麻黄＋炮附子	温经通络，助阳散寒。相使	治疗阳虚外感或风寒痹痛
麻黄＋白术	宣肺利水，健脾燥湿。相须相使	治疗水肿初起或风湿痹证

续表

药对	主治	应用
桂枝＋芍药	调和营卫，解肌发表。相使	治疗外感风寒表虚证
干姜＋炮附子	回阳救逆，温补脾肾	治疗亡阳虚脱，脾肾阳虚泄泻，舌质白淡胖大有齿痕，舌苔白滑或白腻，脉弦紧或尺沉微弱
茯苓＋桂枝＋白术＋炙甘草	温阳化饮，健脾利湿	治疗中阳不足之痰饮。胸胁支满，目眩心悸，短气而咳，舌苔白滑，脉弦滑或沉紧
桂枝＋芍药＋当归	温经通脉，活血止痛	治疗左肩膀僵硬
白术＋炮附子	排脓，去除寒湿	治疗：1.阳虚的脓疡之症。2.寒湿证，如全身关节疼痛，腰痛，身体沉重等
桂枝＋炙甘草	辛甘化阳，补益心阳。相使	治疗心阳虚之心悸气短，其人欲两手交叉覆盖，喜按心胸部位
干姜＋细辛	温肺化饮	治疗寒饮证的咳嗽气喘，舌淡白苔白滑，脉弦紧
桂枝＋炮附子	温经通脉，散寒止痛	治疗寒凝血滞的痹证。全身疼痛、脘腹冷痛或经痛、闭经
麻黄＋细辛	祛风解表散寒止痛	治疗头痛，四肢疼痛，腰痛，鼻流清涕，咳嗽痰清稀
白术＋茯苓	补气健脾，燥湿利水	治疗脾虚湿盛证的大便溏泄，软便
干姜＋炙甘草	温中散寒	治疗：1.脾虚寒的大便溏泄。2.阳虚吐血。3.肺痿吐涎沫，其人不咳，不渴，遗尿，小便数
麻黄＋炮附子＋细辛	助阳解表散寒。利水消肿	治疗：1.素体阳虚，外感风寒证。2.暴哑、暴盲、暴聋。3.少阴病（阳虚体质）的咽喉疼痛。4.水肿。5.严重的腰痛，几乎难以行动

本方中有补心阳、补肾阳的药对，又加强了对肺和脾的水液调整力量。对痰饮，中医有"肺为贮痰之器，脾为生痰之源"的说法，所以在去掉肺的痰水之外，更重要的是强健脾胃以绝生痰之源。于是中医大脑将这两方面的药对组合在一起。当然本方也有祛寒解表并同时调和营卫的力量。

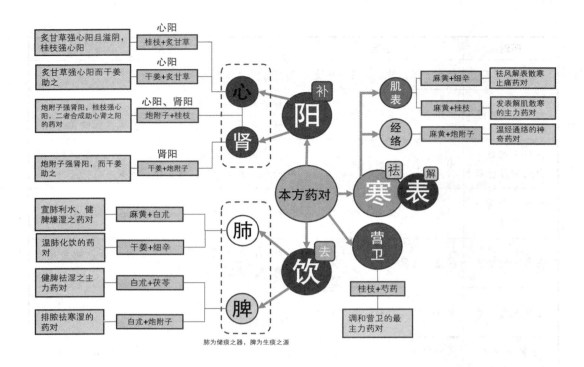

肺为储痰之器，脾为生痰之源

◇ 处方中展现的可能方剂组合分析

我们再通过中医大脑的学习模块分析本方剂所包含的方剂结构。

重要结构符合方剂

结构符合方剂	方剂组成	药数
真武汤	生姜，茯苓，白术，白芍，炮附子	5
茯苓甘草汤	桂枝，生姜，茯苓，炙甘草	4
苓桂术甘汤	桂枝，茯苓，白术，炙甘草	4
甘草干姜茯苓白术汤	茯苓，干姜，白术，炙甘草	4

可作为方根的结构符合方剂

结构符合方剂	方剂组成	药数
麻黄附子细辛汤	细辛，炮附子，麻黄	3
麻黄附子甘草汤	炮附子，炙甘草，麻黄	3
麻黄附子汤	炮附子，炙甘草，麻黄	3

续表

结构符合方剂	方剂组成	药数
通脉四逆汤	干姜，炮附子，炙甘草	3
芍药甘草附子汤	白芍，炮附子，炙甘草	3
四逆汤	干姜，炮附子，炙甘草	3
芍药甘草汤	白芍，炙甘草	2
甘草干姜汤	干姜，炙甘草	2
桂枝甘草汤	桂枝，炙甘草	2
干姜附子汤	干姜，炮附子	2

另外再特别加上的单味药：当归。

从本方的结构符合方剂整理中可以看出，本方可以认为由"真武汤、麻黄附子细辛汤、苓桂术甘汤"构成。以下是这三个方剂的组成和主治，我们可以由此推导中医大脑在计算时的思路。

方剂的组成药物列表

真武汤	茯苓	白芍	白术	生姜	炮附子	–	–	–	–
麻黄附子细辛汤	–	–	–	–	炮附子	麻黄	细辛	–	–
苓桂术甘汤	茯苓	–	白术	–	–	–	–	桂枝	炙甘草

方剂的主治列表

真武汤	精力衰退、肢重浮肿、小便不利、头眩心悸
麻黄附子细辛汤	阳虚外感表寒证。恶寒较重，发热，但欲寐，无汗，舌淡脉沉者
苓桂术甘汤	胸胁支满（停饮），晕眩，心悸，短气

◇ **方性分析**

方性分析显示，本方较前方要偏热，同时偏燥偏散，这是为去除水湿而设。

问止中医大脑方性图

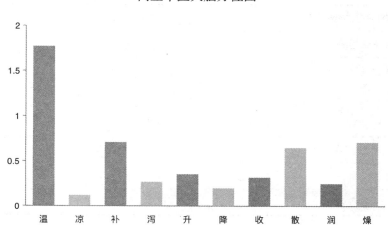

四诊：小腿肚痛明显改善，小便问题进一步好转

四诊时，大叔反馈小腿肚痛明显改善，小便问题进一步好转，手脚冷尚需时间改善。此时大叔提出术后开始出现晨勃不明显的情况，只是当时没在意。

故在症状大表里加入"阳痿"，依然推高主症"身冷 - 畏寒"。中医大脑出方，寓意调和气血、暖经散寒、温中下焦，中医大脑提示增加肉桂、炮附子的药对以加强效果。

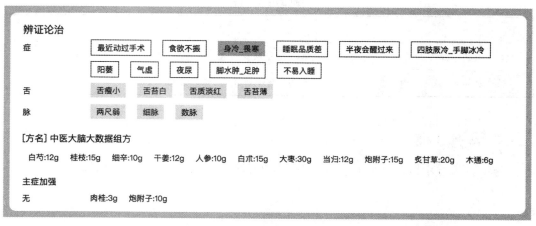

中医大脑：中医人工智能辅助诊疗系统

中医大脑医理分析——四诊

◇ 症状统计

患者"尿频、小便难"的问题得到很大改善，但是体寒和阳虚相关的表现仍旧严重，因此本诊仍然需要加强补阳祛寒的功效。

脉症与体质的关联

【整体体质】	最近动过手术
【气】	气虚
【寒】	身冷 - 畏寒，四肢厥冷 - 手脚冰冷
【饮食】	食欲不振
【小便】	夜尿
【肿】	脚水肿 - 足肿
【男科】	阳痿
【睡眠】	不易入睡，睡眠品质差，半夜会醒过来
【舌体】	舌质淡红，舌瘦小
【舌苔】	舌苔白，舌苔薄
【脉诊：时间性】	数脉
【脉诊：强弱性】	细脉
【脉诊：特殊性】	两尺弱

症状记录

原有但不再收录的症状	舌有齿痕，尿量多，手冷，小腿肚痛，尿量少，弱脉，上半身出汗，小便不利，尿频，排尿时需使劲
另外又收录的新症状	不易入睡，食欲不振，舌瘦小，睡眠品质差，四肢厥冷 - 手脚冰冷，数脉，阳痿，气虚，两尺弱

◇ 中医大脑处方

本方仍有大量热药。对比本方和前方，我们发现本方增加了"木通、肉桂、大枣、人参"而去掉了"茯苓、生姜、麻黄"。其中原有的"茯苓、生姜"会把脾胃的水去掉，麻黄则可去表水，而本方中的"大枣、人参"会补充胃的津液。主要是中医大脑察觉脉象中的"细数脉"代表患者除了阳虚也有阴虚的可能（阴阳两虚），故做此改变。请参考列表如下：

方剂的组成药物列表

上一诊的方	茯苓	白芍	白术	炮附子	干姜	炙甘草	桂枝	细辛	当归	—	—	—	麻黄	—
本诊的方	—	白芍	白术	炮附子	干姜	炙甘草	桂枝	细辛	当归	木通	大枣	人参	—	肉桂

［中医大脑主方］白芍 12g，桂枝 15g，细辛 10g，干姜 12g，人参 10g，白术 15g，大枣 30g，当归 12g，炮附子 15g，炙甘草 20g，木通 6g。

［推荐加减］肉桂 3g。

◇ **处方中的用药分析**

我们先来分析其中的单味药。

单味药分析

单味药	主治	应用
肉桂	补火助阳，散寒止痛，温经通脉	1.用于肾阳虚证。2.用于寒凝血滞的脘腹冷痛、寒湿痹痛、胸痹、寒疝腹痛。3.用于寒凝血滞的痛经、经闭。4.用于阴疽
人参	大补元气，补脾益肺，生津止渴，安神益智	1.用于气虚欲脱、脉微欲绝的危重症。2.用于肺气虚弱的短气喘促、懒言声微、脉虚自汗等症。3.用于脾气不足的倦怠乏力、食少便溏等症。4.用于热病气津两伤之身热口渴及消渴等症。5.用于气血亏虚的心悸、失眠、健忘等症

已经在前诊中出现的单味药有白芍、桂枝、细辛、干姜、白术、大枣、当归、炮附子、炙甘草、木通，请参考前面的解说。

◇ **处方中的药对分析**

我们再分析本方所包含的药对结构。

药对分析

药对	主治	应用
桂枝＋芍药	调和营卫，解肌发表。相使	治疗外感风寒表虚证
炮附子＋肉桂	助阳补火	治疗肾阳虚证。腰痛脚软，阳痿早泄，老人夜尿频繁，舌淡而胖，尺弱或沉细
干姜＋白术＋人参	温中祛寒，补气健脾	治疗：1.中焦虚寒证。自利不渴、腹痛呕吐。2.胸痹或病后吐涎沫，阳虚失血，小儿慢惊等属中焦阳虚、寒邪内侵者
干姜＋炮附子	回阳救逆，温补脾肾	治疗亡阳虚脱，脾肾阳虚泄泻，舌质白淡胖大有齿痕，舌苔白滑或白腻，脉弦紧或尺沉微弱
桂枝＋芍药＋当归	温经通脉，活血止痛	治疗左肩膀僵硬
白术＋炮附子	排脓，去除寒湿	治疗：1.阳虚的脓疡之症。2.寒湿证，如全身关节疼痛，腰痛，身体沉重等
桂枝＋炙甘草	辛甘化阳，补益心阳。相使	治疗心阳虚之心悸气短，其人欲两手交叉覆盖，喜按心胸部位
干姜＋肉桂	温中散寒	治疗腹中寒证。腹痛、胃痛，喜温喜按，舌淡苔白，脉弦紧
干姜＋白术＋人参＋炮附子	温阳补虚祛寒	治疗脾肾阳虚证，舌质白淡胖大有齿痕，右关尺沉紧或沉弱
干姜＋细辛	温肺化饮	治疗寒饮证的咳嗽气喘，舌淡白苔白滑，脉弦紧
桂枝＋炮附子	温经通脉，散寒止痛	治疗寒凝血滞的痹证。全身疼痛、脘腹冷痛或经痛、闭经
炮附子＋干姜＋肉桂	回阳救逆，助阳补火	治疗里寒证。四肢厥冷，手脚冰冷，舌淡苔白，脉弦紧或尺沉微弱
干姜＋炙甘草	温中散寒	治疗：1.脾虚寒的大便溏泄。2.阳虚吐血。3.肺痿吐涎沫，其人不咳，不渴，遗尿，小便数

　　本方保留了补心阳、补肾阳的药对和补肺、补脾的药对。和前方最大的不同是，本方没有解表和去水湿的药对，正如我们在前面的分析。

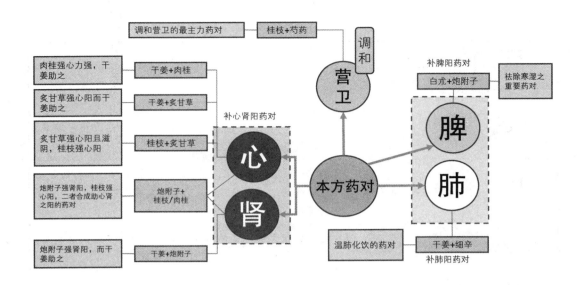

◇ 处方中展现的可能方剂组合分析

我们再通过中医大脑的学习模块分析本方所包含的方剂结构。

重要结构符合方剂

结构符合方剂	方剂组成	药数
附子理中汤	干姜，人参，白术，炮附子，炙甘草	5
桂枝人参汤	桂枝，干姜，人参，白术，炙甘草	5
理中汤	干姜，人参，白术，炙甘草	4
理中丸	干姜，人参，白术，炙甘草	4
回阳饮	干姜，炮附子，炙甘草，肉桂	4
四逆加人参汤	干姜，人参，炮附子，炙甘草	4
人参汤	干姜，人参，白术，炙甘草	4

可作为方根的结构符合方剂

结构符合方剂	方剂组成	药数
通脉四逆汤	干姜，炮附子，炙甘草	3
芍药甘草附子汤	白芍，炮附子，炙甘草	3
四逆汤	干姜，炮附子，炙甘草	3
芍药甘草汤	白芍，炙甘草	2
甘草干姜汤	干姜，炙甘草	2
桂枝甘草汤	桂枝，炙甘草	2
干姜附子汤	干姜，炮附子	2

另外再特别加上的单味药：细辛、木通、大枣、当归。

中医大脑本次用了以附子剂为主的组成，也就是四逆汤类方的结构，这其中有完整的"附子理中汤、四逆汤"结构，从列出的方剂之外的另加单味药"细辛、木通、大枣、当归"来看，本方也包含了"当归四逆汤"结构，但不用通草而改用木通。不用通草而改用木通的用意是要强化其通经疗痹的作用。

方剂的组成药物列表

附子理中汤	炮附子	干姜	白术	炙甘草	人参	–	–	–	–	–
四逆汤	炮附子	干姜	–	炙甘草	–	–	–	–	–	–
当归四逆汤	–	–	–	炙甘草	–	当归	桂枝	白芍	细辛	通草	大枣

方剂的主治列表

附子理中汤	腹痛不渴、或呕或利、四肢厥冷、舌淡苔白、脉沉迟
四逆汤	四肢厥逆（手脚冰冷）、下利清谷、口淡不渴、脉沉微
当归四逆汤	手足厥冷（手脚冰冷）、腰痛、下肢痹痛、脉沉细

◇ **方性分析**

方性分析显示，本方热力较强，不但偏温而且偏补。最重要的是，其燥性降低不少，原因是本方减少了一些祛湿的药。

问止中医大脑方性图

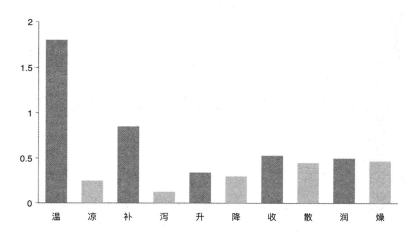

五诊：外出一个月期间，诸多症状逐步改善

后来大叔想去外地亲戚家旅游，一直不放心自己的身体，不知道适不适合出去玩，来征求我的意见，要我给他把一下脉，我说能去玩他才敢去。我笑着说："大叔您身体好着呢，去好好玩吧，放心！"

将近一个月大叔才回来，脚水肿好多了，小腿肚几乎不痛了，膝盖问题好转很多，上下楼梯利索很多，手脚怕冷也明显好转，夜尿、睡眠、晨勃都好转。

后来大叔外出学习时发生急性腹痛，去医院后，医生建议再次手术，大叔拒绝了，选择在问止中医继续调理治疗。

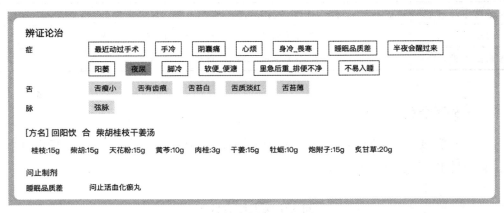

中医大脑：中医人工智能辅助诊疗系统

自诉

水肿好多了，不明显，小腿肚几乎不痛，上楼梯利索多了，以前小腿冰凉不好入睡，会冻醒，现在好很多，膝盖改善，偶有不适，睡眠较前改善，（以前晚上醒几次，后难入睡，最近4点左右醒可入睡）夜尿改善1-2次，晨勃较前好点，12.9出现急性腹痛，后于港大医院住院消炎（住院医生：当时放化疗残留物未清除干净导致，建议手术，未做。）阴囊下有一硬结，

【自诉】

水肿好多了，不明显，小腿肚几乎不痛，上楼梯利索多了，以前小腿冰凉不好入睡，会冻醒，现在好很多，膝盖问题改善，偶有不适，睡眠较前改善，（以前晚上醒几次，后难入睡，最近4点左右醒可入睡）夜尿改善1～2次，晨勃较前好点，2019年

12 月 9 日出现急性腹痛，后于港大医院住院消炎（住院医生：当时放化疗残留物未清除干净导致，建议手术，未做。）阴囊下有一硬结。

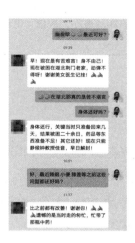

中医大脑医理分析——五诊

◇ 症状统计

本次可见患者在某些方面症状有所改善，医者再用心把所有目前还有的困扰一一诊出。我们列出症状如下。

脉症与体质的关联

【整体体质】	最近动过手术
【寒】	身冷 - 畏寒，脚冷，手冷
【小便】	夜尿
【大便】	软便 - 便溏，里急后重 - 排便不净
【男科】	阳痿，阴囊痛
【睡眠】	不易入睡，睡眠品质差，半夜会醒过来
【情绪】	心烦
【舌体】	舌质淡红，舌有齿痕，舌瘦小
【舌苔】	舌苔白，舌苔薄
【脉诊：流畅性】	弦脉

症状记录

原有但不再 收录的症状	脚水肿 - 足肿，食欲不振，细脉，四肢厥冷 - 手脚冰冷，数脉，气虚，两尺弱
另外又收录的新症状	舌有齿痕，手冷，脚冷，软便 - 便溏，心烦，阴囊痛，里急后重 - 排便不净，弦脉

◇ **中医大脑处方**

本方开始使用柴胡剂，其中的"柴胡桂枝干姜汤"结构是为了改善患者心烦不易入睡等问题。本方中也还含有附子剂，目的是为了改善患者的阳虚体质。可以说，本方是作用力更聚焦于体质调理的一个方剂。

［中医大脑主方］桂枝 15g，柴胡 15g，天花粉 15g，黄芩 10g，肉桂 3g，干姜 15g，牡蛎 10g，炮附子 15g，炙甘草 20g。

◇ **处方中的用药分析**

我们先分析其中的单味药。

单味药分析

单味药	主治	应用
天花粉	清热生津，消肿排脓	1.用于热病口渴，内热消渴。2.用于肺热咳嗽或燥咳。3.用于痈肿疮疡
牡蛎	平肝潜阳，软坚散结，收敛固涩	1.用于肝阳上亢，头晕目眩。2.用于痰核，瘰疬，癥瘕积聚等证。3.用于滑脱诸证。4.用于胃痛泛酸
黄芩	清热燥湿，泻火解毒，止血，安胎	1.用于湿温暑湿，黄疸泻痢，热淋涩痛。2.用于肺热咳嗽。3.用于热病烦渴，寒热往来。4.用于咽喉肿痛，痈肿疮毒。5.用于血热出血证。6.用于胎动不安
柴胡	疏散退热，疏肝解郁，升举阳气，清胆截疟	1.用于少阳证，外感发热。2.用于肝郁气滞，胸胁疼痛，月经不调。3.用于气虚下陷，久泻脱肛，胃、子宫下垂。4.用于疟疾

已经在前诊中出现的单味药有桂枝、肉桂、干姜、炮附子、炙甘草，请参考前面的解说。

◇ **处方中的药对分析**

基于单味药分析，我们再分析本方中的药对。

药对分析

药对	主治	应用
柴胡＋黄芩	和解少阳。相须	治疗邪在半表半里之少阳证，往来寒热
炮附子＋肉桂	助阳补火	治疗肾阳虚证。腰痛脚软，阳痿早泄，老人夜尿频繁，舌淡而胖，尺弱或沉细
干姜＋炮附子	回阳救逆，温补脾肾	治疗亡阳虚脱，脾肾阳虚泄泻，舌质白淡胖大有齿痕，舌苔白滑或白腻，脉弦紧或尺沉微弱
桂枝＋炙甘草	辛甘化阳，补益心阳。相使	治疗心阳虚之心悸气短，其人欲两手交叉覆盖，喜按心胸部位
干姜＋肉桂	温中散寒	治疗腹中寒证。腹痛、胃痛，喜温喜按，舌淡苔白，脉弦紧
桂枝＋炮附子	温经通脉，散寒止痛	治疗寒凝血滞的痹证。全身疼痛、脘腹冷痛或经痛、闭经
炮附子＋干姜＋肉桂	回阳救逆，助阳补火	治疗里寒证。四肢厥冷，手脚冰冷，舌淡苔白，脉弦紧或尺沉微弱
干姜＋炙甘草	温中散寒	治疗：1. 脾虚寒的大便溏泄。2. 阳虚吐血。3. 肺痿吐涎沫，其人不咳，不渴，遗尿，小便数

从药对分析可见，本方有补心肾之阳且调和各种不平衡的效用。

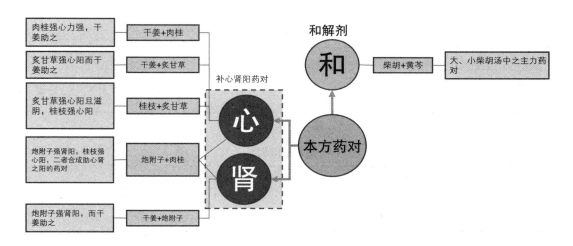

◇ **处方中展现的可能方剂组合分析**

我们再通过中医大脑的学习模块分析本方剂所包含的方剂结构。

重要结构符合方剂

结构符合方剂	方剂组成	药数
柴胡桂枝干姜汤	桂枝，柴胡，天花粉，黄芩，干姜，牡蛎，炙甘草	7
回阳饮	肉桂，干姜，炮附子，炙甘草	4

可作为方根的结构符合方剂

结构符合方剂	方剂组成	药数
通脉四逆汤	干姜，炮附子，炙甘草	3
四逆汤	干姜，炮附子，炙甘草	3
甘草干姜汤	干姜，炙甘草	2
桂枝甘草汤	桂枝，炙甘草	2
瓜蒌牡蛎散	天花粉，牡蛎	2
干姜附子汤	干姜，炮附子	2

　　从重要结构符合方剂中整理出的主要方剂是"回阳饮 + 柴胡桂枝干姜汤"。柴胡桂枝干姜汤治肝郁兼有上热下寒且有气上冲。回阳饮是四逆汤加肉桂，希望借由强心阳而令附子行走全身一切经络的功能更加强化，临床也常用来对治阳虚者的失眠问题。

　　以下是"回阳饮、柴胡桂枝干姜汤"的组成和主治的比较。

方剂的组成药物列表

回阳饮	炮附子	干姜	炙甘草	肉桂	—	—	—	—	—
柴胡桂枝干姜汤	—	干姜	炙甘草	—	柴胡	桂枝	天花粉	黄芩	牡蛎

方剂的主治列表

回阳饮	温阳和引火归原。治阳虚引起的严重失眠和心脏的问题
柴胡桂枝干姜汤	主治胸胁满、微结、小便不利、口渴不呕、寒热往来，以及神志方面的郁证、神经官能症、癔病、焦虑

◇ **方性分析**

　　本方虽然偏温，但热性药和寒性药的分布较相近。值得注意的是，本方升性偏向较大，主要是患者有"软便 - 便溏，里急后重 - 排便不净，阳痿"等症状，故需要用升性较多的药来改善这些问题。

问止中医大脑方性图

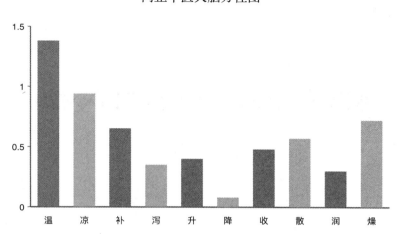

总 结

癌症术后病人的身体会进一步虚弱,一般来说都向阴阳两虚和上热下寒的方向发展。

临床上,尤其是鼻咽癌,手术之前一派阳虚,如怕冷、手脚冰冷、不会口渴、大便稀溏等;一旦手术过后就常呈现上热下寒的体质,如口干口渴、吃点补药就上火嘴破、便秘等。处方如果用甘露饮等滋阴的药,往往口干、嘴破等上热症状不见得能缓解,反而使下寒更加严重。这时就可以考虑使用柴胡桂枝干姜汤或潜阳封髓丹来处理这种上热下寒的问题。如本案五诊的处方就是以柴胡桂枝干姜汤为主。

需注意的是,癌症的治疗过程中如出现外感症状,常是危机也是转机。如肝癌的患者出现感冒咳嗽等症,往往病情容易迅速恶化,因为肺金会克肝木。但如能赶紧使用经方治好感冒,病情也许就有转机。

值得一提的是,一年之中,春分、夏至、秋分、冬至,前一日为离日;立春、立夏、立秋、立冬,前一日为绝日。这八天因为节气的转换,人体的气最弱,因此是为大凶之日,诸事不宜。此时对癌症或其他危急重症的患者而言也是最危险的日子。这时在治疗的过程中,要守住阳气而不可妄攻!

在这个医案中,我们可以看到医者使用中医大脑一步一步根据患者的症状去调整,同时也不断纠正其偏失的体质。只有将体质尽快调回来,尤其是解决阳虚或上热下寒,才能避免癌症的再度复发。

【医案2】

脑癌术后顽固性呃逆的中医对治

主诊医师：潘丽琼

患者，男，40岁，2019年3月因脑部肿瘤接受手术和放疗治疗，术后至今一直被诸多症状所困扰，已经影响日常生活。经朋友介绍，于2019年11月27日来到问止中医求诊。来诊时正值咳嗽2天且以干咳为主，遇风加重并伴流清涕，半年以来的术后症状如下：

消化：恶心想吐、打嗝、胃胀、吐酸，自觉气上冲从嘴里窜出来，食冷加重，胃纳差。

体质：有时会累。

睡眠：半夜会醒。

其他：偶有眼痒、耳鸣。

脉象：左弦数、右弦。

舌象：舌淡，苔薄白。

同时了解到，患者头部至腹部有埋管，用于排头部的水，每天限饮水1升。这次来诊，患者希望通过中医解决打嗝、消化、吃饭等方面的问题。

整体病症分析

◇ 什么是呃逆

呃逆就是俗称的打嗝，由横膈膜痉挛所引起。横膈膜是分隔胸腔和腹腔的一块肌肉，主要功用是利用肌肉收缩舒张，改变肺部压力，使空气进出，形成呼吸。当横膈膜产生痉挛，造成肺部急速收缩，瞬间大力吸入空气，空气经过声门发出"呃"的一声，就是呃逆。

◇ **现代医学怎么看呃逆**

横膈膜本身受到刺激，迷走神经受到刺激，或是周边脏器受到刺激而影响横膈膜等，都有可能造成呃逆。大部分的呃逆是暂时性的，只会持续几分钟。例如因为压力、过度兴奋、吃太快、吃太饱等所引起的"短暂性呃逆"，正常情况下大多可自行缓解，不需要治疗。但是，如果打嗝数天，则有可能是因为其他疾病所引起的"持久性呃逆"或"顽固性呃逆"，可能的病因有很多，例如胃溃疡、食管癌、糖尿病、甲状腺肿、脑瘤等，不可轻视。

1. 短暂性呃逆：呃逆持续在 48 小时以内。
2. 持久性呃逆：呃逆持续 48 小时以上，1 个月之内。
3. 顽固性呃逆：呃逆持续 1 个月以上。

◇ **现代医学怎么治疗呃逆**

首先用刺激神经的方式，例如憋气、把舌头往外拉或喝冷水等；如果无效才会使用药物，例如抗癫痫药物、肌肉松弛剂或精神安定剂等。如果是由其他疾病所引起的，就必须先找出是什么疾病，对其进行治疗，才能解决呃逆的问题。

◇ **中医怎么看呃逆**

"谷入于胃，胃气上注于肺。今有故寒气与新谷气俱还入于胃，新故相乱，真邪相攻，气并相逆，复出于胃，故为哕。"（《黄帝内经》）

《古今医统大全·咳逆》："凡有忍气郁结积怒之人，并不得行其志者，多有咳逆之证。"

《证治汇补·呃逆》："伤寒及滞下后，老人、虚人、妇人产后，多有呃症者，皆病深之候也。"

呃逆古称"哕"，又称"哕逆"。中医认为胃气主降，消化道的正常运行方向是向下，但若胃的功能出了问题，胃气无法依正常的方向下行，反而往上跑，就称作"胃气上逆"，其症状包括食欲不振、呕吐、嗳气和呃逆。所以，由此可知，呃逆的主要原因就是胃气上逆，胃的功能出现了问题就可能导致呃逆。例如胃本身的问题，胃寒、胃热、胃虚等；或是别的脏腑的问题影响胃，例如情志、压力伤肝，进而造成肝气犯胃，也就是木克土的问题；或是因身体虚弱劳累造成脾胃虚弱等。

初诊：下针即刻起效

鉴于患者病症已经有 8 个多月时间，且想急速解决，宜针药结合。患者从来没有做过针灸，带着好奇尝试了第一次，针完后描述说自觉心口堵住的那股气没有了、打嗝少了，针灸完立马去吃了一屉小笼包。

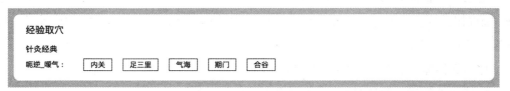

中医大脑：中医人工智能辅助诊疗系统

采取中医大脑推荐的穴组为内关、足三里、气海、期门、合谷，双侧下针，留针约 20 分钟。

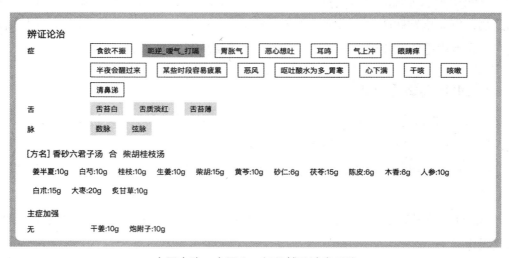

中医大脑：中医人工智能辅助诊疗系统

把患者的症状及舌脉录入中医大脑，系统计算推荐处方为香砂六君子汤合柴胡桂枝汤。

香砂六君子汤益气健脾和胃，可以对治脾胃不和、痰饮内阻、胃失和降所致的食欲不振、胃胀、恶心想吐、心下满等消化系统病症。柴胡桂枝汤和解少阳、调和营卫，可以对治耳鸣、眼痒、恶风、咳嗽、流清涕等症。因为患者有食冷症状加重的情况，中医大脑推荐加干姜、附子各 10 克。

处方 7 剂，同时叮嘱患者少吃生冷寒凉。

中药服用一周后，效果显著。

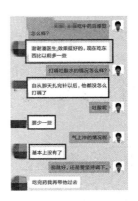

中医大脑医理分析——初诊

◇ 症状统计

脑癌术后怎么治疗其后遗症呢？先不要想病名，还是平实地先列出其症状，收集四诊信息做辨证论治的基础：

脉症与体质的关联

【整体体质】	某些时段容易疲累
【饮食】	食欲不振
【胃及消化】	心下满，胃胀气
【吐】	恶心想吐，呕吐酸水为多 - 胃寒，呃逆 - 嗳气 - 打嗝
【感冒】	恶风
【咳喘】	咳嗽，干咳
【涕】	流清鼻涕
【睡眠】	半夜会醒过来
【眼】	眼睛痒
【耳】	耳鸣
【全身性问题】	气上冲
【舌体】	舌质淡红
【舌苔】	舌苔白，舌苔薄
【脉诊：流畅性】	弦脉
【脉诊：时间性】	数脉

◇ **体质分析**

通过中医大脑的学习模块，我们可以看到患者在不同辨证观点下所呈现的体质特性，这都代表着他体质的可能趋向，值得我们在分析症状的时候作为参考依据。

患者体质特性

心肺气虚	咳嗽，某些时段容易疲累，舌苔薄，舌苔白
胃气上逆	恶心想吐，呃逆 - 嗳气 - 打嗝，呕吐酸水为多 - 胃寒，舌苔薄，弦脉
脾阳不振	某些时段容易疲累，食欲不振，呕吐酸水为多 - 胃寒，舌苔薄，舌苔白

◇ **中医大脑处方**

中医大脑在这一个诊中开出的方剂是"香砂六君子汤 + 柴胡桂枝汤"的合方，而医者也根据中医大脑的"主症加强"功能推荐选取了"干姜、炮附子"这两个单味药。

［中医大脑主方］姜半夏 10g，白芍 10g，桂枝 10g，生姜 10g，柴胡 15g，黄芩 10g，砂仁 6g，茯苓 15g，陈皮 6g，木香 6g，人参 10g，白术 15g，大枣 20g，炙甘草 10g。

［主症加强］干姜 10g，炮附子 10g。

◇ **处方中的用药分析**

我们先来分析其中的单味药，列出以下的主治和应用的简表，通过单味药的选取来看中医大脑在这一诊中的初步思路。再渐次由"单味药"而"药对"，最后再来看其中可能的方剂结构。

单味药分析

单味药	主治	应用
砂仁	化湿开胃，温脾止泻，理气安胎	1.用于湿阻中焦，脾胃气滞证。2.用于脾胃虚寒吐泻。3.用于妊娠气滞恶阻及胎动不安
白芍	养血调经，平肝止痛，敛阴止汗	1.用于血虚或阴虚有热的月经不调、崩漏等证。2.用于肝阴不足、肝气不舒或肝阳偏亢的头痛、眩晕、胁肋疼痛、脘腹四肢拘挛作痛等证。3.用于阴虚盗汗及营卫不和的表虚自汗证
桂枝	发汗解肌，温经通脉，通阳化气	1.用于外感风寒表证。2.用于寒凝血滞的痹症，脘腹冷痛、痛经、经闭等症。3.用于胸痹、痰饮、水肿及心动悸、脉结代

续表

单味药	主治	应用
大枣	补中益气，养血安神，缓和药性	1.用于脾虚食少便溏、倦怠乏力等症。2.用于血虚萎黄及妇女脏躁、神志不安等证。3.用于药性较峻烈的方剂中，可以减少烈性药的副作用，并保护正气
炮附子	回阳救逆，助阳补火，散寒止痛	1.用于亡阳证。2.用于虚寒性的阳痿宫冷、脘腹冷痛、泄泻、水肿等症。3.用于寒痹证。本品辛散温通，有较强的散寒止痛作用
茯苓	利水渗湿，健脾安神	1.水肿、小便不利。2.脾虚诸证。3.心悸，失眠
生姜	发汗解表、温中止呕，温肺止咳	1.用于外感风寒表证。2.用于多种呕吐证。3.用于风寒咳嗽
干姜	温中散寒，回阳通脉，温肺化饮	1.用于脾胃寒证。2.用于亡阳证。3.用于寒饮伏肺喘咳
黄芩	清热燥湿，泻火解毒，止血，安胎	1.用于湿温暑湿，黄疸泻痢，热淋涩痛。2.用于肺热咳嗽。3.用于热病烦渴，寒热往来。4.用于咽喉肿痛，痈肿疮毒。5.用于血热出血证。6.用于胎动不安
陈皮	理气健脾，燥湿化痰	1.用于脾胃气滞证。2.用于痰湿壅滞证
炙甘草	补脾和胃，益气复脉	用于脾胃虚弱，倦怠乏力，心动悸，脉结代，可解附子毒。亦可修补身体黏膜破损
柴胡	疏散退热，疏肝解郁，升举阳气，清胆截疟	1.用于少阳证，外感发热。2.用于肝郁气滞，胸胁疼痛，月经不调。3.用于气虚下陷，久泻脱肛，胃、子宫下垂。4.用于疟疾
白术	补气健脾，燥湿利水，固表止汗，安胎	1.用于脾胃气虚、运化无力的食少便溏、脘腹胀满、肢软神疲等症。2.用于脾虚失运、水湿内停之痰饮、水肿、小便不利等症。3.用于脾虚气弱、肌表不固而自汗。4.用于脾虚气弱、胎动不安之证
半夏	燥湿化痰，降逆止呕，消痞散结，外用消肿止痛	1.用于湿痰、寒痰证。2.用于胃气上逆呕吐。3.用于胸痹，结胸，心下痞，梅核气。4.用于瘰疬瘿瘤、痈疽肿毒及毒蛇咬伤等
人参	大补元气，补脾益肺，生津止渴，安神益智	1.用于气虚欲脱、脉微欲绝的危重症。2.用于肺气虚弱的短气喘促、懒言声微、脉虚自汗等症。3.用于脾气不足的倦怠乏力、食少便溏等症。4.用于热病气津两伤之身热口渴及消渴等症。5.用于气血亏虚的心悸、失眠、健忘等症
木香	行气，调中，止痛	1.脾胃气滞证。2.大肠气滞，泻下后重。3.肝胆气滞证

◇ 处方中的药对分析

有了上述本次用方的单味药一览，我们来通过中医大脑的学习模块分析其中的药对，这是我们做方剂分析的第二步骤，深入了解单味药之间的协同作用。

药对分析

药对	主治	应用
桂枝＋芍药	调和营卫，解肌发表。相使	治疗外感风寒表虚证
生姜＋半夏	温胃、化痰、止呕。相畏相使	治疗寒饮呕吐，失眠，容易焦躁紧张、心惊
生姜＋大枣	养脾胃和营卫。相使	治疗风寒感冒（入解表药），胃脘不舒呕吐（入健脾药）
柴胡＋黄芩	和解少阳。相须	治疗邪在半表半里之少阳证，往来寒热
茯苓＋半夏	化痰止呕。相须	治疗胃中停饮之呕吐
半夏＋陈皮	燥湿化痰	治疗痰饮证，咳吐白痰，舌苔白腻
木香＋芍药＋黄芩	清热燥湿，调气和血	治疗湿热痢疾，下利腹痛便脓血，里急后重
干姜＋白术＋人参	温中祛寒，补气健脾	治疗：1.中焦虚寒证。自利不渴、腹痛呕吐。2.胸痹或病后吐涎沫、阳虚失血、小儿慢惊等属中焦阳虚、寒邪内侵者
干姜＋炮附子	回阳救逆，温补脾肾	治疗亡阳虚脱，脾肾阳虚泄泻，舌质白淡胖大有齿痕，舌苔白滑或白腻，脉弦紧或尺沉微弱
茯苓＋桂枝＋白术＋炙甘草	温阳化饮，健脾利湿	治疗中阳不足之痰饮。胸胁支满，目眩心悸，短气而咳，舌苔白滑，脉弦滑或沉紧
白术＋炮附子	排脓，去除寒湿	治疗：1.阳虚的脓疡之症。2.寒湿证，如全身关节疼痛，腰痛，身体沉重等
桂枝＋炙甘草	辛甘化阳，补益心阳。相使	治疗心阳虚之心悸气短，其人欲两手交叉覆盖，喜按心胸部位
人参＋茯苓	补气利水	治疗气虚证，或兼有水肿
柴胡＋芍药	疏肝解郁，养血调经，平肝止痛	治疗胁肋痛，或月经不调、乳房胀痛、脉弦细
干姜＋白术＋人参＋炮附子	温阳补虚祛寒	治疗脾肾阳虚证，舌质白淡胖大有齿痕，右关尺沉紧或沉弱
茯苓＋陈皮	理气健脾，燥湿化痰	治疗痰湿壅滞证。舌苔白腻而滑

续表

药对	主治	应用
桂枝+炮附子	温经通脉，散寒止痛	治疗寒凝血滞的痹证。全身疼痛，或脘腹冷痛，或经痛、闭经
茯苓+桂枝+白术+炙甘草+半夏	温阳化饮，健脾利湿祛痰	治疗眩晕证，小便不利，舌苔白腻而滑
白术+茯苓	补气健脾，燥湿利水	治疗脾虚湿盛证的大便溏泻，软便
干姜+炙甘草	温中散寒	治疗：1.脾虚寒的大便溏泻。2.阳虚吐血。3.肺痿吐涎沫，其人不咳，不渴，遗尿，小便数

根据中医大脑的学习模块为我们做的药对分析来看，本方药对的重点在温阳、祛痰饮、健脾胃、调和营卫以及和解。药对虽多，但是归类整理就会发现其功能和方向非常清楚。呃逆的问题当然是要以健脾胃为主，但是在健脾胃的同时我们必须要把全身的不平衡和缺失都调理好。

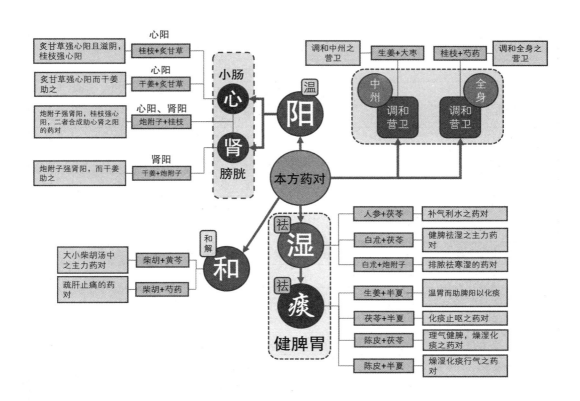

◇ 处方中展现的可能方剂组合分析

我们再通过中医大脑的学习模块分析本方剂所包含的方剂结构。

重要结构符合方剂

结构符合方剂	方剂组成	药数
香砂六君子汤	半夏，生姜，砂仁，茯苓，陈皮，木香，人参，白术，炙甘草	9
柴胡桂枝汤	半夏，白芍，桂枝，生姜，柴胡，黄芩，人参，大枣，炙甘草	9
六君子汤	半夏，生姜，茯苓，陈皮，人参，白术，大枣，炙甘草	8
小柴胡汤	半夏，生姜，柴胡，黄芩，人参，大枣，炙甘草	7
黄芩加半夏生姜汤	半夏，白芍，生姜，黄芩，大枣，炙甘草	6
桂枝去桂加茯苓白术汤	白芍，生姜，茯苓，白术，大枣，炙甘草	6
桂枝加附子汤	白芍，桂枝，生姜，大枣，炙甘草，炮附子	6
桂枝加白芍生姜各一两人参三两新加汤	白芍，桂枝，生姜，人参，大枣，炙甘草	6
四君子汤	生姜，茯苓，人参，白术，大枣，炙甘草	6
附子理中汤	人参，白术，炙甘草，干姜，炮附子	5
附子汤	白芍，茯苓，人参，白术，炮附子	5
茯苓四逆汤	茯苓，人参，炙甘草，干姜，炮附子	5
真武汤	白芍，生姜，茯苓，白术，炮附子	5
白术附子汤	生姜，白术，大枣，炙甘草，炮附子	5
桂枝附子汤	桂枝，生姜，大枣，炙甘草，炮附子	5
桂枝汤	白芍，桂枝，生姜，大枣，炙甘草	5
桂枝去芍药加附子汤	桂枝，生姜，大枣，炙甘草，炮附子	5
桂枝加芍药汤	白芍，桂枝，生姜，大枣，炙甘草	5
桂枝加桂汤	白芍，桂枝，生姜，大枣，炙甘草	5
桂枝人参汤	桂枝，人参，白术，炙甘草，干姜	5
黄芩汤	白芍，黄芩，大枣，炙甘草	4
茯苓甘草汤	桂枝，生姜，茯苓，炙甘草	4
茯苓桂枝甘草大枣汤	桂枝，茯苓，大枣，炙甘草	4
苓桂术甘汤	桂枝，茯苓，白术，炙甘草	4
甘草干姜茯苓白术汤	茯苓，白术，炙甘草，干姜	4
理中汤	人参，白术，炙甘草，干姜	4
理中丸	人参，白术，炙甘草，干姜	4

续表

结构符合方剂	方剂组成	药数
桂枝去芍药汤	桂枝，生姜，大枣，炙甘草	4
四逆加人参汤	人参，炙甘草，干姜，炮附子	4
人参汤	人参，白术，炙甘草，干姜	4
人参半夏干姜汤	半夏，生姜，人参，干姜	4
二陈汤	半夏，茯苓，陈皮，炙甘草	4

可作为方根的结构符合方剂

结构符合方剂	方剂组成	药数
通脉四逆汤	炙甘草，干姜，炮附子	3
芍药甘草附子汤	白芍，炙甘草，炮附子	3
小半夏加茯苓汤	半夏，生姜，茯苓	3
四逆汤	炙甘草，干姜，炮附子	3
半夏散及汤	半夏，桂枝，炙甘草	3
干姜人参半夏丸	半夏，人参，干姜	3
芍药甘草汤	白芍，炙甘草	2
生姜半夏汤	半夏，生姜	2
甘草干姜汤	炙甘草，干姜	2
橘皮汤	生姜，陈皮	2
桂枝甘草汤	桂枝，炙甘草	2
小半夏汤	半夏，生姜	2
半夏干姜散	半夏，干姜	2
二仙汤	白芍，黄芩	2
干姜附子汤	干姜，炮附子	2

本方不但药对非常多，而且因为有了桂枝剂、柴胡剂、附子剂的关系，这些药味居然可以组合成这么多的方剂结构。中医大脑再一次让我们见识到经方结构的严密，更看到了"几个药味的排列组合就能产出很多功能不同的方剂"的特性。当然诚如前述，本方就是"香砂六君子汤 + 柴胡桂枝汤"的合方。下面让我们一起来看看这两个方剂的组成和主治：

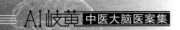

方剂的组成药物列表

香砂六君子汤	人参	白术	茯苓	炙甘草	陈皮	半夏	砂仁	木香	生姜	—	—	—	—	—
柴胡桂枝汤	人参	—	—	炙甘草	—	半夏	—	—	生姜	柴胡	桂枝	黄芩	白芍	大枣

方剂的主治列表

香砂六君子汤	胃脘痞闷、食欲不振、喜热汤、嗳气泛酸、舌苔白腻、脉濡弱
柴胡桂枝汤	少阳病兼表证。外感风寒，发热自汗，微恶寒或寒热往来，鼻鸣干呕，头痛项强，胸胁满痛，四肢烦疼，舌淡红苔薄白，脉浮弦。亦治心腹卒痛

◇ 方性分析

中医大脑可以就方剂的单味药药性和比例算出方性，并且列出以下的方性图。方性分析显示，本方偏温、偏补且燥性较大。在前面的药对整理中已经可以看出这个趋势。

问止中医大脑方性图

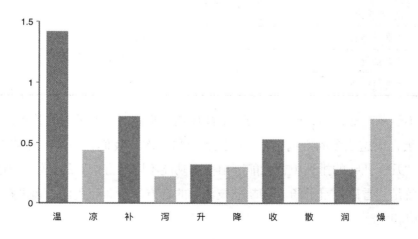

二 诊

2019 年 12 月 31 日复诊，患者自诉喝冷饮后偶有打呃（在此感叹，医生给了明确医嘱要避生冷寒凉，是为了患者的康复，一定要遵医嘱），耳鸣明显减轻，无气上冲、无吐酸，昨天有咽喉痛。

诊脉为左弦数，右关弦紧，尺紧。舌象为舌淡苔薄白水滑。舌苔水滑、脉弦紧，表示有水饮内停之象。如何处方？

将上述症状录入中医大脑后，系统计算推荐苓桂术甘汤合柴胡桂枝汤。因为患者食冷后症状复现，中医大脑推荐加干姜、附子各 10 克。

苓桂术甘汤温阳化饮、健脾利湿，对治心下满、呃逆等水饮内停之症。处方 7 剂，同时叮嘱忌食生冷寒凉之品。

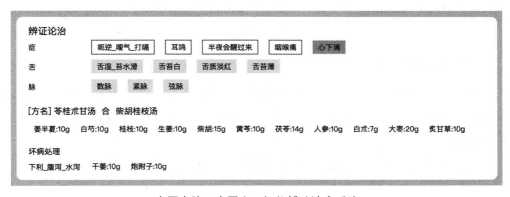

中医大脑：中医人工智能辅助诊疗系统

中医大脑医理分析——二诊

◇ 症状统计

这一诊中患者有些症状消失或改善，但新增了咽喉痛。舌象也有所改变，但看出依然还有水饮内停。

脉症与体质的关联

【胃及消化】	心下满
【吐】	呃逆 - 嗳气 - 打嗝
【睡眠】	半夜会醒过来
【耳】	耳鸣
【咽喉】	咽喉痛
【舌体】	舌质淡红
【舌苔】	舌苔白，舌苔薄，舌湿，苔水滑
【脉诊：流畅性】	弦脉，紧脉
【脉诊：时间性】	数脉

症状记录

原有但不再 收录的症状	呕吐酸水为多 - 胃寒，眼睛痒，食欲不振，气上冲，舌质正常 - 舌质 淡红，苔薄白，胃胀气
另外又收录的新症状	咽喉痛，舌湿 - 苔水滑，舌质淡红，数脉，紧脉

◇ **中医大脑处方**

这次中医大脑还是守住了"柴胡桂枝汤"，但是把香砂六君子汤改成"苓桂术甘汤"。因为患者水饮内停而寒象仍在，于是医者保留了中医大脑推荐的"干姜、附子"的药对加减。

我们先来比较一下有所变更的方剂"香砂六君子汤和苓桂术甘汤"。

方剂的组成药物列表

香砂六 君子汤	人参	白术	茯苓	炙甘草	陈皮	半夏	砂仁	木香	生姜	–
苓桂术 甘汤	–	白术	茯苓	炙甘草	–	–	–	–	–	桂枝

方剂的主治列表

香砂六君子汤	胃脘痞闷、食欲不振、喜热汤、嗳气泛酸、舌苔白腻、脉濡弱
苓桂术甘汤	胸胁支满（停饮）、晕眩、心悸、短气

［中医大脑主方］姜半夏 10g，白芍 10g，桂枝 10g，生姜 10g，柴胡 15g，黄芩

10g，茯苓 14g，人参 10g，白术 7g，大枣 20g，炙甘草 10g。

［坏病处理］炮附子 10g，干姜 10g。

◇ 处方中的用药分析

本方中的单味药分析均已经在前诊中出现，请参考前文解说。

◇ 处方中的药对分析

我们继续通过中医大脑的学习模块分析本方中的药对结构。

药对分析

药对	主治	应用
桂枝＋芍药	调和营卫，解肌发表。相使	治疗外感风寒表虚证
生姜＋半夏	温胃、化痰、止呕。相畏相使	治疗寒饮呕吐，失眠，容易焦躁紧张、心惊
生姜＋大枣	养脾胃和营卫。相使	治疗风寒感冒（入解表药），胃脘不舒呕吐（入健脾药）
柴胡＋黄芩	和解少阳。相须	治疗邪在半表半里之少阳证，往来寒热
茯苓＋半夏	化痰止呕。相须	治疗胃中停饮之呕吐
干姜＋白术＋人参	温中祛寒，补气健脾	治疗：1.中焦虚寒证。自利不渴、腹痛呕吐。2.胸痹或病后吐涎沫、阳虚失血、小儿慢惊等属中焦阳虚、寒邪内侵者
干姜＋炮附子	回阳救逆，温补脾肾	治疗亡阳虚脱，脾肾阳虚泄泻，舌质白淡胖大有齿痕，舌苔白滑或白腻，脉弦紧或尺沉微弱
茯苓＋桂枝＋白术＋炙甘草	温阳化饮，健脾利湿	治疗中阳不足之痰饮。胸胁支满，目眩心悸，短气而咳，舌苔白滑，脉弦滑或沉紧
白术＋炮附子	排脓，去除寒湿	治疗：1.阳虚的脓疡之症。2.寒湿证，如全身关节疼痛，腰痛，身体沉重等
桂枝＋炙甘草	辛甘化阳，补益心阳。相使	治疗心阳虚之心悸气短，其人欲两手交叉覆盖，喜按心胸部位
人参＋茯苓	补气利水	治疗气虚证，或兼有水肿
柴胡＋芍药	疏肝解郁，养血调经，平肝止痛	治疗胁肋痛，或月经不调，乳房胀痛，脉弦细
干姜＋白术＋人参＋炮附子	温阳补虚祛寒	治疗脾肾阳虚证，舌质白淡胖大有齿痕，右关尺沉紧或沉弱

续表

药对	主治	应用
桂枝＋炮附子	温经通脉，散寒止痛	治疗寒凝血滞的痹证。全身疼痛，或脘腹冷痛，或经痛、闭经
茯苓＋桂枝＋白术＋炙甘草＋半夏	温阳化饮，健脾利湿祛痰	治疗眩晕证，小便不利，舌苔白腻而滑
白术＋茯苓	补气健脾，燥湿利水	治疗脾虚湿盛证的大便溏泻，软便
干姜＋炙甘草	温中散寒	治疗：1.脾虚寒的大便溏泻。2.阳虚吐血。3.肺痿吐涎沫，其人不咳，不渴，遗尿，小便数

本方的组成其实和前诊很相似，不同就在于"半夏＋陈皮""茯苓＋陈皮"这两个药对。少了这两个药对之后，本方行气的力量没有前方那么强。中医大脑这样处方是因为患者已经没有"食欲不振，气上冲，恶心想吐"这些症状了。

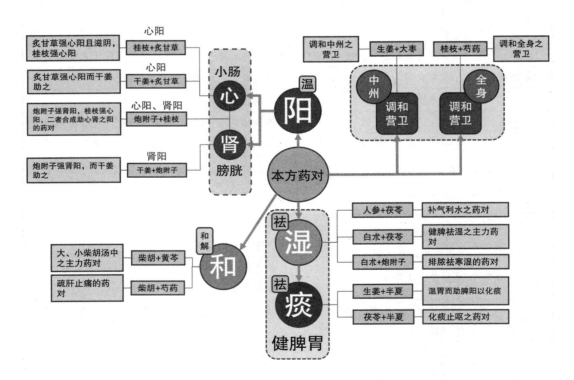

◇ 处方中展现的可能方剂组合分析

我们再通过中医大脑的学习模块分析本方所包含的方剂结构。

重要结构符合方剂

结构符合方剂	方剂组成	药数
柴胡桂枝汤	半夏，白芍，桂枝，生姜，柴胡，黄芩，人参，大枣，炙甘草	9
小柴胡汤	半夏，生姜，柴胡，黄芩，人参，大枣，炙甘草	7
黄芩加半夏生姜汤	半夏，白芍，生姜，黄芩，大枣，炙甘草	6
桂枝去桂加茯苓白术汤	白芍，生姜，茯苓，白术，大枣，炙甘草	6
桂枝加附子汤	白芍，桂枝，生姜，大枣，炙甘草，炮附子	6
桂枝加白芍生姜各一两人参三两新加汤	白芍，桂枝，生姜，人参，大枣，炙甘草	6
四君子汤	生姜，茯苓，人参，白术，大枣，炙甘草	6
附子理中汤	人参，白术，炙甘草，炮附子，干姜	5
附子汤	白芍，茯苓，人参，白术，炮附子	5
茯苓四逆汤	茯苓，人参，炙甘草，炮附子，干姜	5
真武汤	白芍，生姜，茯苓，白术，炮附子	5
白术附子汤	生姜，白术，大枣，炙甘草，炮附子	5
桂枝附子汤	桂枝，生姜，大枣，炙甘草，炮附子	5
桂枝汤	白芍，桂枝，生姜，大枣，炙甘草	5
桂枝去芍药加附子汤	桂枝，生姜，大枣，炙甘草，炮附子	5
桂枝加芍药汤	白芍，桂枝，生姜，大枣，炙甘草	5
桂枝加桂汤	白芍，桂枝，生姜，大枣，炙甘草	5
桂枝人参汤	桂枝，人参，白术，炙甘草，干姜	5
黄芩汤	白芍，黄芩，大枣，炙甘草	4
茯苓甘草汤	桂枝，生姜，茯苓，炙甘草	4
茯苓桂枝甘草大枣汤	桂枝，茯苓，大枣，炙甘草	4
苓桂术甘汤	桂枝，茯苓，白术，炙甘草	4
甘草干姜茯苓白术汤	茯苓，白术，炙甘草，干姜	4
理中汤	人参，白术，炙甘草，干姜	4
理中丸	人参，白术，炙甘草，干姜	4
桂枝去芍药汤	桂枝，生姜，大枣，炙甘草	4
四逆加人参汤	人参，炙甘草，炮附子，干姜	4
人参汤	人参，白术，炙甘草，干姜	4
人参半夏干姜汤	半夏，生姜，人参，干姜	4

可作为方根的结构符合方剂

结构符合方剂	方剂组成	药数
通脉四逆汤	炙甘草，炮附子，干姜	3
芍药甘草附子汤	白芍，炙甘草，炮附子	3
小半夏加茯苓汤	半夏，生姜，茯苓	3
四逆汤	炙甘草，炮附子，干姜	3
半夏散及汤	半夏，桂枝，炙甘草	3
干姜人参半夏丸	半夏，人参，干姜	3
芍药甘草汤	白芍，炙甘草	2
生姜半夏汤	半夏，生姜	2
甘草干姜汤	炙甘草，干姜	2
桂枝甘草汤	桂枝，炙甘草	2
小半夏汤	半夏，生姜	2
半夏干姜散	半夏，干姜	2
二仙汤	白芍，黄芩	2
干姜附子汤	炮附子，干姜	2

与前方相似，本方包含有桂枝剂、柴胡剂、附子剂结构，所以结构符合方剂的整理一样与前方相近。我们来看主要方剂"柴胡桂枝汤＋苓桂术甘汤"的结构组成和主治：

方剂的组成药物列表

柴胡桂枝汤	柴胡	半夏	桂枝	黄芩	人参	白芍	生姜	大枣	炙甘草	–	–
苓桂术甘汤	–	–	桂枝	–	–	–	–	–	炙甘草	茯苓	白术

方剂的主治列表

柴胡桂枝汤	少阳病兼表证。外感风寒，发热自汗，微恶寒或寒热往来，鼻鸣干呕，头痛项强，胸胁满痛，四肢烦疼，舌淡红苔薄白，脉浮弦。亦治心腹卒痛
苓桂术甘汤	胸胁支满（停饮）、晕眩、心悸、短气

◇ **方性分析**

因为药对结构相近，本方的方性与前方一样相似，均体现出偏温、偏补、偏燥的特性。

问止中医大脑方性图

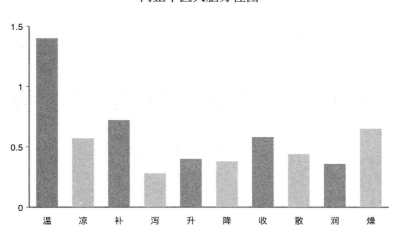

总　结

本案针药结合，治疗术后的呃逆效果明显。分析本案，有心得如下：

呃逆是整体体质改变发展到最后的表现。患者术后元气耗伤、脾胃虚弱，同时因病心情抑郁、肝气不舒、肝胃失和、痰饮内停、胃失和降，故有呃逆，而同时本来患者可能就素有阳虚的体质。于是我们看到，中医大脑在考量了所有线索之后，开具出有桂枝剂、柴胡剂、附子剂结构的方剂，事实也证明这样的思考是全面且有效的。这提示医者，我们不要漏过任何一个症状线索，每一个症状背后都可能代表累积已久的一连串问题。这是本案给我们的省思。

值得一提的是，首诊中医大脑开具了柴胡桂枝汤加香砂六君子汤而取效。在这里，中医大脑并没有选用后世治呃逆常用的如丁香柿蒂等药，反而计算选用的是最经典简单的方子，两个简单的方子组合起来产生了很好的效果。再深思，中医大脑考虑到了木克土的问题而选用柴胡剂取效；反推回去我们应该掌握一条医理，那就是很多脾胃病的问题都应该优先考虑到使用治肝的药才能达到最大的疗效。也就是说，如果此案中医大脑只能计算使用一个方剂的话，柴胡桂枝汤才是首选方。

【医案3】

"瘀血型"红斑狼疮的针药结合对治

主诊医师：崔小瑞

红斑狼疮是疑难杂症，治疗难度大。本案中马女士分别在 2019 年 5 月和 6 月、2019 年 11 月和 12 月两次集中治疗。第一阶段的治疗取得了较好的疗效，患者诸多方面显著改善。后续，马女士因工作连续几个月出差、加班、操劳，导致病情再度加重。2019 年底的一次集中治疗，再次扭转了已显严重的病情。

很多人会怀疑，古书上又不存在"红斑狼疮"这个病，难道中医就可以治疗吗？对于自身免疫性疾病这类医学难题，中医到底扮演着什么样的角色？问止中医大脑到底应用着什么样的理法方药？我们通过本案逐一回顾。

整体病症分析

◇ 什么是红斑性狼疮

红斑性狼疮是一种自体免疫性疾病，患者的免疫系统产生自身抗体攻击自身的细胞和组织，导致发炎和组织损害。

◇ 红斑性狼疮常见症状

它的症状可能发生于全身各个地方，例如皮肤、关节、肾脏、心脏等。其中最常见且最严重的是全身性红斑狼疮，常见的症状有以下几种：

蝴蝶斑：患者会在两颊上出现蝴蝶样的红斑，红斑不会痛，不会痒。除了脸上，红斑也可能出现在手掌心或脚底。

雷诺氏症：手指因为循环失调而发白或发紫，同时会有指甲变形、断裂的症状。

肾脏功能障碍：包括狼疮肾炎、肾病变、蛋白尿等。

中枢神经障碍：包括抑郁症、健忘、癫痫等。

其他症状还包括关节炎、发烧、疲倦、食欲不振、口腔溃疡、淋巴腺肿大、胸膜发炎、心包膜发炎等。

◇ 现代医学怎么看红斑性狼疮

我们已经知道红斑性狼疮是自体免疫疾病，但病因仍不明朗，至今没有科学结果，目前认为可能与遗传、激素、环境因子有关。患者约有九成是女性，好发年龄范围在 20 到 40 岁。

红斑性狼疮是一种慢性疾病，不容易痊愈，但若接受长期治疗，可以控制症状，使患者能正常生活。治疗药物主要有类固醇和免疫抑制药物，药物副作用比较强，有可能引起血栓、食道出血、骨质疏松症等。同时患者也容易受到细菌感染，症状若恶化，还可能引发狭心症或动脉硬化，所以要特别小心，最好定期做检查。

◇ 中医怎么看红斑性狼疮

中医认为造成红斑性狼疮的原因是气、血、水的失衡，根据每个患者气、血、水的状况不同，就有不同的症状。当气比较差，就容易出现食欲不振等消化系统问题，或是精神官能症；当血比较差，就容易出现红斑或溃疡等皮肤问题；当水比较差，就容易出现蛋白尿等泌尿系统的问题，或是水肿。

初 诊

初次就诊时马女士自诉：5 年前在医院诊断为红斑狼疮，一直吃西药治疗，吃完西药后口苦、口干、嘴里麻木，后来味觉越来越不灵敏，甚至吃很烫的东西都没有太大知觉。眼睛看东西很累。有子宫肌瘤、痔疮病史。

辨证论治

病　　红斑狼疮

症　　口麻_口不仁　　便秘　　口苦　　静脉曲张、臀部筋结　　口干　　眼睛疲劳

舌　　舌有瘀点　　舌胖大　　舌湿_苔水滑　　舌苔白

脉　　细脉　　沉脉

[方名] 中医大脑大数据组方

桂枝:10g　生姜:25g　柴胡:15g　黄芩:10g　牡丹皮:10g　赤芍:10g　大黄:10g　茯苓:10g　干姜:10g　枳实:10g　桃仁:10g

半夏:15g　人参:10g　白术:10g　大枣:20g　酒白芍:15g　炮附子:10g　炙甘草:10g

中医大脑：中医人工智能辅助诊疗系统

使用了中医大脑的"先辨病再辨证"功能，即选择红斑狼疮这个疾病为主诉，再录入患者相关症状。这是中医大脑的一大特色，中医大脑广泛吸收中医治疗现代疾病的权威临床文献，总结出"中医专病专治"的方法。

舌有瘀点、静脉曲张、子宫肌瘤、痔疮等病症均提示患者血瘀情况较为明显。熟悉方剂的读者可以看出，中医大脑计算出的处方中含有大柴胡汤和桂枝茯苓丸的结构，大柴胡汤是专门对治少阳病将移转于阳明病时期的方剂，相比小柴胡汤而言更适合实证，更适合患者症状激烈的情形；桂枝茯苓丸是用来治下腹部有瘀血或因内气动摇导致神经症的方剂。中医大脑的计算出方提示着本方具有破血逐瘀的功效，可以说是非常符合我们所收集的四诊参数。开具 5 剂。

═══ 中医大脑医理分析——初诊 ═══

◇ 症状统计

患者的病症是"红斑性狼疮"，我们把患者其他症状整理归类后列出如下。"红斑性狼疮"是一个西医的病名，我们要用中医的四诊把患者的整体表现描绘出来，作为输入参数让中医大脑去做分析诊治。

脉症与体质的关联

【口 - 渴饮】	口干
【心 - 心血管系统】	静脉曲张、臀部筋结
【疾病及现代诊断：皮肤 - 表皮】	红斑狼疮
【口】	口苦，口麻 - 口不仁
【眼】	眼睛疲劳

续表

【舌体】	舌有瘀点，舌胖大
【舌苔】	舌苔白，舌湿，苔水滑
【脉诊：浮沉性】	沉脉

◇ **体质分析**

通过中医大脑的学习模块，我们可以看到患者在不同辨证观点下所呈现的体质特性与倾向。在此，我们把本医案中患者前后几次诊治所有出现的症状都集中起来，请中医大脑的学习模块帮我们分析出其体质倾向。

细看其症状及辨证结果，不禁令人担心，这是阴阳两虚的体质表现，各脏腑的不平衡及偏失都甚严重。

体质特点

湿热阻滞脾胃	心下痞，胸口闷，腹胀，口苦，舌苔白
血虚	心烦，失眠，容易焦躁，紧张，眩晕，细脉
少阴病	口干，咽干，心烦，失眠，夜间盗汗，眩晕，细脉
肝肾阴虚	口干，咽干，夜间盗汗，心烦，失眠，眩晕，指甲断裂，弦脉，细脉
肾阴虚	口干，咽干，失眠，夜间盗汗，眩晕，细脉
心肾不交	心烦，失眠，口干，咽干，眩晕，细脉
心肺气虚	胸口闷，舌胖大，舌苔白，舌苔薄，沉脉
心脾两虚	失眠，眩晕，精力衰退，细脉
脾阳虚	腹胀，精力衰退，舌胖大，舌有齿痕，舌苔白，舌湿，苔水滑，沉脉
脾气虚	腹胀，精力衰退，舌胖大，舌有齿痕，舌苔白，舌苔薄
肝气郁结	容易焦躁，紧张，胸口闷，咽喉异物感，舌苔薄，弦脉
肝阳上亢	失眠，口干，舌苔白，舌苔薄，弦脉

不过仅从初诊的症状来看，"静脉曲张、臀部筋结、舌有瘀点"提示患者有严重瘀血证；"口干、口苦、眼睛疲劳"，提示患者有肝火旺兼有肝血虚；从舌脉来看，"舌胖大、舌苔白、舌湿、苔水滑、沉脉"提示患者为阳虚体质。因此初诊可辨证为肝火兼有寒瘀，处方必须寒热并用才行。

◇ **中医大脑处方**

本方是一个柴胡剂为主的方剂，但是也加上了一些祛瘀的药味。

[中医大脑主方] 桂枝 10g，生姜 25g，柴胡 15g，黄芩 10g，牡丹皮 10g，大黄 10g，茯苓 10g，干姜 10g，枳实 10g，桃仁 10g，半夏 15g，人参 10g，白术 10g，大枣 20g，酒白芍 15g，炮附子 10g，炙甘草 10g。

◇ 处方中的用药分析

我们先来分析其中的单味药，列出以下的主治和应用的简表，通过单味药的选取来看中医大脑在这一诊中的初步思路。再渐次由"单味药"而"药对"，最后再来看其中可能的方剂结构。

单味药分析

单味药	主治	应用
白芍	养血调经，平肝止痛，敛阴止汗	1.用于血虚或阴虚有热的月经不调、崩漏等证。2.用于肝阴不足、肝气不舒或肝阳偏亢的头痛、眩晕、胁肋疼痛、脘腹四肢拘挛作痛等证。3.用于阴虚盗汗及营卫不和的表虚自汗证
桃仁	活血祛瘀，润肠通便，止咳平喘	1.用于多种血瘀证。2.用于肺痈，肠痈。3.用于肠燥便秘。4.止咳平喘
大枣	补中益气，养血安神，缓和药性	1.用于脾虚食少便溏、倦怠乏力等症。2.用于血虚萎黄及妇女脏躁、神志不安等证。3.用于药性较峻烈的方剂中，可以减少烈性药的副作用，并保护正气
桂枝	发汗解肌，温经通脉，通阳化气	1.用于外感风寒表证。2.用于寒凝血滞的痹证，脘腹冷痛、痛经、经闭等症。3.用于胸痹、痰饮、水肿及心动悸、脉结代
牡丹皮	清热凉血，活血散瘀	1.用于血热斑疹吐衄。2.用于虚热证。3.用于经闭痛经、癥瘕积聚、跌打损伤。4.用于疮痈、肠痈
枳实	破气消积，化痰除痞	1.食积气滞、脘腹痞满证。2.痰浊阻滞、胸脘痞满证
炮附子	回阳救逆，助阳补火，散寒止痛	1.用于亡阳证。2.用于虚寒性的阳痿宫冷、脘腹冷痛、泄泻、水肿等症。3.用于寒痹证。本品辛散温通，有较强的散寒止痛作用
茯苓	利水渗湿，健脾安神	1.水肿、小便不利。2.脾虚诸证。3.心悸，失眠
生姜	发汗解表、温中止呕，温肺止咳	1.用于外感风寒表证。2.用于多种呕吐。3.用于风寒咳嗽
干姜	温中散寒，回阳通脉，温肺化饮	1.用于脾胃寒证。2.用于亡阳证。3.用于寒饮伏肺喘咳
黄芩	清热燥湿，泻火解毒，止血，安胎	1.用于湿温暑湿，黄疸泻痢，热淋涩痛。2.用于肺热咳嗽。3.用于热病烦渴，寒热往来。4.用于咽喉肿痛，痈肿疮毒。5.用于血热出血证。6.用于胎动不安
炙甘草	补脾和胃，益气复脉	用于脾胃虚弱，倦怠乏力，心动悸，脉结代，可解附子毒。亦可修补身体黏膜破损

续表

单味药	主治	应用
柴胡	疏散退热，疏肝解郁，升举阳气，清胆截疟	1.用于少阳证，外感发热。2.用于肝郁气滞，胸胁疼痛，月经不调。3.用于气虚下陷，久泻脱肛，胃、子宫下垂。4.用于疟疾
白术	补气健脾，燥湿利水，固表止汗，安胎	1.用于脾胃气虚、运化无力的食少便溏、脘腹胀满、肢软神疲等症。2.用于脾虚失运、水湿内停之痰饮、水肿、小便不利等症。3.用于脾虚气弱、肌表不固而自汗。4.用于脾虚气弱、胎动不安之证
大黄	泻下攻积，清热泻火，止血，解毒，活血祛瘀，清泻湿热	1.胃肠积滞，大便秘结。2.血热妄行之出血证。3.热毒疮疡、丹毒及烧烫伤。4.瘀血诸证。5.黄疸、淋证
半夏	燥湿化痰，降逆止呕，消痞散结，外用消肿止痛	1.用于湿痰、寒痰证。2.用于胃气上逆呕吐。3.用于胸痹、结胸、心下痞、梅核气。4.用于瘰疬瘿瘤、痈疽肿毒及毒蛇咬伤等
人参	大补元气，补脾益肺，生津止渴，安神益智	1.用于气虚欲脱、脉微欲绝的危重症。2.用于肺气虚弱的短气喘促、懒言声微、脉虚自汗等症。3.用于脾气不足的倦怠乏力、食少便溏等症。4.用于热病气津两伤之身热口渴及消渴等症。5.用于气血亏虚的心悸、失眠、健忘等症

◇ **处方中的药对分析**

有了上述本次用方的单味药一览，我们来通过中医大脑的学习模块分析其中的药对，这是我们做方剂分析的第二步骤，深入了解单味药之间的协同作用。

药对分析

药对	主治	应用
桂枝 + 芍药	调和营卫，解肌发表。相使	治疗外感风寒表虚证
生姜 + 半夏	温胃，化痰，止呕。相畏相使	治疗寒饮呕吐，失眠，容易焦躁紧张、心惊
生姜 + 大枣	养脾胃和营卫。相使	治疗风寒感冒（入表药），胃脘不舒呕吐（入健脾药）
柴胡 + 黄芩	和解少阳。相须	治疗邪在半表半里之少阳证，往来寒热
茯苓 + 半夏	化痰止呕。相须	治疗胃中停饮之呕吐
大黄 + 炮附子	散寒通便。相使	治疗寒积便秘
牡丹皮 + 桂枝	活血祛瘀，调经止痛	治疗血瘀之经闭、痛经

药对	主治	应用
枳实+白术	理气健脾	治疗：1.水饮内停，心下坚，大如盘，边如旋盘。2.脾虚湿停，胃脘痞满
干姜+白术+人参	温中祛寒，补气健脾	治疗：1.中焦虚寒证。自利不渴、腹痛呕吐。2.胸痹或病后吐涎沫、阳虚失血、小儿慢惊等属中焦阳虚、寒邪内侵者
干姜+炮附子	回阳救逆，温补脾肾	治疗亡阳虚脱，脾肾阳虚泄泻，舌质白淡胖大有齿痕，舌苔白滑或白腻，脉弦紧或尺沉微弱
茯苓+桂枝+白术+炙甘草	温阳化饮，健脾利湿	治疗中阳不足之痰饮，胸胁支满，目眩心悸，短气而咳，舌苔白滑，脉弦滑或沉紧
柴胡+芍药+枳实+炙甘草	疏肝理脾	治疗肝脾气郁证。胁肋胀闷疼痛，脘腹疼痛，脉弦
白术+炮附子	排脓，去除寒湿	治疗：1.阳虚的脓疡之症。2.寒湿证，如全身关节疼痛、腰痛、身体沉重等
桂枝+炙甘草	辛甘化阳，补益心阳。相使	治疗心阳虚之心悸气短，其人欲两手交叉覆盖，喜按心胸部位
人参+茯苓	补气利水	治疗气虚证，或兼有水肿
柴胡+芍药	疏肝解郁，养血调经，平肝止痛	治疗胁肋痛，或月经不调，乳房胀痛，脉弦细
大黄+桂枝	逐瘀泻热	治疗下腹拘急硬痛、小便自利、夜晚发热、谵语烦渴、甚则如狂，以及血瘀经闭，痛经，产后恶露不下，脉沉实或涩
干姜+白术+人参+炮附子	温阳补虚祛寒	治疗脾肾阳虚证，舌质白淡胖大有齿痕，右关尺沉紧或沉弱
桂枝+炮附子	温经通脉，散寒止痛	治疗寒凝血滞的痹证。全身疼痛，或脘腹冷痛，或经痛、闭经
茯苓+桂枝+白术+炙甘草+半夏	温阳化饮，健脾利湿祛痰	治疗眩晕，小便不利，舌苔白腻而滑
柴胡+芍药+枳实	疏肝除痞	治疗肝脾气郁证。胁肋胀闷疼痛，脘腹疼痛，脉弦
牡丹皮+桃仁	清热活血散瘀	治疗闭经、月经淋漓不止
白术+茯苓	补气健脾，燥湿利水	治疗脾虚湿盛证的大便溏泻，软便
干姜+炙甘草	温中散寒	治疗：1.脾虚寒的大便溏泻。2.阳虚吐血。3.肺痿吐涎沫，其人不咳，不渴，遗尿，小便数

从药对结构分析可以看出，本方以柴胡结构为主，以健脾、化痰、祛瘀、止痛为作用方向。此外，"大黄＋桂枝"及"大黄＋炮附子"构成一个寒热抗衡但都以通利为功能的药对，是本方的特色。

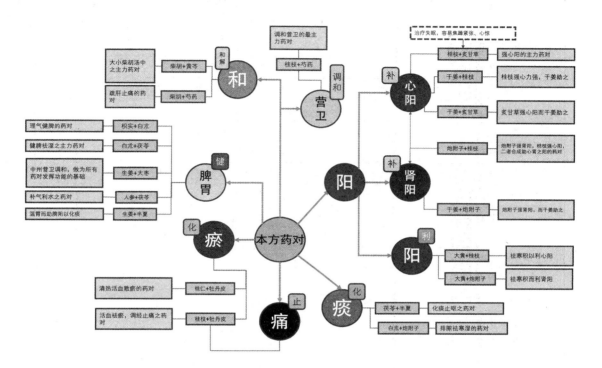

◇ **处方中展现的可能方剂组合分析**

我们再通过中医大脑的学习模块分析本方所包含的方剂结构。

重要结构符合方剂

结构符合方剂	方剂组成	药数
柴胡桂枝汤	柴胡，半夏，桂枝，黄芩，人参，芍药，生姜，大枣，炙甘草	9
大柴胡汤	柴胡，黄芩，芍药，半夏，生姜，枳实，大枣，大黄	8
小柴胡汤	柴胡，黄芩，人参，炙甘草，半夏，生姜，大枣	7
黄芩加半夏生姜汤	黄芩，芍药，炙甘草，大枣，半夏，生姜	6
桂枝去桂加茯苓白术汤	芍药，炙甘草，生姜，大枣，茯苓，白术	6
桂枝加附子汤	桂枝，芍药，大枣，生姜，炙甘草，炮附子	6
桂枝加芍药生姜各一两人参三两新加汤	桂枝，大枣，人参，芍药，生姜，炙甘草	6
桂枝加大黄汤	桂枝，大黄，芍药，生姜，炙甘草，大枣	6

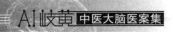

结构符合方剂	方剂组成	药数
四君子汤	人参，白术，茯苓，炙甘草，生姜，大枣	6
附子理中汤	炮附子，干姜，白术，炙甘草，人参	5
附子汤	炮附子，茯苓，人参，白术，芍药	5
茯苓四逆汤	茯苓，人参，炙甘草，干姜，炮附子	5
真武汤	茯苓，芍药，白术，生姜，炮附子	5
白术附子汤	白术，炙甘草，炮附子，生姜，大枣	5
桂枝附子汤	桂枝，炮附子，生姜，炙甘草，大枣	5
桂枝茯苓丸	桂枝，茯苓，牡丹皮，桃仁，芍药	5
桂枝汤	桂枝，芍药，炙甘草，生姜，大枣	5
桂枝去芍药加附子汤	桂枝，炮附子，炙甘草，生姜，大枣	5
桂枝加芍药汤	桂枝，芍药，炙甘草，大枣，生姜	5
桂枝加桂汤	桂枝，芍药，生姜，炙甘草，大枣	5
桂枝人参汤	桂枝，炙甘草，白术，人参，干姜	5
黄芩汤	黄芩，芍药，炙甘草，大枣	4
茯苓甘草汤	茯苓，桂枝，生姜，炙甘草	4
茯苓桂枝甘草大枣汤	茯苓，桂枝，炙甘草，大枣	4
苓桂术甘汤	茯苓，桂枝，白术，炙甘草	4
甘草干姜茯苓白术汤	炙甘草，白术，干姜，茯苓	4
理中汤	人参，干姜，炙甘草，白术	4
理中丸	人参，干姜，炙甘草，白术	4
桂枝去芍药汤	桂枝，大枣，生姜，炙甘草	4
四逆散	炙甘草，枳实，柴胡，芍药	4
四逆加人参汤	炙甘草，炮附子，干姜，人参	4
人参汤	人参，炙甘草，干姜，白术	4
人参半夏干姜汤	人参，半夏，干姜，生姜	4

可作为方根的结构符合方剂

结构符合方剂	方剂组成	药数
通脉四逆汤	炙甘草，炮附子，干姜	3
芍药甘草附子汤	芍药，炙甘草，炮附子	3
桂枝生姜枳实汤	桂枝，生姜，枳实	3
小半夏加茯苓汤	半夏，生姜，茯苓	3
四逆汤	炙甘草，干姜，炮附子	3

续表

结构符合方剂	方剂组成	药数
半夏散及汤	半夏，桂枝，炙甘草	3
干姜人参半夏丸	干姜，人参，半夏	3
芍药甘草汤	芍药，炙甘草	2
小半夏汤	半夏，生姜	2
甘草干姜汤	炙甘草，干姜	2
桂枝甘草汤	桂枝，炙甘草	2
枳术汤	枳实，白术	2
枳实芍药散	枳实，芍药	2
半夏干姜散	半夏，干姜	2
二仙汤	黄芩，芍药	2
干姜附子汤	干姜，炮附子	2

使用中医大脑的学习模块进行分析，在本方的结构符合方剂中，主体构成可以理解为大柴胡汤、桂枝茯苓丸、附子理中汤这三个方剂。

这三个方剂中，大柴胡汤加桂枝茯苓丸是对治此患者肝火兼有瘀积之证，因为患者有"口干、口苦、眼睛疲劳、静脉曲张、臀部筋结、舌有瘀点"等症状。值得注意的是，虽然患者没有便秘，一样可以用大黄，只是这时候的大黄就不需要后下，同时可改用酒制大黄，就可以把大黄从峻下变成缓下和活血化瘀之性。

附子理中汤是治太阴病，里（胃肠）虚寒而有水且同时四肢寒冷的方剂，可对治此患者的阳虚体质。而附子理中汤加桂枝茯苓丸更是治寒瘀之证的常用合方，尤其此患者是阳虚体质兼有静脉曲张，只用桂枝茯苓丸力量不足，一定要搭配附子剂强肾阳才有办法把药力输布到四肢末梢。故此这合方在临床上也可应用于严重痔疮的问题，而患者有痔疮病史，也印证了本合方应用之对症。我们把这三个方剂的组成和主治列表如下：

方剂的组成药物列表

大柴胡汤	柴胡	黄芩	白芍	半夏	生姜	枳实	大枣	大黄	—	—	—	—	—	—	—
桂枝茯苓丸	—	—	—	—	—	—	—	—	桂枝	茯苓	牡丹皮	桃仁	赤芍	—	—
附子理中汤	—	—	—	—	—	—	—	—	—	—	炮附子	干姜	白术	炙甘草	人参

方剂的主治列表

大柴胡汤	外有表邪内有里实、寒热往来、胸胁苦满、便秘或腹泻、口苦、呕吐、脉弦而有力
桂枝茯苓丸	腹痛拒按、少腹有癥块、舌暗紫或有瘀斑、脉涩
附子理中汤	腹痛不渴、或呕或利、四肢厥冷、舌淡苔白、脉沉迟

◇ **方性分析**

中医大脑可以就方剂的单味药药性和比例算出方性，并且列出以下的方性图。依寒热性来看，虽然方中有很多寒性的药，但本方整体偏温。除了能够燥湿之外，本方散性和降性比较强，因为需要把瘀积化解掉。以下我们也列出单味药的药性，借此来了解本方性之由来：

单味药药性对比

单味药	热	寒	补	泻	升	降	收	散	润	燥
桂枝	★★		★					★		★
生姜	★★		★			★		★		★
柴胡		★★		★	★			★		★
黄芩		★★★		★		★	★			★
牡丹皮		★★		★				★		
大黄		★★★		★		★	★			★
茯苓				★		★	★			
干姜	★★★★		★		★			★		
枳实		★★		★		★		★		★
桃仁				★		★		★	★	
半夏	★★		★			★				★
人参	★		★		★		★	★		
白术	★★		★				★			
大枣	★★		★				★		★	
酒白芍		★	★				★		★	
炮附子	★★★★		★		★			★		
炙甘草			★				★		★	

问止中医大脑方性图

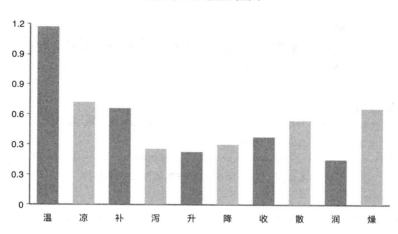

温	凉	补	泻	升	降	收	散	润	燥

二诊：一诊效果好，二诊效不更方

二诊时，马女士反馈：口没那么麻了，口苦跟口干均有改善，睡眠和胃口都好了很多，但吃了药感觉大便有排不净感，排颗粒状大便。主诉得到了缓解，表示处方的方向正确。效不更方，维持原处方不变。因患者表示要外出旅游，故开10剂药，嘱其在旅游期间也不要间断服药。

三诊：因旅游劳累引发红斑

三诊时，马女士和她女儿一起到店。表示说：前几剂药吃完效果很不错，睡眠、口麻、口干、口苦等诸多症状均有改善。但是旅游期间因休息和饮食不规律，又遭劳累而感冒发烧，打了两天点滴，中药还剩下几剂没吃完就扔掉了，手部及面部又出现斑点，按着会痛。每次发红斑时，手指甲变脆、变薄，容易断裂。

沟通时可以感受到，患者很重视红斑的问题，烦躁不安的情绪很明显。

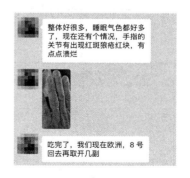

整体好很多，睡眠气色都好多了，现在还有个情况，手指的关节有出现红斑狼疮红块，有点点溃烂

吃完了，我们现在欧洲，8号回去再取几副

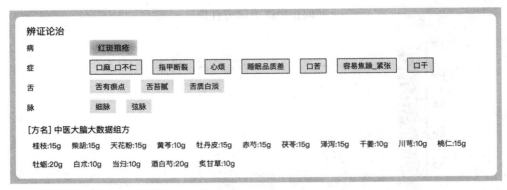

▲中医大脑：中医人工智能辅助诊疗系统

使用中医大脑开具处方，可以看到这次的处方中仍然有桂枝茯苓丸的结构，表示中医大脑在前后的治疗思路中均抓住了"瘀血"这个核心病机。而细观所有单味药的结构，也可以看出这次中医大脑加入了柴胡剂的影子，有向肝胆系统提出对治的思路，更加强了补血祛湿的力量。本次就诊，我叮嘱马女士需要给自己一段时间静养，开具15剂药。

三诊后的第四次就诊依旧是效不更方，原方快递发药。在六月中旬，马女士反馈体质恢复较佳，手上的红斑消退，睡眠及大便改善明显，口麻、口苦、口干均不明显。本次治疗令马女士和她家人感到满意。马女士也返回老家，本次治疗告一段落。

中医大脑医理分析——三诊

◇ **症状统计**

我们在这一诊中发现患者之前的一些症状有所改善，但是我们也同时注意到了她在神志方面的问题，包括了"容易焦躁，紧张，心烦，睡眠质量差"等。同时，指甲断裂也是一个非常重要的指征，提示了其红斑性狼疮上的表现已经趋向严重偏寒（雷诺症）。

脉症与体质的关联

【口 - 渴饮】	口干
【睡眠】	睡眠质量差
【情绪】	容易焦躁 - 紧张，心烦
【上肢】	指甲断裂
【疾病及现代诊断：皮肤 - 表皮】	红斑狼疮
【口】	口苦，口麻 - 口不仁
【舌体】	舌有瘀点

症状记录

原有但不再收录的症状	微脉，舌湿 - 苔水滑，舌苔白，静脉曲张、臀部筋结，沉脉，眼睛疲劳，舌胖大
另外又收录的新症状	指甲断裂，容易焦躁 - 紧张，心烦，睡眠质量差

◇ **中医大脑处方**

本方虽还是柴胡剂，但是整个结构有了很大的改变，我们在这一诊里面可以看到红斑性狼疮的问题表现已经渐趋明显。所以中医大脑会在用方上做出一些改变。

［中医大脑主方］桂枝 15g，柴胡 15g，天花粉 15g，黄芩 10g，牡丹皮 15g，赤芍 15g，茯苓 15g，泽泻 15g，干姜 10g，川芎 10g，桃仁 15g，牡蛎 20g，白术 10g，当归 10g，酒白芍 20g，炙甘草 10g。

◇ **处方中的用药分析**

我们继续分析本方的单味药。

单味药分析

单味药	主治	应用
泽泻	利水渗湿，泻热	1. 水肿、小便不利，痰饮，泄泻。2. 湿热带下，淋浊
牡蛎	平肝潜阳，软坚散结，收敛固涩	1. 用于肝阳上亢，头晕目眩。2. 用于痰核、瘰疬、癥瘕积聚等证。3. 用于滑脱诸证。4. 用于胃痛泛酸
天花粉	清热生津，消肿排脓	1. 用于热病口渴，内热消渴。2. 用于肺热咳嗽或燥咳。3. 用于痈肿疮疡
川芎	活血行气，祛风止痛	1. 用于血瘀气滞证。2. 用于头痛。3. 用于风湿痹痛、肢体麻木
当归	补血，活血，调经，止痛，润肠	1. 用于血虚诸证。2. 用于血虚或血虚而兼有瘀滞的月经不调、痛经、经闭等证。3. 用于血虚、血滞或寒滞，以及跌打损伤、风湿痹阻的疼痛证。4. 用于痈疽疮疡。5. 用于血虚肠燥便秘

已经在前诊中出现的单味药有桂枝、柴胡、黄芩、牡丹皮、茯苓、干姜、桃仁、白术、白芍、赤芍、炙甘草，请参考前面的解说。

◇ **处方中的药对分析**

有了上述本次用方的单味药一览，我们继续分析其中的药对。

药对分析

药对	主治	应用
桂枝＋芍药	调和营卫，解肌发表。相使	治疗外感风寒表虚证
柴胡＋黄芩	和解少阳。相须	治疗邪在半表半里之少阳证，往来寒热
牡丹皮＋桂枝	活血祛瘀，调经止痛	治疗血瘀之经闭、痛经
当归＋川芎	养血、活血、止痛	治疗血虚血瘀气滞之痛经和产后腹痛
茯苓＋桂枝＋白术＋炙甘草	温阳化饮，健脾利湿	治疗中阳不足之痰饮。胸胁支满，目眩心悸，短气而咳，舌苔白滑，脉弦滑或沉紧
桂枝＋芍药＋当归	温经通脉，活血止痛	治疗左肩膀僵硬
川芎＋芍药＋茯苓＋泽泻	养血柔肝，活血化瘀，健脾利水	治疗腰腹疼痛，眩晕，小便不利、足跗浮肿，舌淡红、苔白腻，脉濡细缓
桂枝＋炙甘草	辛甘化阳，补益心阳。相使	治疗心阳虚之心悸气短，其人欲两手交叉覆盖，喜按心胸部位
柴胡＋芍药	疏肝解郁，养血调经，平肝止痛	治疗胁肋痛，或月经不调，乳房胀痛，脉弦细
牡丹皮＋桃仁	清热活血散瘀	治疗闭经、月经淋漓不止
白术＋茯苓	补气健脾，燥湿利水	治疗脾虚湿盛证的大便溏泻，软便
干姜＋炙甘草	温中散寒	治疗：1.脾虚寒的大便溏泻。2.阳虚吐血。3.肺痿吐涎沫，其人不咳，不渴，遗尿，小便数
泽泻＋桂枝	利水渗湿，通阳化气	治疗水饮内停证。水肿，小便不利，泄泻，舌苔白而滑

与初诊方剂相比，中医大脑在这一诊计算出的方剂有很大变化。从其中的药对组成来看，本方在功能上更加"药简力专"。当然其中有一些结构还是维持初诊的结构。以下我们来看药对的分组比较图。

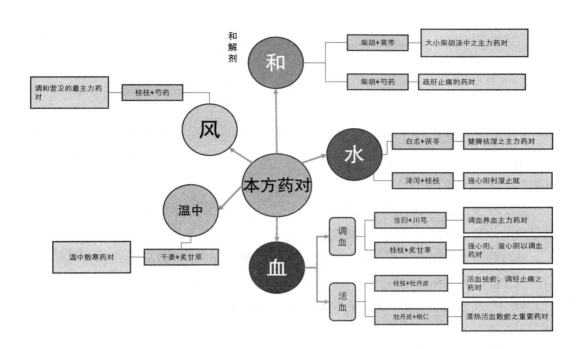

◇ **处方中展现的可能方剂组合分析**

我们继续通过中医大脑的学习模块分析本方剂所包含的方剂结构。

重要结构符合方剂

结构符合方剂	方剂组成	药数
柴胡桂枝干姜汤	柴胡，桂枝，干姜，天花粉，黄芩，牡蛎，炙甘草	7
当归芍药散	当归，川芎，芍药，茯苓，白术，泽泻	6
当归散	当归，黄芩，芍药，川芎，白术	5
桂枝茯苓丸	桂枝，茯苓，牡丹皮，桃仁，芍药	5
苓桂术甘汤	茯苓，桂枝，白术，炙甘草	4
甘草干姜茯苓白术汤	炙甘草，白术，干姜，茯苓	4

可作为方根的结构符合方剂

结构符合方剂	方剂组成	药数
芍药甘草汤	芍药，炙甘草	2
甘草干姜汤	炙甘草，干姜	2
泽泻汤	泽泻，白术	2
桂枝甘草汤	桂枝，炙甘草	2

续表

结构符合方剂	方剂组成	药数
瓜蒌牡蛎散	天花粉，牡蛎	2
佛手散	川芎，当归	2
二仙汤	黄芩，芍药	2

由如上分析推导，本方可以基本拆解为"柴胡桂枝干姜汤 + 桂枝茯苓丸 + 当归芍药散"的主体结构。

柴胡桂枝干姜汤治上热下寒且有气上冲之证，而红斑性狼疮正有这样的表现，尤其是气上冲的表现是两颊上出现蝴蝶样的红斑。

桂枝茯苓丸是主治下腹部有瘀血（包括了血滞、血塞、瘀血、凝滞这些问题）或因内气动摇而发生神经症的方剂。而在本方中承担调血祛瘀之用。

当归芍药散用于虚证体质者而有贫血、腹痛、全身倦怠疲劳感、足冷、月经不调等。而在本方中是为了补血祛湿之用。

以下是这三个方剂的组成和主治比较。

方剂的组成药物列表

柴胡桂枝干姜汤	柴胡	桂枝	干姜	天花粉	黄芩	牡蛎	炙甘草									
桂枝茯苓丸	–	桂枝	–	–	–	–	–	茯苓	牡丹皮	桃仁	赤芍	–	–	–		
当归芍药散	–	–	–	–	–	–	–	茯苓	–	–	–	当归	川芎	白芍	白术	泽泻

方剂的主治列表

柴胡桂枝干姜汤	胸胁满微结、小便不利、口渴不呕、寒热往来，以及神志方面的郁证、神经官能症、癔病、焦虑
桂枝茯苓丸	腹痛拒按、少腹有癥块、舌暗紫或有瘀斑、脉涩
当归芍药散	妊娠腹中疼痛及妇人少腹诸痛。腹中拘急绵绵作痛、按之痛减，头眩，小便不利，足跗浮肿，舌淡红、苔白腻，脉濡细缓

◇ 方性分析

方性图显示，本方较偏寒。我们知道柴胡桂枝干姜汤的方性微寒，而有了当归芍药散，其燥性（祛湿）就比较明显了。

以下我们把其中的单味药药性也列出来，借此来看此方性之由来：

单味药药性对比

单味药	热	寒	补	泻	升	降	收	散	润	燥
桂枝	★★		★					★		★
柴胡		★★		★	★			★		★
天花粉		★★		★			★		★	
黄芩		★★★		★		★	★			★
牡丹皮		★★		★				★		
赤芍		★★		★				★	★	
茯苓				★			★	★		★
泽泻		★★★		★			★	★		★
干姜	★★★★		★		★			★		★
川芎	★★		★		★			★	★	
桃仁				★		★		★	★	
牡蛎		★★	★				★			★
白术	★★		★				★			★
当归	★★		★		★			★	★	
酒白芍		★	★				★		★	
炙甘草			★				★		★	

问止中医大脑方性图

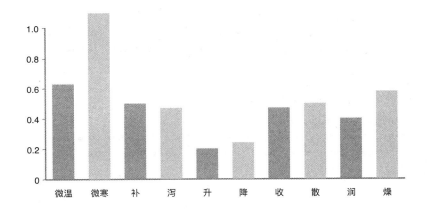

五诊：因操劳而再次触发红斑

由于四诊效不更方，略不赘述。2019年11月份时，马女士通过微信就诊，表示近期由于连续出差而工作劳累，睡眠很差，烦躁，便秘，胸闷。手指甲的变化尤为明显，指甲甲床分离、变薄、脱落。

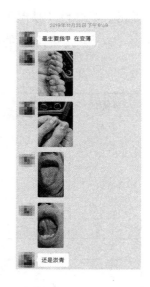

马女士通过微信发来的舌图显示，瘀血情况较上次就诊时严重了很多。舌体暗沉色紫，甚至某些部位发黑。因为瘀血情况非常严重，这次对治我选择以"血瘀"为主证，中医大脑计算后推荐血府逐瘀汤合柴胡加龙骨牡蛎汤。中医大脑为什么会开具这样的处方？我想是因为血府逐瘀汤在处理血瘀的问题之外，更是治疗神志问题、烦躁难眠的强力方剂；同时，柴胡加龙骨牡蛎汤是用来对治如大柴胡汤或小柴胡汤证而属于胸胁部位病证的方剂。二者合方更能处理马女士"瘀阻实烦"的状态，它能祛内外的病邪，疏通停滞的气和水。同时，我根据中医大脑推荐加减添加药对赤芍、三七、红花、苏木、当归以增强活血化瘀之功效。

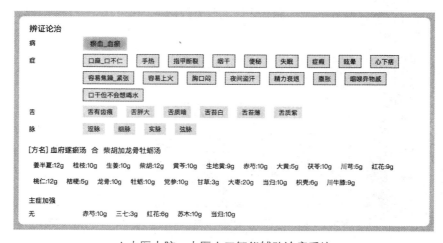

▲中医大脑：中医人工智能辅助诊疗系统

针药并施，逐步取效

比之五六月份时，马女士这次明显情绪低沉。对于急症、重症、痛症等，问止中医推荐针药并施以取得比单纯用药或用针更好的效果。对马女士的上述情况，我请她在第六次复诊时采取到店面诊，以方便可以针灸治疗。在第六至第十次复诊治疗期间，我均采取针药结合的方式。汤药侧重于活血化瘀，针灸侧重于治疗情绪抑郁并加强对便秘的治疗。使用中医大脑的针灸模块，选取对治忧郁、抑郁、更年期忧郁症、失眠、贫血、便秘等穴组，具体穴组选取情况如下，隔天针刺治疗。

经验取穴

针灸经典

忧郁：　膻中　　太溪(泻)　　足三里(泻)　　太冲(泻)　　行间(泻)

抑郁：　内关

更年期忧郁症：　大陵

失眠：　三阴交　　神门(泻)　　安眠　　印堂

贫血：　气海

针律取穴

便秘：　天枢　　水道　　归来　　照海　　支沟　　上巨虚

▲中医大脑：中医人工智能辅助诊疗系统

中医大脑医理分析——五诊

◇ 症状统计

在这一诊里面，除了从舌诊得知瘀证严重以外，我们还看到了许多新的症状表现。由"失眠，夜间盗汗，眩晕，咽干，细脉"可知，患者有肾阴虚的现象；"腹胀，精力衰退，舌胖大，舌有齿痕，舌苔白，细脉"提示患者有脾阳不振的情形；"胸口闷，舌胖大，舌苔白，舌苔薄，舌质暗，细脉"提示患者"心肺气虚"的加重。这些是本诊中值得注意的变化。

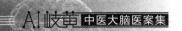
脉症与体质的关联

【整体体质】	容易上火
【热】	手热
【口 - 渴饮】	口干但不会想喝水
【汗】	夜间盗汗
【胃及消化】	心下痞
【腹】	腹胀
【阴】	癥瘕
【睡眠】	失眠
【情绪】	容易焦躁 - 紧张，精力衰退
【上肢】	指甲断裂
【胸腹】	胸口闷
【口】	口麻 - 口不仁
【咽喉】	咽喉异物感，咽干
【全身性问题】	眩晕，血瘀
【舌体】	舌质紫，舌质暗，舌有齿痕，舌胖大
【舌苔】	舌苔白薄
【脉诊：虚实性】	实脉
【脉诊：流畅性】	弦脉，涩脉
【脉诊：强弱性】	细脉

症状记录

原有但不再收录的症状	口干，口苦，心烦，舌有瘀点，睡眠质量差，红斑狼疮
另外又收录的新症状	舌苔薄，精力衰退，舌质紫，实脉，舌苔白，涩脉，弦脉，容易上火，癥瘕，血瘀，口干但不会想喝水，腹胀，舌质暗，舌有齿痕，细脉，咽喉异物感，舌胖大，手热，胸口闷，失眠，心下痞，眩晕，夜间盗汗，咽干

◇ **中医大脑处方**

中医大脑在本诊中计算推荐的处方是"血府逐瘀汤 + 柴胡加龙骨牡蛎汤"的合方。方中药味甚多，代表要处理的问题趋于复杂。

［中医大脑主方］桃仁 12g，红花 9g，当归 10g，生地黄 9g，川芎 5g，赤芍 10g，川牛膝 9g，桔梗 5g，柴胡 12g，枳壳 6g，甘草 3g，姜半夏 12g，茯苓 10g，桂枝 10g，

党参 10g，黄芩 10g，大枣 20g，生姜 10g，龙骨 10g，牡蛎 10g，大黄 5g。

◇ **处方中的用药分析**

我们先来分析其中的用药，列出以下的主治和应用的简表。

单味药分析

单味药	主治	应用
红花	活血通经，祛瘀止痛	1.用于血瘀痛经、经闭、产后瘀滞腹痛等症。2.用于癥瘕积聚、跌打损伤、心腹损伤、心腹瘀阻疼痛等症。3.用于血热瘀滞斑疹紫暗
川牛膝	活血通经，补肝肾，强筋骨，引火（血）下行，利尿通淋	1.用于血瘀之痛经、经闭、产后腹痛、胞衣不下等症。2.用于上部火热证。3.用于淋证，水肿，小便不利
生地黄	清热凉血，养阴生津	1.用于热入营血证。2.用于吐血衄血，便血崩漏，热毒湿疹。3.用于热病口渴，内伤消渴，肠燥便秘
党参	补中益气，生津，养血	1.用于中气不足的食少便溏、四肢倦怠等症。2.用于肺气亏虚的气短咳喘、言语无力、声音低弱等症。3.用于热伤气津、气短口渴之证。4.用于气血两亏的面色萎黄、头晕心悸等症
枳壳	破气除痞，化痰消积，宽肠胃，长于行气宽中除胀	用于食积证、胃肠热结气滞证；痰滞胸脘痞满，胸痹结胸。亦可治胃扩张、胃下垂、子宫脱垂、脱肛等脏器下垂病症
桔梗	开宣肺气，祛痰排脓，利咽	1.用于肺气不宣的咳嗽痰多，胸闷不畅。2.用于热毒壅肺之肺痈。3.用于咽喉肿痛，失音
芍药	养血调经，平肝止痛，敛阴止汗	1.用于血虚或阴虚有热的月经不调、崩漏等证。2.用于肝阴不足、肝气不舒或肝阳偏亢的头痛、眩晕、胁肋疼痛、脘腹四肢拘挛作痛等证。3.用于阴虚盗汗及营卫不和的表虚自汗证
龙骨	镇惊安神，平肝潜阳，收敛固涩	1.用于心神不宁，心悸失眠，惊痫癫狂。2.用于肝阳眩晕。3.用于滑脱诸证。4.用于湿疮痒疹、疮疡久溃不愈
甘草	益气补中，清热解毒，祛痰止咳，缓急止痛，调和药性	1.用于脘腹及四肢挛急作痛。2.用于药性峻猛的方剂中。3.用于热毒疮疡、咽喉肿痛及药物、食物中毒等

已经在前诊中出现的单味药有：桃仁、当归、川芎、柴胡、半夏、茯苓、桂枝、黄芩、大枣、生姜、牡蛎、大黄，请参考前面的解说。

◇ 处方中的药对分析

我们继续分析本方中的药对结构。

药对分析

药对	主治	应用
桂枝＋芍药	调和营卫，解肌发表。相使	治疗外感风寒表虚证
桂枝＋甘草	辛甘化阳，补益心阳。相使	治疗心阳虚之心悸气短，其人欲两手交叉覆盖，喜按心胸部位
生姜＋半夏	温胃、化痰、止呕。相畏相使	治疗寒饮呕吐，失眠，容易焦躁紧张、心惊
生姜＋大枣	养脾胃和营卫。相使	治疗风寒感冒（入解表药），胃脘不舒呕吐（入健脾药）
柴胡＋枳壳	升清降浊，调和肝脾。相使	治疗胸闷腹痛，食欲不振，大便不调
柴胡＋黄芩	和解少阳。相须	治疗邪在半表半里之少阳证，往来寒热
茯苓＋半夏	化痰止呕。相须	治疗胃中停饮之呕吐
桔梗＋枳壳	一升一降，宣降肺气	治疗胸闷咳嗽等症
当归＋川芎	养血、活血、止痛	治疗血虚血瘀气滞之痛经和产后腹痛
桃仁＋红花	活血、祛瘀、止痛	治疗血瘀经闭及一切瘀血，唇紫，舌有瘀点
芍药＋甘草	酸甘化阴，养血敛阴	治疗阴血不足之筋脉拘急及腹痛
龙骨＋牡蛎	重镇安神，平肝潜阳，收敛固涩	治疗：1.心神不宁，心悸失眠，惊痫癫狂。2.肝阳上亢之头晕目眩。3.用于滑脱诸症，如多汗、遗精、崩漏、遗尿等
大黄＋川芎	泻热止痛	治疗脑漏（上颚洞炎）及眼耳痛
桂枝＋芍药＋当归	温经通脉，活血止痛	治疗左肩膀僵硬
桔梗＋半夏	祛痰排脓，利咽喉	治疗咽喉痛
桂枝＋炙甘草	辛甘化阳，补益心阳。相使	治疗心阳虚之心悸气短，其人欲两手交叉覆盖，喜按心胸部位
柴胡＋芍药	疏肝解郁，养血调经，平肝止痛	治疗胁肋痛，或月经不调，乳房胀痛，脉弦细
大黄＋桂枝	逐瘀泻热	治疗下腹拘急硬痛、小便自利、夜晚发热，谵语烦渴，甚则如狂，以及血瘀经闭，痛经，产后恶露不下，脉沉实或涩
桂枝＋龙骨＋牡蛎	降冲逆，平肝潜阳	治疗气上冲，失眠，肝阳上亢

疑难篇 ◎【医案3】 "瘀血型"红斑狼疮的针药结合对治

本方的药对组成相当复杂，但表现出来的药对分布，又非常精密而有层次。其中有理气补血的药对来调补"气血"，这是所有身体功能的基础；有调和营卫和解平衡的药对，这能令里外阴阳的失衡得以恢复；更有化痰止痛的药对，来舒缓症状。其中需要特别注意的是强心阳、补脾阳并且针对外越的浮阳而有潜阳敛阳作用的药对。

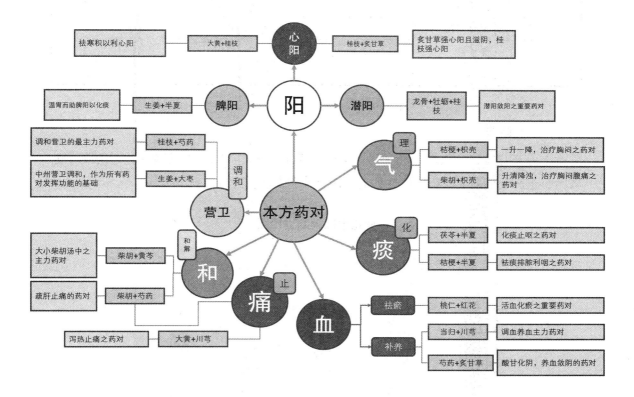

◇ **处方中展现的可能方剂组合分析**

我们再通过中医大脑的学习模块分析本方所包含的方剂结构。

重要结构符合方剂

结构符合方剂	方剂组成	药数
排脓汤	甘草，桔梗，大枣，生姜	4
血府逐瘀汤	桃仁，红花，当归，生地黄，川芎，芍药，牛膝，桔梗，柴胡，枳壳，甘草	11
柴胡加龙骨牡蛎汤	柴胡，半夏，茯苓，桂枝，党参，黄芩，大枣，生姜，龙骨，牡蛎，大黄	11

可作为方根的结构符合方剂

结构符合方剂	方剂组成	药数
小半夏加茯苓汤	半夏，生姜，茯苓	3
小半夏汤	半夏，生姜	2
桔梗汤	桔梗，甘草	2
大黄甘草汤	大黄，甘草	2
佛手散	川芎，当归	2
二仙汤	黄芩，芍药	2

◇ 方性分析

本方在"寒热、收散、润燥"等指标上都比较平均。除了补性较大，它的降性也较大，这和我们前文分析红斑性狼疮气往上冲的说法相符合。

问止中医大脑方性图

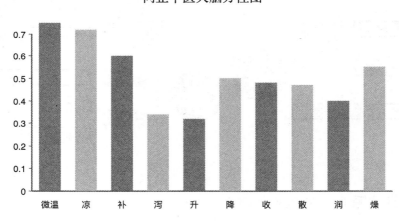

总 结

在五诊服药的第五天，马女士得以较为顺畅地解出大便，而在五诊服药的期间，因为各个症状均没有什么变化，马女士一直没有信心，中途还想弃药换医，多亏家人劝说才得以服用完5剂药。后续六至十诊，守前方，马女士舌象由紫黑逐步变淡，睡眠和大便改善较佳，红斑消退。

活血化瘀并非几剂药几天时间所能完成，这就如钻木取火，中途看不到效果便失去信心，便始终无法达到燃点。马女士瘀血较重，中医大脑随着各种症状在病程中的变化不断有节奏地"随症治之"，也是经过多日服药才看到一点苗头，经过近两个月的针药并施才取得不错的疗效。

值得一提的是，很多疑难杂症只要舌脉腹有"瘀"症，都可以适当加入活血化瘀的药而取效。比如唇紫、舌紫、舌有瘀点、舌底静脉怒张、涩脉、少腹有压痛等。

我们来看看王清任如何善用血府逐瘀汤治疗各类疑难杂病——《医林改错卷上》：血府逐瘀汤可治"头痛，胸痛，胸不任物，胸任重物，天亮出汗，食自胸右下，心里热（名曰灯笼病），瞀闷，急躁，夜睡梦多，呃逆，饮水即呛，不眠，小儿夜啼，心跳心忙，夜不安，俗言肝气病，干呕，晚发一阵热"。

看到这么多主治，也就不难理解为何中医大脑为何会开出血府逐瘀汤了，全然对症是也。

【医案 4】

十多年梅尼埃病、眩晕及恶心呕吐

主诊医师：崔小瑞

　　张阿姨 54 岁，在 2019 年 5 月份来诊。在去年治愈后，我每隔三个月随访一次，至今张阿姨安好，未再发作。故此在这个时间点，重新把这次对治的经历梳理成文。

　　张阿姨来诊时带了一堆检查报告和用药记录，有诊断为耳石症，有诊断为颈椎病遭神经压迫，其余几份大医院的诊断均为梅尼埃病。治疗大多是注射疏通血管的药物、口服神经营养型药物、颈椎牵引治疗等。张阿姨自诉说，西医治疗毫无效果，她转而求诊了很多中医，吃了大半年龙胆泻肝丸、天麻钩藤颗粒、益气聪明丸、健脑补肾丸、六味地黄丸等，也均无效。

整体病症分析

　　梅尼埃病，以严重眩晕和耳鸣为主要表现，大部分医学界人士习惯性称之为美尼尔氏症。如果得了这种病去看西医，通常得到答案是多休息、多躺着、少动。对于这个问题，西医并没有有效的方案。西医对梅尼埃病的解说之一是中耳不平衡，最常见的说法是可能因为心理压力过大、自体免疫出问题或上呼吸道感染造成病毒或细菌入侵内耳道，因而引发内淋巴回流受阻或吸收障碍，导致内耳迷路压力增高而致病。

　　中医认为梅尼埃病源于"中焦有湿"，中焦之湿造成上焦及头面的晕眩，中医是以去掉中焦的湿为主要治法。

初 诊

一诊时张阿姨自诉：眩晕 10 余年，最近几年越来越严重，原来每隔一两个月发作一次眩晕，现在每两三天发作。眩晕发作时失去平衡感，只能躺着一动不动，一动就强烈恶心，想吐但吐不出。眩晕发作时脸色发黄，浑身冒汗，感觉整个房间在绕着自己转。最近几年，先是左耳耳鸣，进而发展到听力下降。现在右耳也开始耳鸣。

切其脉为沉脉、弱脉，追问体力，张阿姨回答说身上没有力气、无精打采、每天疲惫不堪不愿意动。看舌象，胖大舌、边缘齿痕明显、舌苔湿水滑。

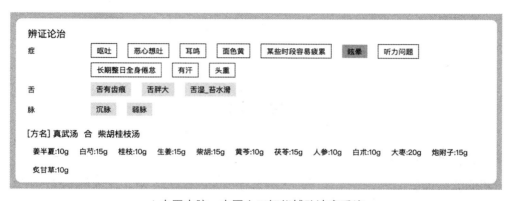

▲中医大脑：中医人工智能辅助诊疗系统

中医大脑能够对治梅尼埃病吗？实际中医看病，随证治之，不需被西医病名所惑。将张阿姨的症状做录入，中医大脑计算后推荐处方为真武汤合柴胡桂枝汤，12 味药的汤剂能够带来效果吗？先给 5 天的处方。

二 诊

5 天后，张阿姨复诊，反馈说：服药期间，眩晕没有像之前那样发作，只是偶尔一阵还有晕。恶心想吐的症状减轻了，感觉舌头变小了。但是耳鸣还很严重，走路朝左偏。

二诊时在效不更方的基础上，中医大脑推荐药对加减，"水寒犯胃而呕者"加姜半夏、吴茱萸各 10 克。其中半夏可以去脑中积水，吴茱萸可温阳散寒。半夏吴茱萸同用，不仅可以对治水寒犯胃而呕，更可以加强去掉上焦和中焦水泛的力量。

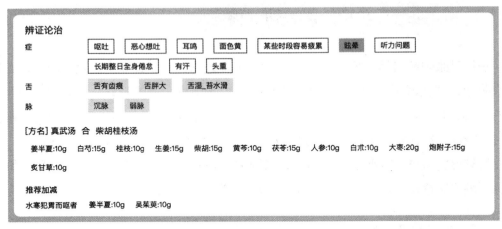

辨证论治

症　　呕吐　恶心想吐　耳鸣　面色黄　某些时段容易疲累　眩晕　听力问题

　　　　长期整日全身倦怠　有汗　头重

舌　　舌有齿痕　舌胖大　舌湿_苔水滑

脉　　沉脉　弱脉

[方名] 真武汤　合　柴胡桂枝汤

姜半夏:10g　白芍:15g　桂枝:10g　生姜:15g　柴胡:15g　黄芩:10g　茯苓:15g　人参:10g　白术:10g　大枣:20g　炮附子:15g

炙甘草:10g

推荐加减

水寒犯胃而呕者　姜半夏:10g　吴茱萸:10g

▲中医大脑：中医人工智能辅助诊疗系统

收　尾

二诊后张阿姨反馈说眩晕和呕吐一直没再出现。三诊时效不更方又开 7 剂。之后张阿姨的眩晕彻底治愈，便停药了。张阿姨还遗留耳鸣的问题，我本想继续治疗，但阿姨本人因一直服药治疗，想暂停喝药休息一段时间。这种心情我也完全可以理解。

在去年 6 月底（指 2019 年 6 月）结束治疗后，我在去年 9 月底、今年 2 月初（指2020 年 2 月）分别两次随访。至今半年过去了，张阿姨一切如常，未再发作眩晕、恶心，走路也可以走直线了。在这样的随访基础上，我才有信心把本篇医案重新梳理撰写出来。

中医大脑医理分析——初诊

◇　症状统计

针对患者的症状，现代医学倾向于直接定名为梅尼埃病或耳石症之类的疾病，但中医大脑则是完全根据患者的症状做整体的判断。毕竟晕眩者虽然有些症状一致，但是其他的症状表现可能不同，会影响到用药的方向。我们先分类列出其症状，收集四诊资料做辨证论治的基础：

脉症与体质的关联

【整体体质】	某些时段容易疲累，长期整日全身倦怠
【汗】	有汗
【吐】	恶心想吐，呕吐
【头】	头重
【面】	面色黄
【耳】	耳鸣，听力有问题
【全身性问题】	眩晕
【舌体】	舌有齿痕，舌胖大
【舌苔】	舌湿 - 苔水滑
【脉诊：浮沉性】	沉脉
【脉诊：强弱性】	弱脉

◇ **体质分析**

前面的症状列表提示，这位患者是很典型的湿重体质。我们知道，一旦身体积累的水湿较重时，人就会有三个重要的特点：

● 身重：身体沉重感，容易疲累，更甚者会有晕眩现象。

● 水液浊厚：分泌物多，舌苔厚重，易出汗。

● 久病：症状多为长期出现，且有症状后不易缓解。

而本案例中的患者就是这样的体质。

◇ **中医大脑处方**

中医大脑在这一诊的用方药味不算多，但已经隐含着桂枝剂、附子剂、柴胡剂的结构，可说是层次分明而结构严谨。我们先列出来，在随后有清楚分析。

[中医大脑主方] 茯苓 15g，白芍 15g，白术 10g，生姜 15g，炮附子 15g，柴胡 15g，姜半夏 10g，桂枝 10g，黄芩 10g，人参 10g，大枣 20g，炙甘草 10g。

◇ **处方中的用药分析**

我们先来分析其中的单味药，列出以下的主治和应用的简表，通过单味药的选取来看中医大脑在这一诊中的初步思路。再渐次由"单味药"而"药对"，最后再来看其中可能的方剂结构。

单味药分析

单味药	主治	应用
白芍	养血调经，平肝止痛，敛阴止汗	1.用于血虚或阴虚有热的月经不调、崩漏等症。2.用于肝阴不足、肝气不舒或肝阳偏亢的头痛、眩晕、胁肋疼痛、脘腹四肢拘挛作痛等证。3.用于阴虚盗汗及营卫不和的表虚自汗证
桂枝	发汗解肌，温经通脉，通阳化气	1.用于外感风寒表证。2.用于寒凝血滞的痹证，脘腹冷痛、痛经、经闭等证。3.用于胸痹，痰饮，水肿及心动悸，脉结代
大枣	补中益气，养血安神，缓和药性	1.用于脾虚食少便溏、倦怠乏力等症。2.用于血虚萎黄及妇女脏躁、神志不安等证。3.用于药性较峻烈的方剂中，可以减少烈性药的副作用，并保护正气
炮附子	回阳救逆，助阳补火，散寒止痛	1.用于亡阳证。2.用于虚寒性的阳痿宫冷、脘腹冷痛、泄泻、水肿等症。3.用于寒痹证。本品辛散温通，有较强的散寒止痛作用
茯苓	利水渗湿，健脾安神	1.水肿、小便不利。2.脾虚诸证。3.心悸，失眠
生姜	发汗解表，温中止呕，温肺止咳	1.用于外感风寒表证。2.用于多种呕吐。3.用于风寒咳嗽
黄芩	清热燥湿，泻火解毒，止血，安胎	1.用于湿温暑湿，黄疸泻痢，热淋涩痛。2.用于肺热咳嗽。3.用于热病烦渴，寒热往来。4.用于咽喉肿痛，痈肿疮毒。5.用于血热出血证。6.用于胎动不安
炙甘草	补脾和胃，益气复脉	用于脾胃虚弱，倦怠乏力，心动悸，脉结代，可解附子毒，亦可修补身体黏膜破损
柴胡	疏散退热，疏肝解郁，升举阳气，清胆截疟	1.用于少阳证，外感发热。2.用于肝郁气滞，胸胁疼痛，月经不调。3.用于气虚下陷，久泻脱肛，胃、子宫下垂。4.用于疟疾
白术	补气健脾，燥湿利水，固表止汗，安胎	1.用于脾胃气虚、运化无力的食少便溏、脘腹胀满、肢软神疲等症。2.用于脾虚失运、水湿内停之痰饮、水肿、小便不利等症。3.用于脾虚气弱、肌表不固而自汗。4.用于脾虚气弱、胎动不安之证
半夏	燥湿化痰，降逆止呕，消痞散结，外用消肿止痛	1.用于湿痰、寒痰证。2.用于胃气上逆呕吐。3.用于胸痹，结胸，心下痞，梅核气。4.用于瘰疬瘿瘤，痈疽肿毒及毒蛇咬伤等
人参	大补元气，补脾益肺，生津止渴，安神益智	1.用于气虚欲脱、脉微欲绝的危重症。2.用于肺气虚弱的短气喘促、懒言声微、脉虚自汗等证。3.用于脾气不足的倦怠乏力、食少便溏等证。4.用于热病气津两伤之身热口渴及消渴等证。5.用于气血亏虚的心悸、失眠、健忘等症

◇ 处方中的药对分析

基于上述单味药分析，我们分析本方中的药对，深入了解单味药之间的协同作用。

药对分析

药对	主治	应用
桂枝＋芍药	调和营卫，解肌发表。相使	治疗外感风寒表虚证
生姜＋半夏	温胃、化痰、止呕。相畏相使	治疗寒饮呕吐，失眠，容易焦躁紧张、心惊
生姜＋大枣	养脾胃和营卫。相使	治疗风寒感冒（入解表药），胃脘不舒呕吐（入健脾药）
柴胡＋黄芩	和解少阳。相须	治疗邪在半表半里之少阳证，往来寒热
茯苓＋半夏	化痰止呕。相须	治疗胃中停饮之呕吐
茯苓＋桂枝＋白术＋炙甘草	温阳化饮，健脾利湿	治疗中阳不足之痰饮。胸胁支满，目眩心悸，短气而咳，舌苔白滑，脉弦滑或沉紧
白术＋炮附子	排脓，去除寒湿	治疗：1.阳虚的脓疡之症。2.寒湿证，如全身关节疼痛、腰痛、身体沉重等
桂枝＋炙甘草	辛甘化阳，补益心阳。相使	治疗心阳虚之心悸气短，其人欲两手交叉覆盖，喜按心胸部位
人参＋茯苓	补气利水	治疗气虚证或兼有水肿
柴胡＋芍药	疏肝解郁，养血调经，平肝止痛	治疗胁肋痛，或月经不调，乳房胀痛，脉弦细
桂枝＋炮附子	温经通脉，散寒止痛	治疗寒凝血滞的痹证。全身疼痛，或脘腹冷痛，或经痛、闭经
茯苓＋桂枝＋白术＋炙甘草＋半夏	温阳化饮，健脾利湿祛痰	治疗眩晕证，小便不利，舌苔白腻而滑
白术＋茯苓	补气健脾，燥湿利水	治疗脾虚湿盛证的大便溏泻，软便

药对分析提示：本方是去水湿痰饮的方剂，同时也有温阳、和解、调和营卫的药对，以调整偏失的体质。

人体的水液，中医一般分为"水、湿、饮、痰"四个阶段，这四个阶段分别由生理而病理，由正常而异常。以下简表给大家做一个参考：

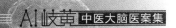

水湿饮痰比较

水	正常生理的体液
湿	还算一般的体液，但量较多
饮	病理上清稀但略黏稠的水液
痰	病理上不透明且黏稠度高的水液

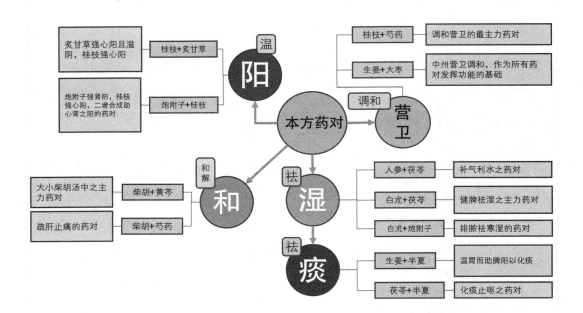

◇ 处方中展现的可能方剂组合分析

我们再通过中医大脑的学习模块分析本方剂所包含的方剂结构。

重要结构符合方剂

结构符合方剂	方剂组成	药数
柴胡桂枝汤	白芍，生姜，柴胡，半夏，桂枝，黄芩，人参，大枣，炙甘草	9
小柴胡汤	生姜，柴胡，半夏，黄芩，人参，大枣，炙甘草	7
黄芩加半夏生姜汤	白芍，生姜，半夏，黄芩，大枣，炙甘草	6
桂枝去桂加茯苓白术汤	茯苓，白芍，白术，生姜，大枣，炙甘草	6
桂枝加附子汤	白芍，生姜，炮附子，桂枝，大枣，炙甘草	6
桂枝加白芍生姜各一两人参三两新加汤	白芍，生姜，桂枝，人参，大枣，炙甘草	6

续表

结构符合方剂	方剂组成	药数
四君子汤	茯苓，白术，生姜，人参，大枣，炙甘草	6
附子汤	茯苓，白芍，白术，炮附子，人参	5
真武汤	茯苓，白芍，白术，生姜，炮附子	5
白术附子汤	白术，生姜，炮附子，大枣，炙甘草	5
桂枝附子汤	生姜，炮附子，桂枝，大枣，炙甘草	5
桂枝汤	白芍，生姜，桂枝，大枣，炙甘草	5
桂枝去芍药加附子汤	生姜，炮附子，桂枝，大枣，炙甘草	5
桂枝加芍药汤	白芍，生姜，桂枝，大枣，炙甘草	5
桂枝加桂汤	白芍，生姜，桂枝，大枣，炙甘草	5
黄芩汤	白芍，黄芩，大枣，炙甘草	4
茯苓甘草汤	茯苓，生姜，桂枝，炙甘草	4
茯苓桂枝甘草大枣汤	茯苓，桂枝，大枣，炙甘草	4
苓桂术甘汤	茯苓，白术，桂枝，炙甘草	4
桂枝去芍药汤	生姜，桂枝，大枣，炙甘草	4

可作为方根的结构符合方剂

结构符合方剂	方剂组成	药数
芍药甘草附子汤	白芍，炮附子，炙甘草	3
小半夏加茯苓汤	茯苓，生姜，半夏	3
半夏散及汤	半夏，桂枝，炙甘草	3
芍药甘草汤	白芍，炙甘草	2
生姜半夏汤	生姜，半夏	2
桂枝甘草汤	桂枝，炙甘草	2
小半夏汤	生姜，半夏	2
二仙汤	白芍，黄芩	2

前文讲到，本方有桂枝剂、附子剂、柴胡剂的结构。正因如此，我们可以看到在结构符合方剂里有非常长的列表，虽然单味药不多，但组成的方剂会有很多，代表了本方剂要处理的问题甚是复杂。仔细分析我们可以看出，本方剂可以理解为"小柴胡汤＋桂枝汤＋真武汤（白术、茯苓、炮附子）"的组合。以下是这三个方剂的组成和主治，相信大家会比较容易理解中医大脑这一次组方的思维结构。

方剂的组成药物列表

小柴胡汤	柴胡	黄芩	人参	炙甘草	半夏	生姜	大枣	–	–	–	–	–
桂枝汤	–	–	–	炙甘草	–	生姜	大枣	桂枝	白芍	–	–	–
真武汤					–	生姜	–	–	白芍	茯苓	白术	炮附子

方剂的主治列表

小柴胡汤	寒热往来、胸胁苦满、心烦、恶心想吐、食欲不振、口苦、脉弦
桂枝汤	恶风有汗、头痛发热、鼻鸣干呕、苔薄白、脉浮弱或浮缓
真武汤	精力衰退、肢重浮肿、小便不利、头眩心悸

◇ 方性分析

中医大脑可以就方剂的单味药药性和比例算出方性，并且列出以下的方性图。方性分析显示，本方偏温、偏补。同时，本方燥性强为的是去掉痰饮，符合我们的方义说明。而收性强且偏降性会形成敛阳而引气下行的药物动力趋向，相当合乎我们在诊治上的要求。

问止中医大脑方性图

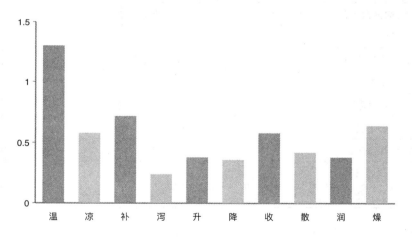

总　结

回顾本文，为什么真武汤合柴胡桂枝汤会对张阿姨的梅尼埃病取得如此好的疗效？在伤寒论中有言：

"太阳病，发汗，汗出不解，其人仍发热，心下悸，头眩，身𬌗动，振振欲擗地者，真武汤主之。"

张阿姨的眩晕、恶心、失去平衡、走路向左偏，这正是条文里所讲的"心下悸、头眩、振振欲擗地"。中医大脑临证，计算的是患者的症，并没有考虑西医的病名。在症的基础上，中医大脑计算并识别出真武汤加减是最佳方剂，一举而取效。

至于为何中医大脑会合柴胡桂枝汤？因为患者有恶心想吐、眩晕加上耳朵耳鸣和听力的问题，这种情况下一般会用小柴胡汤加上苓桂术甘汤，因为必须要有半夏、茯苓这两味药，才能推动中焦这个轴。

在《麻瑞亭治验集》这本书里，任何疑难杂症几乎都是用下气汤这个主方作为加减，下气汤的主要结构就是二陈汤，而二陈汤的中心药对就是半夏、茯苓这两味药。

古中医的圆运动学起源就是黄元御的《四圣心源》，而麻瑞亭就是黄元御此脉的传承弟子。但是如果真正追古溯今，仲景的《伤寒杂病论》才是古中医圆运动的开山始祖！

如果再根据阳虚舌（舌胖大有齿痕，苔水滑）和眩晕这个主症，就会再加上真武汤，而"小柴胡汤＋苓桂术甘汤＋真武汤"其实就等于"柴胡桂枝汤＋真武汤"，也就能更加适合此患者的所有症状。

对于严重的阳虚里寒造成的恶心想吐，我们一般还会再加上吴茱萸。我们看一下仲景怎么说：

"食谷欲呕，属阳明也，吴茱萸汤主之。得汤反剧者，属上焦也。"

"呕而胸满者，吴茱萸汤主之。"

"少阴病，吐利，手足逆冷，烦躁欲死者，吴茱萸汤主之。"

"干呕，吐涎沫，头痛者，吴茱萸汤主之。"

因此严重的里寒呕吐，就是用吴茱萸的典型药证。那吴茱萸汤能否治眩晕呢？其实是可以的！阳虚体质的眩晕可不是只有真武汤证，更多的是吴茱萸汤证。

在本案例中，其实就是用了吴茱萸汤才彻底治愈了眩晕，不知您看出来了吗？

柴胡桂枝汤＋真武汤＋吴茱萸，里面是不是就隐含了吴茱萸汤呢？

倪海厦师说过，在治胃癌末期的时候，我们常会用黄土汤治疗吐血的问题，但是最关键的用药其实是吴茱萸，因为吴茱萸才是真正散胃寒而止吐的圣药！

在中医大脑的学习模块里，我们看一下吴茱萸这味药，虽然它是大热之药，但其实它是降的药，这就是它既能散胃寒却又能止呕吐的原因。但是由于吴茱萸汤非常苦，一般建议放凉了再服用这个药，热药冷服，避免产生格拒的现象。

【医案5】

二十年久病的退化性与风湿性关节炎

主诊医师：崔小瑞

这是一则发生在 2018 年底，我持续治疗并跟踪半年之久的案例。这位患者的退化性关节炎与风湿性关节炎已经有 20 多年，脚踝、膝、肩、手腕等严重疼痛、无力、变形。20 年间全国各地求诊，汤药喝了无数，火针、小针刀在身上留下的黑点和瘢痕依旧可见，做了膝关节置换术……多处求治并无大效，目前靠每天服用大剂量的激素来缓解疼痛。

当时，问止中医大脑初步研发成功，问止中医的实体诊所尚未开设，我通过网络问诊的方式使用中医大脑为这位患者做了四次大的处方调整。一诊时，中医大脑开具白术附子汤合越婢汤效果甚佳，然而我在二诊时有所"得意忘形"，改方为桂枝芍药知母汤，不仅无效，还引起患者已消退的水肿再次席卷而来、已减轻的关节疼痛反而加重。三诊尝试白术附子汤合芍药甘草汤，效果微弱。四诊终于才确立回"效不更方"继续使用白术附子汤合越婢汤，效果甚佳，后续多次调整处方均以本合方为根基，仅做了剂量的调整和单味药的加减。

在 2020 年这个时刻，当我回顾本案时，中医大脑已经直接开具出越婢加术附汤，即白术附子汤合越婢汤。越婢加术附汤是胡希恕大师的经方加减。中医大脑"学习"过往案例并不断进化的能力，令人赞叹。

整体病症分析

◇ 什么是风湿（Rheumatic Disorders）

一般人讲到风湿，会想到可能是关节酸痛或关节炎，但其实那只是风湿的一小部分。风湿一词并非专指任何特定疾病，它泛指造成关节或结缔组织慢性疼痛的一类疾病。

风湿涵盖了至少两百种不同类型的诊断，常见的包括以下几种：

1. 退化性关节炎：又称为骨关节炎，是由于关节中作为软垫的软骨不正常摩擦，造成关节软骨或关节下骨头损伤。常见症状是关节疼痛或僵硬，好发于特定一侧。

2. 僵直性脊椎炎：目前成因尚不清楚，可能与遗传和环境的综合因素有关。常见症状是脊柱疼痛和僵硬，百分之四十的患者会有虹膜炎，造成眼部发红、疼痛、怕光甚至失明。

3. 类风湿性关节炎：这是一种自体免疫性疾病，它会造成多个不同的关节同时发炎，一开始受影响的关节不对称，但随病势发展会逐步变为对称，疾病侵蚀关节，造成肢体畸形。常见的症状有手腕和手的关节红肿热痛，晨僵，所以类风湿性关节炎引致的疼痛在早上会来得更加厉害。另外，本疾病也可能影响身体的其他部分，导致发烧、贫血（红血球数目减少或血红素过低）、肺炎等。

4. 红斑性狼疮：这是一种自体免疫性疾病，患者的免疫系统产生自身抗体攻击自身的细胞和组织，导致发炎和组织损害。常见症状有脸部红疹、关节炎、发烧、口腔溃疡、淋巴腺肿大、胸痛、疲倦等。

5. 痛风：又称代谢性关节炎，是由于尿酸结晶沉淀在关节、肌腱和周围组织所导致。常见的症状是关节红肿热痛等，剧烈疼痛通常在十二小时内就发作，百分之五十的患者的跖趾关节都受到影响。除此之外，痛风也会导致痛风石、肾结石、急性尿酸肾病变等。

6. 硬皮病：这是一种自体免疫性疾病，患者的皮肤纤维细胞增生，胶原纤维增多，最终导致皮肤硬化。除影响皮肤外，它也会影响内脏，例如肺脏。若侵入肺脏，会造成肺纤维化，这要特别注意。

◇ 中医怎么看风湿

"风湿"的命名，当初其实就是借用了中医的概念。风湿指的是风、寒、湿邪，用来表示身体受风、寒、湿邪侵袭所致的肢体、关节或肌肉等酸痛、麻木、屈伸不利等一类症状。不过这只是个俗称，这类病症在中医的专业术语中不称作"风湿"，而称作"痹证"。

痹证的分类最早在《黄帝内经》中就有提到：

"风寒湿三气杂至，合而为痹也。其风气胜者为行痹，寒气胜者为痛痹，湿气胜者为着痹也。以冬遇此者为骨痹，以春遇此者为筋痹，以夏遇此者为脉痹，以至阴遇此者为肌痹，以秋遇此者为皮痹。"

在痹证中，风湿又称为"风痹"和"湿痹"的组合，"风痹"是属痹证中风邪偏胜者，特征是痛点不固定，会跑来跑去，又称为行痹；而"湿痹"为湿邪偏胜者，特征是肢体关节伴有沉重和麻木感，又称为着痹。

初诊：速效

患者女，54岁，通过其女儿与我远程问诊。初诊时自诉情况如下：诊断为风湿和类风湿混合性关节炎，发病20多年，自诉因为坐月子所致。早期有痛风症状，现在没有红肿现象。13年前开始不能走路，11年前做了膝关节置换术，可以走路，3年前在别人的搀扶下还可以上下楼梯，现在只能走平地。手无力，连枕头都抱不起来。

接下来我详细了解其痛症所在。患者描述为全身关节疼痛，尤其以膝盖变形、膝盖痛为主。经询问其是否有关节水肿，患者才描述不仅脚水肿明显，周身水肿也非常明显，只不过平时主要是关节疼痛，反而在描述病情时忽略了水肿的问题。

经追问寒热饮食等方面得知，患者夜间睡眠很浅，多次中断，每晚起夜四五次，快天亮时才能熟睡，中午午休也睡不好；素日一紧张就容易冒汗、间歇性冒热汗，尽管其已经闭经，仍可判断为潮热；常年便秘，口渴；因行动不便久卧久坐而引发褥疮。

目前患者在服用激素等三种药物，每间隔4小时服用一次才能缓解疼痛。激素药用量已经从多年前的2粒/天增加到现在的6粒/天。即便如此，疼痛也控制不住。如果不服用激素，疼痛万无可忍。

经索取其舌图用于舌诊，见其舌有齿痕、裂纹。

其病情之重，令我心戚戚然。

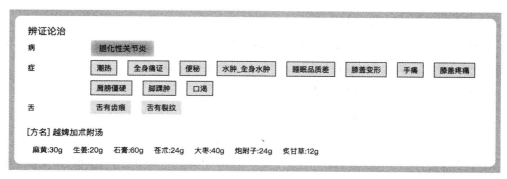

辨证论治

病　　 退化性关节炎

症　　 潮热　 全身痛证　 便秘　 水肿_全身水肿　 睡眠品质差　 膝盖变形　 手痛　 膝盖疼痛

　　　　 肩膀僵硬　 脚踝肿　 口渴

舌　　 舌有齿痕　 舌有裂纹

[方名] 越婢加术附汤

麻黄:30g　 生姜:20g　 石膏:60g　 苍术:24g　 大枣:40g　 炮附子:24g　 炙甘草:12g

▲中医大脑：中医人工智能辅助诊疗系统

一诊，使用中医大脑开具越婢加术附汤，即中医大脑老版本里的白术附子汤合越婢汤。因患者久病，故取大剂量，先予五剂以观后效。

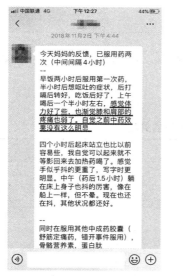

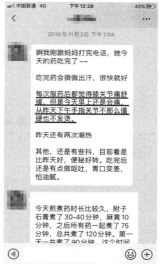

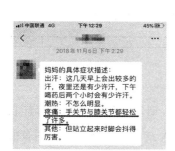

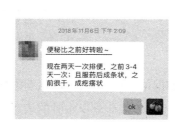

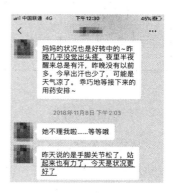

一诊服药过程中，我随时了解到患者的反馈有：

1.疼痛减弱，尤以肩、膝、手指关节改善明显，自觉轻松有力许多；起床、站立更加轻松。自觉这次服用中药的效果比之前服用的中药都有效。

2.水肿消退明显，尤以脚踝处明显。

3.潮热改善明显，即服药开始潮热减轻、服药三天后就没再发作。

4.便秘改善明显，之前是干疙瘩，现在成条状。

但服药后，患者出现发抖的情况，这是麻黄的缘故。患者大剂量服用激素多年，恐怕心脏功能已受损伤。用麻黄30克虽对痛症效果佳，但引起患者发抖。

也就是因为这一点原因，我在二诊和三诊才换了其他处方，没想到效果并不好。

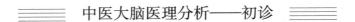

中医大脑医理分析——初诊

◇ 症状统计

我们把患者的症状做如下分类，帮助我们分析她体质的偏失，在这其中有许多风湿痹痛的症状。

脉症与体质的关联

【口 - 渴饮】	口渴
【大便】	便秘
【肿】	水肿 - 全身水肿，脚踝肿
【更年】	潮热
【睡眠】	睡眠质量差
【上肢】	手痛
【下肢】	膝盖疼痛，膝盖变形
【肩】	肩膀僵硬
【全身】	全身痛证，退化性关节炎
【舌体】	舌有齿痕，舌有裂纹

◇ 体质分析

从舌诊来看，这位患者是阴阳两虚的体质。从舌有裂纹、口渴、便秘、潮热等症状推断患者有明显的阴虚，但同时患者又有全身水肿的表现，代表着其全身水液代谢有很大的问题，组织中许多水液无法被吸收回血管，血管中水液不足就会造成口渴的问题。

这是一条非常重要的诊治线索，在本医案中，这条线索会左右着各诊中用方的结果！

◇ 中医大脑处方

初诊的用方是"越婢加术附汤"，这是寒热药并存组合的一个方剂，有大热的炮附子也有大寒的石膏。

［中医大脑主方］麻黄30g，石膏60g，生姜20g，大枣40g，炙甘草12g，苍术24g，炮附子24g。

◇ 处方中的用药分析

我们先来分析其中的单味药，列出以下的主治和应用的简表，通过单味药的选取来看中医大脑在这一诊中的初步思路。再渐次由"单味药"而"药对"，最后再来看其中可能的方剂结构。

单味药分析

单味药	主治	应用
石膏	清热泻火，除烦止渴收敛生肌	1.用于气分实热证。2.用于肺热咳喘。3.用于胃火牙痛
大枣	补中益气，养血安神，缓和药性	1.用于脾虚食少便溏、倦怠乏力等症。2.用于血虚萎黄及妇女脏躁、神志不安等证。3.用于药性较峻烈的方剂中，可以减少烈性药的副作用，并保护正气
麻黄	发汗解表，宣肺平喘，利水消肿	1.用于风寒表实证。2.用于咳喘实证。3.用于风水水肿
炮附子	回阳救逆，助阳补火，散寒止痛	1.用于亡阳证。2.用于虚寒性的阳痿宫冷、脘腹冷痛、泄泻、水肿等症。3.用于寒痹证。本品辛散温通，有较强的散寒止痛作用
生姜	发汗解表，温中止呕，温肺止咳	1.用于外感风寒表证。2.用于多种呕吐。3.用于风寒咳嗽
炙甘草	补脾和胃，益气复脉	用于脾胃虚弱，倦怠乏力，心动悸，脉结代，可解附子毒，亦可修补身体黏膜破损
苍术	燥湿健脾，祛风湿，发表	1.用于湿滞中焦证。2.用于风湿痹痛。3.外感表证夹湿之证

◇ 处方中的药对分析

有了上述本次用方的用药一览，我们来通过中医大脑的学习模块分析其中的药对，这是我们做方剂分析的第二步骤，深入了解单味药之间的协同作用。

药对分析

药对	主治	应用
麻黄＋石膏	清泻肺热，平喘，利水。相使	治疗邪热壅肺的咳喘，全身水肿
麻黄＋炮附子	温经通络，助阳散寒。相使	治疗阳虚外感或风寒痹痛
生姜＋大枣	养脾胃和营卫。相使	治疗风寒感冒（入解表药），胃脘不舒呕吐（入健脾药）
苍术＋炮附子	祛寒湿之痛	治疗寒湿证的肩背酸痛，腰痛，髋部痛，膝盖疼痛
麻黄＋苍术	发表祛湿，利水消肿	治疗全身水肿，颜面水肿如光镜者

这个方剂的药味并不多，药对展示出本方功能所在：先是调和中州营卫，也就是先打好脾胃的基础，再后有"清热、祛湿、止痛、通经络"的作用。

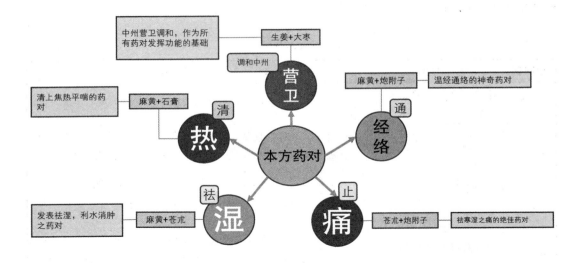

◇ **处方中展现的可能方剂组合分析**

我们再通过中医大脑的学习模块分析本方所包含的方剂结构。

重要结构符合方剂

结构符合方剂	方剂组成	药数
越婢加术附汤	麻黄，石膏，生姜，大枣，炙甘草，苍术，炮附子	7
越婢加术汤	麻黄，石膏，生姜，大枣，炙甘草，苍术	6
越婢汤	麻黄，石膏，生姜，大枣，炙甘草	5

可作为方根的结构符合方剂

结构符合方剂	方剂组成	药数
麻黄附子甘草汤	麻黄，炙甘草，炮附子	3
麻黄附子汤	麻黄，炙甘草，炮附子	3

本方是麻黄汤的衍生方，以下我们列出一系列麻黄汤的加减变方。我们都知道麻黄本身发汗力很强，很容易把肺中的水一下子发得太干，所以我们必须有另外一个药来拉住麻黄，这其中我们可能用到的就有杏仁或者石膏，用来补足肺中的津液。当我们用杏仁的时候又加上桂枝和麻黄一起形成一个药对，这属于比较偏热的组合；而加上石膏来减缓麻黄发肺阳而产生过燥问题的方剂就是越婢汤系列了。我们把这些方剂的组成和主治都列表分析如下。

方剂的组成药物列表

麻黄汤	麻黄	桂枝	杏仁	炙甘草	–	–	–	–
越婢汤	麻黄	–	–	炙甘草	石膏	生姜	大枣	–
麻黄加术汤	麻黄	桂枝	杏仁	炙甘草	–	–	苍术	–
越婢加术汤	麻黄	–	–	炙甘草	石膏	生姜	大枣	苍术	–
越婢加术附汤	麻黄	–	–	炙甘草	石膏	生姜	大枣	苍术	炮附子

方剂的主治列表

麻黄汤	发热恶寒、头痛身疼、无汗而喘
越婢汤	风水恶风，一身悉肿，自汗不渴，无大热，脉浮
麻黄加术汤	风寒夹湿痹证。恶寒发热，身体烦疼，无汗不渴，苔白腻，脉浮紧
越婢加术汤	里水者，一身面目黄肿，其脉沉，小便不利
越婢加术附汤	治腰脚麻痹、下肢痿弱，以及关节疼痛而有水气留滞者

◇ **方性分析**

中医大脑可以就方剂的单味药药性和比例算出方性，并且列出以下的方性图。方性分析显示，本方寒热互见，但略偏热一些。偏泻偏散是为了祛风湿痹。本方润性大于燥性，主要是因为有石膏，其次是因为有大枣和炙甘草。

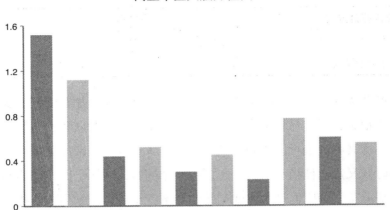

问止中医大脑方性图

二诊和三诊：失误

一诊起效后，二诊和三诊为避免使用麻黄，我分别尝试使用了桂枝芍药知母汤、白术附子汤合芍药甘草汤。

实际上患者服用桂枝芍药知母汤后，已经明显减轻的关节疼痛再次加重，并且有明显的"关节咬紧"的感觉。同时，一诊后消退的水肿再次发作。

三诊时，换方白术附子汤合芍药甘草汤，虽未加重疼痛和水肿，然而未能收到如一诊时的效果。

二诊三诊的调方以失败告终。终于到三诊失败时我才领悟到古人所谓"效不更方"之内涵：在起效时理应以守方为上策。四诊终于改方回越婢加术附汤，但为减缓发抖的副作用，这次采用普通的剂量。

中医大脑医理分析——二诊和三诊

前面三诊的用方均与关节疼痛有关系，但是为什么只有初诊的方剂效果比较好，而其他两诊却没有达到同样的效果呢？二诊时，医者避免使用大量麻黄，但其实疗效与麻黄并无必然关系，因为二诊中桂枝芍药知母汤也有麻黄在其中。那么，到底是什么原因让原本很有效的治疗到后来会变为不效？要解开这个问题，我们先要把所有方剂的组成列出来：

方剂的组成药物列表

越婢加术附汤	麻黄	石膏	生姜	大枣	炙甘草	苍术	炮附子	–	–	–	–	–
桂枝芍药知母汤	麻黄	–	生姜	–	炙甘草	苍术	炮附子	桂枝	知母	防风	白芍	–
白术附子汤 + 芍药甘草汤	–	–	生姜	大枣	炙甘草	–	炮附子	–	–	–	白芍	白术

我们看到三个方剂里面都有生姜跟炮附子，"姜附"组合是一个非常温热的药对。继续分析发现，初诊和二、三诊最大的不同就在于使用了石膏！一般来说，石膏的作用是"清热泻火，除烦止渴，收敛生肌"，但为什么有了石膏之后整个方剂的力量会不一样呢？

患者"潮热 + 便秘 + 口渴"等症状反映出她的阴虚现象，以及又有全身性水肿的问题，这表示她体内的水液分配极度失衡——有的地方没有足够的水分，比如患者血管中水液不足，因此产生口渴、潮热等问题，但同时身体组织中又有很多的水分没有办法被吸收回血管中，所以产生水肿的现象。关节中的水液过少的时候，关节就会失去润泽而发热疼痛甚或造成关节变形。我们用了很多的去水药可以把水分排出，也就是把组织中的水渐渐地由脉管带出身体，但关节还是需要水液的润泽。这时候，石膏的作用便展现出来——石膏就是让身体缺水的地方能够得到水液的滋润。

近代名医张锡纯先生对石膏有很清楚的说明和精彩的临床运用实例。他曾谈到治腹痛时除了用热药外，有时可能得用石膏来止痛。在什么情形呢？他说"盖此等证，大抵皆由外感伏邪窜入奇经，久而生热。其热无由宣散，遂郁而作疼。医者为其腹疼，不敢投以凉药，甚或以热治热，是以益治益剧。然证之凉热，脉自有分，即病患细心体验，亦必自觉"。以之延伸至关节痛，也有可参看之处。

这就是为什么初诊中中医大脑要用有石膏的"越婢加术附汤"而不是"麻黄加术附汤"了。

再值得一提的是，在《金匮要略·中风历节病》中附方："《千金方》越婢加术汤，治肉极，热则身体津脱，腠理开，汗大泄，厉风气，下焦脚弱。"经方大师胡希恕先生注解此条文时，即是用"越婢加术附汤"为宜，而非单用越婢加术汤。胡老在临床上用越婢加术附汤治腰脚麻痹、下肢痿弱以及关节疼痛而有"水气留滞"者有验。

为何二、三诊改用桂枝芍药知母汤反而病情加重？因为患者不是只有关节疼痛还有"全身水肿"这个症状。我们来看《金匮要略》的条文怎么说：

"诸肢节疼痛，身体尪羸，脚肿如脱，头眩短气，温温欲吐，桂枝芍药知母汤主之。"

"风水恶风，一身悉肿，脉浮不渴，续自汗出，无大热，越婢汤主之。"

"里水者，一身面目黄肿，其脉沉，小便不利，故令病水。假如小便自利，此亡津液，故令渴也。越婢加术汤主之。"

"伤寒八九日，风湿相搏，身体疼烦，不能自转侧，不呕、不渴、脉浮虚而涩者，桂枝附子汤主之。若大便坚，小便自利者，去桂加白术汤主之。"

由以上条文可知，桂枝芍药知母汤只能治肢节疼痛，对于全身水肿则是无效。全身水肿必须用到麻黄、石膏这组药对才行。如果水肿再加上关节疼痛，则必须用麻黄、石膏、炮附子这三味药才行。再来，病人还有便秘这个症状，有便秘又有关节疼痛则是白术附子汤证。仲景在每味药的使用方面非常严谨！总结以上方证，也难怪中医大脑会计算出"越婢汤＋白术附子汤"，也就是越婢加术附汤。再回过头来看胡希恕大师的注解，也就不难理解了。千年以来的经方之谜，各家注解之乱，因为中医大脑而豁然开朗了！

长期跟踪

我叮嘱患者再服用 10 天的降低剂量的越婢加术附汤。过程中随访了解到：

患者服药后周身及关节疼痛缓解明显。我叮嘱患者开始逐步减少激素用量，争取用 2 个月的时间彻底摆脱激素。本周，患者成功把激素从 6 粒 / 天降低到 4 粒 / 天。降低激素后，疼痛依旧不明显。站立与行走日益改善，脚水肿基本消除。便秘好转，无盗汗，无潮热。

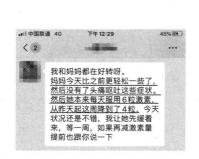
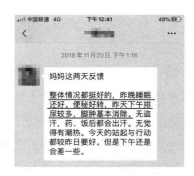

至此，确立了以越婢加术附汤对治本患者退化性关节炎及风湿性关节炎的思路。后续持续跟进本案近半年，均以越婢加术附汤为根基做剂量或单味药方面的调整，取

得了让患者十分满意的治疗效果。因治疗思路一致,在本文中不赘述。

20 余年病程、20 余年求医经历,又遭手术、激素,患者颇为不易。今以中医大脑辨证论治对治立效,实可叹人工智能遣方用药之精密,吾实师之!

总　结

我们常常看到医案集里面都只是选用成功的案例,少有谈到失败的部分。当然成功的案例让我们学习到被验证有效的医理技法,但是有时候失败的记录,会更值得我们去省思和学习。

在这个医案里面我们看到的是当初诊的方剂起了作用之后,医者往往需要更耐心地等待患者的体质改善,有时要守方一阵子才能够真正达到康复的结果。但往往我们会有歧路亡羊的现象,每每有一些症状的变化或者是初诊有些症状没有改善的时候,都会想要再做加减改变。如何保持初心、如何在分析以后坚持效不更方,这是医者重要的必修课!本案中,我们也看到了往往一味重要的药味会改变整体的疗效。这是一则中医大脑初期版本时的医案,我们觉得相当可贵,特此记录。

【医案6】

从温阳利水治高血压及胸闷憋气

主诊医师：吴孟珊

整体病症分析

◇ 什么是高血压

高血压是指血压持续处于高水平的一种慢性疾病。

当心脏把血液泵出时，会对动脉血管壁产生一股压力，借由这股压力便能将血液输送到身体的各个地方，这股压力就称作血压。然而，如果血压高于正常值并持续处于高水平，便可能会引起一些问题，例如中风、心脏衰竭、慢性肾病等。

血压分为收缩压和舒张压：

1. 收缩压：收缩压是心肌收缩时的血压值，即血压的最大值。大部分成年人在休息时的收缩压范围是 100 ～ 130mmHg。

2. 舒张压：舒张压是心肌舒张时的血压值，即血压的最小值。大部分成年人在休息时的舒张压范围是 60 ～ 80mmHg。

先前高血压的标准是 140/90mmHg（收缩压 140mmHg/舒张压 90mmHg），在 2017 年美国心脏协会将高血压的标准降至 130/80mmHg。

◇ 现代医学怎么看高血压

高血压分为原发性高血压和继发性高血压：

1. 原发性高血压：原发性高血压是最常见的高血压类型，大约有 90% ～ 95% 的高血压患者属于这个类型。它是一种没有明确原因的高血压，目前知道的几个主要风险因素包括遗传、年龄、肥胖、饮酒、吸烟、运动不足等。因为不知道原因，治疗方式只能通过生活方式去改善这些风险因素，或是使用些降血压药物来控制血压，使血压维持在正常的范围。

2. 继发性高血压：继发性高血压是由其他疾病所导致的高血压，例如肾脏疾病、内分泌病变等。和原发性高血压不一样，继发性高血压只要能找出造成其高血压的疾病，治疗好那个疾病，便能彻底治愈这类型的高血压。

◇ 中医怎么看高血压？

中医里没有高血压这种病，但我们可以从高血压患者呈现的症状，例如头痛、晕眩、潮红、发热、耳鸣、心悸、肩膀僵硬、四肢麻木等，辨证论治进行诊断与治疗。

初 诊

李女士，55岁。最初，李女士的女儿看到我的医案文章，联系我为她母亲调理高血压方面的问题，想通过中医的方式把身体调好，避免一直服用降压的西药。

2019年11月23日初诊。患者到诊实际测量血压130/79mmHg（早上已服用降压药）、心率70次/分，带来了既往的检查报告。

2019年10月15日心电图：轻度ST段改变。

2018年6月15日心脏超声：三尖瓣反流，左室舒张顺应性减退，高血压心脏病改变。

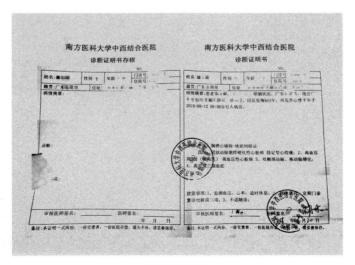

诊断证明书

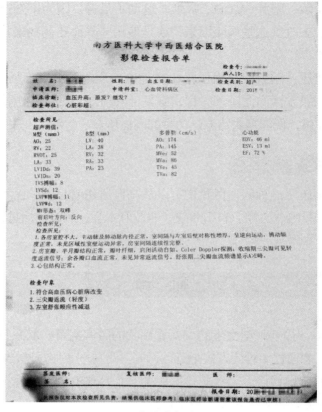

影像检查报告

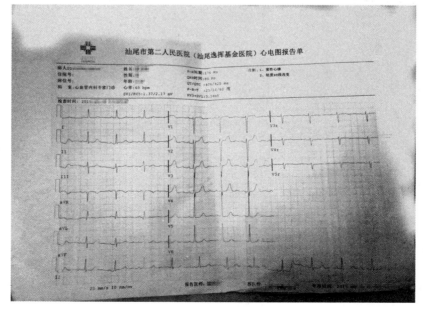

心电图报告

【患者自诉】

高血压，喘不上气，心脏闷，心脏有压着的感觉，之前胸口会隐隐作痛，现在不会痛。一般侧睡，爬楼梯或是情绪起伏时，胸口压迫感会加重，后背略有发紧感，大便不规律，1～3天/次，颗粒样，干硬，右侧头部偶尔会发麻，口渴时才会喝水，平常水喝得少，纳可，喝常温及凉水多，夜尿1～2次，多梦，半夜会醒，容易受环境影响而烦躁。

李女士除了高血压还有便秘的情况，便秘对于冠心病、高血压的患者而言非常危险。对于高血压患者而言，因排便用力过猛，血液突然加速，心跳加快，心脏收缩加强，血压会进一步升高，稍有不慎则会导致血管破裂，发生脑出血或是栓塞，会诱发脑血管意外的发生。

故此，初诊时我倾向于通便为主以减轻心血管压力。

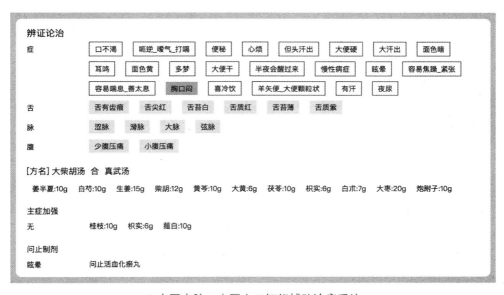

▲中医大脑：中医人工智能辅助诊疗系统

初诊中医大脑计算选方为大柴胡汤合真武汤，先调少阳经及阳明经以通便而观后效。

中医大脑医理分析——初诊

◇ **症状统计**

高血压其实是我们身体不平衡之后的反应结果，高血压也提示我们身体已经出现了问题。以下是我们整理出来的患者的症状，这会指引我们更准确认识患者的体质失衡。

脉症与体质的关联

【口 - 渴饮】	口不渴
【饮食】	喜冷饮
【小便】	夜尿
【大便】	便秘，羊矢便 - 大便颗粒状，大便干，大便硬
【汗】	有汗，但头汗出，大汗出
【吐】	呃逆 - 嗳气 - 打嗝
【呼吸】	容易喘息，善太息
【睡眠】	半夜会醒过来
【梦】	多梦
【情绪】	容易焦躁 - 紧张，心烦
【胸腹】	胸口闷
【面】	面色黄，面色暗
【耳】	耳鸣
【全身性问题】	眩晕
【病症属性】	慢性病症
【舌体】	舌质红，舌质紫，舌有齿痕，舌尖红
【舌苔】	舌苔白，舌苔薄
【脉诊：流畅性】	滑脉，弦脉，涩脉
【脉诊：强弱性】	大脉
【腹诊：小腹】	小腹压痛
【腹诊：下少腹】	少腹压痛

◇ **体质分析**

通过中医大脑的学习模块，我们可以看到患者在不同辨证观点下所呈现的体质特性，这都代表着她的体质趋向。

体质特点

肝肾阴虚	心烦，眩晕，耳鸣，大便干，舌质红，弦脉
肝火上炎	耳鸣，便秘，容易焦躁 - 紧张，眩晕，多梦，大便干，舌质红，弦脉，滑脉
心肾不交	心烦，多梦，耳鸣，眩晕，夜尿，舌质红
胃气上逆	呃逆 - 嗳气 - 打嗝，舌质红，舌苔薄，弦脉，滑脉
肝气郁结	容易焦躁 - 紧张，胸口闷，容易喘息 - 善太息，舌苔薄，弦脉
肝血虚	面色黄，眩晕，耳鸣，弦脉

◇ **中医大脑处方**

中医大脑在这一诊中计算推荐"大柴胡汤 + 真武汤"。而医者根据中医大脑的建议另外加上"主症加强"的单味药"薤白 + 桂枝 + 枳实"，这个药对的功用是"通阳散结，祛痰下气"，主治"胸痹，心中痞气，气结在胸，胸满"，针对患者"胸口闷"的问题做疗效的加强。

[中医大脑主方] 姜半夏 10g，白芍 10g，生姜 15g，柴胡 12g，黄芩 10g，大黄 6g，茯苓 10g，枳实 6g，白术 7g，大枣 20g，炮附子 10g。

[主症加强] 薤白 10g，桂枝 10g，枳实（主方已有）。

◇ **处方中的用药分析**

我们先来分析其中的单味药，列出以下的主治和应用的简表，通过单味药的选取来看中医大脑在这一诊中的初步思路。再渐次由"单味药"而"药对"，最后再来看其中可能的方剂结构。

单味药分析

单味药	主治	应用
薤白	通阳散结，行气导滞	1.胸痹证。2.肠胃气滞，泻痢后重
白芍	养血调经，平肝止痛，敛阴止汗	1.用于血虚或阴虚有热的月经不调、崩漏等证。2.用于肝阴不足、肝气不舒或肝阳偏亢的头痛、眩晕、胁肋疼痛、脘腹四肢拘挛作痛等证。3.用于阴虚盗汗及营卫不和的表虚自汗证
桂枝	发汗解肌，温经通脉，通阳化气	1.用于外感风寒表证。2.用于寒凝血滞的痹证，脘腹冷痛、痛经、经闭等症。3.用于胸痹，痰饮，水肿及心动悸，脉结代

单味药	主治	应用
大枣	补中益气，养血安神，缓和药性	1.用于脾虚食少便溏、倦怠乏力等症。2.用于血虚萎黄及妇女脏躁，神志不安等证。3.用于药性较峻烈的方剂中，可以减少烈性药的副作用，并保护正气
枳实	破气消积，化痰除痞	1.食积气滞，脘腹痞满证。2.痰浊阻滞，胸脘痞满证
炮附子	回阳救逆，助阳补火，散寒止痛	1.用于亡阳证。2.用于虚寒性的阳痿宫冷、脘腹冷痛、泄泻、水肿等症。3.用于寒痹证。本品辛散温通，有较强的散寒止痛作用
生姜	发汗解表、温中止呕，温肺止咳	1.用于外感风寒表证。2.用于多种呕吐。3.用于风寒咳嗽
黄芩	清热燥湿，泻火解毒，止血，安胎	1.用于湿温暑湿，黄疸泻痢，热淋涩痛。2.用于肺热咳嗽。3.用于热病烦渴，寒热往来。4.用于咽喉肿痛，痈肿疮毒。5.用于血热出血证。6.用于胎动不安
柴胡	疏散退热，疏肝解郁，升举阳气，清胆截疟	1.用于少阳证，外感发热。2.用于肝郁气滞，胸胁疼痛，月经不调。3.用于气虚下陷，久泻脱肛，胃、子宫下垂。4.用于疟疾
白术	补气健脾，燥湿利水，固表止汗，安胎	1.用于脾胃气虚、运化无力的食少便溏、脘腹胀满、肢软神疲等症。2.用于脾虚失运、水湿内停之痰饮、水肿、小便不利等症。3.用于脾虚气弱、肌表不固而自汗。4.用于脾虚气弱、胎动不安之证
大黄	泻下攻积，清热泻火，止血，解毒，活血祛瘀，清泻湿热	1.胃肠积滞，大便秘结。2.血热妄行之出血证。3.热毒疮疡、丹毒及烧烫伤。4.瘀血诸证。5.黄疸，淋证
半夏	燥湿化痰，降逆止呕，消痞散结，外用消肿止痛	1.用于湿痰、寒痰证。2.用于胃气上逆呕吐。3.用于胸痹，结胸，心下痞，梅核气。4.用于瘰疬瘿瘤、痈疽肿毒及毒蛇咬伤等
茯苓	利水渗湿，健脾安神	1.水肿、小便不利。2.脾虚诸证。3.心悸，失眠

◇ **处方中的药对分析**

　　有了上述本次用方的单味药一览，我们来通过中医大脑的学习模块分析其中的药对，这是我们做方剂分析的第二步骤，深入了解单味药之间的协同作用。

药对分析

药对	主治	应用
桂枝 + 芍药	调和营卫，解肌发表。相使	治疗外感风寒表虚证
生姜 + 半夏	温胃、化痰、止呕。相畏相使	治疗寒饮呕吐，失眠，容易焦躁紧张、心惊
生姜 + 大枣	养脾胃和营卫。相使	治疗风寒感冒（入解表药），胃脘不舒呕吐（入健脾药）
柴胡 + 黄芩	和解少阳。相须	治疗邪在半表半里之少阳证，往来寒热
茯苓 + 半夏	化痰止呕。相须	治疗胃中停饮之呕吐
大黄 + 炮附子	散寒通便。相使	治疗寒积便秘
枳实 + 白术	理气健脾	治疗：1. 水饮内停，心下坚，大如盘，边如旋盘。2. 脾虚湿停，胃脘痞满
白术 + 炮附子	排脓，去除寒湿	治疗：1. 阳虚的脓疡之症。2. 寒湿证，如全身关节疼痛、腰痛、身体沉重等
柴胡 + 芍药	疏肝解郁，养血调经，平肝止痛	治疗胁肋痛，或月经不调，乳房胀痛，脉弦细
大黄 + 桂枝	逐瘀泻热	治疗下腹拘急硬痛、小便自利、夜晚发热，谵语烦渴，甚则如狂，以及血瘀经闭，痛经，产后恶露不下，脉沉实或涩
桂枝 + 炮附子	温经通脉，散寒止痛	治疗寒凝血滞的痹证。全身疼痛，或脘腹冷痛，或经痛、闭经
薤白 + 桂枝 + 枳实	通阳散结，祛痰下气	治疗胸痹，心中痞气，气结在胸，胸满，胁下逆抢心
柴胡 + 芍药 + 枳实	疏肝除痞	治疗肝脾气郁证。胁肋胀闷疼痛，脘腹疼痛，脉弦
白术 + 茯苓	补气健脾，燥湿利水	治疗脾虚湿盛证的大便溏泻，软便

　　本方的药对结构以祛湿化痰为主要功用。同时，本方去实以利补阳，又和解身体的不平衡和调和营卫。本方用意在于调整患者身体体质而令患者从高血压的状态中自救。

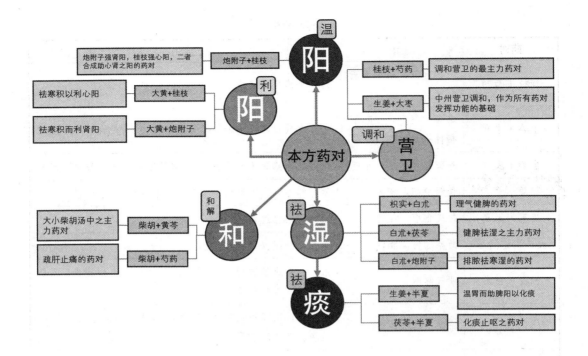

◇ 处方中展现的可能方剂组合分析

我们再通过中医大脑的学习模块分析本方所包含的方剂结构。

重要结构符合方剂

结构符合方剂	方剂组成	药数
大柴胡汤	半夏，白芍，生姜，柴胡，黄芩，大黄，枳实，大枣	8
真武汤	白芍，生姜，茯苓，白术，炮附子	5

可作为方根的结构符合方剂

结构符合方剂	方剂组成	药数
桂枝生姜枳实汤	生姜，枳实，桂枝	3
小半夏加茯苓汤	半夏，生姜，茯苓	3
生姜半夏汤	半夏，生姜	2
枳术汤	枳实，白术	2
枳实芍药散	白芍，枳实	2
小半夏汤	半夏，生姜	2
二仙汤	白芍，黄芩	2

另外再特别加上的单味药：薤白。

本方是"大柴胡汤 + 真武汤"的合方。大柴胡汤本身是去实的方剂，同时也是调整身体平衡的重要方剂；真武汤能温阳利水而宿有"少阴病的葛根汤"之称，主要用于治疗阳虚证和由于新陈代谢衰退所引起的疾病。以下是这两个方剂的组成和主治列表，供学习比较。

方剂的组成药物列表

大柴胡汤	柴胡	黄芩	白芍	半夏	生姜	枳实	大枣	大黄	–	–	–
真武汤	–	–	白芍	–	生姜	–	–	–	茯苓	白术	炮附子

方剂的主治列表

大柴胡汤	外有表邪内有里实、寒热往来、胸胁苦满、便秘或腹泻、口苦、呕吐、脉弦而有力
真武汤	精力衰退、肢重浮肿、小便不利、头眩心悸

◇ 方性分析

中医大脑可以就方剂的单味药药性和比例算出方性，并且列出以下的方性图。方性分析显示，本方是偏温补的方剂；而另一个重点在于燥湿，用意去掉体内多余的水湿。此外，虽然偏温补，但其实降比升多，也就是借由补充身体的能量让身体能排除过多的废物（不管是宿便或水湿），也就自然而然能达到"降"血压的目的。从方性角度分析可见，这是一个很奇妙的合方！

问止中医大脑方性图

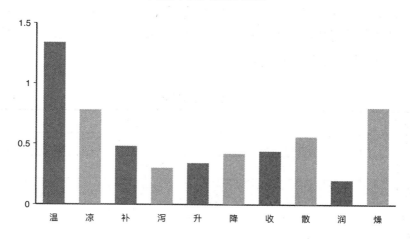

二诊：大便已通畅

2019 年 11 月 29 日二诊。李女士表示大便已通畅，而且大便没有干、硬、颗粒状。

但水气压迫心肺依旧，李女士有胸口憋气的情况。且这期间，李女士咳嗽有痰。故在选方上就配合了苓甘姜味辛夏仁汤以宣肺利气、化饮祛痰。

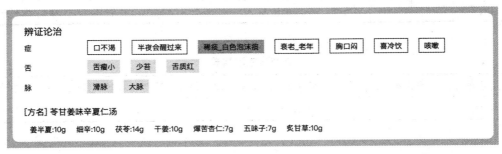

辨证论治

| 症 | 口不渴 | 半夜会醒过来 | 稀痰_白色泡沫痰 | 衰老_老年 | 胸口闷 | 喜冷饮 | 咳嗽 |

| 舌 | 舌瘦小 | 少苔 | 舌质红 |

| 脉 | 滑脉 | 大脉 |

[方名] 苓甘姜味辛夏仁汤

姜半夏:10g　细辛:10g　茯苓:14g　干姜:10g　燀苦杏仁:7g　五味子:7g　炙甘草:10g

▲中医大脑：中医人工智能辅助诊疗系统

治疗期间李女士也是积极配合，每次来诊所都是要坐火车来回，这车程也不容易，虽然治疗过程中或有反复，但诸症都在好转减轻，能够持续调理需要坚持的信念。

中医大脑医理分析——二诊

◇ 症状统计

通过症状整理可以看出，患者已经有多方面的改善。此次就诊，患者有稀痰和咳嗽，这表示身体开始将体内的水湿往外排出。而且我们看到，患者的舌苔慢慢地由白苔变成少苔，这也是一个好转的现象。

脉症与体质的关联

【整体体质】	衰老 - 老年
【口 - 渴饮】	口不渴
【饮食】	喜冷饮
【咳喘】	咳嗽
【痰】	稀痰 - 白色泡沫痰
【睡眠】	半夜会醒过来

续表

【胸腹】	胸口闷
【舌体】	舌质红，舌瘦小
【舌苔】	少苔
【脉诊：流畅性】	滑脉
【脉诊：强弱性】	大脉

症状记录

原有但不再 收录的症状	慢性病症，舌苔薄，羊矢便 - 大便颗粒状，舌质紫，心烦，舌苔白，涩脉，大汗出，大便硬，弦脉，容易焦躁 - 紧张，舌尖红，但头汗出，小腹压痛，夜尿，面色黄，舌有齿痕，容易喘息 - 善太息，面色暗，耳鸣，有汗，便秘，少腹压痛，呃逆 - 嗳气 - 打嗝，多梦，眩晕，大便干
另外又收录的新症状	咳嗽，稀痰 - 白色泡沫痰，舌瘦小，少苔，衰老 - 老年

◇ **中医大脑处方**

这一诊中，中医大脑计算出"苓甘姜味辛夏仁汤"，药味减少而药力加强，全力在做去水饮的动作。

［中医大脑主方］姜半夏 10g，细辛 10g，茯苓 14g，干姜 10g，燀苦杏仁 7g，五味子 7g，炙甘草 10g。

◇ **处方中的用药分析**

我们来分析其中的单味药，如下列出药物的主治和应用。

单味药分析

单味药	主治	应用
细辛	祛风解表，散寒止痛，温肺化饮，通窍	1.用于外感风寒及阳虚外感证。2.用于头痛、痹痛、牙痛等痛证。3.用于寒饮咳喘
干姜	温中散寒，回阳通脉，温肺化饮	1.用于脾胃寒证。2.用于亡阳证。3.用于寒饮伏肺喘咳
五味子	敛肺滋肾，生津敛汗，涩精止泻，宁心安神	1.用于久咳虚喘。2.用于津伤口渴，消渴。3.用于自汗，盗汗。4.用于遗精，滑精。5.用于久泻不止。6.用于心悸、失眠、多梦
炙甘草	补脾和胃，益气复脉	用于脾胃虚弱，倦怠乏力，心动悸，脉结代，可解附子毒，亦可修补身体黏膜破损
燀苦杏仁	止咳平喘，润肠通便	1.用于咳嗽气喘。2.用于肠燥便秘

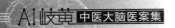

已经在前诊中出现的单味药有半夏、茯苓，请参考前面的解说。

◇ **处方中的药对分析**

我们再通过中医大脑的学习模块分析其中的药对。

药对分析

药对	主治	应用
细辛+五味子	一散一收，相反相成。相使	治疗寒饮造成的咳喘之症
茯苓+半夏	化痰止呕。相须	治疗胃中停饮之呕吐
干姜+细辛+五味子	温中散寒，温肺化饮，收敛止咳	治疗寒咳之证。痰白清稀或久咳无痰，舌质白淡，舌苔白，脉弦紧
干姜+五味子	温肺化饮敛肺止咳	治疗寒证的久咳气喘，舌淡白苔白滑，脉紧
干姜+细辛	温肺化饮	治疗寒饮证的咳嗽气喘，舌淡白苔白滑，脉弦紧
干姜+炙甘草	温中散寒	治疗：1.脾虚寒的大便溏泄。2.阳虚吐血。3.肺痿吐涎沫，其人不咳，不渴，遗尿，小便数

如前面所说，这一诊的方剂药少力专，全力在做去水饮的动作。我们可以从以下的药对整理中看得很清楚。

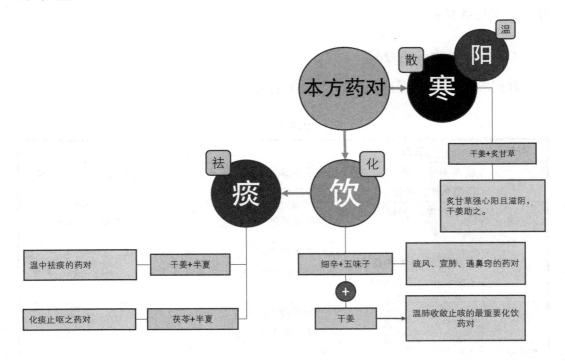

◇ **处方中展现的可能方剂组合分析**

我们再通过中医大脑的学习模块分析本方剂所包含的方剂结构。

重要结构符合方剂

结构符合方剂	方剂组成	药数
苓甘姜味辛夏仁汤	半夏，细辛，茯苓，干姜，杏仁，五味子，炙甘草	7
桂苓五味甘草去桂加姜辛夏汤	半夏，细辛，茯苓，干姜，五味子，炙甘草	6
苓甘五味姜辛汤	细辛，茯苓，干姜，五味子，炙甘草	5

可作为方根的结构符合方剂

结构符合方剂	方剂组成	药数
茯苓杏仁甘草汤	茯苓，杏仁，炙甘草	3
甘草干姜汤	干姜，炙甘草	2
半夏干姜散	半夏，干姜	2

虽然说这一诊用的是一个单方，但是将这几个药味的组合略加排列加减会产生不同的方剂结构。我们把这些方剂的组成和主治列出如下。我们看到只要有一两味药味的不同就会产生不同的功效主治，但整体而言主治的方向很一致，多在温化寒饮。当然本方是这些方剂的总和，在主治功能上会比较全面。下表中第一二方有半夏，故可去头部之水，第三方则作用在肺。仅第一方有杏仁，针对患者肺气略不足，可以用杏仁补之。

方剂的组成药物列表

苓甘姜味辛夏仁汤	茯苓	炙甘草	五味子	干姜	细辛	半夏	杏仁
桂苓五味甘草去桂加姜辛夏汤	茯苓	炙甘草	五味子	干姜	细辛	半夏	—
茯苓甘草五味干姜细辛汤	茯苓	炙甘草	五味子	干姜	细辛	—	—

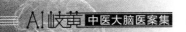

方剂的主治列表

苓甘姜味辛夏仁汤	咳嗽、喘，痰多、痰清稀，眩晕，浮肿，心悸，舌苔白腻，脉沉弦滑或沉迟
桂苓五味甘草去桂加姜辛夏汤	饮邪上逆，故见眩冒而呕，治当温阳化饮，降逆止呕
茯苓甘草五味干姜细辛汤	冲气即低，而反更咳，胸满者

◇ **方性分析**

　　虽然本方在组成和去水湿的力量上和初诊的方剂有所不同，但是可以清楚地看出，它们两者之间的方性趋向非常一致。也就是说，虽然方剂本身有很大改变，但是中医大脑在初诊和二诊的用方方向是一致的。

问止中医大脑方性图

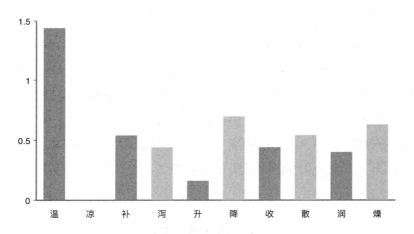

三诊：血压已经降低

　　2019 年 12 月 29 日，治疗已满 1 个月，李女士的症状较前都减轻许多，但仍然有胸闷及痰喘的问题。

　　治疗后李女士血压维持良好，血压从最初口服西药后 130/79mmHg 降为目前口服西药后的 102/79mmHg。

　　今天（2020 年 2 月 28 日）写本篇医案时询问患者未服西药的血压情况为

130/80mmHg。

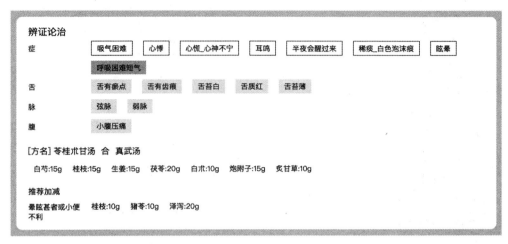

辨证论治

| 症 | 吸气困难 | 心悸 | 心慌_心神不宁 | 耳鸣 | 半夜会醒过来 | 稀痰_白色泡沫痰 | 眩晕 |
| 呼吸困难短气 |

舌　舌有瘀点　舌有齿痕　舌苔白　舌质红　舌苔薄

脉　弦脉　弱脉

腹　小腹压痛

[方名] 苓桂术甘汤　合　真武汤

白芍:15g　桂枝:15g　生姜:15g　茯苓:20g　白术:10g　炮附子:15g　炙甘草:10g

推荐加减

晕眩甚者或小便　桂枝:10g　猪苓:10g　泽泻:20g
不利

▲中医大脑：中医人工智能辅助诊疗系统

　　这次就诊，录入症状后中医大脑计算为苓桂术甘汤合真武汤，使用了中医大脑推荐加减的桂枝、猪苓、泽泻，于是就有了五苓散的组成。

　　五苓散在现代临床上常用于水肿、泄泻、小便不利、痰饮等由水湿内停所致的证候，大多数时候可以当作水液调节剂来使用。现代药理研究证明，方中药物具有降血脂、降血糖、抗动脉粥样硬化、改善微循环、排除血中毒素、调节血液浓稠度、镇静、促进细胞免疫力等功效。

　　对于李女士，前方已通便，但仍见胸口憋闷，所以目前需要考虑水泛问题（患者平时不欲饮且伴眩晕有痰）。为求缓解胸口憋闷，此次选方着重在调水道。

中医大脑医理分析——三诊

◇ 症状统计

　　本次就诊时，患者的高血压问题已经明显改善，相信这是整体体质改善所带来的结果。但在当前阶段，最值得注意的还是胸闷短气这方面的问题，所以在第三诊开始中医大脑根据现有的症状又重新计算开方。

脉症与体质的关联

【心 - 心血管系统】	心悸
【呼吸】	呼吸困难短气，吸气困难
【痰】	稀痰 - 白色泡沫痰
【睡眠】	半夜会醒过来
【情绪】	心慌 - 心神不宁
【耳】	耳鸣
【全身性问题】	眩晕
【舌体】	舌有瘀点，舌质红，舌有齿痕
【舌苔】	舌苔白，舌苔薄
【脉诊：流畅性】	弦脉
【脉诊：强弱性】	弱脉
【腹诊：小腹】	小腹压痛

症状记录

原有但不再收录的症状	胸口闷，衰老，喜冷饮，舌瘦小，大脉，口不渴，少苔，滑脉，咳嗽
另外又收录的新症状	舌有齿痕，舌苔薄，心悸，心慌，心神不宁，小腹压痛，弱脉，眩晕，吸气困难，呼吸困难，短气，耳鸣，舌苔白，舌有瘀点，弦脉

◇ **中医大脑处方**

在这一诊中，中医大脑计算出"苓桂术甘汤 + 真武汤"这个合方，而我们也注意到了医者特别加上"猪苓、泽泻"这二味药，于是形成了五苓散的完整结构！也就是说，本方实际是"苓桂术甘汤 + 真武汤 + 五苓散"的合方。尽管三方合用，事实上药味很精练，本方用意在于通调水道，改善胸闷气短的问题。本方去水的力会更强，这在后面的方性图中会有清楚呈现。

[中医大脑主方] 白芍 15g，桂枝 15g，生姜 15g，茯苓 20g，白术 10g，炮附子 15g，炙甘草 10g。

[推荐加减] 猪苓 10g，泽泻 20g，桂枝（主方已用）。

◇ **处方中的用药分析**

我们来分析本方中的单味药。

单味药分析

单味药	主治	应用
泽泻	利水渗湿，泻热	1.水肿、小便不利，痰饮，泄泻。2.湿热带下，淋浊
猪苓	利水渗湿	水肿、小便不利，泄泻，淋浊，带下

已经在前诊中出现的单味药有白芍、桂枝、生姜、茯苓、白术、炮附子、炙甘草，请参考前面的解说。

◇ **处方中的药对分析**

有了上述本次用方的单味药一览，我们通过中医大脑的学习模块分析其中的药对。

药对分析

药对	主治	应用
桂枝 + 芍药	调和营卫，解肌发表。相使	治疗外感风寒表虚证
茯苓 + 猪苓	利水渗湿。相须	治疗水湿内停之水肿
茯苓 + 桂枝 + 白术 + 炙甘草	温阳化饮，健脾利湿	治疗中阳不足之痰饮。胸胁支满，目眩心悸，短气而咳，舌苔白滑，脉弦滑或沉紧
白术 + 炮附子	排脓，去除寒湿	治疗：1.阳虚的脓疡之症。2.寒湿证，如全身关节疼痛，腰痛，身体沉重等
桂枝 + 炙甘草	辛甘化阳，补益心阳。相使	治疗心阳虚之心悸气短，其人欲两手交叉覆盖，喜按心胸部位
桂枝 + 炮附子	温经通脉，散寒止痛	治疗寒凝血滞的痹证。全身疼痛，或脘腹冷痛，或经痛、闭经
桂枝 + 猪苓 + 泽泻	通阳化气，利水渗湿	治疗眩晕，口渴，小便不利
白术 + 茯苓	补气健脾，燥湿利水	治疗脾虚湿盛证的大便溏泄，软便
泽泻 + 桂枝	利水渗湿，通阳化气	治疗水饮内停证。水肿，小便不利，泄泻，舌苔白而滑

本方的药对分析显示，除了温阳及调和营卫之外，本方的主力功能都在祛湿上！

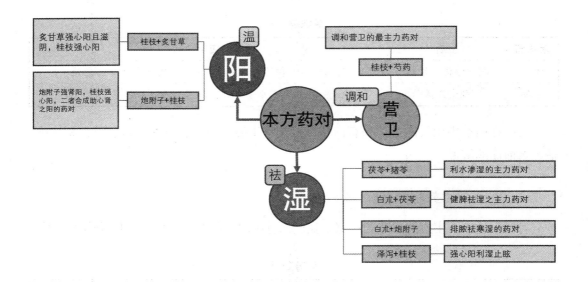

◇ **处方中展现的可能方剂组合分析**

我们再通过中医大脑的学习模块分析本方所包含的方剂结构。

重要结构符合方剂

结构符合方剂	方剂组成	药数
真武汤	白芍，生姜，茯苓，白术，炮附子	5
五苓散	桂枝，茯苓，白术，猪苓，泽泻	5
茯苓甘草汤	桂枝，生姜，茯苓，炙甘草	4
苓桂术甘汤	桂枝，茯苓，白术，炙甘草	4

可作为方根的结构符合方剂

结构符合方剂	方剂组成	药数
猪苓散	茯苓，白术，猪苓	3
芍药甘草附子汤	白芍，炮附子，炙甘草	3
芍药甘草汤	白芍，炙甘草	2
泽泻汤	白术，泽泻	2
桂枝甘草汤	桂枝，炙甘草	2

前面提到，本方是"苓桂术甘汤＋真武汤＋五苓散"的合方。以下列出此三方的组成和主治：

方剂的组成药物列表

苓桂术甘汤	茯苓	桂枝	白术	炙甘草	–	–	–	–	–
真武汤	茯苓	–	白术	–	白芍	生姜	炮附子	–	–
五苓散	茯苓	桂枝	白术	–	–	–	–	猪苓	泽泻

方剂的主治列表

苓桂术甘汤	胸胁支满（停饮）、晕眩、心悸、短气
真武汤	精力衰退、肢重浮肿、小便不利、头眩心悸
五苓散	1.外有表邪、内停水湿。头痛发热，烦渴欲饮或水入即吐，小便不利，舌苔白、脉浮。2.水湿内停证，水肿、泄泻、小便不利、霍乱吐泻。3.痰饮脐下动悸，吐涎沫而头眩，或短气而咳

◇ **方性分析**

从方性分析可以看出，本方整体方性趋向和前面两方一致，但是特别值得注意的是本方的燥性变得更强，也就符合了医者希望能通调水道的想法。

问止中医大脑方性图

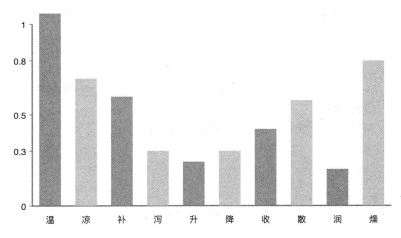

四诊：胸闷憋气明显减轻

2020年1月12日四诊：胸口憋闷喘气感明显减轻！由此可知患者确实水泛于上，

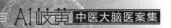

影响呼吸使胸闷憋气，治疗上以守法守方为原则持续调理。

辨证论治

症	吸气困难	心悸	心慌_心神不宁	耳鸣	半夜会醒过来	稀痰_白色泡沫痰	眩晕
	呼吸困难短气						
舌	舌有瘀点	舌有齿痕	舌苔白	舌质红	舌苔薄		
脉	弦脉	弱脉					
腹	小腹压痛						

[方名] 苓桂术甘汤 合 真武汤

白芍:15g　桂枝:15g　生姜:15g　茯苓:20g　白术:10g　炮附子:15g　炙甘草:10g

▲中医大脑：中医人工智能辅助诊疗系统

五诊：治疗已有小成

2020 年 2 月 22 日农历春节过后，因为疫情的关系，以网络联系反馈用药后的情况：胸闷缓解、呼吸顺畅，不憋不喘。治疗已有小成，且持续调理中。

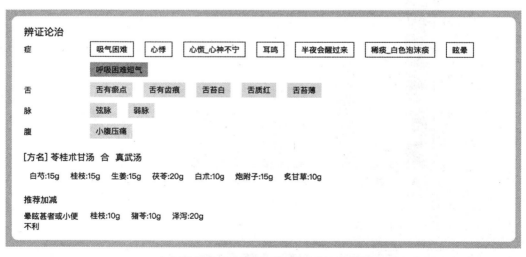

辨证论治

症	吸气困难	心悸	心慌_心神不宁	耳鸣	半夜会醒过来	稀痰_白色泡沫痰	眩晕
	呼吸困难短气						
舌	舌有瘀点	舌有齿痕	舌苔白	舌质红	舌苔薄		
脉	弦脉	弱脉					
腹	小腹压痛						

[方名] 苓桂术甘汤 合 真武汤

白芍:15g　桂枝:15g　生姜:15g　茯苓:20g　白术:10g　炮附子:15g　炙甘草:10g

推荐加减

晕眩甚者或小便不利　桂枝:10g　猪苓:10g　泽泻:20g

▲中医大脑：中医人工智能辅助诊疗系统

总 结

本案几诊的方形图虽然略有变化，可是整体取向非常一致，我们看到中医大脑有其开方用药的一致性。中医大脑在对患者整体体质调整的同时，随着患者症状的变化而做出调整，但调整又会围绕一个中心主轴不变。这种精密的思考，一般来说非常有经验的老医师才可能做到，但中医大脑也做到了！

值得一提的是，大柴胡汤加真武汤这个由中医大脑自创的神奇合方，不仅能用于阳虚体质的高血压，也可以应用于肾衰竭的患者（还没做肾脏透析）。肾衰竭患者的病机就是水毒，如果患者尿素氮偏高，必须用大黄、黄芩、黄连泻实去毒才能降低这个指标。本合方有小半夏加茯苓汤的结构，因此也能够处理肾衰时恶心想吐的问题。由于此合方没有甘草，因此没有蓄水的问题，可以用于肾衰的水肿问题。但若是非阳虚体质（舌质白淡胖大有齿痕）的肾衰，只要腹诊有心下压痛，那就是赶紧用大柴胡汤的时机！

以下截取一段经方大师胡希恕运用大柴胡汤治肾衰的精彩医案和读者们分享：

1982年，著名针灸专家单玉堂先生患肺心病，住院后病情不断恶化，除了日益增多的肾积水，还陆续出现高烧、神智昏迷、大小便闭塞不通等很多严重症状。尤其是尿液，开始时弄了点上好的麝香敷肚脐，还能点滴出一点尿，现在已经完全出不来了。按西医的标准，单老已经是严重的心衰合并肾功能不全，基本上就是没救了。但为了挽救单老，院方邀请中医药大学的六位名老中医，不光有胡希恕和刘渡舟，还有董建华、王绵之、赵绍琴、杨甲三这样的大师级人物，全都是中医界大名鼎鼎的老一辈临床专家，随便哪一个拎出来都是足以让现在的国医大师一提到就会心驰神往的水平。

然后这些老前辈各自诊断了病情之后，一位名老提出，现在单老已是心衰合并肾功能不全的严重情况，当以扶正为主，先保心肾控制住病情，而这也是大多数人的意见。但84岁的胡老诊完舌象脉象后却提出一个与众人截然不同的"峻剂攻下"的思路。理由也很简单，就是《黄帝内经》中提到的"小大不利治其标"，所以必须先解决大小便的问题。胡老认为这才是真正救人的方法，并且态度非常果断！

众名老当时心里怎么想已无从得知，但据说考虑到胡老年事最高，大家当时也就依了胡老。但就算采用了胡老的方案，大家也都捏着一把汗。毕竟人虚到这种程度还要用攻下法，就算没怎么学过中医也知道这风险有多大。如果治错了，就算不用担责任，也没法面对单老多年的交情。然而胡老就是胡老，服了胡老的药，奇迹就发生了。

本来大小便完全闭塞的单老，第二天就大便五次，也开始正常排尿；到第五天，尿量已达正常，连肾积水也消失。本来心肾衰竭、昏迷不醒的单老居然能下地活动。又过了2天，单老干脆就出院回家了。这神一般的效果，这一帮老中医也只能对胡老各种心悦诚服！

当时的处方，就是大柴胡汤合桃核承气汤。

【医案 7】

视物重影、视力模糊、眼肌麻痹的疑难症

主诊医师：陈碧琴

今天我给大家分享问止中医大脑面对疑难杂症如何快速取效。这样的案例实在太多，今天讲一则眼科医案。

这位顾客的主要问题是"视物重影、视力模糊"，西医多次检查后给不出治疗方案。

顾客后来求诊于问止中医，我们并未使用任何一味明目的中药，却用 10 天时间治好眼外肌麻痹造成的视物重影、视力模糊及右眼外展受限。这是一种什么思路？且听我道来。

整体病症分析

现代人非常容易用眼过度。长时间近距离看东西，眼睛就容易疲劳。支撑眼球的肌肉长期处于一个姿势、保持持续收缩，这容易造成肌肉痉挛，甚至会产生眼肌麻痹的现象。与此同时，视力就会受到很大的影响，常会产生重影、视力模糊的现象。现代医学方面在治疗这类问题上，多以要求患者休息放松为主。

而中医除了要求患者多休息之外，更重视调节血液和体液的正常分布，而这必须改善眼睛局部甚至全身的血水循环。中医常说"肝开窍于目"，肝脏是储藏血液的重要器官。肝脏功能衰退会影响全身的血液运行，而血液运行不足就会造成瘀滞而进一步导致水液留滞或不足的现象。因为眼睛有淋巴液及眼泪这些津液经过，在上述情况下，视力就会受到影响。所以，中医的治疗以全面改善全身气血循行并且强化肝脏功能为思路，这是中医在这类问题上的治疗原则。

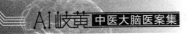

初诊：住院检查眼科和神经科

顾客：×××，男，54岁。

病情：因"视物重影1周"于2019年9月17日在柳州市人民医院住院治疗，诊断为眼外肌麻痹。

求治过程：顾客突发视物重影，怀疑颅底病变、动脉瘤、神经炎等，住院后，先后在眼科和神经内科做多项检查。医院专家未能确诊病因，建议多休息的同时考虑激素治疗。顾客感觉并不可靠，出院时，眼睛问题没有改善。后经朋友介绍，异地求诊于问止中医。

柳州市人民医院

住院疾病证明书

姓名：	科室：神经内科一病区	床号：70	住院号：

姓名：	性别：男	年龄：54岁

入院日期：2019-09-17
出院日期：2019-09-20
出院诊断：1. 眼外肌麻痹
　　　　　2. 高血压病
　　　　　3. 低钾血症
　　　　　4. 高甘油三酯血症

主要诊疗
措　施： 详见出院记录。
出院医嘱：1、建议全休壹周，注意休息，低盐、低脂饮食，避免感染，避免劳累，避免情绪激动，保持大小便通畅，注意有无腹痛、黑便、血便等情况。不抽烟及饮酒，进行时宜的体力活动。
　　　　　2. 建议每周至少测血压1天（早餐前，中餐前，晚餐前，睡前），并做好记录，便于医师指导治疗。定期到心血管专科复诊。
　　　　　3. 建议专科继续治疗。

柳州市人民医院
0303-1
疾　主管医师：
开具时间：2019-09-20

（必须盖出院科室疾病证明专用章方才有效）

住院记录

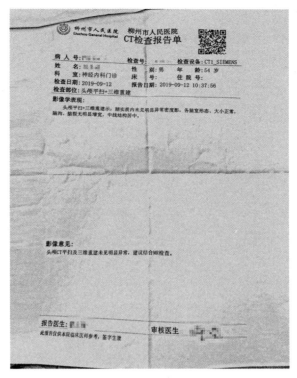

CT 检查未见明显异常

检验报告单 01

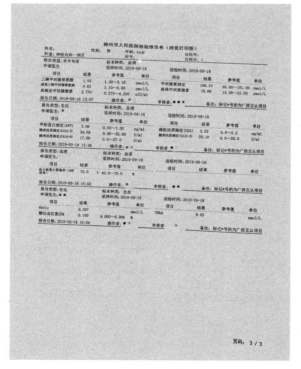

检验报告单 02

检验报告单 03

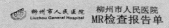

柳州市人民医院
MR检查报告单

病人号：　　　　　　　　　　　　检查号：

姓　　名：　　　　　　　性　别：男　年　龄：54 岁
科　　室：神经内科一病区　床　号：61　住院号：
检查日期：2019-09-17　　报告日期：2019-09-18 15:27:56
检查部位：颅底平扫+增强，颅脑MRA，颅脑(包括弥散成像)
临床诊断：视物重影查因

影像学表现：
　　两侧额顶叶见多发小斑片状异常信号灶，呈T1WI等、T2WI增高信号改变，边缘模糊，DWI成像未见异常弥散灶，两侧侧脑室扩张，脑沟增宽，中线结构居中。
　　颅底薄层扫描示：两侧面听神经、滑车、三叉神经、展神经束走行区未见明显异常，邻近未见明显占位性病变，增强后，局部未见异常强化灶。
　　头颅TOF-MRA：所见双侧颈内动脉显影自然，颅底动脉环显示欠完整，双侧大脑前、中动脉及其分支显影良好，形态、大小、走形未见异常；基底动脉及两侧大脑后动脉显影自然，未见异常血管及畸形血管影。

影像意见：
1.两侧额顶叶多发白质高信号（Fazekas分级 1级）。
2.脑萎缩。
3.颅底薄层MR平扫+增强扫描未见异常。
4.头颅MRA未见异常。

MR检查未见明显异常

柳州市人民医院
出院记录

姓名：　　　　科室：神经内科一病区　床号：　　　　　住院号：

患者姓名：　　　　性别：男　　年龄：54岁　　出院科室：神经内科一病区
入院科室：神经内科一病区
入院日期：2019-09-17　　出院日期：2019年09月20日　　住院3天
　　入院时病情摘要：患者因"视物重影1周。"入院。既往有高血压病史。入院查体：T:36.8℃，P:97次/分，R:19次/分，BP:142/84mmHg，神志清醒，查体合作，双肺呼吸音清，未闻干湿性啰音，心界不大，心率97次/分，心律整齐，无杂音，腹平软，无压痛，肝脾肋下未及，双下肢无水肿。神经系统查体：神清，言语流利，双侧瞳孔同等大，位置居中，直径3mm，瞳孔直接、间接光反射灵敏，右眼外展受限、余方向活动未见异常，视物有重影，双侧鼻唇沟对称，口角对称，伸舌居中，声音无嘶哑，咽反射灵敏，肌张力正常，肌力5级，指鼻试验（-），闭目难立征试验（-），步态正常。双侧痛触觉检查正常。四肢腱反射正常，双侧病理征（-）。辅助检查：2019-09-12我院头颅CT：头颅CT平扫及三维重建未见明显异常，建议结合MR检查。
　　入院诊断：1.视物重影查因：颅底病变？动脉瘤？单颅神经炎？。
　　　　　　　2.高血压病
　　住院诊疗经过：入院后完善相关检查：2019-09-17 电解质：钾 3.23mmol/l；血糖 9.74mmol/l；血常规、肾功能、心肌酶、CRP、凝血全套、血液流变学大致正常。2019-09-18 肝功能：总胆红素21.8umol/l，直接胆红素 7.8umol/l；间接胆红素 14.0umol/l；血脂：甘油三酯 2.30mmol/l；余项正常。粪便常规、尿常规正常。心电图：窦性心律，大致正常心电图。胸片：心、肺、膈未见异常。2.左侧第4、5及右侧第6肋骨局部骨皮质皱褶，陈旧性骨折可能，请结合临床病变。2019-09-18 血小板最大聚集率（ADP诱导）76.0%，甲功、肿瘤标志物、糖化血红蛋白正常头颅磁共振：1.两侧额顶叶多发白质高信号（Fazekas分级 1级）。2.脑萎缩3.颅底薄层MR平扫+增强扫描未见异常。4.头颅MRA未见异常。入院后予营养神经，改善循环及对症等治疗。现患者要求自动出院，请示上级医师，其指示予出院。
　　出院时情况：患者诉视物重影同前，右眼外展不到位，无视力减退，无眼眶周围疼痛及眼睑发红，无眼睑下垂，无头痛等不适。查体：生命征平稳，神志清醒，双肺呼吸音清，未闻干湿性啰音。心界不大，心律整齐，无杂音，神经系统查体：神志清醒，言语流利，双侧瞳孔对称，双侧瞳孔同圆等大，位置居中，直径3mm，瞳孔直接、间接光反射灵敏，右眼外展受限、余方向活动未见异常，视物有重影，双侧鼻唇沟对称，口角对称，伸舌居中，肌力5级，闭目难立征试验（-），步态正常。
　　出院诊断：1.眼外肌麻痹
　　　　　　　2.高血压病
　　　　　　　3.低钾血症
　　　　　　　4.高甘油三酯血症
　　出院医嘱：1、建议全休息周，注意休息，低盐、低脂饮食，避免感染，避免劳累，避免情绪激动，保持大小便通畅，注意有无腹痛、黑便、血便等情况。不抽烟及饮酒，进行适宜的体力活动。
　　　　　　　2.建议每周至少测血压1天（早餐前，中餐前，晚餐前，睡前），并做好记录，便于

第 1 页

出院记录01：建议休息和测血压

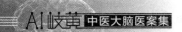

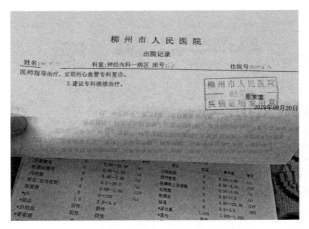

出院记录 02：建议专科继续治疗

【求诊于问止中医】

患者出院时情况同前，眼部症状无改善。那么看一下在问止中医，我们是怎么用中医的手段解决这个问题的呢？

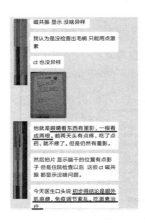
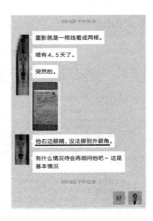

【问止中医大脑处方】

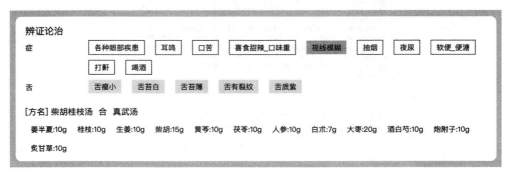

▲中医大脑：中医人工智能辅助诊疗系统

2019年9月19日初诊：因顾客人在外地，没有脉诊信息，经过对这位顾客的问诊和舌诊，我把顾客的症状录入问止中医大脑这套中医人工智能辅助诊疗系统，而中医大脑开具柴胡桂枝汤合真武汤。意不意外？非常奇怪！

往往治疗眼科疾病，中医大多会使用枸杞子、菊花、决明子、蒲公英、蝉蜕、石决明、夜明砂等专门治眼的中药材。而中医大脑开的处方里，半个治眼的中药都没有。这怎么理解？

疗效是第一使命。疗效怎么样呢？吃了五天药后，顾客反馈——

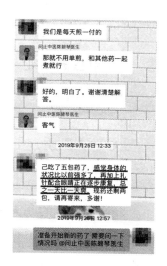

中医大脑医理分析——初诊

◇ 症状统计

我们先把患者的症状做如下分类，帮助我们分析他的体质和偏失。

脉症与体质的关联

【饮食】	喜食甜辣 - 口味重
【小便】	夜尿
【大便】	软便 - 便溏
【口】	口苦
【眼】	各种眼部疾患，视线模糊
【耳】	耳鸣
【鼻】	打鼾
【不内不外因】	抽烟，喝酒
【舌体】	舌质紫，舌瘦小，舌有裂纹
【舌苔】	舌苔白，舌苔薄
【脉诊：流畅性】	弦脉

◇ 体质分析

从症状来看，这位患者的体质存在肝胆方面的偏失。我们注意到患者有口苦、弦脉及眼睛方面的问题，这都提示我们要注意调整肝胆。而从便溏及夜尿这二便上的表现来看，这位患者的水液代谢也存在问题。

◇ 中医大脑处方

中医大脑计算推荐的是一个清楚的合方"柴胡桂枝汤 + 真武汤"。我们先列出其中的组成。

［中医大脑主方］姜半夏10g，桂枝10g，生姜10g，柴胡15g，黄芩10g，茯苓10g，人参10g，白术7g，大枣20g，酒白芍10g，炮附子10g，炙甘草10g。

◇ 处方中的用药分析

我们先来分析其中的用药，列出以下的主治和应用的简表，通过单味药的选取来看中医大脑在这一诊中的思路。再渐次由"单味药"而进入"药对"分析，最后再来看其中可能的方剂结构。

单味药分析

单味药	主治	应用
白芍	养血调经，平肝止痛，敛阴止汗	1.用于血虚或阴虚有热的月经不调、崩漏等证。2.用于肝阴不足、肝气不舒或肝阳偏亢的头痛、眩晕、胁肋疼痛、脘腹四肢拘挛作痛等证。3.用于阴虚盗汗及营卫不和的表虚自汗证
桂枝	发汗解肌，温经通脉，通阳化气	1.用于外感风寒表证。2.用于寒凝血滞的痹证，脘腹冷痛、痛经、经闭等证。3.用于胸痹，痰饮，水肿及心动悸，脉结代
大枣	补中益气，养血安神，缓和药性	1.用于脾虚食少便溏、倦怠乏力等证。2.用于血虚萎黄及妇女脏躁、神志不安等证。3.用于药性较峻烈的方剂中，可以减少烈性药的副作用，并保护正气
炮附子	回阳救逆，助阳补火，散寒止痛	1.用于亡阳证。2.用于虚寒性的阳痿宫冷，脘腹冷痛，泄泻，水肿等证。3.用于寒痹证。本品辛散温通，有较强的散寒止痛作用
茯苓	利水渗湿，健脾安神	1.水肿、小便不利。2.脾虚诸证。3.心悸，失眠
生姜	发汗解表、温中止呕，温肺止咳	1.用于外感风寒表证。2.用于多种呕吐。3.用于风寒咳嗽
黄芩	清热燥湿，泻火解毒，止血，安胎	1.用于湿温暑湿，黄疸泻痢，热淋涩痛。2.用于肺热咳嗽。3.用于热病烦渴，寒热往来。4.用于咽喉肿痛，痈肿疮毒。5.用于血热出血证。6.用于胎动不安
炙甘草	补脾和胃，益气复脉	用于脾胃虚弱，倦怠乏力，心动悸，脉结代，可解附子毒，亦可修补身体黏膜破损

续表

单味药	主治	应用
柴胡	疏散退热，疏肝解郁，升举阳气，清胆截疟	1.用于少阳证，外感发热。2.用于肝郁气滞，胸胁疼痛，月经不调。3.用于气虚下陷，久泻脱肛，胃、子宫下垂。4.用于疟疾
白术	补气健脾，燥湿利水，固表止汗，安胎	1.用于脾胃气虚、运化无力的食少便溏、脘腹胀满、肢软神疲等证。2.用于脾虚失运、水湿内停之痰饮、水肿、小便不利等。3.用于脾虚气弱，肌表不固而自汗。4.用于脾虚气弱、胎动不安之证
半夏	燥湿化痰，降逆止呕，消痞散结，外用消肿止痛	1.用于湿痰、寒痰证。2.用于胃气上逆呕吐。3.用于胸痹，结胸，心下痞，梅核气。4.用于瘰疬瘿瘤、痈疽肿毒及毒蛇咬伤等
人参	大补元气，补脾益肺，生津止渴，安神益智	1.用于气虚欲脱、脉微欲绝的危重证候。2.用于肺气虚弱的短气喘促、懒言声微、脉虚自汗等症。3.用于脾气不足的倦怠乏力、食少便溏等症。4.用于热病气津两伤之身热口渴及消渴等症。5.用于气血亏虚的心悸、失眠、健忘等症

◇ **处方中的药对分析**

我们现在通过中医大脑的学习模块分析其中的药对。这是我们分析这次用方的第二步骤，深入了解单味药之间的协同作用。

我们把这个合方的药对整理为如下几个大类：

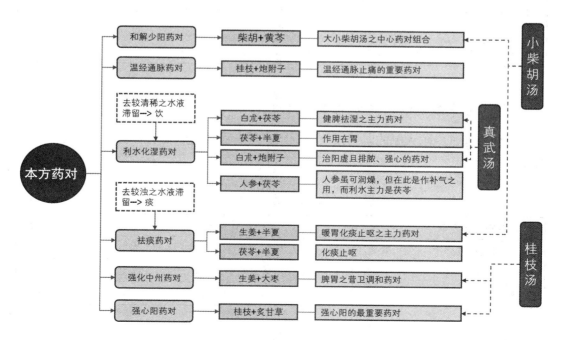

本方的药对中有一些祛痰湿的药，可以视作针对脾虚的问题。而重点在于柴胡桂枝汤的主力药对，如"桂枝＋炙甘草""柴胡＋黄芩"。因为真武汤结构的加入，于是我们同时有"桂枝＋炮附子""白术＋炮附子"这些药对出现。

药对分析

药对	主治	应用
生姜＋半夏	温胃、化痰、止呕。相畏相使	治疗寒饮呕吐，失眠，容易焦躁紧张、心惊
生姜＋大枣	养脾胃和营卫。相使	治疗风寒感冒（入解表药），胃脘不舒呕吐（入健脾药）
柴胡＋黄芩	和解少阳。相须	治疗邪在半表半里之少阳证，往来寒热
茯苓＋半夏	化痰止呕。相须	治疗胃中停饮之呕吐
茯苓＋桂枝＋白术＋炙甘草	温阳化饮，健脾利湿	治疗中阳不足之痰饮。胸胁支满，目眩心悸，短气而咳，舌苔白滑，脉弦滑或沉紧
白术＋炮附子	排脓，去除寒湿	治疗：1.阳虚的脓疡之症。2.寒湿证，如全身关节疼痛、腰痛、身体沉重等
桂枝＋炙甘草	辛甘化阳，补益心阳。相使	治疗心阳虚之心悸气短，其人欲两手交叉覆盖，喜按心胸部位
人参＋茯苓	补气利水	治疗气虚证，或兼有水肿
桂枝＋炮附子	温经通脉，散寒止痛	治疗寒凝血滞的痹证。全身疼痛，或脘腹冷痛，或经痛、闭经
茯苓＋桂枝＋白术＋炙甘草＋半夏	温阳化饮，健脾利湿祛痰	治疗眩晕证，小便不利，舌苔白腻而滑
白术＋茯苓	补气健脾，燥湿利水	治疗脾虚湿盛证的大便溏泄，软便

◇ **处方中展现的可能方剂组合分析**

我们再通过中医大脑的学习模块分析本方剂，我们可以发现有以下方剂的组成在其中：

重要结构符合方剂

结构符合方剂	方剂组成	药数
柴胡桂枝汤	半夏，桂枝，生姜，柴胡，黄芩，人参，大枣，白芍，炙甘草	9
小柴胡汤	半夏，生姜，柴胡，黄芩，人参，大枣，炙甘草	7
黄芩加半夏生姜汤	半夏，生姜，黄芩，大枣，白芍，炙甘草	6

续表

结构符合方剂	方剂组成	药数
桂枝去桂加茯苓白术汤	生姜，茯苓，白术，大枣，白芍，炙甘草	6
桂枝加附子汤	桂枝，生姜，大枣，白芍，炮附子，炙甘草	6
桂枝加白芍生姜各一两人参三两新加汤	桂枝，生姜，人参，大枣，白芍，炙甘草	6
四君子汤	生姜，茯苓，人参，白术，大枣，炙甘草	6
附子汤	茯苓，人参，白术，白芍，炮附子	5
真武汤	生姜，茯苓，白术，白芍，炮附子	5
白术附子汤	生姜，白术，大枣，炮附子，炙甘草	5
桂枝附子汤	桂枝，生姜，大枣，炮附子，炙甘草	5
桂枝汤	桂枝，生姜，大枣，白芍，炙甘草	5
桂枝去芍药加附子汤	桂枝，生姜，大枣，炮附子，炙甘草	5
桂枝加芍药汤	桂枝，生姜，大枣，白芍，炙甘草	5
桂枝加桂汤	桂枝，生姜，大枣，白芍，炙甘草	5
黄芩汤	黄芩，大枣，白芍，炙甘草	4
茯苓甘草汤	桂枝，生姜，茯苓，炙甘草	4
茯苓桂枝甘草大枣汤	桂枝，茯苓，大枣，炙甘草	4
苓桂术甘汤	桂枝，茯苓，白术，炙甘草	4
桂枝去芍药汤	桂枝，生姜，大枣，炙甘草	4

可作为方根的结构符合方剂

结构符合方剂	方剂组成	药数
芍药甘草附子汤	白芍，炮附子，炙甘草	3
小半夏加茯苓汤	半夏，生姜，茯苓	3
半夏散及汤	半夏，桂枝，炙甘草	3
芍药甘草汤	白芍，炙甘草	2
生姜半夏汤	半夏，生姜	2
桂枝甘草汤	桂枝，炙甘草	2
小半夏汤	半夏，生姜	2
二仙汤	黄芩，白芍	2

　　虽然说柴胡桂枝汤是小柴胡和桂枝汤的合方，但是中医大脑学习模块分析出来的结构符合方剂把重点放在桂枝汤类方。桂枝汤是经方核心方剂，更是"万方之祖"，桂

枝汤类方可以说是《伤寒杂病论》中最完备也是最复杂的。另外就是以真武汤为代表的附子剂。在本方中，附子用意"打通经络"以利气血水分布而设。事实上，分析本方可以看出，有三个主要结构符合方剂——小柴胡汤＋桂枝汤＋真武汤，以下是这三个方剂的组成以及主治，我们可以了解本方方义。但也可以明显看出，这是一个调整体质而非针对眼睛症状而出的专方。能够取得很好的疗效，还是因为中医大脑采取整体考量及体质改善的结果。

方剂的组成药物列表

小柴胡汤	柴胡	黄芩	人参	炙甘草	半夏	生姜	大枣	–	–	–	–
桂枝汤	–	–	–	炙甘草	–	生姜	大枣	桂枝	白芍	–	–
真武汤	–	–	–	–	–	生姜	–	–	白芍	茯苓	白术	炮附子

方剂的主治列表

小柴胡汤	寒热往来、胸胁苦满、心烦、恶心想吐、食欲不振、口苦、脉弦
桂枝汤	恶风有汗、头痛发热、鼻鸣干呕、苔白薄、脉浮弱或浮缓
真武汤	精力衰退、肢重浮肿、小便不利、头眩心悸

◇ 方性分析

中医大脑可以就方剂的单味药药性和比例计算出方性，并且列出以下的方性图。本方的方性偏温、偏补。同时，我们要改善患者水液的滞留，故而本方整体方性偏燥，这也符合我们前文的论述。

问止中医大脑方性图

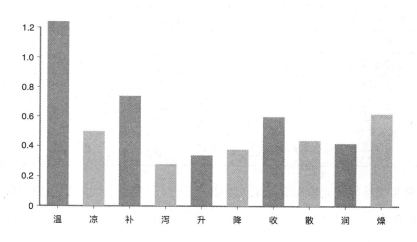

二诊：用药十天，痊愈收工

七剂药结束，顾客二诊时反馈视物重影现象还有，视力模糊的情况有改善。效不更方，再进原方七剂。

在第十天的时候，顾客微信反馈说眼睛看东西已经不重影、视力恢复清晰。如此十天治疗，痊愈收工。

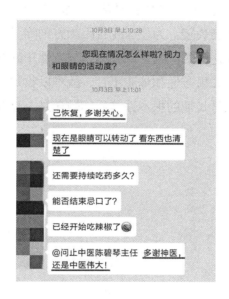

中医大脑的治疗思路

那么中医大脑的思路到底是怎么样的呢？万病都离不开方证和阴阳虚实。中医没有很多病名。像这个案例里，中医大脑也没有复视、眼外肌麻痹等名词，难道就不能治病了吗？当然能！因为中医大脑所着眼的是这位顾客所体现的症状——

"眼部疾患、耳鸣、口苦、视线模糊"这几个症状，组合上"舌苔白、舌苔薄"的舌象，这在中医临床上指向了柴胡桂枝汤的适应证。

"喜食甜辣、口味重、夜尿、软便、便溏"这几个症状，组合上"舌苔白、舌质紫"的舌象，指向真武汤的适应证。

中医大脑计算出最适合这位顾客体质的方证去调整人体的阴阳虚实，这样才能从根本上治愈各种疑难杂症。

四诊合参、辨证论治、整体观念、调整人体阴阳虚实回到平衡状态，而非看到眼病就用治眼的中药叠加——中医大脑所体现的完全就是资深中医临床家的治病思路。

总　结

我们在临床治病的时候，往往希望针对某个症状有一个强力有效的"专方"。但这种思维往往会让医者和患者失望。为什么呢？因为方剂除了针对症状，必须同时考虑到方剂的方性和患者体质之间的关系。如果体质与方性正好符合，那么往往会有效如桴鼓、覆杯而愈的效果；如果方性和体质不合，就难以收效。所谓专方，有时固然可以在短期内减轻症状，但是长期的根本性体质问题还是一直存在，未被妥善解决。这是本医案给我们的启发。

【医案8】

针药结合 2 周快速治面瘫

主诊医师：王丹丹

中医上讲风为百病之长，居家养生保健要避开"虚邪贼风"。下面的案例是由"风"引起的"面瘫"，西医对面瘫并无良策，如果耽误治疗时机后续则很难恢复。还好，下面这位普先生及时前来就诊，目前已经痊愈。

普先生今年 47 岁，附近居民，之前在问止中医治疗糖尿病。这次突然来诊，缘由是过度吹空调风扇导致的面瘫。没得过面瘫的人可能会觉得不可思议。吹风能吹瘫了？别不信，我们作为医生，在临床上见这类病患那可是多了去了。

普先生目前的情况是左侧眼睑不能闭合、左抬额纹消失、不能做鼓腮和噘嘴等动作、鼻唇沟变浅、口角歪向右侧、眼睛怕风、左眼易流泪、面部麻木感、自觉面部有风。

面瘫后，普先生去了医院，医生做了检查开了药。但由于对问止中医的信任，普先生最终选择过来这边治疗。问诊结束时，我叮嘱普先生停用西药，坚持这边的纯中医治疗。

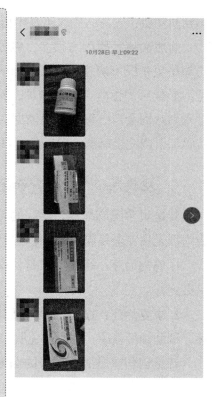

整体病症分析

◇ 什么是面瘫

面瘫的主要症状是半边脸部肌肉不受控制，所以脸部喎斜，眼睛和嘴巴无法完全闭上，嘴巴也歪向一边，有时候也会有耳后疼痛、眩晕、味觉失调等症状。

面瘫是由于颜面神经（第七对脑神经）受损所导致，依受损区域又可分完全麻痹（中枢性颜面神经麻痹）和局部麻痹（末梢性颜面神经麻痹）两种。鉴别方式是看患者皱眉时，患侧的额头有没有皱纹产生。若没有，则表示是周围神经受损，因为它会影响到前额肌；若有，则表示是中枢神经受损，因为它只会影响患侧脸的下半部。

造成面瘫的原因有很多，例如创伤、脑肿瘤、带状疱疹感染等。然而其中最常见的却是贝尔氏麻痹症，也就是原因不明的面瘫。贝尔氏麻痹症的患者在脸部肌肉出现无力症状后，程度会渐渐增加，到发病后三至五日达到最高峰，接着进入恢复期，通常六到八周会自己复原。但依据病情轻重，轻者，几乎都可以完全无后遗症；严重者，若脸部肌肉完全麻痹，愈后只有百分之七十可以完全复原。

◇ 现代医学怎么治疗面瘫

若是贝尔氏麻痹症，治疗的黄金时间是发病后的七天内，这样才有较大可能避免成为那无法完全复原的百分之三十。治疗的方式分为药物治疗及康复治疗：

1. 药物治疗：药物治疗是使用高剂量类固醇约十天，或是再加入抗病毒药物，效果会更好。

2. 康复治疗：康复治疗包括颜面肌肉运动治疗、按摩、热疗等，增加脸部血液循环，帮助神经复原，同时避免肌肉萎缩。

若是创伤或脑肿瘤造成的面瘫，需要进行手术治疗；如果神经已被截断，治疗便会很困难。若是带状疱疹感染所造成的面瘫，只要带状疱疹治好了，面瘫的症状就会跟着痊愈。

◇ 中医怎么看面瘫

面瘫是中医的称谓，也称口眼喎斜、喎僻，主要是由风邪和寒邪所引起，有时候也会有湿邪，可能单独出现，或是风寒、风湿夹杂，或是风寒湿三邪都有。

《金匮要略》中说："夫风之为病，当半身不遂，或但臂不遂者，此为痹。脉微而数，中风使然。寸口脉浮而紧，紧则为寒，浮则为虚，寒虚相搏，邪在皮肤。浮者血虚，络脉空虚，贼邪不泻，或左或右，邪气反缓，正气即急，正气引邪，㖞僻不遂。邪在于络，肌肤不仁；邪在于经，即重不胜；邪入于腑，即不识人；邪入于脏，舌即难言，口吐涎。"

当邪气阻碍气血流通，患部便会出现麻木、麻痹、疼痛等症状。从症状的呈现，包括麻痹的情形是固定还是游走、发作期是在冬天寒冷的天气还是雨季潮湿的天气、发病前有没有吹到风等，以及全身的其他症状，可以判断出究竟是风邪、寒邪、湿邪或两者以上的邪气所导致，于是才能知道要怎么去进行治疗。

初诊：2019 年 10 月 27 日

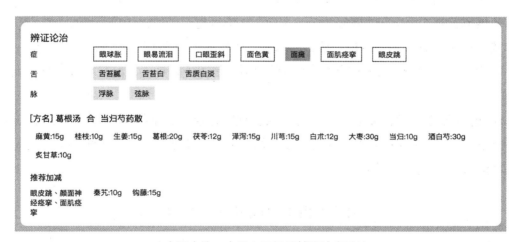

▲中医大脑：中医人工智能辅助诊疗系统

使用中医人工智能辅助诊疗系统"中医大脑"先开具汤剂处方，录入症状后，中医大脑推出"葛根汤合当归芍药散"。

我是这样理解中医大脑的思路：结合其既往病史，诊断本病总属本虚标实，以脾胃气虚兼卫表虚为其本，以风寒之邪为其标，正虚邪侵，使气血运行失畅，阳明经脉失养，出现面部肌肉纵缓、运动不利等症状。

经验取穴

针灸经典

面瘫_口眼歪斜： 合谷(双侧) 地仓 颊车(灸) 承浆 翳风 颧髎 后溪 阳陵泉

面部中风： 阳白 攒竹

▲中医大脑：中医人工智能辅助诊疗系统

面瘫的治疗，需要针药结合效果才会强大。第二步，使用中医大脑开具针灸处方。选穴如上，这里逐一列出。

怎么理解中医大脑的针灸处方思路呢？阴阳失调是周围性面瘫的核心病机。充分发挥十二经脉纵贯上下、左右对称的优势，针灸治疗周围性面瘫时，处方选穴讲究远近、左右相配，全方位调动十二经络大周天的功能，以调整人身左右之阴阳，达到阴阳平衡的作用。

合谷穴是手阳明经的原穴，阳明为多气多血之经。

《灵枢》有"手阳明大肠经脉……主津所生病者也"，气血充则筋肉养。

《标幽赋》谓："更穷四根三结，依标本而刺无不痊。"故根结相连，上病下取。

同时，患、健侧交替针刺合谷穴的目的不仅是避免耐针性，而且可最大化地发挥其作用。

以前普先生治疗糖尿病时，拒绝针灸。现在这情况，不得不下针。扎了几次后，普先生透露，刚开始扎的那三次心里很害怕，又是在脸上扎。之后就慢慢克服心里的恐惧感了，其实也不怎么疼。

中医大脑医理分析——初诊

◇ 症状统计

医者在这一诊中收录的症状不多，但却给了我们很清楚的线索。其中又以浮脉的出现标示着中医大脑可能的用方方向。为什么这样说呢？我们接下来要和大家一起来探索！

脉症与体质的关联

【面】	口眼㖞斜，面瘫，面色黄，面肌痉挛
【眼】	眼球胀，眼易流泪，眼皮跳
【舌体】	舌质白淡
【舌苔】	舌苔白，舌苔腻
【脉诊：浮沉性】	浮脉
【脉诊：流畅性】	弦脉

◇ **体质分析**

这一诊虽然收录的症状少，但是我们从舌象上可以看出，这位患者的体质以阳虚为主。他的脉象呈现浮脉和弦脉，浮脉代表的意思可能有外感或浮阳外越，而弦脉在这里因为在浮取的位置，往往标示着患者身体较为偏寒，这就会和由舌象看到的阳虚体质判断相符合。依此判断，患者非常有可能是因为受风寒之后而造成口眼㖞斜、面瘫的现象，也就是说这位患者非常可能在受了外寒之后而产生"寒主收引（收缩牵引）"的反应。

◇ **中医大脑处方**

问止中医大脑在分析所有症状之后做出的方剂计算结果如下——"葛根汤 + 当归芍药散"的合方。

［中医大脑主方］麻黄 15g，桂枝 10g，生姜 15g，葛根 20g，茯苓 12g，泽泻 15g，川芎 15g，白术 12g，大枣 30g，当归 10g，酒白芍 30g，炙甘草 10g。

［推荐加减］秦艽 10g，钩藤 15g。

◇ **处方中的用药分析**

我们先来分析其中的用药，列出以下单味药的主治和应用的简表，通过单味药的选取来看中医大脑在这一诊中的思路。再渐次由"单味药"而"药对"，再来看其中可能的方剂结构。

从单味药来看，可以见到麻黄、桂枝等风寒用药。这明显地提示了本方的治疗方向。

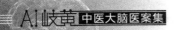
单味药分析

单味药	主治	应用
白芍	养血调经，平肝止痛，敛阴止汗	1.用于血虚或阴虚有热的月经不调、崩漏等证。2.用于肝阴不足、肝气不舒或肝阳偏亢的头痛、眩晕、胁肋疼痛、脘腹四肢拘挛作痛等证。3.用于阴虚盗汗及营卫不和的表虚自汗证
川芎	活血行气，祛风止痛	1.用于血瘀气滞证。2.用于头痛。3.用于风湿痹痛、肢体麻木
葛根	解肌退热，透发麻疹，生津止渴，升阳举陷	1.用于外感发热，头痛项强。2.用于麻疹透发不畅。3.用于热病烦渴，内热消渴。4.用于热泄热痢，脾虚久泻
桂枝	发汗解肌，温经通脉，通阳化气	1.用于外感风寒表证。2.用于寒凝血滞的痹证，脘腹冷痛、痛经、经闭等证。3.用于胸痹，痰饮，水肿及心动悸，脉结代
大枣	补中益气，养血安神，缓和药性	1.用于脾虚食少便溏、倦怠乏力等证。2.用于血虚萎黄及妇女脏躁、神志不安等证。3.用于药性较峻烈的方剂中，可以减少烈性药的副作用，并保护正气
麻黄	发汗解表，宣肺平喘，利水消肿	1.用于风寒表实证。2.用于咳喘实证。3.用于风水水肿
茯苓	利水渗湿，健脾安神	1.水肿、小便不利。2.脾虚诸证。3.心悸，失眠
泽泻	利水渗湿，泻热	1.水肿、小便不利，痰饮，泄泻。2.湿热带下，淋浊
生姜	发汗解表、温中止呕，温肺止咳	1.用于外感风寒表证。2.用于多种呕吐。3.用于风寒咳嗽
炙甘草	补脾和胃，益气复脉	用于脾胃虚弱，倦怠乏力，心动悸，脉结代，可解附子毒，亦可修补身体黏膜破损
白术	补气健脾，燥湿利水，固表止汗，安胎	1.用于脾胃气虚、运化无力的食少便溏、脘腹胀满、肢软神疲等证。2.用于脾虚失运、水湿内停之痰饮、水肿、小便不利等。3.用于脾虚气弱，肌表不固而自汗。4.用于脾虚气弱，胎动不安之证
当归	补血，活血，调经，止痛，润肠	1.用于血虚诸证。2.用于血虚或血虚而兼有瘀滞的月经不调、痛经、经闭等证。3.用于血虚，血滞或寒滞，以及跌打损伤、风湿痹阻的疼痛。4.用于痈疽疮疡。5.用于血虚肠燥便秘
秦艽	祛风湿，舒筋络，退虚热，清湿热	1.用于风湿痹痛，筋脉拘挛，手足不遂。2.用于骨蒸潮热，小儿疳热。3.用于湿热黄疸
钩藤	息风止痉，清热平肝	1.用于肝风内动，惊痫抽搐。2.用于头痛，眩晕

◇ 处方中的药对分析

有了上述本次用方的单味药分析一览，我们通过中医大脑的学习模块把其中的药对列出来，这是我们分析这次用方的第二步骤，深入了解单味药之间的协同作用。

药对分析

药对	主治	应用
麻黄+桂枝	发表解肌散寒。相须	治疗四肢水肿，外感风寒表实证
麻黄+白术	宣肺利水，健脾燥湿。相须相使	治疗水肿初起或风湿痹证
桂枝+芍药	调和营卫，解肌发表。相使	治疗外感风寒表虚证
生姜+大枣	养脾胃和营卫。相使	治疗风寒感冒（入解表药），胃脘不舒呕吐（入健脾药）
当归+川芎	养血、活血、止痛	治疗血虚血瘀气滞之痛经和产后腹痛
茯苓+桂枝+白术+炙甘草	温阳化饮，健脾利湿	治疗中阳不足之痰饮。胸胁支满，目眩心悸，短气而咳，舌苔白滑，脉弦滑或沉紧
桂枝+芍药+当归	温经通脉，活血止痛	治疗左肩膀僵硬
葛根+川芎	祛风止痛	治疗各种头痛
川芎+芍药+茯苓+泽泻	养血柔肝，活血化瘀，健脾利水	治疗腰腹疼痛，眩晕，小便不利、足跗浮肿，舌淡红、苔白腻，脉濡细缓
桂枝+炙甘草	辛甘化阳，补益心阳。相使	治疗心阳虚之心悸气短，其人欲两手交叉覆盖，喜按心胸部位
白术+茯苓	补气健脾，燥湿利水	治疗脾虚湿盛证的大便溏泻，软便
桂枝+芍药+葛根	温经通脉	治疗肩背痛
泽泻+桂枝	利水渗湿，通阳化气	治疗水饮内停证。水肿，小便不利，泄泻，舌苔白而滑
秦艽+钩藤	祛风湿，舒筋络，息风止痉	治疗眼皮跳，颜面神经痉挛，面肌痉挛

我们在这个合方中可以看到许多组药对的使用。就其中重要药对的作用，我们做以下解说：

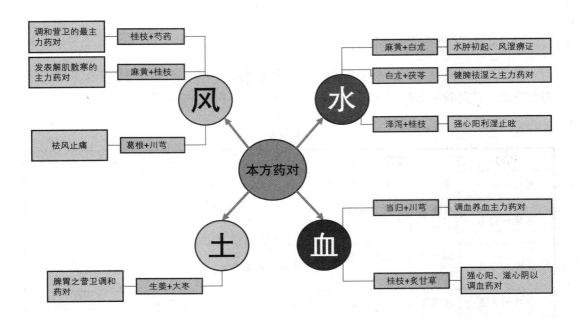

我们可以基本上把本方出现的药对分成水、风、血、土四个方面。也就是说，本方中有发表祛风化寒的药对，有祛湿利水的药对，有强化脾胃调和营卫的药对，有重在调血的药对。

◇ **处方中展现的可能方剂组合分析**

我们再通过中医大脑的学习模块分析本方剂的结构，我们可以发现有以下方剂的组成在其中：

重要结构符合方剂

结构符合方剂	方剂组成	药数
葛根汤	麻黄，桂枝，生姜，葛根，大枣，白芍，炙甘草	7
当归芍药散	茯苓，泽泻，川芎，白术，当归，白芍	6
桂枝去桂加茯苓白术汤	生姜，茯苓，白术，大枣，白芍，炙甘草	6
桂枝加葛根汤	桂枝，生姜，葛根，大枣，白芍，炙甘草	6
桂枝汤	桂枝，生姜，大枣，白芍，炙甘草	5
桂枝加芍药汤	桂枝，生姜，大枣，白芍，炙甘草	5
桂枝加桂汤	桂枝，生姜，大枣，白芍，炙甘草	5
茯苓甘草汤	桂枝，生姜，茯苓，炙甘草	4
茯苓桂枝甘草大枣汤	桂枝，茯苓，大枣，炙甘草	4
苓桂术甘汤	桂枝，茯苓，白术，炙甘草	4
桂枝去芍药汤	桂枝，生姜，大枣，炙甘草	4

可作为方根的结构符合方剂

结构符合方剂	方剂组成	药数
芍药甘草汤	白芍，炙甘草	2
泽泻汤	泽泻，白术	2
桂枝甘草汤	桂枝，炙甘草	2
佛手散	川芎，当归	2

本次中医大脑算出来的方剂是"葛根汤合当归芍药散加秦艽、钩藤"。诚如我们在前文中提到的，在治疗面瘫、颜面神经麻痹这方面的问题时，我们往往要考虑风邪的影响。葛根汤作为太阳病中重要的方剂，在本案的应用可以说是非常合理。药理方面，蔓藤类豆科植物葛根本身含有一种具松弛作用的成分，葛根单味药本身便具有解肌的作用，也就是说能够让骨骼肌放松。而另外一个方剂"当归芍药散"是一个补血祛湿兼具的方剂。受了风寒之后，患者的水液代谢出现问题，我们必须通过当归芍药散中的利水药物把组织中的水液重新收回到脉管中，这可以让血液充分运行支援神经和肌肉。加上葛根能够把水液适度地带到头面部位，这样组合起来就形成一个非常好的水的循环。

同时，我们还惊喜地发现中医大脑本方中还有"葛根汤加秦艽、钩藤"的结构。这是已故经方大师张步桃先生很喜欢用的葛根汤加减，专门治疗眼皮跳、面肌痉挛、眨眼症等问题。不仅葛根有松弛肌肉的作用，龙胆草科植物秦艽、茜草科植物钩藤这两者都是松弛剂。为什么人会频繁眨眼？为什么眼睛闭不起来？就是眼皮产生的一种痉挛反应。此例面瘫口眼㖞斜也是一种痉挛，因此加入止痉松弛的药就更能加强疗效。已故经方大师倪海厦先生在治疗面部中风时喜欢用桂枝加葛根汤加川芎、钩藤等加减，同时再搭配针灸穴位如合谷、地仓透颊车等，便能达到立竿见影的效果。中医大脑学习了这些前辈大师们的临床经验，用葛根汤合当归芍药散加秦艽、钩藤，则更能全面涵盖面瘫的所有可能病机，增强疗效。

值得注意的是，钩藤这味药必须后下，只煮 15 分钟以内，否则有效成分容易被破坏。这是临床上很容易被忽视的地方，但有时却关系着疗效的成败。

回顾"葛根汤合当归芍药散加秦艽、钩藤"对治面瘫，理解本方剂的重要精神，甚至我们可以说这几乎是治疗面瘫的一个全新自创方。以下我们就这两个方剂的组成和主治再做分析，这可以让我们更清楚地了解本方的思路和精神。

方剂的组成药物列表

葛根汤	葛根	麻黄	大枣	桂枝	白芍	炙甘草	生姜	–	–	–	–	–
当归芍药散	–	–	–	–	白芍	–	–	当归	川芎	茯苓	白术	泽泻

方剂的主治列表

葛根汤	项背强痛、无汗、脉浮
当归芍药散	养血柔肝，活血化瘀，健脾利水

◇ 方性分析

中医大脑可以就方剂的单味药药性和比例算出方性，并且列出以下的方性图。本方的方性偏温、偏补，而其他药物动力学方面的特性都较为平衡。

问止中医大脑方性图

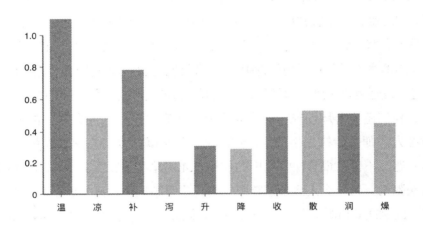

二诊：2019 年 11 月 4 日

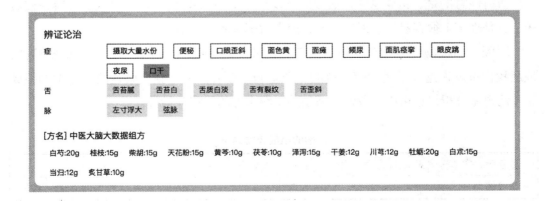

辨证论治

症　摄取大量水份　便秘　口眼歪斜　面色黄　面瘫　频尿　面肌痉挛　眼皮跳
　　夜尿　口干

舌　舌苔腻　舌苔白　舌质白淡　舌有裂纹　舌歪斜

脉　左寸浮大　弦脉

[方名] 中医大脑大数据组方

白芍:20g　桂枝:15g　柴胡:15g　天花粉:15g　黄芩:10g　茯苓:10g　泽泻:15g　干姜:12g　川芎:12g　牡蛎:20g　白术:15g

当归:12g　炙甘草:10g

自诉

眼睛闭合较前好转，抬头问好转，喜吃甜，口渴饮水多，不解渴，白天尿急，尿频，夜尿急，较前少。出差两天未解大便。手指麻木感，舌淡白（较前红），歪斜舌，白腻苔，双寸浮大，余脉弦。

▲ 中医大脑：中医人工智能辅助诊疗系统

服药一周后，普先生反馈面瘫已渐好，起效很快。普先生反馈，眼睛闭合较之前好转，抬头纹也好转。

急则治其标，在治标起效后，要想彻底巩固疗效，必须从根本性的体质调理入手。二诊时，我没有把重点放在面瘫，而是着手于普先生长期所苦的"口干、夜尿"等症状，这其实也是普先生糖尿病所带来的问题。

继续针药并施一周。

中医大脑医理分析——二诊

◇ **症状统计**

患者在服药后面瘫的问题有很大改善，同时症状方面有一些变化，值得注意的是患者此时已经没有浮脉。这提示了他的外感问题得到了缓解。我们把本次就诊的症状整理归类如下：

脉症与体质的关联

【口‑渴饮】	摄取大量水分，口干
【小便】	频尿，夜尿
【大便】	便秘
【面】	口眼㖞斜，面瘫，面色黄，面肌痉挛
【眼】	眼皮跳
【舌体】	舌质白淡，舌㖞斜，舌有裂纹
【舌苔】	舌苔白，舌苔腻
【脉诊：流畅性】	弦脉
【脉诊：特殊性】	左寸浮大

症状记录

原有但不再收录的症状	浮脉，眼易流泪，眼球胀						
另外又收录的新症状	口干，便秘，夜尿，舌喎斜，左寸浮大，频尿，摄取大量水分，舌有裂纹						

◇ **中医大脑处方**

中医大脑在这里做了用方上的改变。看来不再是以风寒药为主而有柴胡剂结构出现。

[中医大脑主方] 白芍 20g，桂枝 15g，柴胡 15g，天花粉 15g，黄芩 10g，茯苓 10g，泽泻 15g，干姜 12g，川芎 12g，牡蛎 20g，白术 15g，当归 12g，炙甘草 10g。

◇ **处方中的用药分析**

我们先来分析其中的用药。在列出各个单味药的详解之前，且把初诊、二诊的用药全部排比列出如下，由此我们就可以清楚地看到新加的药味。而观察这些新单味药，可以发现是柴胡桂枝干姜汤的结构。

比较一诊和二诊的用药差别

初诊用药	葛根	麻黄	大枣	桂枝	白芍	炙甘草	生姜	—	—	—	—	—	当归	川芎	白术	茯苓	泽泻
二诊用药	—	—	—	桂枝	白芍	炙甘草	—	柴胡	黄芩	牡蛎	天花粉	干姜	当归	川芎	白术	茯苓	泽泻

单味药分析

单味药	主治	应用
天花粉	清热生津，消肿排脓	1.用于热病口渴，内热消渴。2.用于肺热咳嗽或燥咳。3.用于痈肿疮疡
干姜	温中散寒，回阳通脉，温肺化饮	1.用于脾胃寒证。2.用于亡阳证。3.用于寒饮伏肺喘咳
黄芩	清热燥湿，泻火解毒，止血，安胎	1.用于湿温暑湿，黄疸泻痢，热淋涩痛。2.用于肺热咳嗽。3.用于热病烦渴，寒热往来。4.用于咽喉肿痛，痈肿疮毒。5.用于血热出血证。6.用于胎动不安

续表

单味药	主治	应用
牡蛎	平肝潜阳，软坚散结，收敛固涩	1.用于肝阳上亢，头晕目眩。2.用于痰核，瘰疬，癥瘕积聚等证。3.用于滑脱诸证。4.用于胃痛泛酸
柴胡	疏散退热，疏肝解郁，升举阳气，清胆截疟	1.用于少阳证，外感发热。2.用于肝郁气滞，胸胁疼痛，月经不调。3.用于气虚下陷，久泻脱肛，胃、子宫下垂。4.用于疟疾

已经在前诊中出现的单味药有白芍、桂枝、茯苓、泽泻、川芎、白术、当归、炙甘草，请参考前面的解说。

◇ 处方中的药对分析

有了上述本次用方的用药一览，我们来通过中医大脑的学习模块分析其中的药对，这是我们分析这次用方的第二步骤，深入了解单味药之间的协同作用。

药对分析

药对	主治	应用
桂枝＋芍药	调和营卫，解肌发表。相使	治疗外感风寒表虚证
柴胡＋黄芩	和解少阳。相须	治疗邪在半表半里之少阳证，往来寒热
当归＋川芎	养血、活血、止痛	治疗血虚血瘀气滞之痛经和产后腹痛
茯苓＋桂枝＋白术＋炙甘草	温阳化饮，健脾利湿	治疗中阳不足之痰饮。胸胁支满，目眩心悸，短气而咳，舌苔白滑，脉弦滑或沉紧
桂枝＋芍药＋当归	温经通脉，活血止痛	治疗左肩膀僵硬
川芎＋芍药＋茯苓＋泽泻	养血柔肝，活血化瘀，健脾利水	治疗腰腹疼痛，眩晕，小便不利、足跗浮肿，舌淡红、苔白腻，脉濡细缓
桂枝＋炙甘草	辛甘化阳，补益心阳。相使	治疗心阳虚之心悸气短，其人欲两手交叉覆盖，喜按心胸部位
柴胡＋芍药	疏肝解郁，养血调经，平肝止痛	治疗胁肋痛，或月经不调，乳房胀痛，脉弦细
白术＋茯苓	补气健脾，燥湿利水	治疗脾虚湿盛证的大便溏泄，软便
干姜＋炙甘草	温中散寒	治疗：1.脾虚寒的大便溏泄。2.阳虚吐血。3.肺痿吐涎沫，其人不咳，不渴，遗尿，小便数
泽泻＋桂枝	利水渗湿，通阳化气	治疗水饮内停证。水肿，小便不利，泄泻，舌苔白而滑

中医大脑在二诊时计算出的方剂与初诊时的方剂有很大不同。如果从其中的药对组成来看，我们可以看出二诊的方剂在功能上会更加复杂且完备。当然，其中有一些结构仍然维持初诊结构不变，但是同时二诊方剂也增加了所触及的方向。我们先来看药对的分组比较图，然后再来看看每个药对的解说。

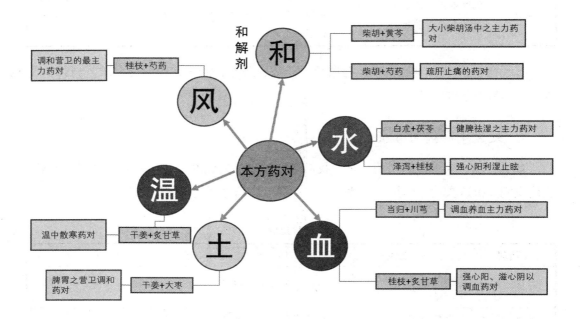

◇ **处方中展现的可能方剂组合分析**

我们再通过中医大脑的学习模块分析本方剂所包含的方剂结构：

重要结构符合方剂

结构符合方剂	方剂组成	药数
柴胡桂枝干姜汤	桂枝，柴胡，天花粉，黄芩，干姜，牡蛎，炙甘草	7
当归芍药散	白芍，茯苓，泽泻，川芎，白术，当归	6
当归散	白芍，黄芩，川芎，白术，当归	5
苓桂术甘汤	桂枝，茯苓，白术，炙甘草	4
甘草干姜茯苓白术汤	茯苓，干姜，白术，炙甘草	4

可作为方根的结构符合方剂

结构符合方剂	方剂组成	药数
芍药甘草汤	白芍，炙甘草	2
甘草干姜汤	干姜，炙甘草	2
泽泻汤	泽泻，白术	2
桂枝甘草汤	桂枝，炙甘草	2
瓜蒌牡蛎散	天花粉，牡蛎	2
佛手散	川芎，当归	2
二仙汤	白芍，黄芩	2

　　二诊的方剂在其结构符合方剂中包含多首方剂，我们选取"柴胡桂枝干姜汤 + 当归芍药散"作为主结构，和初诊相比，当归芍药散的结构被完整保留下来，主要的用方差别是由治疗风寒的葛根汤结构转换成柴胡剂结构。

　　至于为什么在柴胡剂里面，中医大脑要选用柴胡桂枝干姜汤作为方剂结构呢？我们不能从柴胡桂枝干姜汤本身的传统用法去看，而是要拆出来看它的用药组成。在这里面有牡蛎这味能散坚的药物，用意是清理瘀阻。初诊用到的葛根汤中的葛根能把水液带达头面，正好二诊的柴胡桂枝干姜汤中有天花粉可以起到类似效果。生姜换成干姜，是希望作用点能够往上焦走。而桂枝、芍药这对在桂枝汤中出现的结构，表示要以"祛风"为原则。以下就这两个方剂的组成和主治做比较。

方剂的组成药物列表

柴胡桂枝干姜汤	柴胡	桂枝	干姜	天花粉	黄芩	牡蛎	炙甘草	–	–	–	–	–	–
当归芍药散	–	–	–	–	–	–	–	当归	川芎	白芍	茯苓	白术	泽泻

方剂的主治列表

柴胡桂枝干姜汤	胸胁满微结、小便不利、口渴不呕、寒热往来，以及神志方面的郁证、神经官能症、癔病、焦虑
当归芍药散	养血柔肝，活血化瘀，健脾利水

◇ **方性分析**

可以看出，与初诊的方剂方性相比，本方的方性略为偏寒。我们知道柴胡桂枝干姜汤本身的方性偏微寒，而与此同时我们看到其他方面的方性和初诊相比变化不大。

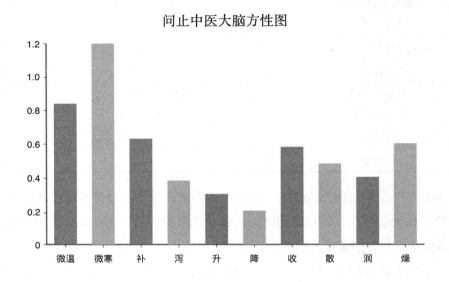

问止中医大脑方性图

后续情况

普先生刚来的时候，少气懒言，打个电话都感觉嘴巴难受，情绪很低落。治疗一礼拜后终于开心地笑了，每次治疗前和治疗后都很客气地对我和理疗师说："谢谢，谢谢你。"

在截止到目前总共只有2周的治疗时间里，普先生喝药14剂（目前第二次开的药还没喝完），接受针灸治疗共10次。现在眼睑可完全闭合；面部有风、面部麻木感、眼部流泪的症状完全消失；鼻唇沟变浅，皱眉、露齿、噘嘴等动作已基本恢复正常。仅剩嘴角轻微㖞斜，做鼓腮的动作还差那么一点。普先生非常开心。

顾客	医师	主症/疾病	顾客自诉	针药类型	随访	确认时间
	王丹丹		面瘫恢复期	针	不随访	2019-11-06 10:00
	王丹丹		面瘫恢复期	针	不随访	2019-11-05 16:52
	王丹丹	口干	眼睛闭合较前好转，抬头问好转，喜吃甜，口渴饮水多，不解渴，白…	针 药	已随访	2019-11-04 10:30
	王丹丹			针	不随访	2019-10-30 09:34
	王丹丹			针	不随访	2019-10-29 16:32
	王丹丹			针	不随访	2019-10-28 09:44
	王丹丹			针	不随访	2019-10-27 11:12
	王丹丹	面瘫	面瘫5天，自觉眼里有风吹的感觉，口干好转，夜尿好转2次，就有…	药	已随访	2019-10-27 11:05
	王丹丹	口干	夜尿4-5次，夜间口干饮水多，白天口干尚好，大便2天/次，先…	药	已随访	2019-10-13 13:18
	王丹丹	口干	头晕消失，口干口苦小便好转，夜尿1次，尿急，鼻头暗黄时淡时重…	药	已随访	2019-09-27 16:28

共14条

▲中医大脑：就诊历史记录

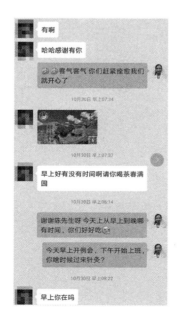

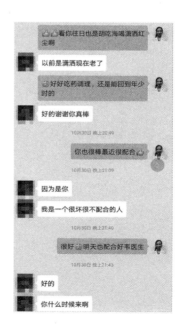

回顾这次治疗面瘫的经验，中医大脑处方十分精准有效，再配合针灸和理疗，三者齐下，效果卓越。同时，为达成疗效，也需要顾客在生活方式方面的配合，再继续长时间吹冷风可不行。

总　结

通过本案，我们可以再一次看到中医大脑在诊治上的特点，它在所有的细节方面都不会疏忽，通过高频的计算比较分析，排比不同方案的优劣，最终计算出合适的方剂。看中医大脑计算出的方剂，我们往往会因为它的细微和精妙而拍案叫绝。在本次治疗面瘫的案例中，一方面体现了我们常用的经方治证思维，另一方面在初诊和二诊两者之间的变化和药味的选取上，值得我们学习。

另外一个值得我们注意的点就是针药并施的重要性。我们通常用方剂来解决体质根本性的问题，同时用针灸取得立竿见影的效果。针药结合对患者来说是中医系统里最好且最为有效的策略。问止中医大脑的针灸模块是非常强大的，以《针灸大成》为蓝本复原了古典针灸的循经取穴计算法，同时又纳入了现代针灸体系如头针、腹针和耳穴等方法，足以向医者提供治症上精密的辅助。

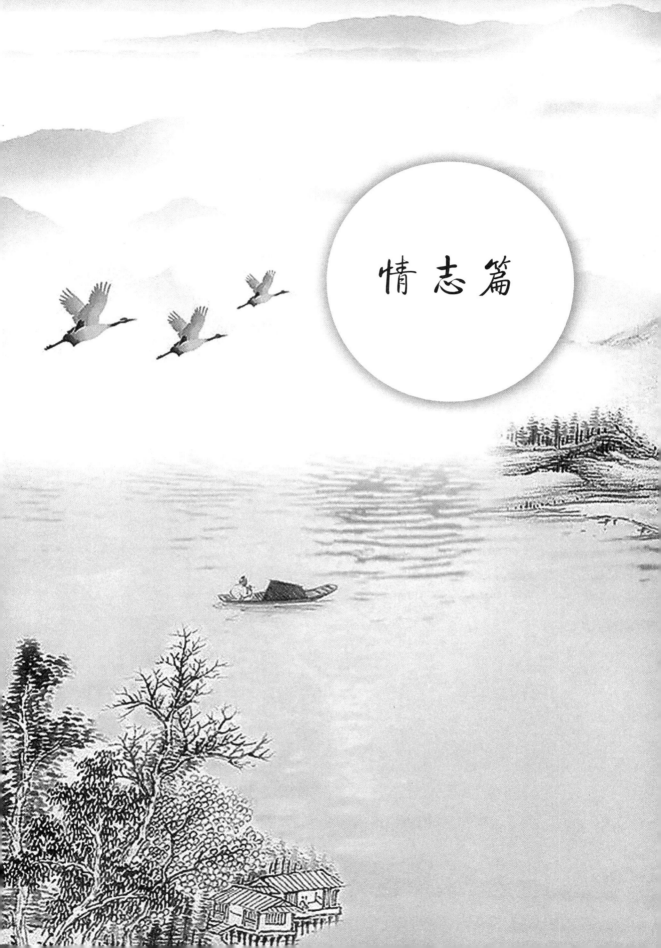

情志篇

【医案9】

中医大脑治抑郁症2例，跟抗抑郁西药说再见

主诊医师：崔小瑞

中医对情志与神志问题的理解非常透彻而细腻，自古就有"七情致病"的中医理论，中医早已建立起情志、神志与身体机能和病症之间的联系。

2018年7月，我接诊了从事心理咨询工作的Z女士。Z女士自诉近一年内被抑郁症困扰，症状有抑郁、情绪低沉、失眠、紧张、心惊、心悸、脚冷等。彼时，根据中医大脑计算提示，我开具甘麦大枣汤。

甘麦大枣汤是出自医圣张仲景的《伤寒杂病论》中的一个名方，是治疗精神神经系统疾病的方剂。书上的原文是"妇人脏躁，喜悲伤欲哭，象如神灵所作，数欠伸，甘麦大枣汤主之"。这其中的"脏躁"一般指精神方面的疾病，妇人较常见，主要原因便是忧思过度、心阴受损、肝气失和，故用本方来养心安神调肝和中。

一诊后，Z女士的睡眠改善明显，入睡很快同时情绪好转。二诊时，把调治重点放在心惊、心悸方面，中医大脑计算推荐处方为柴胡加龙骨牡蛎汤，开具5剂。同时我改甘麦大枣汤为药茶，嘱Z女士可以连续三周用花茶壶煮茶饮。本抑郁症案例取得令患者十分满意的效果。

不久后，Z女士介绍了她的朋友，另一位被抑郁症所困扰的E男士。E男士的抑郁症程度比Z女士严重许多，本文将回顾E男士抑郁症的治疗全过程。

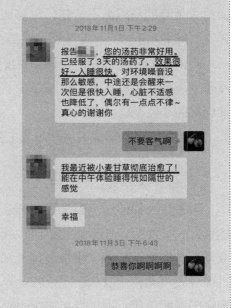

整体病症分析

◇ **什么是抑郁症**

抑郁症是以抑郁为主要特点的情感障碍，常见症状包括对什么事情都提不起劲、没有热情、心情低落、不想见人，甚至想自杀。此外，抑郁症也容易造成患者的躯体功能失调，例如失眠、嗜睡、疲劳、食欲不振或食欲暴增等。

◇ **现代医学怎么看抑郁症**

根据世界卫生组织（WHO）资料，2020 年有三大疾病需要被重视，其中之一便是抑郁症。抑郁症经常被忽略，患者没有接受适当的治疗。像失眠、嗜睡、疲劳等这些生理症状，一般人不会想到是抑郁症。而且抑郁症患者，往往不会察觉到自己有精神症状，或是有所注意但也把它们合理化，认为这些症状并没什么，进而不寻求医疗上的帮助。

抑郁症的缘由是大脑内血清素减少，导致神经传导功能异常。血清素被普遍认为是幸福和快乐感觉的贡献者，当它降低到人体所需的数量以下时，人体就会出现注意力集中困难、厌倦感等，如果此时血清素水平再进一步下降，就会引起抑郁。引起血清素下降的原因尚不清楚，目前认为可能的因素包括遗传、遭遇重大创伤、人格特质、人际关系疏离、怀孕生产、脑部疾病、药物影响等。

抑郁症的分类很复杂，例如重度忧郁症、持续性忧郁症、产后忧郁症，还有在寒冷季节发病，也就是日照时间越少、发病率越高的季节性忧郁症等，以及不符合抑郁症标准的非典型忧郁症等。

现代医学对抑郁症的治疗方法主要有心理治疗和抗忧郁药物。

◇ **中医怎么看抑郁症**

中医认为抑郁症主要是气郁所导致，也就是气的运行障碍。气是人体一切活动的能量，一旦发生运输不畅或停滞，就会产生许多问题，如精神抑郁、胸闷、疼痛、食欲不振、腹胀、失眠、梅核气等。如果这些问题持续一段时间，便会造成气的耗损，进而导致气虚，使身体出现疲劳、无力、头晕、不想讲话等症状。而气虚既久，就会形成阳虚的体质。一旦到了阳虚的阶段，这个时候抑郁的问题就会更严重且复杂。只要抓住气虚和阳虚的核心病机，中医入手对治抑郁症，颇取佳效。

初诊：从"肌肉紧绷"入手

据 Z 女士转述，E 男士因为分手情伤及与家人关系破裂而引发抑郁症。E 男士先接受了西医的治疗，服抗抑郁药物后感觉人麻木、呆滞，但是戒药后又感觉无比难受。后来做了比较长时间的心理咨询，有所好转，但是仍然有许多症状。

Z 女士跟 E 男士分享了她自身抑郁症治疗的前后经历，燃起了 E 男士一点微弱的治疗希望。E 男士主动问"我也想吃这几服可以吗……"因中医看病向来个体施治，不见得甘麦大枣汤就会适合 E 男士。于是我们开始了一段时间的诊疗。

通过问诊了解的症状概括起来有四组。

第一，心理：焦虑、情绪容易波动、容易悲伤、容易愤怒及失去理智、容易闪回陷入情绪。

第二，睡眠：在城市里入睡较为困难，在乡村安静的地方容易入睡。

第三，身体：后背肌肉僵硬、颈肩酸疼、易困。

第四，其他：便秘。手脚肚子都凉。肠胃很弱，容易肚子痛，容易拉肚子。偶尔头晕。在安静的环境下有耳鸣，紧张时耳鸣显著加重。之前得过甲亢，后来恢复了但是遗留有脖子和眼睛比较肿的情况。

问诊时我发现一个值得注意的现象：每当肌肉开始紧张，紧张到跟铁板一样的时候，也就是 Z 男士情绪深陷低落或波动的时候。我们不能说这两者存在因果关系，但是可以通过患者自诉推断出肌肉紧张与抑郁情况之间存在明显的相关

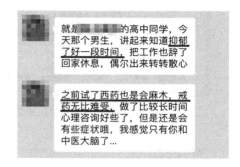

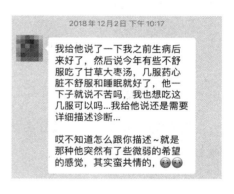

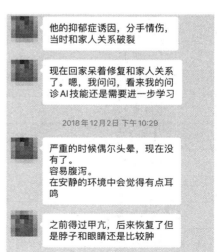

性。这提供了我初诊的思路——急则治其标，缓解肌肉会比调节情绪起效更快，是不是会让患者也更能感受到疗效进而增强坚持治疗的信心呢？

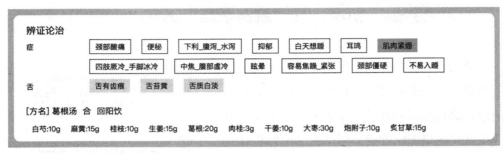

▲中医大脑：中医人工智能辅助诊疗系统

使用问止中医大脑辨证论治，以"肌肉紧绷"为主证，中医大脑计算后推荐处方为葛根汤合回阳饮。开具 5 天的药，早晚各 1 包，即总共 10 包药。

中医大脑医理分析——初诊

◇ 症状统计

我们先把初诊的症状做分类整理。初诊时，医者的诊治重点放在"肌肉紧绷"问题上。

脉症与体质的关联

【寒】	中焦 - 腹部虚冷，四肢厥冷 - 手脚冰冷
【大便】	便秘，下利 - 腹泻 - 水泻
【睡眠】	不易入睡，白天想睡
【情绪】	容易焦躁 - 紧张，抑郁
【颈】	颈部僵硬，颈部酸痛
【全身】	肌肉紧绷
【耳】	耳鸣
【全身性问题】	眩晕
【舌体】	舌质白淡，舌有齿痕
【舌苔】	舌苔黄

◇ 体质分析

从"四肢厥冷 - 手脚冰冷、中焦 - 腹部虚冷、白天想睡、下利 - 腹泻 - 水泻、舌质白淡、舌有齿痕"等症状来看，这位患者的体质可以说是阳虚得非常明显。

◇ 中医大脑处方

初诊，中医大脑计算推荐的方剂是"葛根汤 + 回阳饮"的合方。也就是在葛根汤结构中，除了生姜再加上干姜，除了桂枝再加上肉桂，另外再加上炮附子。

［中医大脑主方］葛根 20g，麻黄 15g，大枣 30g，桂枝 10g，白芍 10g，生姜 15g，炮附子 10g，干姜 10g，炙甘草 15g，肉桂 3g。

◇ 处方中的用药分析

我们先来分析其中的单味药，列出以下的主治和应用的简表，通过单味药的选取来看中医大脑在这一诊中的初步思路，再渐次由"单味药"而"药对"，最后再来看其中可能的方剂结构。

本方中同时有"生姜和干姜"，同时有"桂枝和肉桂"。虽然这两个药对的药味相近，但临床应用存在需医者格外留意的不同。"生姜和干姜"的差异是炮制与否造成，"桂枝和肉桂"是同一物种的不同部位入药而有差别。

【生姜和干姜】

生姜重点作用部位在脾胃，而干姜在肺且更能透达全身；生姜散表寒，而干姜温里寒。此患者有四肢厥冷的里寒问题，同时又有颈部僵硬酸痛、肌肉紧绷等表寒的问题，因此中医大脑干姜、生姜并用。

比较单味药之适应证：生姜和干姜

相同适应证	身冷 - 畏寒、咳嗽、咳嗽型感冒
生姜的其他适应证	食欲不振、恶心想吐、呕吐、呃逆 - 嗳气 - 打嗝、肠胃虚弱 - 元气衰吸收差、外感 - 感冒、伤寒感冒、多痰、恶寒、食物中毒
干姜的其他适应证	吐血、便血、月经崩漏、下利 - 腹泻 - 水泻、腹痛、产后瘀血经闭、产后身痛、哮喘、四肢厥冷 - 手脚冰冷、脚冷、手冷、大汗出、面色白、口不渴、喜热饮、长期整日全身倦怠、某些时段容易疲累、体力差 - 体质虚弱

【桂枝和肉桂】

桂枝热力较小，但走窜四肢之力强；肉桂热力较强，功用以强心阳为主。

比较单味药之适应证：桂枝和肉桂

相同适应证	身冷 - 畏寒、腹痛、闭经、经痛、心悸、胸痛、胸闷痛、胸痛 - 闷痛、胸口闷
桂枝的其他适应证	无汗、不易出汗、发热、全身痛证、气上冲、长期整日全身倦怠、肌肉疼痛、肌肉紧绷、外感 - 感冒、伤寒感冒、水肿 - 全身水肿、受风寒身痛四肢麻痛、咳嗽型感冒、恶风
肉桂的其他适应证	气喘、手汗、有汗、下利 - 腹泻 - 水泻、呕吐、四肢厥冷 - 手脚冰冷、脚冷、手冷、疝气、腰痛、风湿、风湿下肢麻痹、胸痛彻背背痛彻心、一切久病、体力差 - 体质虚弱、痛疝、心下痛 - 胃痛、膝盖疼痛、面色红、失眠、夜尿、滑精、遗尿、糖尿病

单味药分析

单味药	主治	应用
白芍	养血调经，平肝止痛，敛阴止汗	1.用于血虚或阴虚有热的月经不调、崩漏等证。2.用于肝阴不足、肝气不舒或肝阳偏亢的头痛、眩晕、胁肋疼痛、脘腹四肢拘挛作痛等证。3.用于阴虚盗汗及营卫不和的表虚自汗证
葛根	解肌退热，透发麻疹，生津止渴，升阳举陷	1.用于外感发热，头痛项强。2.用于麻疹透发不畅。3.用于热病烦渴，内热消渴。4.用于热泄热痢，脾虚久泻
桂枝	发汗解肌，温经通脉，通阳化气	1.用于外感风寒表证。2.用于寒凝血滞的痹证，脘腹冷痛、痛经、经闭等症。3.用于胸痹，痰饮，水肿及心动悸，脉结代
大枣	补中益气，养血安神，缓和药性	1.用于脾虚食少便溏、倦怠乏力等症。2.用于血虚萎黄及妇女脏躁、神志不安等证。3.用于药性较峻烈的方剂中，可以减少烈性药的副作用，并保护正气
麻黄	发汗解表，宣肺平喘，利水消肿	1.用于风寒表实证。2.用于咳喘实证。3.用于风水水肿
炮附子	回阳救逆，助阳补火，散寒止痛	1.用于亡阳证。2.用于虚寒性的阳痿宫冷、脘腹冷痛、泄泻、水肿等症。3.用于寒痹证。本品辛散温通，有较强的散寒止痛作用
生姜	发汗解表，温中止呕，温肺止咳	1.用于外感风寒表证。2.用于多种呕吐。3.用于风寒咳嗽
干姜	温中散寒，回阳通脉，温肺化饮	1.用于脾胃寒证。2.用于亡阳证。3.用于寒饮伏肺喘咳
炙甘草	补脾和胃，益气复脉	用于脾胃虚弱，倦怠乏力，心动悸，脉结代，可解附子毒，亦可修补身体黏膜破损
肉桂	补火助阳，散寒止痛，温经通脉	1.用于肾阳虚证。2.用于寒凝血滞的脘腹冷痛，寒湿痹痛，胸痹，寒疝腹痛。3.用于寒凝血滞的痛经，经闭。4.用于阴疽

◇ 处方中的药对分析

有了上述本次用方的单味药一览，我们来通过中医大脑的学习模块分析其中的药对，这是我们做方剂分析的第二步骤，深入了解单味药之间的协同作用。

药对分析

药对	主治	应用
麻黄＋桂枝	发表解肌散寒。相须	治疗四肢水肿，外感风寒表实证
麻黄＋炮附子	温经通络，助阳散寒。相使	治疗阳虚外感或风寒痹痛
桂枝＋芍药	调和营卫，解肌发表。相使	治疗外感风寒表虚证
生姜＋大枣	养脾胃和营卫。相使	治疗风寒感冒（入解表药），胃脘不舒呕吐（入健脾药）
炮附子＋肉桂	助阳补火	治疗肾阳虚证。腰痛脚软，阳痿早泄，老人夜尿频繁，舌淡而胖，尺弱或沉细
干姜＋炮附子	回阳救逆，温补脾肾	治疗亡阳虚脱，脾肾阳虚泄泻，舌质白淡胖大有齿痕，舌苔白滑或白腻，脉弦紧或尺沉微弱
桂枝＋炙甘草	辛甘化阳，补益心阳。相使	治疗心阳虚之心悸气短，其人欲两手交叉覆盖，喜按心胸部位
干姜＋肉桂	温中散寒	治疗腹中寒证。腹痛、胃痛，喜温喜按，舌淡苔白，脉弦紧
桂枝＋炮附子	温经通脉，散寒止痛	治疗寒凝血滞的痹证。全身疼痛，或脘腹冷痛，或经痛、闭经
炮附子＋干姜＋肉桂	回阳救逆，助阳补火	治疗里寒证。四肢厥冷，手脚冰冷，舌淡苔白，脉弦紧或尺沉微弱
干姜＋炙甘草	温中散寒	治疗：1.脾虚寒的大便溏泻。2.阳虚吐血。3.肺痿吐涎沫，其人不咳，不渴，遗尿，小便数
桂枝＋芍药＋葛根	温经通脉	治疗肩背痛

本方除了调和营卫并温阳之外，最主要的功能在于疏通经络并解肌，这就符合患者强调的"肌肉紧绷"问题。在药对分析图示中我们可以看到"解肌"和"通经络"放在一起，因为这两者有密不可分的关联。

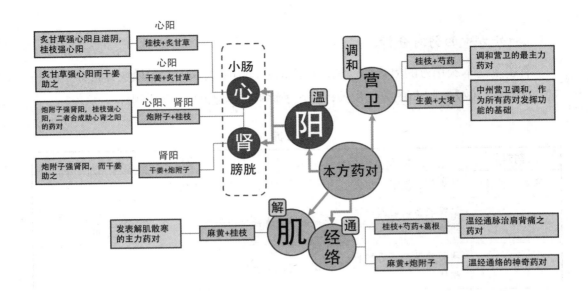

◇ **处方中展现的可能方剂组合分析**

我们再通过中医大脑的学习模块分析本方所包含的方剂结构。

重要结构符合方剂

结构符合方剂	方剂组成	药数
葛根汤	葛根，麻黄，大枣，桂枝，白芍，生姜，炙甘草	7
桂枝加附子汤	大枣，桂枝，白芍，生姜，炮附子，炙甘草	6
桂枝加葛根汤	葛根，大枣，桂枝，白芍，生姜，炙甘草	6
桂枝附子汤	大枣，桂枝，生姜，炮附子，炙甘草	5
桂枝汤	大枣，桂枝，白芍，生姜，炙甘草	5
桂枝去芍药加附子汤	大枣，桂枝，生姜，炮附子，炙甘草	5
桂枝加芍药汤	大枣，桂枝，白芍，生姜，炙甘草	5
桂枝加桂汤	大枣，桂枝，白芍，生姜，炙甘草	5
桂枝去芍药汤	大枣，桂枝，生姜，炙甘草	4
回阳饮	炮附子，干姜，炙甘草，肉桂	4

可作为方根的结构符合方剂

结构符合方剂	方剂组成	药数
麻黄附子甘草汤	麻黄，炮附子，炙甘草	3
麻黄附子汤	麻黄，炮附子，炙甘草	3
通脉四逆汤	炮附子，干姜，炙甘草	3
芍药甘草附子汤	白芍，炮附子，炙甘草	3
四逆汤	炮附子，干姜，炙甘草	3
芍药甘草汤	白芍，炙甘草	2
甘草干姜汤	干姜，炙甘草	2
桂枝甘草汤	桂枝，炙甘草	2
干姜附子汤	炮附子，干姜	2

　　本方是葛根汤和回阳饮的合方，结构上是桂枝汤类方和附子剂类方再加上麻黄剂而成。葛根汤是桂枝汤加葛根、麻黄所组成，回阳饮是四逆汤加肉桂所组成。

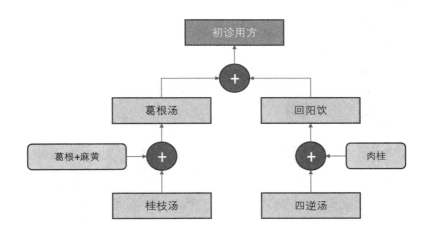

　　接下来我们就"葛根汤、桂枝汤、回阳饮、四逆汤"这四个方剂的组成和主治列表如下，做为了解其结构的参考。

方剂的组成药物列表

葛根汤	葛根	麻黄	大枣	桂枝	白芍	炙甘草	生姜	–	–	–
桂枝汤	–	–	大枣	桂枝	白芍	炙甘草	生姜	–	–	–
回阳饮	–	–	–	–	–	炙甘草		炮附子	干姜	肉桂
四逆汤	–	–	–	–	–	炙甘草		炮附子	干姜	–

方剂的主治列表

葛根汤	项背强痛、无汗、脉浮
桂枝汤	恶风有汗、头痛发热、鼻鸣干呕、苔薄白、脉浮弱或浮缓
回阳饮	温阳和引火归元。治阳虚引起的严重失眠和心脏的问题
四逆汤	四肢厥逆（手脚冰冷）、下利清谷、口淡不渴、脉沉微

◇ 方性分析

中医大脑可以就方剂的单味药药性和比例算出方性，并且列出以下的方性图。方性分析显示，本方偏于温补，同时散性较强，其用意是消除肌肉的紧绷，因此药物动力学上就会出现温而散的倾向。

问止中医大脑方性图

二诊：直接对治"抑郁"本身

5 天后，E 男士复诊。反馈如下情况有所改善：

1. 肌肉僵硬有好转，颈肩明显灵活了。

2. 身体感觉比较温暖。手脚冷冰的情况比之前好多了。

3. 肠胃敏感导致的拉肚子没有再出现过。

4. 心理状况比较平稳，也时常有情绪，但可以避免陷入。

同时依然有如下症状：

1. 睡眠质量不好，偶尔早上会头晕。睡不好就会疲倦和打不起精神。

2. 耳鸣，最近变得比较明显。

3. 二诊新提到一点是自诉感觉消化功能一般。

4. 大便仍然两三天一次。

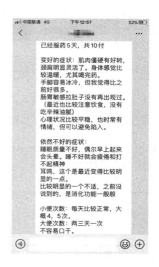

一诊时，通过"肌肉紧绷"下手对治已经取效，也建立了 E 男士继续治疗的信心。其实抑郁症本身不可怕，可怕的是患者本人失去治疗的动力，不主动求助，也拒绝医者的帮助。一旦患者本人表现出"康复欲"，医者就有机会。

二诊的重点就直接指向抑郁本身。根据 E 男士反馈的情况，问止中医大脑计算推荐方剂为柴胡加龙骨牡蛎汤合真武汤。开具 7 天的药。

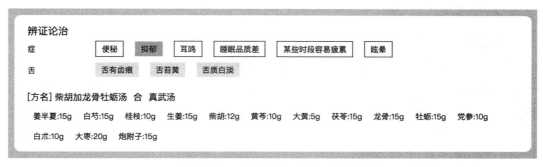

辨证论治

| 症 | 便秘 | 抑郁 | 耳鸣 | 睡眠品质差 | 某些时段容易疲累 | 眩晕 |

| 舌 | 舌有齿痕 | 舌苔黄 | 舌质白淡 |

[方名] 柴胡加龙骨牡蛎汤 合 真武汤

姜半夏:15g　白芍:15g　桂枝:10g　生姜:15g　柴胡:12g　黄芩:10g　大黄:5g　茯苓:15g　龙骨:15g　牡蛎:15g　党参:10g

白朮:10g　大枣:20g　炮附子:15g

▲中医大脑：中医人工智能辅助诊疗系统

中医大脑医理分析——二诊

◇ **症状统计**

从二诊的症状列表来看，初诊中"肌肉紧绷、颈部酸痛、颈部僵硬、四肢厥冷-手脚冰冷、下利-腹泻-水泻"等症状都消除了。这一诊中，我们就要完全针对抑郁的问题来进行治疗。

脉症与体质的关联

【整体体质】	某些时段容易疲累
【大便】	便秘
【睡眠】	睡眠品质差
【情绪】	抑郁
【耳】	耳鸣
【全身性问题】	眩晕
【舌体】	舌质白淡，舌有齿痕
【舌苔】	舌苔黄

症状记录

原有但不再收录的症状	容易焦躁-紧张，不易入睡，白天想睡，中焦-腹部虚冷，肌肉紧绷，颈部酸痛，颈部僵硬，四肢厥冷-手脚冰冷，下利-腹泻-水泻
另外又收录的新症状	睡眠品质差，某些时段容易疲累

◇ **中医大脑处方**

本方是"柴胡加龙骨牡蛎汤＋真武汤"的合方。本方寒热药味兼具。

［中医大脑主方］柴胡12g，姜半夏15g，茯苓15g，桂枝10g，党参10g，黄芩10g，大枣20g，生姜15g，龙骨15g，牡蛎15g，大黄5g，白芍15g，白术10g，炮附子15g。

◇ **处方中的用药分析**

我们先来分析其中的单味药。

单味药分析

单味药	主治	应用
龙骨	镇惊安神，平肝潜阳，收敛固涩	1.用于心神不宁，心悸失眠，惊痫癫狂。2.用于肝阳眩晕。3.用于滑脱诸证。4.用于湿疮痒疹、疮疡久溃不愈
牡蛎	平肝潜阳，软坚散结，收敛固涩	1.用于肝阳上亢、头晕目眩。2.用于痰核、瘰疬、癥瘕积聚等证。3.用于滑脱诸证。4.用于胃痛泛酸
党参	补中益气，生津，养血	1.用于中气不足的食少便溏、四肢倦怠等症。2.用于肺气亏虚的气短咳喘、言语无力、声音低弱等症。3.用于热伤气津、气短口渴之证。4.用于气血两亏的面色萎黄、头晕心悸等症

续表

单味药	主治	应用
黄芩	清热燥湿，泻火解毒，止血，安胎	1.用于湿温暑湿，黄疸泻痢，热淋涩痛。2.用于肺热咳嗽。3.用于热病烦渴，寒热往来。4.用于咽喉肿痛，痈肿疮毒。5.用于血热出血证。6.用于胎动不安
柴胡	疏散退热，疏肝解郁，升举阳气，清胆截疟	1.用于少阳证，外感发热。2.用于肝郁气滞，胸胁疼痛，月经不调。3.用于气虚下陷，久泻脱肛，胃、子宫下垂。4.用于疟疾
白术	补气健脾，燥湿利水，固表止汗，安胎	1.用于脾胃气虚、运化无力的食少便溏、脘腹胀满、肢软神疲等症。2.用于脾胃失运、水湿内停之痰饮、水肿、小便不利等症。3.用于脾虚气弱、肌表不固而自汗。4.用于脾虚气弱、胎动不安之证
大黄	泻下攻积，清热泻火，止血，解毒，活血祛瘀，清泻湿热	1.胃肠积滞，大便秘结。2.血热妄行之出血证。3.热毒疮疡、丹毒及烧烫伤。4.瘀血诸证。5.黄疸，淋证
半夏	燥湿化痰，降逆止呕，消痞散结，外用消肿止痛	1.用于湿痰、寒痰证。2.用于胃气上逆呕吐。3.用于胸痹，结胸，心下痞，梅核气。4.用于瘰疬瘿瘤、痈疽肿毒及毒蛇咬伤等
茯苓	利水渗湿，健脾安神	1.水肿、小便不利。2.脾虚诸证。3.心悸，失眠

已经在前诊中出现的单味药有桂枝、大枣、生姜、白芍、炮附子，请参考前面的解说。

◇ **处方中的药对分析**

我们再来分析本方中的药对，深入了解单味药之间的协同作用。

药对分析

药对	主治	应用
桂枝＋芍药	调和营卫，解肌发表。相使	治疗外感风寒表虚证
生姜＋半夏	温胃、化痰、止呕。相畏相使	治疗寒饮呕吐，失眠，容易焦躁紧张、心惊
生姜＋大枣	养脾胃和营卫。相使	治疗风寒感冒（入解表药），胃脘不舒呕吐（入健脾药）
柴胡＋黄芩	和解少阳。相须	治疗邪在半表半里之少阳证，往来寒热
茯苓＋半夏	化痰止呕。相须	治疗胃中停饮之呕吐
大黄＋炮附子	散寒通便。相使	治疗寒积便秘
龙骨＋牡蛎	重镇安神，平肝潜阳，收敛固涩	治疗：1.心神不宁，心悸失眠，惊痫癫狂。2.肝阳上亢之头晕目眩。3.用于滑脱诸症，如多汗、遗精、崩漏、遗尿等

药对	主治	应用
白术+炮附子	排脓，去除寒湿	治疗：1.阳虚的脓疡之症。2.寒湿证，如全身关节疼痛、腰痛、身体沉重等
柴胡+芍药	疏肝解郁，养血调经，平肝止痛	治疗胁肋痛，或月经不调，乳房胀痛，脉弦细
大黄+桂枝	逐瘀泻热	治疗下腹拘急硬痛、小便自利、夜晚发热，谵语烦渴，甚则如狂，以及血瘀经闭，痛经，产后恶露不下，脉沉实或涩
桂枝+炮附子	温经通脉，散寒止痛	治疗寒凝血滞的痹证。全身疼痛，或脘腹冷痛，或经痛、闭经
白术+茯苓	补气健脾，燥湿利水	治疗脾虚湿盛证的大便溏泄，软便
党参+白术	补中益气健脾	治疗脾虚证，元气衰吸收差
桂枝+龙骨+牡蛎	降冲逆，平肝潜阳	治疗气上冲，失眠，肝阳上亢

作为对治抑郁症的方剂，我们看到本方有如下作用重点：第一是强固中州补脾阳和健脾胃；第二是潜阳和利阳，注意在本方中并不是只用到补阳的药，更重要的是把向外涣散的阳气收回而且让阳气的疏布能够条达；第三则是用到了和解剂药对以调和诸症；最后又加上桂枝和芍药来调和营卫、平衡阴阳。

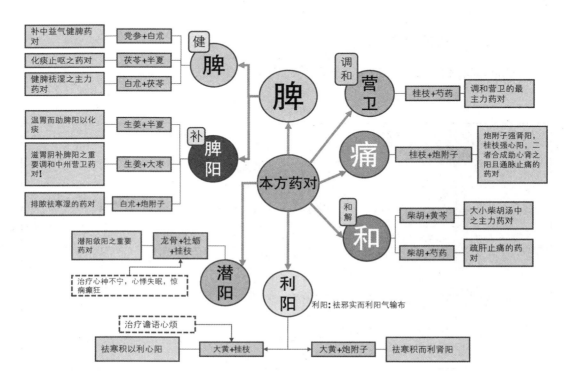

◇ **处方中展现的可能方剂组合分析**

我们继续分析本方所包含的方剂结构。

重要结构符合方剂

结构符合方剂	方剂组成	药数
柴胡加龙骨牡蛎汤	柴胡，半夏，茯苓，桂枝，党参，黄芩，大枣，生姜，龙骨，牡蛎，大黄	11
真武汤	茯苓，生姜，白芍，白术，炮附子	5

可作为方根的结构符合方剂

结构符合方剂	方剂组成	药数
小半夏加茯苓汤	半夏，茯苓，生姜	3
生姜半夏汤	半夏，生姜	2
小半夏汤	半夏，生姜	2
二仙汤	黄芩，白芍	2

除了几乎可视为药对的小方剂之外，本方即完全是"柴胡加龙骨牡蛎汤＋真武汤"。且让我们再来分别看看这两个方剂的组成和主治，这会让我们更能体会中医大脑组方时的思维脉络。

方剂的组成药物列表

柴胡加龙骨牡蛎汤	柴胡	半夏	茯苓	桂枝	党参	黄芩	大枣	生姜	龙骨	牡蛎	大黄	－	－	－
真武汤	－	－	茯苓	－	－	－	－	生姜	－	－	－	白芍	白术	炮附子

方剂的主治列表

柴胡加龙骨牡蛎汤	口苦、胸满、失眠、身重、便秘、小便不利
真武汤	精力衰退、肢重浮肿、小便不利、头眩心悸

◇ **方性分析**

本方的方性与初诊用方的方性很接近，但是寒热性的差距减少了许多。还有一个

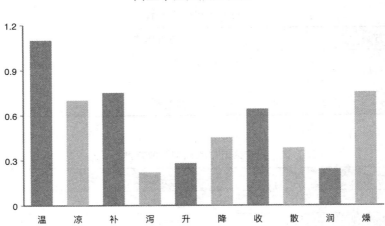

重大改变是本方的收性变得比散性多，降性变得比升性多，收和降就是为了能够潜阳和利阳！

问止中医大脑方性图

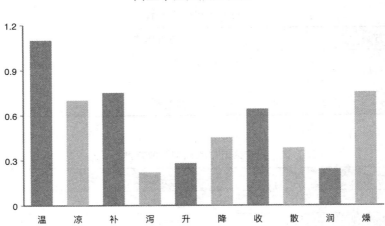

治疗结束：患者康复

E男士没有在二诊结束的时间后按时复诊。又隔了一段时间，Z女士向我转述E男士的情况如下：

E男士感觉二诊汤药效果好，于是自己连续喝了两个星期的药，现在已经停药。目前E男士身体好很多了，没有窒息感、焦虑感和身体肌肉紧张的症状了。

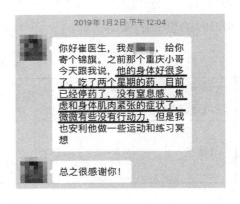

总　结

抑郁症的本质是气虚和阳虚。中医治疗抑郁症这类问题，重点就是恢复病人的阳气，而且不只有"补阳"，还要强化"潜阳、利阳"的动作。潜阳就是把阳气的外散做反向的回归，利阳就是去邪实而让阳气的输布能够通达。本医案就是通过这种治法而致效的典型案例。治疗抑郁症的时候，扶阳的重点是补肾阳，《黄帝内经》提到"肾主志"，人之所以能够抗压，在于肾气充足，若肾气不足，命门火衰，人的抗压力就会下降，情绪就会非常低落，造成抑郁甚至想自杀的情况。而当一个人阳气强旺的时候，"肾主志"的功能就会发挥，人的意志力会变得坚强，自然就能走出阴郁面向阳光。

往往人体在生理状况呈现紧张且水液代谢失调的时候，人的情绪就容易被影响，随着情绪的变化，睡眠也容易被影响。以患者的描述来看，他本身表现出阳虚的体质，当他的阳气不断上升和外越，造成手脚冰冷之外，也会造成他白天想睡、精神不济的情况。

面对这样一个阳虚的病人，我们多会使用龙骨、牡蛎这个重要药对来潜阳，敛阳。包含龙骨、牡蛎的方剂，常用的有桂枝加龙骨牡蛎汤、柴胡加龙骨牡蛎汤。这二者最大的分别在于桂枝加龙骨牡蛎汤是处理偏虚证的病患；而柴胡加龙骨牡蛎汤是用来对治如大柴胡汤或小柴胡汤证而属于胸胁部位病证的方剂，它能祛内外的病邪，疏通停滞的气和水，处理肌肉紧绷、胸胁苦满而呈现实证的病患。《伤寒论》中这样说明此方的运用时机：

"伤寒八九日，下之，胸满烦惊，小便不利，谵语，一身尽重，不可转侧者，柴胡加龙骨牡蛎汤主之。"

注意"一身尽重，不可转侧者"代表了患者有实证的倾向。此位患者的症状表现就是非常符合柴胡加龙骨牡蛎汤的方证。

同时，面对患者舌质白淡有齿痕的典型阳虚舌，再加上眩晕这个症状，中医大脑开出了合真武汤，这也非常合理。《伤寒论》所言：

"太阳病，发汗，汗出不解，其人仍发热，心下悸，头眩，身𣊄动，振振欲擗地者，真武汤主之。"

在用柴胡加龙骨牡蛎汤调整情绪和失眠、便秘的同时，中医大脑更用附子剂调整阳虚对治患者本质体质，此种寒热并用的合方思维值得我们好好向中医大脑学习！

中医这古老的宝藏中有很多对治神志问题的有效方法，中医大脑在这方面也有完备的收录和案例训练。面对现代人层出不穷的神志问题，相信中医大脑师法自然的治疗方法会给我们对治神志问题带来更多的帮助和启发。

【医案 10】

中医大脑挑战医学难题——儿童自闭症

主诊医师：韦雅楠

【与孤独相遇】

孤独是一个充满文学感的名词。可是，孤独和儿童相遇，却是一个难以攻破的医学难题。

儿童孤独症也称为自闭症，男性婴幼儿多发，病因尚不清楚。若发现患儿在3岁以前逐渐出现不同程度的言语发育障碍、人际交往障碍、兴趣狭窄、行为方式刻板、智力障碍等典型临床表现，通过采集全面详细的生长发育史、病史等，可做出儿童孤独症的诊断。

目前国际上主流医学使用的训练干预方法，如应用行为分析疗法、人际关系训练法等，目标是促进患者语言发育、提高社会交往能力、掌握基本生活技能和学习技能。常用治疗药物如中枢兴奋药物、抗精神病药物、抗抑郁药物等，可以改善患者的一些情绪和行为症状，但无法改变孤独症的病程。

每当这种时候，我都会感慨：为什么在医学如此发达的今天，很多疾病仍是谜一样的存在？为什么治病做不到像修机器那样简单、快速、有效？

中医面对儿童自闭症这样的医学难题，是否也是束手无策？2019年9月21日下午，我接诊了一位特殊的顾客，一位自闭症儿童的爸爸。

【北方来客】

2019年9月21日下午，我在问止中医后海店第一次遇到薛先生。薛先生说，这次他来是为了给在家里的儿子咨询病情。他儿子的情况比较特殊，看了很多医生，北京的专家也看了，基因检测也做了，可是都没有太好的疗效。

中医看诊讲究望闻问切，我需要观察患儿的基本情况，如语声、活泼度、面色等，还要采集舌象、脉象。患儿不在，我有点犹豫。

薛先生强调，他专程从北方来到深圳，他认为中医光靠医生个人经验辨证处方的话能力会有限。他是 IT 从业者，也是中医爱好者，通过听林大栋医生的课了解到问止中医大脑，已经关注了很久，相信"中医＋大数据"在解决病症，尤其是在解决疑难杂症上有独特优势。

于是，我开始了这次接诊。

整体病症分析

◇ 什么是自闭症

根据世界卫生组织的国际诊断标准，自闭症的三大特征分别为：

1. 社交能力发展障碍。

2. 沟通能力障碍。

3. 重复刻板且有限的兴趣、行为和活动模式。

这三大特征又被细分为更详细的项目，而当婴孩在三岁以前出现了这些特征，符合的数目达到一定的标准就可诊断为自闭症。

自闭症由美国的精神科医师 Leo Kanner 在 1943 年发表的论文《自我封闭的情感接触障碍》中首度提出，后续一直有相关的研究在进行，但目前自闭症的成因仍不清楚。

自闭症患者的社交和沟通能力比较差，不过其他能力有时候甚至会比一般人更强，譬如优异的音乐、绘画、记忆力、计算能力等，这现象被称作"学者症候群"（Savant Syndrome），但不是每位自闭症患者都会有。

◇ 现代医学怎么治疗自闭症

目前，自闭症没有特效药物可以治疗，通常使用的药物只是做辅助，用来抑制某些情绪与行为症状，如好动、自残、晚上不睡觉等。

现在常使用的非药物的治疗方法包括：

1. 感觉统合疗法：感觉统合是指神经系统处理身体接收到的视觉、听觉、触觉、前庭觉及肌肉关节动觉等五种基本感觉的刺激在脑干部位作统合及分析，作出适应性反应。感觉统合疗法就是利用提供以上几种感觉刺激的输入，适当地控制，让孩童引导自己，自动形成顺应性的反应。

2. 应用行为分析（ABA）：应用行为分析是由"ABC"守则所构成，ABC 分别是指前因（Antecedent）、行为（Behavior）及后果（Consequence）。首先去观察了解是什么外在环境因素引起孩子的特定行为，然后分析事件的结果又是如何导致行为持续地发生。由此找出解决的策略，改变这个模式，建立一个新的良好的行为模式。

3. 结构化教学（TEACCH）：结构化教学的全名为"自闭症与沟通相关障碍儿童的治疗与教育"（Treatment and Education of Autistic and Communication），是专门为自闭症儿童设计的课程。它的特色是学习环境结构化、作息时间结构化、个别工作结构化及视觉结构化，以避免无所适从的困惑，减少问题行为的出现，增加学习的效果。

除此之外，还有音乐治疗、艺术治疗、游戏治疗等方法。

◇ 小结

总之目前现代医学在这个问题的治疗上并没有显著有效的办法。但是中医治疗上又有什么更好的办法呢？而问止中医大脑人工智能又有什么想法和做法呢？

且让我们就这个医案来分析讨论。

初诊：远程问诊开具处方

这是我在中医大脑里记录的症状信息：

"自闭症 4 年，社交障碍明显，注意力集中障碍，体瘦，食欲旺盛，受冷腹痛，中药调理后大便三日一次，成形，下午 6 点解大便，粗条，身体弱，三日大便未来上蜂蜜条，容易疲乏，精神差时易烦躁，无汗，2 ~ 4 岁半夜易醒，哭闹，入睡困难，调理后缓解，口不渴，冬天受凉后手指、脚趾厥冷，山根青筋 5 年，5 年前疝气术和气管手术，两次手术和两次重感冒后体质差，适应力和记忆力差，天气变化后容易咳嗽，面黄肌瘦，早上 5 点醒，唇干，感冒后烧不起来，咳嗽无痰。"

我先是从自诉中提取关键信息变成中医大脑能识别的语言，然后将患儿最突出的症状或最紧迫的问题推高为主证。

中医辨证，往往是舌脉起最后的决定作用。患儿本人不在，怎样才能将影响因素降到最低？沟通后，患儿母亲及时通过微信发来舌象照片。

通过对整体症状进行分析，我认为患儿体质寒热错杂、虚实夹杂，舌象也准确支持这个辨证。治疗应温阳与散寒并用、养血与通脉兼施。

中医的精髓是辨证论治，模仿历代名医思路的中医大脑当然也不例外。在脉象缺如的情况下，中医大脑能准确开出处方吗？

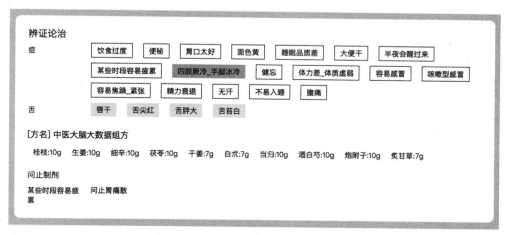

辨证论治

症　　饮食过度　便秘　胃口太好　面色黄　睡眠品质差　大便干　半夜会醒过来
　　　某些时段容易疲累　四肢厥冷_手脚冰冷　健忘　体力差_体质虚弱　容易感冒　咳嗽型感冒
　　　容易焦躁_紧张　精力衰退　无汗　不易入睡　腹痛

舌　　唇干　舌尖红　舌胖大　舌苔白

[方名]中医大脑大数据组方

桂枝:10g　生姜:10g　细辛:10g　茯苓:10g　干姜:7g　白术:7g　当归:10g　酒白芍:10g　炮附子:10g　炙甘草:7g

问止制剂

某些时段容易疲　问止胃痛散
累

▲中医大脑：中医人工智能辅助诊疗系统

我向薛先生解释问止中医大脑计算组方的思路，薛先生全程盯着屏幕上的计算结果，不时认为中医大脑的实时计算功能特别强大，也认同我的分析。于是我开方抓药，且等待服药后的结果。

中医大脑医理分析——初诊

◇ 症状统计

我们先列出其症状，中医一般并不针对某个单一疾病入手做治疗，而是收集全面的资料来做整体分析。所以，虽然说有确诊自闭症，但我们还是收集四诊信息以做中医辨证。

脉症与体质的关联

【整体体质】	体力差 - 体质虚弱，某些时段容易疲累
【寒】	四肢厥冷 - 手脚冰冷
【饮食】	胃口太好，饮食过度
【大便】	便秘，大便干
【汗】	无汗

续表

【腹】	腹痛
【感冒】	咳嗽型感冒，容易感冒
【睡眠】	不易入睡，睡眠质量差，半夜会醒过来
【情绪】	容易焦躁 - 紧张，精力衰退
【神智】	健忘
【面】	面色黄
【唇】	唇干
【舌体】	舌胖大，舌尖红
【舌苔】	舌苔白

◇ **体质分析**

综观患儿的症状表现，我们可以看出他是阳虚且水液代谢出现问题的体质；脾胃方面，脾阴虚导致脾阳不守，故此导致饮食过度、胃口极佳。虚弱的体质容易导致孩子感冒，甚至在神志上也表现出心血虚而影响睡眠的状态。而依六经辨证而言，有少阴病的倾向。

中医大脑用方遣药会朝着上述方向去思考。我们要再一次强调中医的治症并不在于强调针对某个专病有专方，绝大部分的情形还是通过整体思维来做辨证论治。

◇ **中医大脑处方**

以下是问止中医大脑根据这位患儿的症状计算出来的方剂：

［中医大脑主方］桂枝 10g，生姜 10g，细辛 10g，茯苓 10g，干姜 7g，白术 7g，当归 10g，酒白芍 10g，炮附子 10g，炙甘草 7g。

◇ **处方中的用药分析**

我们先来分析其中的单味药，列出药物的主治和应用，通过单味药再渐次分析药对，最后再分析其中可能的方剂结构。

只从单味药来看，中医大脑的处方是以阳药和热药为主、去水湿药为辅的一组药。这其中发散风寒药有桂枝、生姜、细辛，利水祛湿药有茯苓、白术，温里药有干姜、炮附子，补血药有当归、白芍，补益药有炙甘草。

比较有意思的是，中医大脑把生姜和干姜同时加入，这是什么原因？原因是生姜和干姜在作用上的差别均适用于这位患儿，我们首先对比了解其异同：

比较单味药之适应证——生姜与干姜

相同适应证	身冷 - 畏寒、咳嗽、咳嗽型感冒
生姜的其他适应证	食欲不振、恶心想吐、呕吐、呃逆 - 嗳气 - 打嗝、肠胃虚弱 - 元气衰吸收差、外感 - 感冒、伤寒感冒、多痰、恶寒、食物中毒
干姜的其他适应证	吐血、便血、月经崩漏、下利 - 腹泻 - 水泻、腹痛、产后瘀血经闭、产后身痛、哮喘、四肢厥冷 - 手脚冰冷、脚冷、手冷、大汗出、面色白、口不渴、喜热饮、长期整日全身倦怠、某些时段容易疲累、体力差 - 体质虚弱

看似复杂，但可以看出系出同源、同为热药的生姜与干姜的差别在于：生姜重点作用部位在脾胃，而干姜在肺且能够透达全身；生姜散表寒，而干姜温里寒。患儿有容易感冒咳嗽等表寒的问题，又有四肢厥冷的里寒问题，因此中医大脑生姜、干姜并用。

接下来看本次单味药的主治和应用：

单味药分析

单味药	主治	应用
白芍	养血调经，平肝止痛，敛阴止汗	1.用于血虚或阴虚有热的月经不调、崩漏等证。2.用于肝阴不足、肝气不舒或肝阳偏亢的头痛、眩晕、胁肋疼痛、脘腹四肢拘挛作痛等证。3.用于阴虚盗汗及营卫不和的表虚自汗证
桂枝	发汗解肌，温经通脉，通阳化气	1.用于外感风寒表证。2.用于寒凝血滞的痹证，脘腹冷痛、痛经、经闭等证。3.用于胸痹，痰饮，水肿及心动悸，脉结代
炮附子	回阳救逆，助阳补火，散寒止痛	1.用于亡阳证。2.用于虚寒性的阳痿宫冷、脘腹冷痛、泄泻、水肿等证。3.用于寒痹证。本品辛散温通，有较强的散寒止痛作用
茯苓	利水渗湿，健脾安神	1.水肿、小便不利。2.脾虚诸证。3.心悸，失眠
生姜	发汗解表、温中止呕、温肺止咳	1.用于外感风寒表证。2.用于多种呕吐。3.用于风寒咳嗽
干姜	温中散寒，回阳通脉，温肺化饮	1.用于脾胃寒证。2.用于亡阳证。3.用于寒饮伏肺喘咳
炙甘草	补脾和胃，益气复脉	用于脾胃虚弱，倦怠乏力，心动悸，脉结代，可解附子毒，亦可修补身体黏膜破损
白术	补气健脾，燥湿利水，固表止汗，安胎	1.用于脾胃气虚、运化无力的食少便溏、脘腹胀满、肢软神疲等证。2.用于脾虚失运、水湿内停之痰饮、水肿、小便不利等。3.用于脾虚气弱，肌表不固而自汗。4.用于脾虚气弱，胎动不安之证
细辛	祛风解表，散寒止痛，温肺化饮，通窍	1.用于外感风寒及阳虚外感证。2.用于头痛、痹痛、牙痛等痛证。3.用于寒饮咳喘

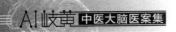

单味药	主治	应用
当归	补血，活血，调经，止痛，润肠	1.用于血虚诸证。2.用于血虚或血虚而兼有瘀滞的月经不调、痛经、经闭等证。3.用于血虚、血滞或寒滞，以及跌打损伤、风湿痹阻的疼痛证。4.用于痈疽疮疡。5.用于血虚肠燥便秘

◇ 处方中的药对分析

第二步，我们把处方中的药对列出来，并深入来了解单味药之间的协同作用。

药对分析

药对	主治	应用
桂枝＋芍药	调和营卫，解肌发表。相使	治疗外感风寒表虚证
干姜＋炮附子	回阳救逆，温补脾肾	治疗亡阳虚脱，脾肾阳虚泄泻，舌质白淡胖大有齿痕，舌苔白滑或白腻，脉弦紧或尺沉微弱
茯苓＋桂枝＋白术＋炙甘草	温阳化饮，健脾利湿	治疗中阳不足之痰饮。胸胁支满，目眩心悸，短气而咳，舌苔白滑，脉弦滑或沉紧
白术＋炮附子	排脓，去除寒湿	治疗：1.阳虚的脓疡之症。2.寒湿证，如全身关节疼痛、腰痛、身体沉重等
桂枝＋炙甘草	辛甘化阳，补益心阳。相使	治疗心阳虚之心悸气短，其人欲两手交叉覆盖，喜按心胸部位
干姜＋细辛	温肺化饮	治疗寒饮证的咳嗽气喘，舌淡白苔白滑，脉弦紧
桂枝＋炮附子	温经通脉，散寒止痛	治疗寒凝血滞的痹证。全身疼痛，或脘腹冷痛，或经痛、闭经
白术＋茯苓	补气健脾，燥湿利水	治疗脾虚湿盛证的大便溏泄、软便
干姜＋炙甘草	温中散寒	治疗：1.脾虚寒的大便溏泄。2.阳虚吐血。3.肺痿吐涎沫，其人不咳，不渴，遗尿，小便数

在这些可能组合的药对中，我们可以看出祛寒温里的药对，如：干姜＋炮附子、桂枝＋炙甘草、干姜＋细辛、桂枝＋炮附子、干姜＋炙甘草。

但再细分可以有以下的比较：

a. 干姜＋炮附子：行全身一切经络且发散。

b. 桂枝＋炮附子：引热行四肢。

c. 桂枝＋炙甘草：强心阳。

d. 干姜＋细辛：温肺化饮。

e. 干姜 + 炙甘草：温中散寒。

从上可以看出不同的药对作用的部位和功效不同。

◇ **处方中展现的可能方剂组合分析**

通过中医大脑的学习模块分析本方剂的组成，可以发现有以下方剂的组成在其中：

重要结构符合方剂

结构符合方剂	方剂组成	药数
真武汤	生姜，茯苓，白术，白芍，炮附子	5
茯苓甘草汤	桂枝，生姜，茯苓，炙甘草	4
茯苓桂枝白术甘草汤	桂枝，茯苓，白术，炙甘草	4
苓桂术甘汤	桂枝，茯苓，白术，炙甘草	4
甘草干姜茯苓白术汤	茯苓，干姜，白术，炙甘草	4

可作为方根的结构符合方剂

结构符合方剂	方剂组成	药数
通脉四逆汤	干姜，炮附子，炙甘草	3
芍药甘草附子汤	白芍，炮附子，炙甘草	3
四逆汤	干姜，炮附子，炙甘草	3
芍药甘草汤	白芍，炙甘草	2
甘草干姜汤	干姜，炙甘草	2
桂枝甘草汤	桂枝，炙甘草	2
干姜附子汤	干姜，炮附子	2

另外再特别加上的单味药：细辛、当归。

我们可以看到，中医大脑计算的处方中包含许多方剂结构，其中重要的方剂结构有“真武汤、苓桂术甘汤、四逆汤”，且一起来分析这三个构成本方的重要方剂的组成和主治。

方剂的组成药物列表

真武汤	茯苓	白芍	白术	生姜	炮附子	–	–	–
苓桂术甘汤	茯苓	–	白术	–	–	桂枝	炙甘草	–
四逆汤	–	–	–	–	炮附子	–	炙甘草	干姜

方剂的主治列表

真武汤	精力衰退、肢重浮肿、小便不利、头眩心悸
苓桂术甘汤	胸胁支满（停饮）、晕眩、心悸、短气
四逆汤	四肢厥逆（手脚冰冷）、下利清谷、口淡不渴、脉沉微

当这三个方剂同时出现时，我们可以明显地发现这是针对患者的体质做最直接的对治。真武汤处理的是下焦的寒湿，四逆汤处理的是全身四肢逆冷的问题，而苓桂术甘汤处理中焦湿重。通过上述三者的组合，我们可以看出中医大脑的治疗思路在于解决患者根本性的寒湿体质。

◇ 方性分析

中医大脑可以就方剂的单味药药性和比例计算出方性。本方的方性展示出此方偏热、偏补、散寒、燥湿。这非常符合之前我们对患者体质的分析。

问止中医大脑方性图

二诊：初诊起效，父母带孩子来到深圳

服药过程中，我跟薛先生保持沟通，及时了解情况。处方里没有用一味治疗咳嗽的药，服药后，孩子的咳嗽很快就好了。先前情况较为明显的便秘，在服药后开始变稀。我确信处方思路无误。

2019 年 9 月 30 日，薛先生和妻子薛夫人带孩子来到深圳面诊，孩子的姥姥、姥爷也从遥远的北方城市一起过来。因为中医大脑确定的疗效，薛夫人和孩子姥姥也分别挂号就诊。

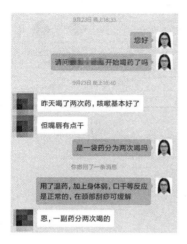
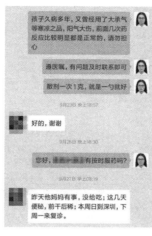
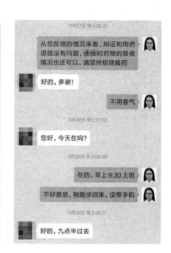

二诊时，我向薛夫人全面详细询问了孩子的生长发育史、病史，并且复印了就诊于各大医院的病例和检查结果。

既往史：出月子后开始腹泻，检查提示轮状病毒感染，白天哭闹，晚上入睡难。5个月外出时开始见风腹胀、吐奶、腹泻。5 年前疝气术和气管手术，两次手术和两次重感冒后，三岁时遇寒吃草莓后开始腹泻，持续 2 月。3 岁半下海后饮牛奶后又腹泻，持续 1 月余，此后身软趴无力，喜趴，出现入睡困难，夜醒。开始出现对话无回应，反应淡漠。吃止泻中药后大便干，夹杂不消化食物，持续 1 年，此后便秘，2～3 日大便一次，大便黏、恶臭，颜色深绿色。出现多动，手脚冰冷，胃肠道弱，怕凉，怕风，食后腹胀，易吐，容易腹部隐痛，2017 年 2 月开始上北京就诊，诊断为"自闭症，发育迟缓，智商低于 60，利用叶酸能力差"。治疗不详，此后感冒后不易发烧。

现症：大便难，色黄，成形，偏干，需塞蜂蜜条帮助解便，2～3 天一次。小便清长。睡眠早醒，偶尔半夜惊醒，不舒服时入睡困难。食量可，不喜肉食，吃水果多之后大便先硬后软。自汗，头汗。天冷手脚冰冷。精力不佳，体力差，喜卧，午后情绪烦躁，犯困不想睡。注意力不集中，感冒时难发烧，无鼻涕，痰少，黏痰难咯，易打喷嚏咳嗽。睡眠不佳时容易烦躁，醒得早，半夜热醒，微汗潮汗，上半身甚，下午申时明显，天热时入睡困难，平素口不渴，服药后口微干，舌上红点减少，容易上火症状改善，山根青。牙疼。

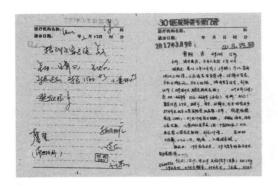
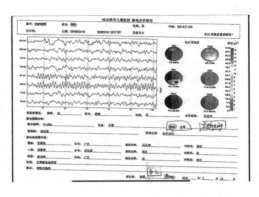

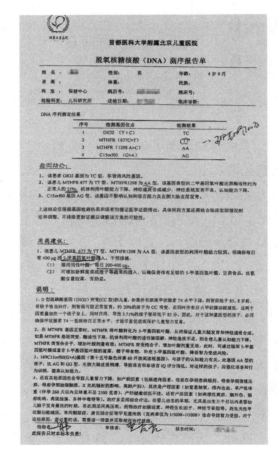

从生长发育史、发病史不难发现，孩子先天脾肾阳气衰微、脾胃运化不足。阴血内虚，则不能荣于脉；阳气外虚，则不能温于四末，故手足厥寒。

初诊的处方，温经复营、酸甘以缓中、辛甘以温表，温而不燥、补而不滞。久咳责之脾肾，故调理脾肾后，咳嗽不治自愈。

这次二诊，我把孩子的症状重新输入中医大脑，中医大脑二次计算后提示守原方即可。

同时，急则治其标，需要重点解决紧迫的便秘问题。中医大脑提示单味药加减，用大黄6g久煎，破积滞，行瘀血，促进大便排出，缓解便秘。

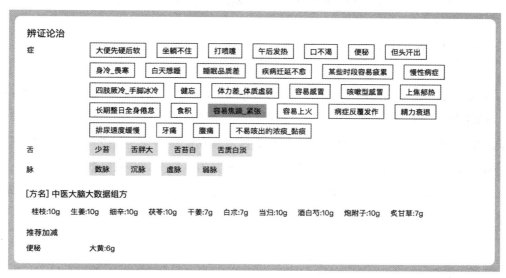

▲中医大脑：中医人工智能辅助诊疗系统

中医大脑医理分析——二诊

在这一诊中，中医大脑在计算后重新提出上一诊的处方。一个人的体质改善是比较长远的工作，当主要症状尚未发生改变时，我们往往会用原来的方剂再努力一阵子。

但除了中医大脑的主方之外，中医大脑又特殊推荐单味药大黄，处方中的其他单味药将和大黄组成新的药对，发挥大黄"以泻为补"的妙用，使得方剂补泻兼顾，跳脱出方剂必然是非寒即热、非补即泻的思维局限，这样方剂才会展现出灵活的层次。

我们来和前一诊的症状比较一下：

症状记录

原有但不再收录的症状	半夜会醒过来，不易入睡，胃口太好，舌尖红，无汗，面色黄，唇干，饮食过度，大便干
另外又收录的新症状	慢性病症，排尿速度缓慢，不易咳出的浓痰 - 黏痰，容易上火，但头汗出，长期整日全身倦怠，口不渴，午后发热，病症反复发作，虚脉，白天想睡，大便先硬后软，沉脉，上焦郁热，疾病迁延不愈，少苔，打喷嚏，食积，身冷 - 畏寒，坐躺不住，弱脉，数脉，牙痛，舌质白淡

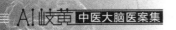

在此必须要说，在复诊时判断要守方也是医者的重要工作！

三诊：效果佳，继续服药

三诊是在 2019 年 10 月 5 日，孩子服药后的情况如下：

"药后有便意并主动大便（2 ～ 3 日一次），受凉后大便稍不成形，大便黏，前干后软。睡眠可，不易清醒，半夜无惊醒。晨醒早（4：30—6：00 醒），运动量加大时出汗多，情绪佳，能独立玩耍，睡眠佳，受情绪影响时醒得早。服药后 4 日因受风出现左上眼睑肿，近一日稍咳，无痰。午后情绪烦躁稍缓解，但疲累。潮热而无汗症状消失。口渴欲饮，饭后口渴甚。反复独语（内容为以前发生事件）。胆怯，紧张。"

服药 5 天，效果佳。虽然疾病是变化发展的，可是中医讲究效不更方，再次守方10 剂。

中医大脑医理分析——三诊

在第三诊中，问止中医大脑再次推荐原处方，我们也看到了患者的症状已经得到了改善，这种情况下的守方即我们所说的"效不更方"。注意本次处方中，医者还是用了中医大脑推荐的单味药加减大黄。

我们来和前一诊的症状比较一下：

症状记录

原有但不再收录的症状	慢性病症，排尿速度缓慢，精力衰退，坐躺不住，沉脉，体力差 - 体质虚弱，容易上火，舌胖大，口不渴，午后发热，病症反复发作，虚脉，健忘，腹痛，四肢厥冷 - 手脚冰冷，睡眠质量差，上焦郁热，疾病迁延不愈，咳嗽型感冒，打喷嚏，白天想睡，食积，便秘，身冷 - 畏寒，不易咳出的浓痰 - 黏痰，弱脉，数脉，牙痛，容易感冒
另外又收录的新症状	舌尖红，浮脉，细脉，口渴，大便黏，舌有紫点，干咳，无痰，大汗出

四诊：改善明显，开始养血

四诊时薛先生一家已经返回北方，于 2019 年 10 月 19 日通过微信复诊。

"自闭症 4 年余,药后睡眠、手脚冰冷改善明显。情绪稍烦躁,唇周起红疹(饭后尤甚,1 小时后自然消失),牙龈起小包,上眼皮肿,大便 2～3 日/次,需塞蜂蜜条方大便,舌上红点逐渐增多,面色青黄,下午疲惫,食欲不振。"

药后孩子的睡眠和手脚冰冷改善明显。北方天气冷,出现了一些新症状。《伤寒论》云:"卫气不足,面色黄;营气不足,面色青。"故以温阳为主导之后,配合调营养血已经势在必行。

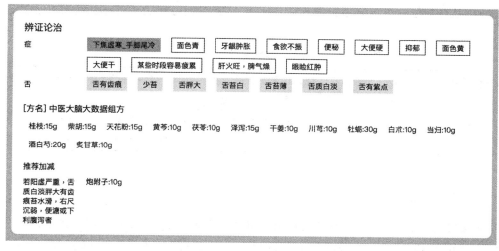

▲中医大脑:中医人工智能辅助诊疗系统

本次就诊,在守原方的基础之上,我使用中医大脑围绕新的主证新开具处方,组成 AB 方,分为饭前、饭后服用,意在温阳与养血并重。

中医大脑医理分析——四诊

◇ 症状统计

从患者自述中可见"药后睡眠、手脚冰冷改善明显"。四诊上有变化,整理分类如下:

脉症与体质的关联

【整体体质】	某些时段容易疲累
【寒】	下焦虚寒 - 手脚尾冷
【饮食】	食欲不振
【大便】	便秘,大便干,大便硬

【肝 - 胆 - 少阳 - 厥阴】	肝火旺，脾气躁
【情绪】	抑郁
【面】	面色黄，面色青
【牙】	牙龈肿胀
【眼】	眼睑红肿
【舌体】	舌质白淡，舌有齿痕，舌胖大，舌有紫点
【舌苔】	舌苔白，舌苔薄，少苔

症状记录

原有但不再收录的症状	容易焦躁 - 紧张，舌尖红，浮脉，但头汗出，细脉，口渴，大便黏，干咳，大便先硬后软，大汗出，无痰，长期整日全身倦怠
另外又收录的新症状	舌有齿痕，舌苔薄，面色青，便秘，抑郁，眼睑红肿，下焦虚寒 - 手脚尾冷，肝火旺，脾气躁，牙龈肿胀，食欲不振，大便干，大便硬，舌胖大，面色黄

◇ **中医大脑处方**

在综合其变化后，问止中医大脑重新分析所有输入之后做出的方剂如下，而医者考量体寒的治疗大方向之后再加上"炮附子"，但仍保留之前有效果的方而使用 AB 方，同时保持原方疗效，但更进一步来针对其他问题攻城略地。前方已有清楚分析，以下只就新加入的方剂来分析。

[中医大脑主方] 桂枝 15g，柴胡 15g，天花粉 15g，黄芩 10g，茯苓 10g，泽泻 15g，干姜 10g，川芎 10g，牡蛎 30g，白术 10g，当归 10g，酒白芍 20g，炙甘草 10g。

[推荐加减] 炮附子 10g。

◇ **处方中的用药分析**

新方用药上的变化较大，在单味药上的选取有所不同，可以看出柴胡剂的结构。

单味药分析

单味药	主治	应用
川芎	活血行气，祛风止痛	1. 用于血瘀气滞证。2. 用于头痛。3. 用于风湿痹痛、肢体麻木
牡蛎	平肝潜阳，软坚散结，收敛固涩	1. 用于肝阳上亢，头晕目眩。2. 用于痰核、瘰疬、癥瘕、积聚等证。3. 用于滑脱诸证。4. 用于胃痛泛酸
泽泻	利水渗湿，泻热	1. 水肿、小便不利，痰饮，泄泻。2. 湿热带下，淋浊

续表

单味药	主治	应用
天花粉	清热生津，消肿排脓	1.用于热病口渴，内热消渴。2.用于肺热咳嗽或燥咳。3.用于痈肿疮疡
柴胡	疏散退热，疏肝解郁，升举阳气，清胆截疟	1.用于少阳证，外感发热。2.用于肝郁气滞，胸胁疼痛，月经不调。3.用于气虚下陷，久泻脱肛，胃、子宫下垂。4.用于疟疾
黄芩	清热燥湿，泻火解毒，止血，安胎	1.用于湿温暑湿，黄疸泻痢，热淋涩痛。2.用于肺热咳嗽。3.用于热病烦渴，寒热往来。4.用于咽喉肿痛，痈肿疮毒。5.用于血热出血证。6.用于胎动不安

已经在前诊中出现的单味药有桂枝、茯苓、干姜、白术、当归、白芍、炙甘草、炮附子，请参考前面的解说。

◇ **处方中的药对分析**

我们来分析新处方中的药对，这是我们理解中医大脑思路的第二个步骤，深入了解单味药之间的协同作用。

药对分析

药对	主治	应用
柴胡＋黄芩	和解少阳。相须	治疗邪在半表半里之少阳证，往来寒热
当归＋川芎	养血、活血、止痛	治疗血虚血瘀气滞之痛经和产后腹痛
干姜＋炮附子	回阳救逆，温补脾肾	治疗亡阳虚脱，脾肾阳虚泄泻，舌质白淡胖大有齿痕，舌苔白滑或白腻，脉弦紧或尺沉微弱
茯苓＋桂枝＋白术＋炙甘草	温阳化饮，健脾利湿	治疗中阳不足之痰饮。胸胁支满，目眩心悸，短气而咳，舌苔白滑，脉弦滑或沉紧
白术＋炮附子	排脓，去除寒湿	治疗：1.阳虚的脓疡之症。2.寒湿证，如全身关节疼痛、腰痛、身体沉重等
桂枝＋炙甘草	辛甘化阳，补益心阳。相使	治疗心阳虚之心悸气短，其人欲两手交叉覆盖，喜按心胸部位
桂枝＋炮附子	温经通脉，散寒止痛	治疗寒凝血滞的痹证。全身疼痛，或脘腹冷痛，或经痛、闭经
白术＋茯苓	补气健脾，燥湿利水	治疗脾虚湿盛证的大便溏泄，软便
干姜＋炙甘草	温中散寒	治疗：1.脾虚寒的大便溏泄。2.阳虚吐血。3.肺痿吐涎沫，其人不咳，不渴，遗尿，小便数
泽泻＋桂枝	利水渗湿，通阳化气	治疗水饮内停证。水肿，小便不利，泄泻，舌苔白而滑

和前方比较，我们可以发现新方有如下三个新的药对，提示中医大脑在疗效延伸上的方向：

    a. 柴胡 + 黄芩：和解少阳，重置各种大脑的生理调节功能。

    b. 当归 + 川芎：增加补血的功能，如同医者所希望的。

    c. 泽泻 + 桂枝：去其水肿。

◇ 处方中展现的可能方剂组合分析

通过中医大脑的学习模块分析本方剂的组成，我们可以发现有以下方剂的组成在其中：

重要结构符合方剂

结构符合方剂	方剂组成	药数
柴胡桂枝干姜汤	桂枝，柴胡，天花粉，黄芩，干姜，牡蛎，炙甘草	7
当归芍药散	茯苓，泽泻，川芎，白术，当归，白芍	6
当归散	黄芩，川芎，白术，当归，白芍	5
茯苓桂枝白术甘草汤	桂枝，茯苓，白术，炙甘草	4
苓桂术甘汤	桂枝，茯苓，白术，炙甘草	4
甘草干姜茯苓白术汤	茯苓，干姜，白术，炙甘草	4

可作为方根的结构符合方剂

结构符合方剂	方剂组成	药数
通脉四逆汤	干姜，炙甘草，炮附子	3
芍药甘草附子汤	白芍，炙甘草，炮附子	3
四逆汤	干姜，炙甘草，炮附子	3
芍药甘草汤	白芍，炙甘草	2
甘草干姜汤	干姜，炙甘草	2
泽泻汤	泽泻，白术	2
桂枝甘草汤	桂枝，炙甘草	2
瓜蒌牡蛎散	天花粉，牡蛎	2
佛手散	川芎，当归	2
二仙汤	黄芩，白芍	2
干姜附子汤	干姜，炮附子	2

    除了几乎可视为药对的小方剂之外，我们可以注意到整个方剂的结构可用"柴胡桂枝干姜汤、当归芍药散"这两个方剂作为代表。除了柴胡剂的加入，我们还可以看

出"补血祛湿"这样的一个用药思维。现在分别了解这两个方剂的特性，由此进一步体会中医大脑组方时的思路。

方剂的组成药物列表

柴胡桂枝干姜汤	柴胡	桂枝	干姜	天花粉	黄芩	牡蛎	炙甘草	−	−	−	−	−	−
当归芍药散	−	−	−	−	−	−	−	当归	川芎	白芍	茯苓	白术	泽泻

方剂的主治列表

柴胡桂枝干姜汤	胸胁满微结、小便不利、口渴不呕、寒热往来，以及神志方面的郁证、神经官能症、癔病、焦虑
当归芍药散	养血柔肝，活血化瘀，健脾利水

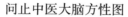

◇ **方性分析**

中医大脑可以就方剂的单味药药性和比例算出方性，并且列出以下的方性图。令人惊讶的是，尽管寒热药都有，但本方的寒凉药性占比大于辛热药性。虽然患儿手足冷，但从患儿便秘大便干的症状看，使用清里热的药有其道理。而医者 AB 方合用，也是考虑到使用其中一方以长期改善体质，同时使用另外一方"治标"以解决眼前恼人的症状。这是医者使用中医大脑时的"战略"，值得参考。

问止中医大脑方性图

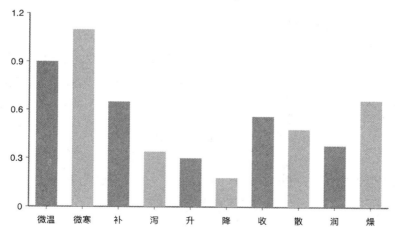

五诊：养血生效，对治面色青黄

五诊在 2019 年 10 月 31 日。孩子精力改善，咬手指症状消失，胃口变好，睡眠可。表示养血的药也已经生效。记录情况如下：

"自闭症 4 年余。AB 方药后精力改善，咬手指症状消失，胃口变好，睡眠可，但上眼睑肿及面色青黄改善不明显。最近一个多星期入睡慢，入睡前鼻子总有点鼻塞（感冒好了，鼻子还是不舒服）。大便三天左右一次，有时候自己主动便，有时候需要别人督促，大便稍微干，唇干。"

从三岁开始到现在，病程超过 4 年，治疗起来实属不易。针对孩子上眼睑肿及面色青黄的问题，再次通过中医大脑计算推荐处方如下。

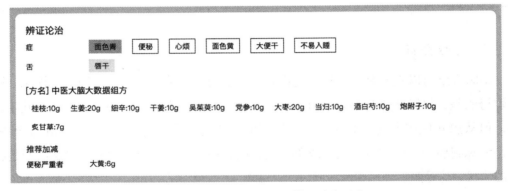

▲中医大脑：中医人工智能辅助诊疗系统

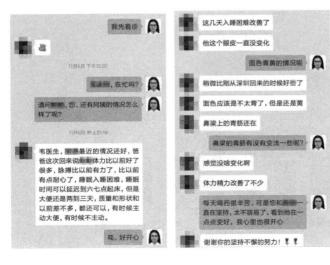

青色内应于肝，为足厥阴肝经之本色。患者面见青色，多由寒凝气滞，或瘀血内阻，或筋脉拘急，使面部气血运行不畅，经脉瘀阻所致。

在随访时了解到，用药后，孩子体力和面色青改善，但面色还是黄。

≡≡≡ 中医大脑医理分析——五诊 ≡≡≡

◇ **症状统计**

诚如前述，患儿有不错的改善："精力改善，咬手指症状消失，胃口变好，睡眠可。"这一次诊治，医者根据中医大脑的判断，在用方上除固守改善体质的结构外，还偏向解决"上眼睑肿及面色青黄的问题"。

脉症与体质的关联

【大便】	便秘，大便干
【睡眠】	不易入睡
【情绪】	心烦
【面】	面色黄，面色青
【唇】	唇干

症状记录

原有但不再收录的症状	舌有齿痕，舌苔薄，眼睑红肿，肝火旺，脾气躁，抑郁，牙龈肿胀，下焦虚寒 - 手脚尾冷，舌有紫点，某些时段容易疲累，舌苔白，食欲不振，舌质白淡，大便硬，舌胖大，少苔
另外又收录的新症状	唇干，不易入睡，心烦

◇ **中医大脑处方**

中医大脑根据新的症状组合，有了以下这个方剂的建议，医者采用此方，希望能在特定症状上有突破。在这一诊中，大黄这味药行使的角色更加清楚。

[中医大脑主方] 桂枝 10g，生姜 20g，细辛 10g，干姜 10g，吴茱萸 10g，党参 10g，大枣 20g，当归 10g，酒白芍 10g，炮附子 10g，炙甘草 7g。

[推荐加减] 大黄 6g。

◇ **处方中的用药分析**

我们可以比较五次就诊中使用到的三个方剂，用以分析中医大脑用方遣药的思路：

方剂的组成药物列表

一诊用方	茯苓	白芍	白术	生姜	炮附子	干姜	炙甘草	桂枝	细辛	当归	—	—	—	—	—	—	—	—		
四诊用方	茯苓	白芍	白术	—	炮附子	干姜	炙甘草	桂枝	—	当归	柴胡	黄芩	牡蛎	天花粉	川芎	泽泻	—	—		
五诊用方	—	白芍	—	生姜	炮附子	干姜	炙甘草	桂枝	细辛	当归							大枣	吴茱萸	党参	大黄

以下列出本次方剂的单味药解说：

单味药分析

单味药	主治	应用
吴茱萸	散寒止痛，疏肝降逆，助阳止泻	1.用于寒凝肝脉诸痛。2.用于呕吐吞酸。3.用于虚寒泄泻证
大黄	泻下攻积，清热泻火，止血，解毒，活血祛瘀，清泻湿热	1.胃肠积滞，大便秘结。2.血热妄行之出血证。3.热毒疮疡、丹毒及烧烫伤。4.瘀血诸证。5.黄疸，淋证
大枣	补中益气，养血安神，缓和药性	1.用于脾虚食少便溏、倦怠乏力等证。2.用于血虚萎黄及妇女脏躁、神志不安等证。3.用于药性较峻烈的方剂中，可以减少烈性药的副作用，并保护正气
党参	补中益气，生津，养血	1.用于中气不足的食少便溏、四肢倦怠等证。2.用于肺气亏虚的气短咳喘、言语无力、声音低弱等证。3.用于热伤气津、气短口渴之证。4.用于气血两亏的面色萎黄、头晕心悸等证

已经在前诊中出现的单味药有桂枝、生姜、细辛、干姜、当归、白芍、炮附子、炙甘草，请参考前面的解说。

◇ **处方中的药对分析**

继续我们的第二步骤，药对分析，这是深入来了解单味药之间协同作用的分析思维。

药对分析

药对	主治	应用
桂枝＋吴茱萸	温经散寒。相使	治疗冲任虚寒，少腹痛，月经痛
生姜＋大枣	养脾胃和营卫。相使	治疗风寒感冒（入解表药），胃脘不舒呕吐（入健脾药）
大黄＋炮附子	散寒通便。相使	治疗寒积便秘
吴茱萸＋干姜	散寒止痛，疏肝降逆，助阳止泻	治疗：1.寒凝肝脉诸痛。2.脾胃寒证，呕吐吞酸，腹痛泄泻
干姜＋炮附子	回阳救逆，温补脾肾	治疗亡阳虚脱，脾肾阳虚泄泻，舌质白淡胖大有齿痕，舌苔白滑或白腻，脉弦紧或尺沉微弱
桂枝＋炙甘草	辛甘化阳，补益心阳。相使	治疗心阳虚之心悸气短，其人欲两手交叉覆盖，喜按心胸部位
大黄＋桂枝	逐瘀泻热	治疗下腹拘急硬痛、小便自利、夜晚发热，谵语烦渴，甚则如狂，以及血瘀经闭，痛经，产后恶露不下，脉沉实或涩
干姜＋细辛	温肺化饮	治疗寒饮证的咳嗽气喘，舌淡白苔白滑，脉弦紧
桂枝＋炮附子	温经通脉，散寒止痛	治疗寒凝血滞的痹证，全身疼痛，或脘腹冷痛，或经痛、闭经
干姜＋炙甘草	温中散寒	治疗：1.脾虚寒的大便溏泄。2.阳虚吐血。3.肺痿吐涎沫，其人不咳，不渴，遗尿，小便数
吴茱萸＋生姜	散寒止痛，疏肝降逆，温中止呕	治疗：1.寒凝肝脉诸痛，如头顶痛。2.呕吐吞酸

因为吴茱萸的加入，本方剂强化了温中散寒的功效；同时，在热药的配合下，大黄"以泻为补"的作用进一步被协同放大。

先看吴茱萸相关的药对：

a. 桂枝＋吴茱萸：桂枝令吴茱萸之温里作用更具动力。

b. 吴茱萸＋干姜：温热中焦的吴茱萸有了干姜的协同作用可令上焦也同时温热。

c. 吴茱萸＋生姜：温中焦之外加上生姜来去胃中过多的水，主要考虑患者的舌苔白。

再看大黄相关的药对：

a. 大黄＋炮附子：治疗寒积便秘。

b. 大黄＋桂枝：泻里热，并令大黄的动力更强化。

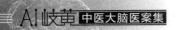

◇ 处方中展现的可能方剂组合分析

通过中医大脑的学习模块分析本方剂的组成，我们发现有以下方剂的结构：

重要结构符合方剂

结构符合方剂	方剂组成	药数
桂枝加附子汤	桂枝，生姜，大枣，白芍，炮附子，炙甘草	6
桂枝加大黄汤	桂枝，生姜，大枣，白芍，炙甘草，大黄	6
桂枝附子汤	桂枝，生姜，大枣，炮附子，炙甘草	5
桂枝汤	桂枝，生姜，大枣，白芍，炙甘草	5
桂枝去芍药加附子汤	桂枝，生姜，大枣，炮附子，炙甘草	5
桂枝加芍药汤	桂枝，生姜，大枣，白芍，炙甘草	5
桂枝加桂汤	桂枝，生姜，大枣，白芍，炙甘草	5
桂枝去芍药汤	桂枝，生姜，大枣，炙甘草	4
吴茱萸汤	生姜，吴茱萸，党参，大枣	4

可作为方根的结构符合方剂

结构符合方剂	方剂组成	药数
通脉四逆汤	干姜，炮附子，炙甘草	3
芍药甘草附子汤	白芍，炮附子，炙甘草	3
大黄附子汤	细辛，炮附子，大黄	3
四逆汤	干姜，炮附子，炙甘草	3
芍药甘草汤	白芍，炙甘草	2
甘草干姜汤	干姜，炙甘草	2
桂枝甘草汤	桂枝，炙甘草	2
干姜附子汤	干姜，炮附子	2

另外再特别加上的单味药：当归。

我们可以把"桂枝汤＋吴茱萸汤＋四逆汤"作为最为主要的方剂组成进行分析。这三个方剂的主治和组成先列出如下，可以依此分析中医大脑的思维脉络。当然，其他可能的结构符合方剂的作用也值得参考，这些都体现了人工智能在思维组方上的精密性。

方剂的组成药物列表

桂枝汤	桂枝	白芍	炙甘草	生姜	大枣	–	–	–	–
吴茱萸汤	–	–	–	生姜	大枣	吴茱萸	党参	–	–
四逆汤	–	–	炙甘草			–	–	干姜	炮附子

方剂的主治列表

桂枝汤	恶风有汗、头痛发热、鼻鸣干呕、苔白薄、脉浮弱或浮缓
吴茱萸汤	呕吐涎沫、舌淡苔白滑、脉沉迟
四逆汤	四肢厥逆（手脚冰冷）、下利清谷、口淡不渴、脉沉微

桂枝汤是调和营卫最重要的方剂，也是虚弱体质者的强壮剂。而吴茱萸汤对于温补脾胃、散寒疏肝有很大的助益。同时我们再加上根本解决体寒的四逆汤，其中的附子是帮助诸药行走全身的一切经络的动力。除此三方之外，另有当归的使用，主要是要用到当归活血且补血的作用。

◇ **方性分析**

中医大脑就方剂的单味药药性和比例算出方性。因为吴茱萸的加入，配合上原有的辛热药，大黄的寒性于是可以忽略不计，整个方剂呈现较热的药性。这是中医大脑在调整消除一些最困扰患者的症状之后，开始大开大合改善体质。因为有大黄，所以偏补偏燥的药性并不会令便秘加重。

问止中医大脑方性图

尾声：这不是结束，治疗还在继续

我不知道这个案例的终点在哪，但是两个月下来，我分担了这个家庭的担忧，也分享了他们的喜悦。之前并没有中医治儿童自闭症的先案可供参考，我们能做的就是遵守中医辨证论治的精髓，看症不看病，一步一步去调节孩子的体质，解决掉症状。

儿童自闭症是世界级疑难杂症。这样说，并不是为我自己开脱。确实对治起来耗费心神。四年病程，岂非朝夕之间可有速效的？五次诊治能有目前的效果，离不开孩子家属的认可、支持与坚持。

这不是尾声，给孩子的治疗还在继续，且拭目以待我们通过中医、通过中医大脑能给儿童自闭症这个领域带来全新有效的解决方案。

总　　结

在神志问题的治疗上，中医用有形的药物做生理上的调整，经常能够带来不错的疗效。

本案中，自闭症患者体现出极度阳虚的体质，必须一直用附子剂祛除里寒才得以改善体质，甚至必须用到吴茱萸这味疏肝的至热阳药才行。中医治情绪的问题可不是只有用柴胡剂，真正解决问题还是必须调整体质。倪海厦先生说过"治病不难，但求阴阳而已"。短短几个字，已经是临床几十年的经验总结。

患者疾病迁延多年，所呈现的症状比较复杂。但是中医大脑人工智能紧紧围绕体质上的改善着手，仔细分析每一次用方用药的结构，我们都可以看得出中医大脑不断地调整治疗的策略，这样精密而有效地治疗，分析起来十分惊人。第一线面对病患的医师，为使用中医大脑，担负着掌握精确四诊收集的重任。我们从医案中也可以看出医者本身的用心和专业度。优秀的医师配合上中医大脑就是最强力的组合。

当然，这个案例还没有完全结束，我们在本书的后面还会有这位患者的后续治疗记录。届时我们再深入探讨。

【医案 11】

儿童自闭症的中期治疗

主诊医师：韦雅楠

　　2019 年 11 月，我分享《中医大脑对治儿童自闭症》的医案后，收到不少来自儿童自闭症家庭和中医同行的联系。还有一位中医同行，特意从吉林来到深圳，和我面对面探讨如何使用中医大脑对治自闭症。

　　儿童自闭症的治疗是一个艰难且漫长的过程，有时病情还会反复，不管是我还是孩子家庭，我们都经历了困惑、悲伤、欢喜，可是我们从未想过要放弃。出现新状况或疗效未达到预期时，我们会及时沟通、相互理解安慰。我们的治疗一直在继续。

　　2019 年 11 月底，在外地工作的爸爸抽空回家陪孩子，照料孩子，及时给我发来了药后反馈。

　　读完爸爸的信息，我心里很激动，更加坚定了我使用中医大脑治疗儿童自闭症的决心。

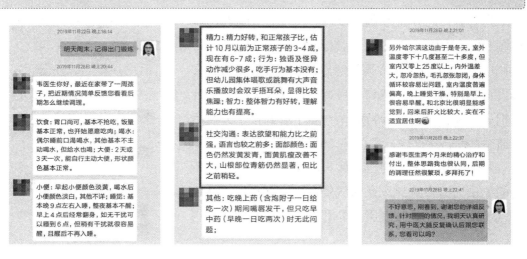

六　诊

六诊在 2019 年 12 月 1 日，我像前几次一样通过微信看诊。

药后孩子胃口佳，开始愿意吃肉食，大便 2 ~ 3 天 / 次，小便色淡，后半夜睡眠浅，容易被吵醒，醒后不易复睡，早醒。幼儿园集体唱歌或跳舞有大声音乐播放时，孩子会双手捂耳朵，显得比较焦躁；理解能力有待提高，面色仍然发黄发青，面黄肌瘦改善不大，山根部位青筋仍然显著，但比之前稍轻。

睡眠浅、早醒严重影响孩子白天的精神状态，治疗当先养血安神。守五诊的养血方 7 剂。

同时思考，孩子面色青黄、上眼皮肿的情况改善不佳，我使用中医大脑重新辨证论治，处方如下：

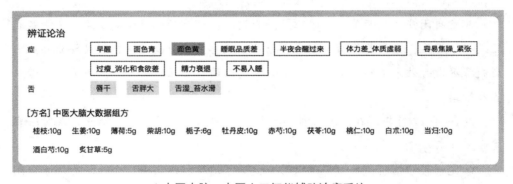

▲中医大脑：中医人工智能辅助诊疗系统

我将五诊的养血方和六诊的上述方剂组成 AB 方。养血方早、中服，日 2 次。六诊方晚上服，日 1 次。

11 月、12 月，北方天气寒冷，室内外温差大，又爆发流感，孩子反复感冒，最近一次，还发烧了。我很担心，和孩子妈妈保持联系，当了解到孩子发烧后能通过食疗自然退烧，我心里又惊又喜。

发烧其实是人体的自我保护功能，也就是西医所说的免疫力。自然界风寒邪气侵袭到肌体表层，体内正气（阳气）在肌肤表层与外邪抗争，正邪力量相当

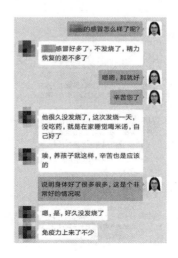

时，这种斗争最激烈，表现为发烧。

也就是说，体质好、阳气充足时，才能发烧。孩子染受风寒后发烧，说明前期的温阳治疗有效，阳虚体质已经慢慢改善。

每一次感冒发烧，都会消耗孩子一部分刚刚恢复起来的体力。我嘱咐痊愈后及时恢复服药，并在 2019 年 12 月 12 日进行第七次看诊。

中医大脑医理分析——六诊

◇ 症状统计

从第六诊起，我们发现之前的很多症状现在都已经不存在了。我们先看一下新的症状，再来分析中医大脑的处方建议。

脉症与体质的关联

【整体体质】	体力差 - 体质虚弱，过瘦 - 消化和食欲差
【睡眠】	不易入睡，睡眠质量差，半夜会醒过来，早醒
【情绪】	容易焦躁 - 紧张，精力衰退
【面】	面色黄，面色青
【唇】	唇干
【舌体】	舌胖大
【舌苔】	舌湿 - 苔水滑

症状记录

另外又收录的新症状	半夜会醒过来，不易入睡，精力衰退，容易焦躁 - 紧张，过瘦 - 消化和食欲差，舌湿 - 苔水滑，面色黄，睡眠质量差，唇干，体力差 - 体质虚弱，舌胖大

◇ 中医大脑处方

以下就是中医大脑在这一诊中开的处方：

[中医大脑主方] 桂枝 10g，生姜 10g，薄荷 5g，柴胡 10g，栀子 6g，牡丹皮 10g，赤芍 10g，茯苓 10g，桃仁 10g，白术 10g，当归 10g，酒白芍 10g，炙甘草 5g。

◇ 处方中的用药分析

中医大脑这一次的处方用药思路与之前有很大不同，出现较多偏凉、偏泻、偏散的药。患儿的症状表现为偏寒、偏虚，之前几次用药也就偏温、偏补。当然，中医的用方有层次和整体考量，这一诊的处方中仍然有一些温补的药。

单味药药性

单味药	热	寒	补	泻	升	降	收	散	润	燥
桂枝	★★		★					★		★
生姜	★★		★		★			★		★
薄荷		★		★		★		★		★
柴胡		★★		★	★			★		★
栀子		★★★		★		★	★		★	
牡丹皮		★★		★				★		
赤芍		★★		★					★	
茯苓			★			★	★			★
桃仁				★		★		★	★	
白术	★★		★					★		★
当归	★★		★		★			★	★	
白芍		★★	★				★		★	
炙甘草			★				★		★	

以下请先了解这些药本身的作用，我们再向下做更详尽的分析。

单味药分析

单味药	主治	应用
薄荷	发散风热，清利咽喉，透疹解毒，疏肝解郁	1.用于外感风热及温病初起的发热、微恶风寒、头痛。2.用于风热上攻所致头痛目赤、咽喉肿痛。3.用于麻疹初起透发不畅或风疹瘙痒。4.用于肝气郁滞、胸闷胁痛、月经不调等症
白芍	养血调经，平肝止痛，敛阴止汗	1.用于血虚或阴虚有热的月经不调、崩漏等证。2.用于肝阴不足、肝气不舒或肝阳偏亢的头痛、眩晕、胁肋疼痛、脘腹四肢拘挛作痛等证。3.用于阴虚盗汗及营卫不和的表虚自汗证
桃仁	活血祛瘀，润肠通便，止咳平喘	1.用于多种血瘀证。2.用于肺痈、肠痈。3.用于肠燥便秘。4.止咳平喘
桂枝	发汗解肌，温经通脉，通阳化气	1.用于外感风寒表证。2.用于寒凝血滞的痹证，脘腹冷痛、痛经、经闭等证。3.用于胸痹，痰饮，水肿与心动悸，脉结代
牡丹皮	清热凉血，活血散瘀	1.用于血热斑疹吐衄。2.用于虚热证。3.用于经闭痛经、癥瘕积聚，跌打损伤。4.用于疮痈，肠痈
茯苓	利水渗湿，健脾安神	1.水肿、小便不利。2.脾虚诸证。3.心悸，失眠

续表

单味药	主治	应用
赤芍	清热凉血，祛瘀止痛	1.用于血热之斑疹、吐衄。2.用于经闭痛经，癥瘕积聚，跌打损伤，疮痈肿痛。3.用于目赤肿痛
生姜	发汗解表、温中止呕，温肺止咳	1.用于外感风寒表证。2.用于多种呕吐。3.用于风寒咳嗽
栀子	泻火除烦，清热利湿，凉血解毒	1.用于热病烦闷。2.用于湿热黄疸。3.用于血热出血。4.用于热毒疮疡
炙甘草	补脾和胃，益气复脉	用于脾胃虚弱，倦怠乏力，心动悸，脉结代，可解附子毒，亦可修补身体黏膜破损
柴胡	疏散退热，疏肝解郁，升举阳气，清胆截疟	1.用于少阳证，外感发热。2.用于肝郁气滞，胸胁疼痛，月经不调。3.用于气虚下陷，久泻脱肛，胃、子宫下垂。4.用于疟疾
白术	补气健脾，燥湿利水，固表止汗，安胎	1.用于脾胃气虚、运化无力的食少便溏、脘腹胀满、肢软神疲等证。2.用于脾虚失运、水湿内停之痰饮，水肿，小便不利等。3.用于脾虚气弱，肌表不固而自汗。4.用于脾虚气弱、胎动不安之证
当归	补血，活血，调经，止痛，润肠	1.用于血虚诸证。2.用于血虚或血虚而兼有瘀滞的月经不调、痛经、经闭等证。3.用于血虚、血滞或寒滞，以及跌打损伤、风湿痹阻的疼痛证。4.用于痈疽疮疡。5.用于血虚肠燥便秘

◇ **处方中的药对分析**

有了上述本次的用药一览，我们通过中医大脑的学习模块分析其中的药对，这是我们做方剂分析的第二步，深入了解单味药之间的协同作用。

药对分析

药对	主治	应用
牡丹皮＋桂枝	活血祛瘀，调经止痛	治疗血瘀之经闭、痛经
茯苓＋桂枝＋白术＋炙甘草	温阳化饮，健脾利湿	治疗中阳不足之痰饮。胸胁支满，目眩心悸，短气而咳，舌苔白滑，脉弦滑或沉紧
桂枝＋炙甘草	辛甘化阳，补益心阳。相使	治疗心阳虚之心悸气短，其人欲两手交叉覆盖，喜按心胸部位
牡丹皮＋栀子＋薄荷	疏肝清热	治疗肝郁化火生热。烦躁易怒，舌偏红、苔薄黄，脉弦数
牡丹皮＋栀子	疏肝清热	治疗肝郁化火生热。烦躁易怒，舌偏红、苔薄黄，脉弦数
白术＋茯苓	补气健脾，燥湿利水	治疗脾虚湿盛证的大便溏泄、软便

我们在分析单味药时就说过，这一次的处方中加入了偏凉、偏泻、偏散的药物，如牡丹皮、栀子、薄荷。而它们形成的药对的作用重点在于疏肝清热。我们可以从患儿的症状里发现，他的胃口不好，而对治胃口差需要强调疏肝，就是要对治肝气犯胃所造成的食欲不振。

◇ 处方中展现的可能方剂组合分析

我们再通过中医大脑的学习模块分析本方剂，我们发现其中有以下方剂的组成：

重要结构符合方剂

结构符合方剂	方剂组成	药数
加味逍遥散	生姜，薄荷，柴胡，栀子，牡丹皮，茯苓，白术，当归，白芍，炙甘草	10
逍遥散	生姜，薄荷，柴胡，茯苓，白术，当归，白芍，炙甘草	8
桂枝茯苓丸	桂枝，牡丹皮，赤芍，茯苓，桃仁	5
茯苓甘草汤	桂枝，生姜，茯苓，炙甘草	4
苓桂术甘汤	桂枝，茯苓，白术，炙甘草	4

可作为方根的结构符合方剂

结构符合方剂	方剂组成	药数
芍药甘草汤	白芍，炙甘草	2
桂枝甘草汤	桂枝，炙甘草	2

从上述分析来看，桂枝茯苓丸、加味逍遥散是构成这一次用方的主体结构。这其中，逍遥散加上牡丹皮、栀子形成加味逍遥散，亦名丹栀逍遥散。逍遥散出自宋朝的《太平惠民和剂局方》，是柴胡剂里面比较特殊的，它具有补血的作用，我们甚至视逍遥散为"有补血作用的柴胡剂"。而桂枝茯苓丸最早是妇科用药，用来破除癥块，但其实桂枝茯苓丸对于神志问题有很大的治疗作用。血行不畅而有瘀血者，其神志会出现问题。在这位患儿身上，我们发现他有"体力差 - 体质虚弱、过瘦 - 消化和食欲差、不易入睡、睡眠质量差、容易焦躁 - 紧张、精力衰退"等症状，这些问题均属于神志方面。桂枝茯苓丸出现在这次的中医大脑组方中，代表着中医大脑想要通过这样的方剂结构去改善患儿在神志方面的问题。

以下是这两个方剂的主治及组成，二者的功用一目了然。

方剂的组成药物列表

桂枝 茯苓丸	桂枝	茯苓	牡丹皮	桃仁	赤芍	–	–	–	–	–	–	–	–
加味 逍遥散	–	茯苓	牡丹皮	–	–	当归	芍药	白术	柴胡	栀子	炙甘草	生姜	薄荷

方剂的主治列表

桂枝 茯苓丸	瘀血留结胞宫，妊娠胎动不安，漏下不止，血色紫黑晦暗，腹痛拒按；或产后恶露不尽，妇女经行不畅，舌紫暗或有瘀斑、紫点，脉涩
加味 逍遥散	肝郁血虚、化火生热之证。潮热晡热，烦躁易怒，或自汗盗汗，或头痛目涩，或颊赤口干，或月经不调，少腹作痛或小腹胀坠，或小便涩痛，舌偏红、苔薄黄，脉弦虚数

◇ **方性分析**

诚如在单味药解析时的判断，本方的方性分析显示整个方剂有稍微偏凉、偏泻、偏散一点。但是我们还是要强调，因为寒热及各种药性的协同合作，所以就算有方性上的偏差，但这个方剂整体而言处于相对平衡的状况。一般而言，药味数多的方剂都会呈现出这样的一个相对平衡倾向。药味很少、要以强烈的药性治疗急重病症的方剂才会在方性上有非常极端的偏差。所以，对于本方剂切不可误认为是中医大脑忽略了患儿的体质而只根据症状组方。其实自第六诊，中医大脑已经更细腻地兼顾了症状和体质。这样的思维理论看起来合理，但临床实际疗效如何呢？只有在下诊中看结果。

问止中医大脑方性图

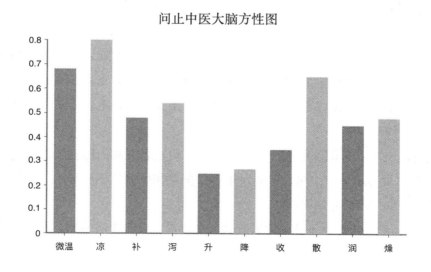

七　诊

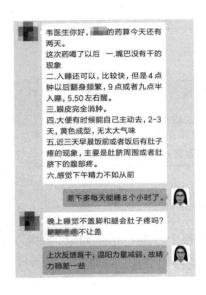

孩子药后唇干、不易入睡、上眼皮肿症状完全消失，开始主动大便。早饭前后肚子疼，脐周痛或脐下痛，手脚容易冰凉。感冒发烧后，下午精力不如从前。独语、怪异动作等情况反复，容易恐慌无明显改善。

孩子快8岁了，因为智力发育迟缓、沟通交流能力弱，目前还在上幼儿园。父母最大的心愿是孩子今年9月份可以上小学，为此还专门请老师到家里教钢琴、算数和认字。

前期近4个月的治疗初见成效，体质也在改善，是时候重点解决容易恐慌、焦躁问题了。

为了更好解决这个核心问题，我申请林大栋医师、张玉风医师参与会诊，同时使用中医大脑辨证论治。

两位医师发来一张对治恐慌焦躁的图。从中医角度讲，两眼中间出现青筋，表示心里恐慌，属于中医"心"的问题，用药以桂枝加龙骨牡蛎汤为主；鼻梁和鼻侧部位出现青筋，表示外来的恐慌，属于中医"肝"的问题，用药以柴胡加龙骨牡蛎汤为主。这在小儿望诊中尤其常见。

那么中医大脑是怎么计算的呢？结果惊人地一致。

《灵枢·五色》："黄帝曰：庭者，首面也；阙上者，咽喉也；阙中者，肺也；下极者，心也；直下者，肝也；肝左者，胆也；下者，脾也；方上者，胃也；中央者，大肠也；挟大肠者，肾也；当肾者，脐也；面王以上者，小肠也，面王以下者，膀胱子处也。"

以上这段文字就是面部脏腑分属图的出处，代表着五脏六腑在面部上的分布。中医望诊认为，眉心属于肺，两眼中间属于心，鼻梁和鼻侧属于肝和胆。因此患儿青筋出现在哪边，就代表哪方面的问题。

《灵枢·五色》："黄赤为风，青黑为痛，白为寒，黄而膏润为脓，赤甚者为血，痛甚为挛，寒甚为皮不仁。"

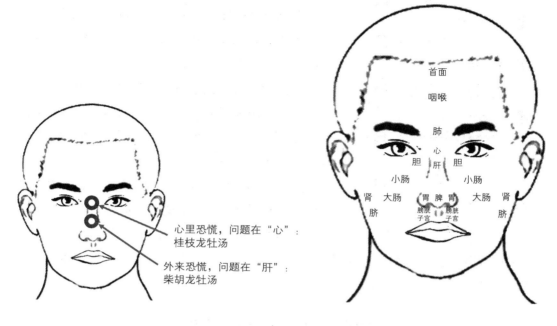

心里恐慌，问题在"心"：
桂枝龙牡汤

外来恐慌，问题在"肝"：
柴胡龙牡汤

首面
咽喉
肺
心
胆 肝 胆
小肠   小肠
肾 大肠 胃脾胃 大肠 肾
脐   膀胱 膀胱   脐
　　　　子宫 子宫

　　青筋代表痛，属寒，寒入肾，那就是恐惧的反应，心有恐惧表示大脑有恐惧。如果小孩子出生之后，面部的心部位（两眼中间）就有青筋，代表他心生恐惧。对于这类孩子，你不能骂，一骂他就会六神无主。被骂多了之后，小孩就容易变成精神自闭症，表示他很害怕，但又不敢讲出来。

　　因此，从中医的望诊就能得知此病的病因，本质就是心阳虚。因此可以用桂枝加龙骨牡蛎汤去治疗。

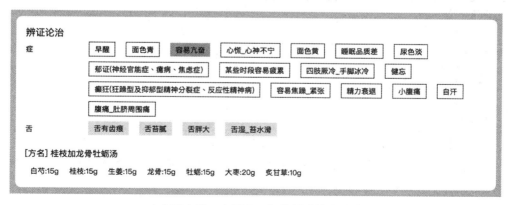

辨证论治

症 　早醒　面色青　容易亢奋　心慌_心神不宁　面色黄　睡眠品质差　尿色淡

郁证(神经官能症、癔病、焦虑症)　某些时段容易疲累　四肢厥冷_手脚冰冷　健忘

癫狂(狂躁型及抑郁型精神分裂症、反应性精神病)　容易焦躁_紧张　精力衰退　小腹痛　自汗

腹痛_肚脐周围痛

舌 　舌有齿痕　舌苔腻　舌胖大　舌湿_苔水滑

[方名] 桂枝加龙骨牡蛎汤
白芍:15g　桂枝:15g　生姜:15g　龙骨:15g　牡蛎:15g　大枣:20g　炙甘草:10g

▲中医大脑：中医人工智能辅助诊疗系统

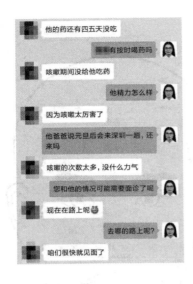

中医大脑开具桂枝加龙骨牡蛎汤。开方5剂，寓意调和阴阳，潜镇摄纳。

世事就是这样，当你开始认为一切会越来越好时，困难和坎坷也来得很猛烈。临床治疗也一样，新的变化总是让你猝不及防。

复诊后不久，孩子妈妈担忧地告诉我：退烧4天后，孩子出现了剧烈咳嗽，体力明显下降。前段时间很愿意出门玩，也不用抱，可是咳嗽后，人疲软，不怎么愿意动。

儿科疾病来势凶猛，体弱、年龄小、营养不良时病情容易恶化，须严密观察，如能及时恰当诊治，可转危为安，恢复快，较少留下后遗症。

我非常担心孩子的情况，建议面诊。也许是心有灵犀吧，孩子一家居然也已经动身前往深圳。

中医大脑医理分析——七诊

◇ 症状统计

这一次患儿又有新的症状变化，表现明显的是寒和痛，同时神志问题的改善有限。这一诊是在之前有很大改善之后迎来的新挑战，要怎样再往前进步呢？且让我们看下去。

脉症与体质的关联

【整体体质】	某些时段容易疲累
【寒】	四肢厥冷 - 手脚冰冷
【小便】	尿色淡
【汗】	自汗
【腹】	腹痛 - 肚脐周围痛
【睡眠】	睡眠质量差，早醒
【情绪】	容易亢奋，容易焦躁 - 紧张，精力衰退，心慌 - 心神不宁
【神智】	健忘，癫狂（狂躁型及抑郁型精神分裂症、反应性精神病），郁证（神经官能症、癔病、焦虑症）
【胸腹】	小腹痛
【面】	面色黄，面色青

续表

【舌体】	舌有齿痕，舌胖大
【舌苔】	舌苔腻，舌湿 - 苔水滑

症状记录

原有但不再收录的症状	半夜会醒过来，不易入睡，过瘦 - 消化和食欲差，体力差 - 体质虚弱，唇干
另外又收录的新症状	舌有齿痕，腹痛 - 肚脐周围痛，心慌 - 心神不宁，健忘，郁证（神经官能症、癔病、焦虑症），小腹痛，某些时段容易疲累，容易亢奋，四肢厥冷 - 手脚冰冷，自汗，癫狂（狂躁型及抑郁型精神分裂症、反应性精神病），舌苔腻，尿色淡

◇ 中医大脑处方

桂枝加龙骨牡蛎汤原方不动，药简力专。

［中医大脑主方］白芍 15g，桂枝 15g，生姜 15g，龙骨 15g，牡蛎 15g，大枣 20g，炙甘草 10g。

◇ 处方中的用药分析

我们先来分析其中的单味药。

单味药分析

单味药	主治	应用
牡蛎	平肝潜阳，软坚散结，收敛固涩	1.用于肝阳上亢，头晕目眩。2.用于痰核、瘰疬、癥瘕积聚等证。3.用于滑脱诸证。4.用于胃痛泛酸
龙骨	镇惊安神，平肝潜阳，收敛固涩	1.用于心神不宁，心悸失眠，惊痫癫狂。2.用于肝阳眩晕。3.用于滑脱诸证。4.用于湿疮痒疹、疮疡久溃不愈
大枣	补中益气，养血安神，缓和药性	1.用于脾虚食少便溏、倦怠乏力等证。2.用于血虚萎黄及妇女脏躁、神志不安等证。3.用于药性较峻烈的方剂中，可以减少烈性药的副作用，并保护正气

已经在前诊中出现的单味药有白芍、桂枝、生姜、炙甘草，请参考前面的解说。

◇ 处方中的药对分析

我们通过中医大脑的学习模块把桂枝加龙骨牡蛎汤的药对列出来，深入了解单味药之间的协同作用。

药对分析

药对	主治	应用
生姜＋大枣	养脾胃和营卫。相使	治疗风寒感冒（入解表药），胃脘不舒呕吐（入健脾药）
龙骨＋牡蛎	重镇安神，平肝潜阳，收敛固涩	治疗：1.心神不宁，心悸失眠，惊痫癫狂。2.肝阳上亢之头晕目眩。3.用于滑脱诸症，如多汗、遗精、崩漏、遗尿等
桂枝＋炙甘草	辛甘化阳，补益心阳。相使	治疗心阳虚之心悸气短，其人欲两手交叉覆盖，喜按心胸部位
桂枝＋龙骨＋牡蛎	降冲逆，平肝潜阳	治疗气上冲，失眠，肝阳上亢

这里面最重要的是龙骨、牡蛎这个药对，虽然二者都是潜阳敛阳的单味药，但是二者在治症范围上有所不同。

龙骨、牡蛎的适应证对比

相同适应证	心悸、滑精、容易亢奋、心慌-心神不宁、自汗、夜间盗汗、遗精、白带、月经崩漏
龙骨的其他适应证	下利-腹泻-水泻、失眠、心惊、癫狂（狂躁型及抑郁型精神分裂症、反应性精神病）、癫痫、湿疹、皮肤痒、疮疡久不收口；恶疮、频尿
牡蛎的其他适应证	胃酸过多、心下痛-胃痛、癥瘕、眩晕、乳岩-乳房硬块、脚抽筋、手抽筋、手脚抽筋、瘰疬

从中医大脑学习模块整理出的单味药比较中可以看出，龙骨在神志问题方面发挥很大的作用，而牡蛎则在去肿散坚上较为有力。二者的结合，力量倍增。

◇ **处方中展现的可能方剂组合分析**

我们再通过中医大脑的学习模块分析桂枝加龙骨牡蛎汤的方剂组成：

重要结构符合方剂

结构符合方剂	方剂组成	药数
桂枝加龙骨牡蛎汤	白芍，桂枝，生姜，龙骨，牡蛎，大枣，炙甘草	7
桂枝汤	白芍，桂枝，生姜，大枣，炙甘草	5
桂枝加芍药汤	白芍，桂枝，生姜，大枣，炙甘草	5
桂枝加桂汤	白芍，桂枝，生姜，大枣，炙甘草	5
桂枝甘草龙骨牡蛎汤	桂枝，龙骨，牡蛎，炙甘草	4
桂枝去芍药汤	桂枝，生姜，大枣，炙甘草	4

可作为方根的结构符合方剂

结构符合方剂	方剂组成	药数
芍药甘草汤	白芍，炙甘草	2
桂枝甘草汤	桂枝，炙甘草	2

我们可以分析出来，桂枝加龙骨牡蛎汤是由桂枝汤演变而来，也就是在桂枝汤的基础上增加"龙骨＋牡蛎"这个药对。

在伤寒杂病论中以桂枝汤全方为基础而加上一二味单味药的方剂有不少，可以看出在经方中利用单味药加减的各种变化运用，我们列举如下：

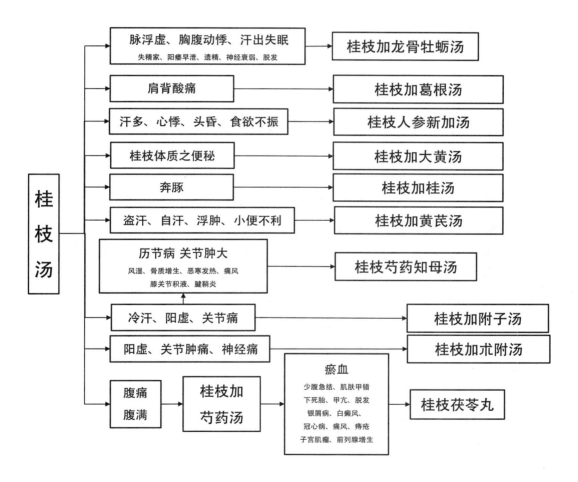

◇ 方性分析

本方的方性分析显示桂枝加龙骨牡蛎汤非常偏补。也就是说，符合我们认为桂枝加龙骨牡蛎汤是补虚要方的看法。同时，本方收性较强，也符合"潜阳敛阳"的特质。

问止中医大脑方性图

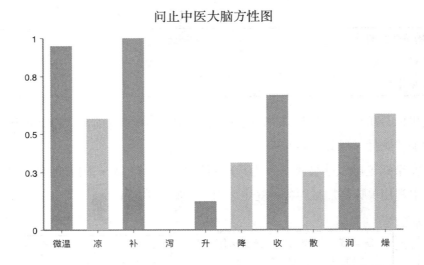

八 诊

2020 年 1 月 6 日，孩子一家早早来到问止中医后海店。3 个月不见，小家伙长高了很多。剧烈久咳和 6 个多小时的飞机旅程确实消耗了不少体力，尽管休息了一个晚上，他看起来还是很累。

再次见面他心情很好，不像第一次那么认生了，还让我抱抱，聊到他新买的画画本，他兴奋地说个不停。看到他亲昵地亲吻妈妈，我很羡慕，问他能不能也亲亲我，他害羞地躲到妈妈怀里，似乎在说：人家还小，不能随便亲女生啦。

这是一次充满期待的相见，虽然很开心，很想聊个不停，可是我没有忘记他们此行的目的。一阵寒暄后，我开始了接诊。

2020 年 1 月 6 日上午，是我们的第 8 次看诊，也是我们的第 3 次面诊。我详细记录情况：

药后整体恢复佳。学习能力提升，在幼儿园能安静坐着学习了，能坚持上完 1.5 小时的钢琴课；语言表达力提高，能正常表达日常生活需求。听到外界比较大的声音会被吓到，喜欢重复问同样的问题，思维跳跃性比较大，躁动，上午话多，午后疲劳甚，睡午觉能稍微缓解。

现症：剧烈咳嗽 10 天余，加重 2 天，受风或疲劳加剧，少痰难咯，咽喉异物感，头颈部容易出汗；纳可，口不渴，饮水少，手凉，受寒或饭后右下腹痛，软便，大便黏，1 ～ 3 天 / 次；夜尿 1 次，尿色淡；入睡有点困难，早醒。

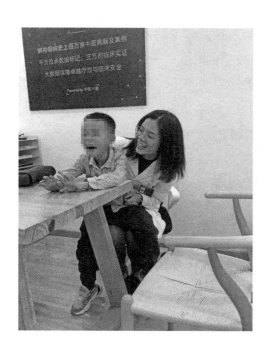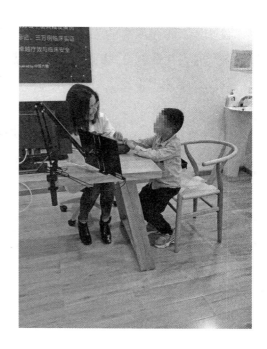

咳嗽属表证，自闭症是里证，表里同病，当先解表。我使用中医大脑辨证论治后，开出治疗咳嗽处方 3 剂。

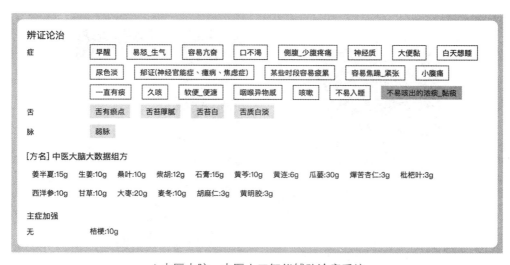

▲中医大脑：中医人工智能辅助诊疗系统

就诊结束时，孩子爸爸告诉我：为了更好配合治疗，他们决定在深圳住 1 到 2 个月。我心里却很难受，新年在即，如果不是为了孩子，谁会扔下所有的工作，不远千里来到没有亲人朋友的异乡？

我知道：不是所有的辛酸和艰辛都能用言语表达，当我们故作坚强、面带微笑地轻描淡写时，往往就是我们最脆弱、最需要理解安慰的时候……

我默默地走出诊室，给他们倒了一杯热热的沙参麦冬茶，但愿茶饮能带给他们些许温暖。

8 日，妈妈反馈，药后孩子出现头面部及四肢红疹……

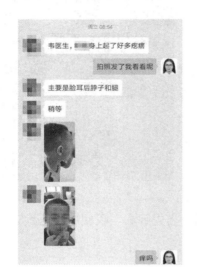
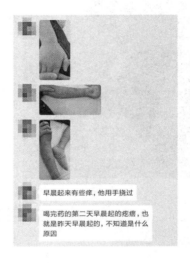

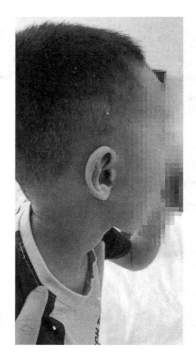
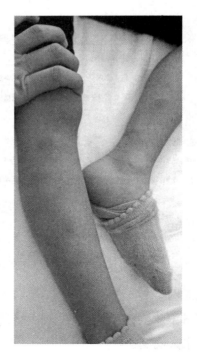

这是风疹还是排病反应？安全起见，我建议及时就诊。

通过问诊了解到：孩子药后咳嗽和痰黏难咯的情况明显减轻，睡眠恢复正常。经仔细检查红疹，我发现已经开始缓解。我认为是药后排病反应，不做处理，续观即可。

中医治疗中的排病反应是机体的良性调整反应，对身体是有益的，通常在机体祛除邪气以后会停止。

孩子染受风寒后发烧，通过食疗退烧，汗出不彻，部分风寒邪气伏于肌表及肺系，咳嗽方中的桑叶、枇杷叶有散邪作用，将风寒邪气排出体外，故见皮肤红疹。

温馨提醒：孩子若有发烧建议及时就医退烧，只有药汗能将病邪完全祛除，减少变证和后遗症。

2020年1月9日下午，三剂咳嗽方剂已经服完，孩子一家预约了第9次看诊。

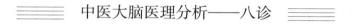

中医大脑医理分析——八诊

◇ 症状统计

本次就诊，医者强调的主症是"不易咳出的黏痰"，这表示本次治疗应通过痰饮入手以改善神志。

脉症与体质的关联

【整体体质】	某些时段容易疲累
【口 - 渴饮】	口不渴
【小便】	尿色淡
【大便】	软便 - 便溏，大便黏
【咳喘】	咳嗽，久咳
【痰】	一直有痰，不易咳出的浓痰 - 黏痰
【睡眠】	不易入睡，早醒，白天想睡
【情绪】	容易亢奋，容易焦躁 - 紧张，易怒，生气，神经质
【神智】	郁证（神经官能症、癔病、焦虑症）
【胸腹】	侧腹 - 少腹疼痛，小腹痛
【咽喉】	咽喉异物感
【舌体】	舌有瘀点，舌质白淡
【舌苔】	舌苔白，舌苔厚腻
【脉诊：强弱性】	弱脉

症状记录

原有但不再收录的症状	舌有齿痕，面色青，腹痛，肚脐周围痛，精力衰退，心慌 - 心神不宁，健忘，舌湿 - 苔水滑，四肢厥冷 - 手脚冰冷，面色黄，睡眠质量差，自汗，癫狂（狂躁型及抑郁型精神分裂症、反应性精神病），舌苔腻，舌胖大
另外又收录的新症状	不易入睡，白天想睡，咽喉异物感，软便 - 便溏，易怒 - 生气，不易咳出的浓痰 - 黏痰，久咳，神经质，大便黏，侧腹 - 少腹疼痛，弱脉，口不渴，舌苔白，舌有瘀点，一直有痰，舌质白淡，舌苔厚腻，咳嗽

◇ **中医大脑处方**

这一诊的处方如下，在主方选取后，医者使用中医大脑的"主症加强"功能增加了桔梗这味药，这也是考虑到痰饮问题，并且桔梗与其他药形成药对后可以强化原方的效力。为减轻患者负担，本书中原使用阿胶的方剂基本用黄明胶代替，分析时仍按阿胶分析（下文同此）。另外，在本方中用党参替代中医大脑推荐的西洋参。

［中医大脑主方］姜半夏 15g，生姜 10g，桑叶 10g，柴胡 12g，石膏 15g，黄芩 10g，黄连 6g，瓜蒌 30g，燀苦杏仁 3g，枇杷叶 3g，党参（代西洋参）10g，炙甘草 10g，大枣 20g，麦冬 10g，胡麻仁 3g，黄明胶 3g。

［主症加强］桔梗 10g。

◇ **处方中的用药分析**

我们先来分析其中的单味药。

单味药分析

单味药	主治	应用
黄连	清热燥湿，泻火解毒	1. 用于湿热中阻、脘痞呕恶，泻痢腹痛。2. 用于热病高热。3. 用于心烦失眠，胃热呕吐。4. 用于痈肿疮毒。5. 用于血热出血证
燀苦杏仁	止咳平喘，润肠通便	1. 用于咳喘诸证。2. 用于肠燥便秘
石膏	清热泻火，除烦止渴，收敛生肌	1. 用于气分实热证。2. 用于肺热咳喘。3. 用于胃火牙痛
桑叶	发散风热，润肺止咳，平肝明目	1. 用于外感风热，温病初起，证见发热头痛、咽喉肿痛等。2. 用于肺热或燥热伤肺，症见咳嗽痰少、鼻咽干燥等。3. 用于肝阳眩晕，目赤昏花
党参	补中益气，生津，养血	1. 用于中气不足的食少便溏、四肢倦怠等证。2. 用于肺气亏虚的气短咳喘、言语无力、声音低弱等证。3. 用于热伤气津、气短口渴之证。4. 用于气血两亏的面色萎黄、头晕心悸等证

续表

单味药	主治	应用
瓜蒌	清热化痰，利气宽胸，散结消痈，润燥滑肠	1.用于痰热咳喘。2.用于胸痹，结胸等。3.用于肺痈、肠痈、乳痈等。4.用于肠燥便秘
桔梗	开宣肺气，祛痰排脓，利咽	1.用于肺气不宣的咳嗽痰多，胸闷不畅。2.用于热毒壅肺之肺痈。3.用于咽喉肿痛，失音
黄芩	清热燥湿，泻火解毒，止血，安胎	1.用于湿温暑湿，黄疸泻痢，热淋涩痛。2.用于肺热咳嗽。3.用于热病烦渴，寒热往来。4.用于咽喉肿痛，痈肿疮毒。5.用于血热出血证。6.用于胎动不安
阿胶	补血，止血，滋阴润燥	1.用于血虚萎黄、眩晕、心悸等。2.用于多种出血证。3.用于阴虚证及燥证
枇杷叶	清肺化痰止咳，降逆止呕	1.用于肺热咳嗽。2.用于胃热呕逆
半夏	燥湿化痰，降逆止呕，消痞散结，外用消肿止痛	1.用于湿痰、寒痰证。2.用于胃气上逆呕吐。3.用于胸痹、结胸、心下痞、梅核气。4.用于瘰疬瘿瘤、痈疽肿毒及毒蛇咬伤等
麦门冬	养阴润肺，益胃生津，清心除烦	1.用于肺阴不足而有燥热的干咳痰粘、劳嗽咳血等。2.用于胃阴虚或热伤胃阴、口渴咽干、大便燥结等。3.用于心阴虚及温病热邪扰及心营、心烦不眠、舌绛而干等
胡麻仁	补肝肾，润五脏	用于肝肾不足，虚风眩晕，风痹、瘫痪，大便燥结，病后虚赢，须发早白，妇人乳少

已经在前诊中出现的单味药有生姜、柴胡、炙甘草、大枣，请参考前面的解说。

◇ **处方中的药对分析**

有了上述单味药一览，我们来通过中医大脑学习模块分析其中的药对，了解单味药之间的协同作用。

药对分析

药对	主治	应用
生姜＋半夏	温胃、化痰、止呕。相畏相使	治疗寒饮呕吐，失眠，容易焦躁紧张、心惊
生姜＋大枣	养脾胃和营卫。相使	治疗风寒感冒（入解表药），胃脘不舒呕吐（入健脾药）
柴胡＋黄芩	和解少阳。相须	治疗邪在半表半里之少阳证，往来寒热
黄芩＋黄连	清热燥湿，泻火解毒	治疗火热（火毒）证；大热烦躁，口燥咽干，错语不眠；或热病吐血、衄血；或热甚发斑，或身热下利；或外科痈疡疔毒，小便黄赤，舌红苔黄，脉数有力

药对	主治	应用
半夏+黄连	辛开苦降，降逆消痞	治疗寒热互结于中焦之痞滞
半夏+瓜蒌	宽胸散结，降逆化痰	治疗痰热互结于胸中之胸脘痞满
阿胶+黄连	滋阴、降火、安神	治疗热病伤阴，阴虚火旺之心烦不寐
桔梗+石膏	祛痰排脓，利咽喉	治疗咽喉痛，干咳无痰或咯黄稠痰
桔梗+半夏	祛痰排脓，利咽喉	治疗咽喉痛
黄连+瓜蒌	清热化痰，利气宽胸	治疗胸脘痞闷，按之则痛，或咳痰黄稠，舌苔黄腻，脉滑数
石膏+柴胡	退热	治疗发高烧，舌质红，小便黄，大便臭，数脉
桔梗+石膏+半夏	祛痰排脓，清热利咽	治疗咳嗽，不易咳出的浓痰、黏痰
石膏+柴胡+黄芩	清热泻火退烧	治疗感冒发高烧，反复发烧。舌质红，脉浮弦数

　　我们一再强调药对可以使单味药发挥协同作用，增强治疗效果。在本次的方剂药对分析中，我们特别对以黄连为主的药对做说明。

　　黄连是大苦偏寒的药，它具有很强的清热燥湿作用，一般说来作用于心和脾胃消化系统。通过和其他药物的配伍，黄连的作用就会延伸。以下，我们把黄连系药对做进一步说明，可以看出通过不同的配伍药物，黄连的作用得以延伸的情形：

　　a. 黄连+黄芩：一般来说，"黄芩善通，黄连善固，一动一静"；其作用点，黄芩偏上焦，黄连偏中焦。二者常搭配使用。

　　b. 黄连+半夏：一寒一热，常用来治疗寒热互结于中焦之痞滞。

　　c. 黄连+阿胶：黄连之清热而助之以阿胶的滋阴功效，最能清心安神。

　　d. 黄连+瓜蒌：黄连祛痰热，得到瓜蒌这个动力较强的气药，就能在除涤痰热的作用上增强。而痰热往往是神志问题的起因。

　　另外，我们要特别注意"桔梗+石膏+半夏"这个药对。桔梗和半夏都是祛痰要药，但半夏性热多用于寒痰，桔梗苦而偏寒多用于一般或偏热的痰。且半夏具下沉之性，作用多在脾胃，而桔梗有上升之性，作用在肺，作用方向不同。那么，这二者怎会开在一起？原因是同时在脾胃有痰湿（患者苔厚腻）、在肺中也有痰（不易咳出的浓痰、黏痰），患者体质又寒热夹杂、上热下寒。所以二者同用是基于上述原因。在常见方剂中，有这两者同时出现的有五积散、参苏饮、宁嗽丸、杏苏散、小柴胡汤加桔梗石膏汤、竹茹温胆汤、黄芪鳖甲散等。桔梗和半夏之外加入石膏的用意又是如何？患者有黏痰，而石膏可令黏痰稀释，非常有利于痰的排出。这三味药同时出现，最好的代表是"小柴胡加桔梗石膏汤"这个方剂。

◇ **处方中展现的可能方剂组合分析**

我们再通过中医大脑的学习模块分析可能的方剂组成：

重要结构符合方剂

结构符合方剂	方剂组成	药数
柴陷汤	半夏，生姜，柴胡，黄芩，黄连，瓜蒌，党参，炙甘草，大枣	9
小柴胡加桔梗石膏汤	半夏，生姜，柴胡，石膏，黄芩，党参，炙甘草，大枣，桔梗	9

可作为方根的结构符合方剂

结构符合方剂	方剂组成	药数
小陷胸汤	半夏，黄连，瓜蒌	3
生姜半夏汤	半夏，生姜	2
小半夏汤	半夏，生姜	2

另外再特别加上的单味药：胡麻仁、桑叶、阿胶、杏仁、枇杷叶、麦门冬。

在本方的结构符合方剂整理中，可以看出"柴陷汤、小柴胡汤"等重要结构符合方剂。我们也注意到了有不少没有列进结构符合方剂的单味药，中医大脑的学习模块提示"清燥救肺汤"也可以收在结构符合方剂，只是此方用了西洋参且是用炙甘草，所以没收录，但"清燥救肺汤"的结构也是存在的。

以下是这两个方剂的主治列表及组成列表，可以作为学习了解这一次中医大脑出方的线索：

方剂的组成药物列表

柴陷汤	柴胡	半夏	黄芩	生姜	大枣	瓜蒌	炙甘草	黄连	党参	−	−	−	甘草	−	−	−	−	−
小柴胡汤	柴胡	半夏	黄芩	生姜	大枣	−	炙甘草	−	人参	−	−	−	甘草	−	−	−	−	−
清燥救肺汤	−	−	−	−	−	−	−	桑叶	石膏	甘草	西洋参	胡麻仁	阿胶	麦门冬	杏仁	枇杷叶		

方剂的主治列表

柴陷汤	邪陷少阳，痰热结胸证。寒热往来，胸胁痞满，按之则痛，心烦喜呕，不欲饮食，口苦且黏，目眩，或咳痰黄稠，舌苔黄腻，脉弦滑数
小柴胡汤	伤寒少阳证。往来寒热，胸胁苦满，默默不欲饮食，心烦喜呕，口苦，咽干，目眩，舌苔薄白，脉弦
小陷胸汤	小结胸病。痰热互结，胸脘痞闷，按之则痛，或咳痰黄稠，舌苔黄腻，脉滑数者
清燥救肺汤	温燥伤肺证。头痛身热，干咳无痰，气逆而喘，口干而渴，鼻燥咽干，舌无苔而干，脉虚大而数

◇ 方性分析

　　根据方剂的单味药药性和比例算出方性，而本方的方性分析显示，本方有强大的寒性，但注意本方是微温和微寒都具有的方剂，只是偏寒性的药多了一些。

问止中医大脑方性图

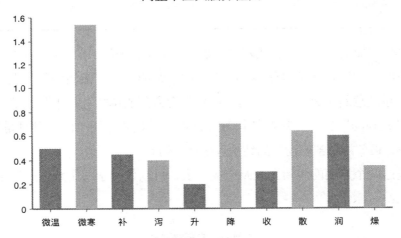

九　诊

　　孩子咳嗽基本痊愈，红疹完全消失。入睡快，眠可，体力恢复佳，下午只有一点疲累了，出门玩时也不吵着抱抱了。表达欲望很强烈，但重复讨论同样的话题时，胆子小，脾气有点躁，会发脾气。对复杂语言理解力弱，理解障碍时有逃避倾向。出汗时手脚凉。

综合分析孩子的情况，确定治法：温脾阳，养肝血，和解清热，镇惊安神，使用中医大脑开出处方 5 剂，同时配合两次小儿推拿，通过理疗方式加强体质调理。

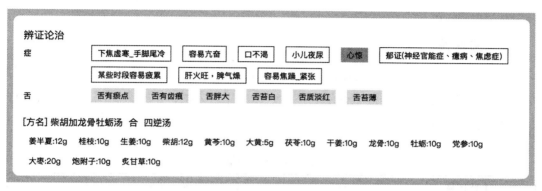

辨证论治

症　　下焦虚寒_手脚尾冷　　容易亢奋　　口不渴　　小儿夜尿　　心惊　　郁证(神经官能症、癔病、焦虑症)

　　　　某些时段容易疲累　　肝火旺，脾气燥　　容易焦躁_紧张

舌　　舌有瘀点　　舌有齿痕　　舌胖大　　舌苔白　　舌质淡红　　舌苔薄

[方名] 柴胡加龙骨牡蛎汤 合 四逆汤

姜半夏:12g　　桂枝:10g　　生姜:10g　　柴胡:12g　　黄芩:10g　　大黄:5g　　茯苓:10g　　干姜:10g　　龙骨:10g　　牡蛎:10g　　党参:10g

大枣:20g　　炮附子:10g　　炙甘草:10g

▲中医大脑：中医人工智能辅助诊疗系统

每次谈及这几年的艰难求医路，孩子父母会难过地说不下去——满心期待地拜访了很多名医，尝试了很多新疗法，还被骗过。

这次，孩子爸爸强忍内心悲伤，写下了一段心里话。我把它当成新年礼物，和大家一起分享。

几年来，我们到北京等地辗转看病，期间经历各大医院、各种名医。从基因检测、肠道菌群移植，到各种中药针灸推拿按摩，各种培训训练……绝望之际自己各种学习、尝试、犯错，阴差阳错进入中医之门，并逐步坚信中医能医好孩子的病。

于是我们到处找擅长治自闭症这种病症的中医，往往带着满心希望去，但等待孩子吃药后往往没有一点好转。找一个能治病的医生是我每天都在想的问题，也许是专业的原因，当我接触到林大栋老师，知道了基于人工智能的中医，我想希望也许就在这里。

几个月来，韦雅楠医生对孩子如亲人般地关心，细致入微地诊治和不厌其烦地沟通，孩子的身体、精神、认知都有不小的进步。虽然我经常也会因孩子不能像其他正常孩子一样交流而苦恼，但我相信问止中医治疗的方向没有错。

孩子先天体弱，小时又因病伤了脾阳、肾阳，导致消化吸收能力差。加之我们住在北方，冬天外寒内热（室内暖气太大），不利于孩子阳气的收藏，冬天收藏不好，来年往往生发不旺。最终我们认识到，改善孩子体质才是根本，几个月来，我们对问止中医的能力越来越信赖，也期待孩子越来越好。

—— 一位父亲

治疗会一直继续下去，但愿我能更好地帮助到孩子。我最想看到的是：9 月开学时，孩子背着书包走进校园的背影。

中医大脑医理分析——九诊

◇ 症状统计

这一诊中，我们看到患儿在很多方面有所改善。之前，因为患儿临时出现的症状，中医大脑对治时更多依据症状入手。在这一诊的用方方面，中医大脑明显强调回到整体调整的道路上来。

脉症与体质的关联

【整体体质】	某些时段容易疲累
【寒】	下焦虚寒 - 手脚尾冷
【口 - 渴饮】	口不渴
【肝 - 胆 - 少阳 - 厥阴】	肝火旺，脾气躁
【小儿疾病】	小儿夜尿
【情绪】	容易亢奋，容易焦躁 - 紧张，心惊
【神智】	郁证（神经官能症、癔病、焦虑症）
【舌体】	舌有瘀点，舌质淡红，舌有齿痕，舌胖大
【舌苔】	舌苔白，舌苔薄

症状记录

原有但不再收录的症状	不易入睡，白天想睡，软便 - 便溏，易怒 - 生气，不易咳出的浓痰 - 黏痰，久咳，神经质，大便黏，小腹痛，咽喉异物感，弱脉，侧腹 - 少腹疼痛，一直有痰，舌质白淡，早醒，舌苔厚腻，尿色淡，咳嗽
另外又收录的新症状	舌有齿痕，舌苔薄，舌质淡红，下焦虚寒 - 手脚尾冷，肝火旺，脾气躁，心惊，小儿夜尿，舌胖大

◇ 中医大脑处方

在这一诊中，中医大脑又根据患儿体寒和情志问题做了调整，方剂中看来有柴胡加龙骨牡蛎汤的结构，正如前面所说的"桂枝加龙骨牡蛎汤偏向用在身体比较虚弱者，而柴胡加龙骨牡蛎汤则多以有实证出现做考量"。尽管患儿身体虚弱有所改善，但本次柴胡加龙骨牡蛎汤并非是用来去实，而是要利用柴胡剂本身能作为"调和剂"这个功效，用以调和患儿身体的不平衡。

通过中医大脑学习模块的协助，我们列举桂枝加龙骨牡蛎汤和柴胡加龙骨牡蛎汤的组成，以其组成的单味药来更精确分别药性：

方剂的组成药物列表

柴胡加龙骨牡蛎汤	柴胡	半夏	茯苓	桂枝	党参	黄芩	大枣	生姜	龙骨	牡蛎	大黄	—	—
桂枝加龙骨牡蛎汤	—	—	—	桂枝	—	—	大枣	生姜	龙骨	牡蛎	—	白芍	炙甘草

从上面的表中可以看出，桂枝加龙骨牡蛎汤就是在桂枝汤全结构外加上"龙骨＋牡蛎"（主力药对），继承了桂枝汤原本调和营卫且有补养虚弱体质的方性。

而柴胡加龙骨牡蛎汤有大小柴胡汤合起来的重要结构"柴胡＋半夏＋党参＋黄芩＋大枣＋生姜＋大黄"，再加上了"龙骨＋牡蛎"（主力药对），而另外一个不属于大小柴胡汤的单味药是"桂枝"。这使得柴胡加龙骨牡蛎汤又有了桂枝汤的结构。但因为没有桂枝汤中的"白芍＋炙甘草"药对，使得其补虚制痛的能力不如桂枝加龙骨牡蛎汤。而有了大黄之后，柴胡加龙骨牡蛎汤就有了"去实"和"通利"的功效。

［中医大脑主方］姜半夏 12g，桂枝 10g，生姜 10g，柴胡 12g，黄芩 10g，大黄 5g，茯苓 10g，干姜 10g，龙骨 10g，牡蛎 10g，党参 10g，大枣 20g，炮附子 10g，炙甘草 10g。

◇ **处方中的用药分析**

我们先来分析其中的单味药。

单味药分析

单味药	主治	应用
干姜	温中散寒，回阳通脉，温肺化饮	1.用于脾胃寒证。2.用于亡阳证。3.用于寒饮伏肺喘咳
大黄	泻下攻积，清热泻火，止血，解毒，活血祛瘀，清泻湿热	1.胃肠积滞，大便秘结。2.血热妄行之出血证。3.热毒疮疡、丹毒及烧烫伤。4.瘀血诸证。5.黄疸，淋证
炮附子	回阳救逆，助阳补火，散寒止痛	1.用于亡阳证。2.用于虚寒性的阳痿宫冷、脘腹冷痛、泄泻、水肿等证。3.用于寒痹证。本品辛散温通，有较强的散寒止痛作用

已经在前诊中出现的单味药有半夏、桂枝、生姜、柴胡、黄芩、茯苓、龙骨、牡蛎、党参、大枣、炙甘草，请参考前面的解说。

◇ 处方中的药对分析

有了上述本次用方的用药一览，我们来通过中医大脑的学习模块分析其中药对，深入了解单味药之间的协同作用。

本方中最重要的药对当然是"龙骨 + 牡蛎"，但与此同时，"桂枝 + 龙骨 + 牡蛎"的组合更是有重大意义，请看下表：

"桂枝 + 龙骨 + 牡蛎"药对所在的方剂其他单味药对比

符合方剂	其他单味药
桂枝救逆汤	炙甘草 + 生姜 + 大枣 + 蜀漆
柴胡加龙骨牡蛎汤	柴胡 + 半夏 + 茯苓 + 党参 + 黄芩 + 大枣 + 生姜 + 大黄
桂枝加龙骨牡蛎汤	白芍 + 炙甘草 + 生姜 + 大枣
桂枝甘草龙骨牡蛎汤	炙甘草

在《伤寒杂病论》中的"龙骨 + 牡蛎"所在方剂，都同时有桂枝存在！这表示"桂枝 + 龙骨 + 牡蛎"才是仲景先师的组方基原。在前面的分析中我们有这样的结论："龙骨在神志问题上有很大发挥作用，而牡蛎则在去肿散坚上较为有力。而二者的结合是力量倍增的。"而依《伤寒杂病论》原书来看，"桂枝"除了祛风解表、强心阳温化水液之外，还有一个在《伤寒论》中被一再提及的就是"降冲逆"的功用。而这个功用在"潜阳"的这个"龙骨 + 牡蛎"药对的重要功能中，是令潜阳功能得以真正实现的重点！

本书要再次强调："桂枝 + 龙骨 + 牡蛎"这个药对才是最重要的！

以下是本方中所有药对的整理：

药对分析

药对	主治	应用
生姜 + 半夏	温胃、化痰、止呕。相畏相使	治疗寒饮呕吐，失眠，容易焦躁紧张、心惊
生姜 + 大枣	养脾胃和营卫。相使	治疗风寒感冒（入解表药），胃脘不舒呕吐（入健脾药）
柴胡 + 黄芩	和解少阳。相须	治疗邪在半表半里之少阳证，往来寒热
茯苓 + 半夏	化痰止呕。相须	治疗胃中停饮之呕吐

续表

药对	主治	应用
大黄＋炮附子	散寒通便。相使	治疗寒积便秘
龙骨＋牡蛎	重镇安神，平肝潜阳，收敛固涩	治疗：1.心神不宁，心悸失眠，惊痫癫狂。2.肝阳上亢之头晕目眩。3.用于滑脱诸症，如多汗、遗精、崩漏、遗尿等
干姜＋炮附子	回阳救逆，温补脾肾	治疗亡阳虚脱，脾肾阳虚泄泻，舌质白淡胖大有齿痕，舌苔白滑或白腻，脉弦紧或尺沉微弱
桂枝＋炙甘草	辛甘化阳，补益心阳。相使	治疗心阳虚之心悸气短，其人欲两手交叉覆盖，喜按心胸部位
大黄＋桂枝	逐瘀泻热	治疗下腹拘急硬痛、小便自利、夜晚发热，谵语烦渴，甚则如狂，以及血瘀经闭，痛经，产后恶露不下，脉沉实或涩
桂枝＋炮附子	温经通脉，散寒止痛	治疗寒凝血滞的痹证，全身疼痛，或脘腹冷痛，或经痛、闭经
干姜＋炙甘草	温中散寒	治疗：1.脾虚寒的大便溏泄。2.阳虚吐血。3.肺痿吐涎沫，其人不咳，不渴，遗尿，小便数
桂枝＋龙骨＋牡蛎	降冲逆，平肝潜阳	治疗气上冲，失眠，肝阳上亢

◇ **处方中展现的可能方剂组合分析**

我们再通过中医大脑的学习模块分析可能的方剂组成：

重要结构符合方剂

结构符合方剂	方剂组成	药数
柴胡加龙骨牡蛎汤	半夏，桂枝，生姜，柴胡，黄芩，大黄，茯苓，龙骨，牡蛎，党参，大枣	11
桂枝附子汤	桂枝，生姜，大枣，炮附子，炙甘草	5
桂枝去芍药加附子汤	桂枝，生姜，大枣，炮附子，炙甘草	5
茯苓甘草汤	桂枝，生姜，茯苓，炙甘草	4
茯苓桂枝甘草大枣汤	桂枝，茯苓，大枣，炙甘草	4
桂枝甘草龙骨牡蛎汤	桂枝，龙骨，牡蛎，炙甘草	4
桂枝去芍药汤	桂枝，生姜，大枣，炙甘草	4

可作为方根的结构符合方剂

结构符合方剂	方剂组成	药数
通脉四逆汤	干姜，炮附子，炙甘草	3
小半夏加茯苓汤	半夏，生姜，茯苓	3
四逆汤	干姜，炮附子，炙甘草	3
半夏散及汤	半夏，桂枝，炙甘草	3
生姜半夏汤	半夏，生姜	2
甘草干姜汤	干姜，炙甘草	2
桂枝甘草汤	桂枝，炙甘草	2
小半夏汤	半夏，生姜	2
半夏干姜散	半夏，干姜	2
干姜附子汤	干姜，炮附子	2

结构符合的方剂有不少，其中当然"柴胡加龙骨牡蛎汤"是一大重点，但有附子剂的组成在其中，我们甚或可说是四逆汤结构。我们认为"柴胡加龙骨牡蛎汤、四逆汤"为构成本方的重要结构，列出主治及组成列表：

方剂的组成药物列表

柴胡加龙骨牡蛎汤	柴胡	半夏	茯苓	桂枝	党参	黄芩	大枣	生姜	龙骨	牡蛎	大黄	-	-	-
四逆汤	-	-	-	-	-	-	-	-	-	-	-	炙甘草	干姜	炮附子

方剂的主治列表

柴胡加龙骨牡蛎汤	胸满闷，脐部动悸，心烦，惊悸不安，睡眠障碍，小便不利，谵语，一身尽重难以转侧，舌苔黄腻，脉弦硬有力
四逆汤	阳气虚衰，阴寒内盛之证。症见四肢厥逆，恶寒蜷卧，神疲欲寐，下利清谷，腹中冷痛，口淡不渴，舌质淡白胖大有齿痕，舌苔白滑，脉沉微细

◇ **方性分析**

本方的方性分析表示，从这一诊起，中医大脑要在治症之外回归补养及巩固。就方剂中单味药性和其药量来计算，我们看到本方整体呈现偏温偏补的状态。

问止中医大脑方性图

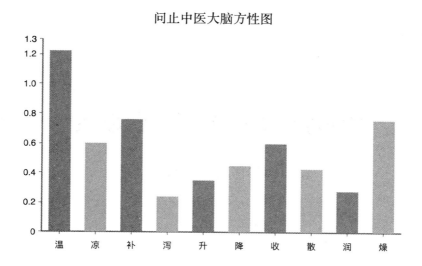

总 结

在这个医案分析的过程中，我们通过中医大脑学习到很多用药用方的思维。就如我们揭露了"龙骨＋牡蛎＋桂枝"这个药对的重要性，也从医理的分析上更能体会出古人制方上面的严谨和灵活。自闭症是比较困难的案例，所牵扯的中医学思维也相对复杂，但是我们相信通过不断地看诊并收集资料，中医人工智能的深度、广度、精确度会不断地提升。这将会是所有患者之福，也是医者不断随中医大脑而提升自身水平的动力。

【医案12】

中年壮汉的"广泛性焦虑症"

主诊医师：陈碧琴

国庆节后，诊室里来了一位中年壮汉，身材魁梧，语声洪亮，目测一口气做20个引体向上没问题的那种壮。

问其来意，壮汉坐下后叹了口气，郁郁寡欢，眉头紧锁：我就是睡眠不好，总是心慌，紧张不安，想东想西好多年了。去很多地方看过，西医诊断我是广泛性焦虑症，看了心理医生，没什么效果，吃了一些抗焦虑抗抑郁的药，但是吃药后人昏昏沉沉，老是想睡，影响工作，就没再吃了路过你们这里，看到有人工智能中医就想来看看我到底是什么问题。

整体病症分析

◇ **什么是广泛性焦虑症**

广泛性焦虑症患者会对许多事感到担心或焦虑，常处于高度紧张之中，难以放松，并且感觉他们的担心或焦虑无法控制。他们所担心或焦虑的内容很广泛，比较常见的有担心自己或亲人患病或发生意外、担心异常经济状况、担心工作等。

广泛性焦虑症是一种很常见的精神疾病，发病率约有3%，其中女性患者的人数约为男性患者的两倍。大多数的患者通常在青少年时期发病，但也可能发生在任何年龄阶段。此外，广泛性焦虑症的患者很容易并发其他精神疾病，例如恐慌症、社交畏惧症、抑郁症等。

以下为《精神疾病诊断与统计手册》对广泛性焦虑症的诊断标准：

1. 过分地担心和焦虑。

2. 知道担心或焦虑却难以控制。

3. 患者具备以下三个或以上的症状：

（1）躁动不安、容易疲劳。

（2）注意力集中困难、易激易怒。

（3）肌肉紧张、睡眠障碍。

当一个人符合以上三点并达六个月以上的时间，就可以被确诊为患有广泛性焦虑症。

◇ 现代医学怎么治疗广泛性焦虑症

广泛性焦虑症的治疗方法有心理治疗和药物治疗。

1. 心理治疗：治疗师会帮助患者了解自己焦虑的成因并共同拟定应对方案，最常使用的是认知行为疗法，指导患者用积极的行为和想法代替消极的行为和想法。

2. 药物治疗：主要使用抗焦虑药物，但是因为广泛性焦虑症的症状是长期存在的，所以如果长期使用药物便有可能造成成瘾问题。

初 诊

初诊时，顾客自诉睡眠不佳、心神不安、焦虑、容易出汗，上半身尤为明显，常常是人静下来了汗还是止不住。

自诉

不易入睡，睡眠不佳，长期紧张压力大，担心顾虑过多。容易出汗，上半身为显。2016年因阵发性心动过速，做心脏手术。近来容易疲惫。大便不规律。抽烟多年。时有口苦。胃溃疡胃窦炎史

令我印象深刻的是他的脉，弦硬而长，把到这个脉，我脑袋里不自觉地想起弹棉花的声音，弦得不能再弦了！

看看中医大脑的辨证论治，判断为"胃虚痰停，肝胆气郁，心肝神魂不得潜敛"故而处方：回阳饮 + 柴胡加龙骨牡蛎汤，嗯，就是它了！

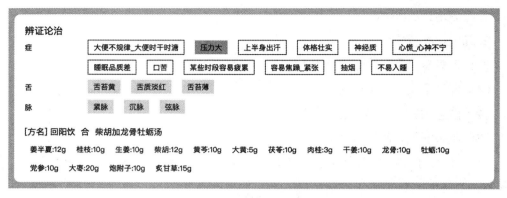

▲中医大脑：中医人工智能辅助诊疗系统

　　给壮汉分析了他的体质及病症后，我说："好，我今天先给你开 7 剂！"壮汉面露犹豫，"我先考虑考虑，也不知道这药有没有效果，我这到处都治了，花了不少钱……""不吃当然不知道有没有效。""我想一想……""回去越想越睡不着，决心治疗就要放松身心，交给药，相信药。""我还是回去先和我老婆商量一下。"他走了。

　　几天后——我正在药房和同事商量准备药茶，看到壮汉推门而入，"我回去和老婆说了一下，决定还是试试你们的药"。

　　连吃药都要思考那么久，可真是够让人焦虑的。

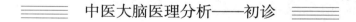

中医大脑医理分析——初诊

◇ 症状统计

我们先把患者的症状略作分类，帮助我们分析他的体质和偏失。

脉症与体质的关联

【整体体质】	某些时段容易疲累，体格壮实
【大便】	大便不规律 - 大便时干时溏
【汗】	上半身出汗
【睡眠】	不易入睡，睡眠品质差
【情绪】	容易焦躁 - 紧张，压力大，心慌 - 心神不宁，神经质
【口】	口苦
【不内不外因】	抽烟
【舌体】	舌质淡红
【舌苔】	舌苔黄，舌苔薄

续表

【脉诊：浮沉性】	沉脉
【脉诊：流畅性】	弦脉，紧脉

◇ 体质分析

从患者的症状来看，他上半身出汗又有各种神志问题，尤其紧张焦虑、心神不宁，我们可以推测他有心阳虚的问题。而出汗集中在上半身，提示他有浮阳外越的现象。当一个人阳不能守的时候，就很容易心慌。而弦脉以及口苦的现象也提示患者会有肝胆方面的问题。

◇ 中医大脑处方

以下是中医大脑根据前面症状分析而计算得到的处方。如同前面体质分析所说的，我们可以看得出来这里面有柴胡剂结构，也有龙骨、牡蛎、桂枝这些潜阳的药对结构。值得注意的是方剂里面有炮附子。患者舌苔黄，表示体质偏热。那么为什么中医大脑要用炮附子呢？我们后面会清楚说明。

［中医大脑主方］姜半夏 12g，桂枝 10g，生姜 10g，柴胡 12g，黄芩 10g，大黄 5g，茯苓 10g，肉桂 3g，干姜 10g，龙骨 10g，牡蛎 10g，党参 10g，大枣 20g，炮附子 10g，炙甘草 15g。

◇ 处方中的用药分析

我们先来分析其中的用药，列出以下单味药的主治和应用的简表，通过单味药的选取来看中医大脑在这一诊中的思路。再渐次由"单味药"而"药对"，最后来看其中可能的方剂结构。

单味药分析

单味药	主治	应用
大黄	泻下攻积，清热泻火，止血，解毒，活血祛瘀，清泻湿热	1.胃肠积滞，大便秘结。2.血热妄行之出血证。3.热毒疮疡、丹毒及烧烫伤。4.瘀血诸证。5.黄疸，淋证
大枣	补中益气，养血安神，缓和药性	1.用于脾虚食少便溏、倦怠乏力等证。2.用于血虚萎黄及妇女脏躁、神志不安等证。3.用于药性较峻烈的方剂中，可以减少烈性药的副作用，并保护正气

单味药	主治	应用
桂枝	发汗解肌，温经通脉，通阳化气	1.用于外感风寒表证。2.用于寒凝血滞的痹证、脘腹冷痛、痛经、经闭等证。3.用于胸痹、痰饮、水肿及心动悸、脉结代
肉桂	补火助阳，散寒止痛，温经通脉	1.用于肾阳虚证。2.用于寒凝血滞的脘腹冷痛，寒湿痹痛，胸痹，寒疝腹痛。3.用于寒凝血滞的痛经，经闭。4.用于阴疽
党参	补中益气，生津，养血	1.用于中气不足的食少便溏、四肢倦怠等证。2.用于肺气亏虚的气短咳喘、言语无力、声音低弱等证。3.用于热伤气津、气短口渴之证。4.用于气血两亏的面色萎黄、头晕心悸等证
炮附子	回阳救逆，助阳补火，散寒止痛	1.用于亡阳证。2.用于虚寒性的阳痿宫冷、脘腹冷痛、泄泻、水肿等证。3.用于寒痹证。本品辛散温通，有较强的散寒止痛作用
茯苓	利水渗湿，健脾安神	1.水肿、小便不利。2.脾虚诸证。3.心悸，失眠
生姜	发汗解表，温中止呕，温肺止咳	1.用于外感风寒表证。2.用于多种呕吐。3.用于风寒咳嗽
干姜	温中散寒，回阳通脉，温肺化饮	1.用于脾胃寒证。2.用于亡阳证。3.用于寒饮伏肺喘咳
黄芩	清热燥湿，泻火解毒，止血，安胎	1.用于湿温暑湿，黄疸泻痢，热淋涩痛。2.用于肺热咳嗽。3.用于热病烦渴，寒热往来。4.用于咽喉肿痛，痈肿疮毒。5.用于血热出血证。6.用于胎动不安
炙甘草	补脾和胃，益气复脉	用于脾胃虚弱，倦怠乏力，心动悸，脉结代，可解附子毒，亦可修补身体黏膜破损
柴胡	疏散退热，疏肝解郁，升举阳气，清胆截疟	1.用于少阳证，外感发热。2.用于肝郁气滞，胸胁疼痛，月经不调。3.用于气虚下陷，久泻脱肛、胃、子宫下垂。4.用于疟疾
龙骨	镇惊安神，平肝潜阳，收敛固涩	1.用于心神不宁，心悸失眠，惊痫癫狂。2.用于肝阳眩晕。3.用于滑脱诸证。4.用于湿疮痒疹、疮疡久溃不愈
半夏	燥湿化痰，降逆止呕，消痞散结，外用消肿止痛	1.用于湿痰、寒痰证。2.用于胃气上逆呕吐。3.用于胸痹，结胸，心下痞，梅核气。4.用于瘰疬瘿瘤、痈疽肿毒及毒蛇咬伤等
牡蛎	平肝潜阳，软坚散结，收敛固涩	1.用于肝阳上亢，头晕目眩。2.用于痰核、瘰疬、癥瘕积聚等证。3.用于滑脱诸证。4.用于胃痛泛酸

◇ **处方中的药对分析**

　　基于上述本次的单味药一览，我们通过中医大脑的学习模块分析其中的药对，这是我们分析方剂的第二步骤，深入了解单味药之间的协同作用。

药对分析

药对	主治	应用
生姜 + 半夏	温胃、化痰、止呕。相畏相使	治疗寒饮呕吐，失眠，容易焦躁紧张、心惊
生姜 + 大枣	养脾胃和营卫。相使	治疗风寒感冒（入解表药），胃脘不舒呕吐（入健脾药）
柴胡 + 黄芩	和解少阳。相须	治疗邪在半表半里之少阳证，往来寒热
茯苓 + 半夏	化痰止呕。相须	治疗胃中停饮之呕吐
大黄 + 炮附子	散寒通便。相使	治疗寒积便秘
龙骨 + 牡蛎	重镇安神，平肝潜阳，收敛固涩	治疗：1.心神不宁，心悸失眠，惊痫癫狂。2.肝阳上亢之头晕目眩。3.用于滑脱诸症，如多汗、遗精、崩漏、遗尿等
炮附子 + 肉桂	助阳补火	治疗肾阳虚证。腰痛脚软，阳痿早泄，老人夜尿频繁，舌淡而胖，尺弱或沉细
干姜 + 炮附子	回阳救逆，温补脾肾	治疗亡阳虚脱，脾肾阳虚泄泻，舌质白淡胖大有齿痕，舌苔白滑或白腻，脉弦紧或尺沉微弱
桂枝 + 炙甘草	辛甘化阳，补益心阳。相使	治疗心阳虚之心悸气短，其人欲两手交叉覆盖，喜按心胸部位
大黄 + 桂枝	逐瘀泻热	治疗下腹拘急硬痛、小便自利、夜晚发热，谵语烦渴，甚则如狂，以及血瘀经闭，痛经，产后恶露不下，脉沉实或涩
干姜 + 肉桂	温中散寒	治疗腹中寒证。腹痛、胃痛，喜温喜按，舌淡苔白，脉弦紧
桂枝 + 炮附子	温经通脉，散寒止痛	治疗寒凝血滞的痹证。全身疼痛，或脘腹冷痛，或经痛、闭经
炮附子 + 干姜 + 肉桂	回阳救逆，助阳补火	治疗里寒证。四肢厥冷，手脚冰冷，舌淡苔白，脉弦紧或尺沉微弱
干姜 + 炙甘草	温中散寒	治疗：1.脾虚寒的大便溏泄。2.阳虚吐血。3.肺痿吐涎沫，其人不咳，不渴，遗尿，小便数
桂枝 + 龙骨 + 牡蛎	降冲逆，平肝潜阳	治疗气上冲，失眠，肝阳上亢

中医大脑在本案的方剂，可以说是扶阳思想的具体展现。神志问题需要从"阳"的方向来看。我们从药对分析中发现，本方剂中的大部分药对都能够补阳助阳。药对原本很难掌握，但通过如下整理，我们可以清楚地理解本方剂如何通过各种不同功能的药对来做"阳"的调控和增益。

虽然患者的整体症状不是身寒阳虚，但是仔细分析所有症状表现，我们可以发现患者心阳虚能量不足，甚或可说是全身阳气输布表现不佳。理解如下的结构图，就能够知道中医大脑是如何利用各种和"阳"有关的药对来做细腻而精确的诊治！

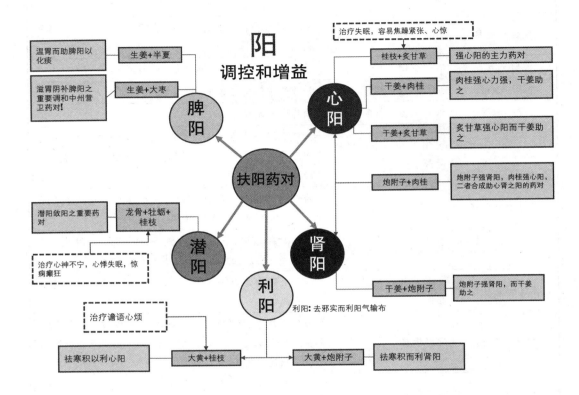

◇ **处方中展现的可能方剂组合分析**

我们再通过中医大脑的学习模块分析本方剂中所涵盖的方剂结构：

重要结构符合方剂

结构符合方剂	方剂组成	药数
柴胡加龙骨牡蛎汤	半夏，桂枝，生姜，柴胡，黄芩，大黄，茯苓，龙骨，牡蛎，党参，大枣	11
桂枝附子汤	桂枝，生姜，大枣，炮附子，炙甘草	5
桂枝去芍药加附子汤	桂枝，生姜，大枣，炮附子，炙甘草	5
茯苓甘草汤	桂枝，生姜，茯苓，炙甘草	4
茯苓桂枝甘草大枣汤	桂枝，茯苓，大枣，炙甘草	4
桂枝甘草龙骨牡蛎汤	桂枝，龙骨，牡蛎，炙甘草	4

续表

结构符合方剂	方剂组成	药数
桂枝去芍药汤	桂枝，生姜，大枣，炙甘草	4
回阳饮	肉桂，干姜，炮附子，炙甘草	4

可作为方根的结构符合方剂

结构符合方剂	方剂组成	药数
通脉四逆汤	干姜，炮附子，炙甘草	3
小半夏加茯苓汤	半夏，生姜，茯苓	3
四逆汤	干姜，炮附子，炙甘草	3
半夏散及汤	半夏，桂枝，炙甘草	3
生姜半夏汤	半夏，生姜	2
甘草干姜汤	干姜，炙甘草	2
桂枝甘草汤	桂枝，炙甘草	2
小半夏汤	半夏，生姜	2
半夏干姜散	半夏，干姜	2
干姜附子汤	干姜，炮附子	2

中医大脑开具的处方是"回阳饮合柴胡加龙骨牡蛎汤"。柴胡加龙骨牡蛎汤能祛内外的病邪，疏通停滞的气和水，常应用于各类神经症的问题，而神经症正是本案的重点所在。柴胡加龙骨牡蛎汤的辨证要点是口苦、胸满、失眠、身重、便秘、小便不利，脉象弦而硬。回阳饮是在四逆汤的基础上加肉桂，希望借由肉桂强心阳而令附子行走全身一切经络的功能更加强化，我们也常用回阳饮来对治阳虚者的失眠问题。

而特别要说一下，在上述方剂中存在的"桂枝去芍药汤"结构。本方剂中没有芍药，而在我们的"众方之祖"桂枝汤中，"桂枝＋芍药"药对非常重要，此药对说明了阴阳互相为用的功能表现。而本方剂有桂枝而无芍药，体现了本方偏阳性方剂的特点。

以下是回阳饮及柴胡加龙骨牡蛎汤的主治及组成的比较。

方剂的组成药物列表

柴胡加龙骨牡蛎汤	柴胡	半夏	茯苓	桂枝	党参	黄芩	大枣	生姜	龙骨	牡蛎	大黄	－	－	－	－
回阳饮	－	－	－	－	－	－	－	－	－	－	－	炮附子	干姜	炙甘草	肉桂

方剂的主治列表

柴胡加龙骨牡蛎汤	口苦、胸满、失眠、身重、便秘、小便不利
回阳饮	温阳和引火归元。治阳虚引起的严重失眠和心脏的问题

◇ 方性分析

中医大脑可以就方剂的单味药药性和比例算出方性，并列出方性图。本方的方性偏温、偏补、偏收、偏燥，非常符合我们之前所做的分析。但我们要再一次强调，在中医的方剂里面大多数的方剂不会在药性的偏差上非常强烈。比如说，虽然有热性药但同时会有寒性药，虽然会有升性药但同时也会有降性药。除非是非常小的方（药味数量非常小）才会有某种特性完全偏向一侧的情况，那么这个方剂就是特色鲜明的"药简力专"强力药。

问止中医大脑方性图

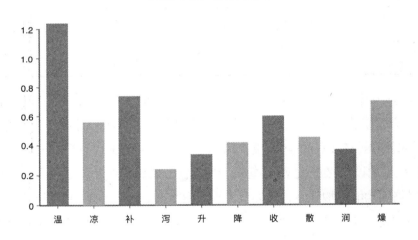

二诊：出汗减轻、睡眠好转、疲惫感减轻

7天后壮汉回来复诊，情况记录如下：出汗减轻、睡眠好转、疲惫感减轻。舌淡红，苔薄白，脉弦。壮汉很高兴："吃了几天我就相信你们了，有效果！"守上方再进7剂。

三诊：进一步好转，咳出了黄痰

再 7 天后，壮汉又推门而入，步步带风。2019 年 11 月 1 日复诊记录：多汗进一步减轻，睡眠可，疲惫感消失。痰出来了，素有抽烟史，咽炎史。守上方加厚朴、茯苓、苏子，取半夏厚朴汤之意。

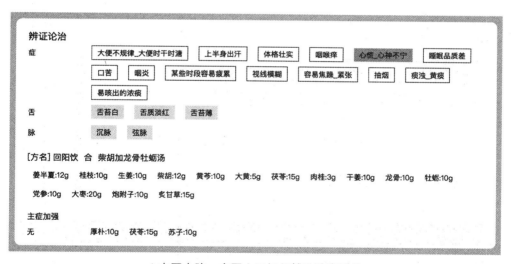

自诉

复诊：多汗进一步减轻，睡眠可，疲惫感消失。近日有黄色粘稠痰易吐出。口苦，咽干，咽痒。
2019/10/23复诊：出汗减轻，睡眠好转，疲惫感减轻。舌淡红，苔薄白，脉弦
2019/10/14初诊：不易入睡，睡眠不佳，长期紧张压力大，担心顾虑过多。容易出汗，上半身为显。2016年因阵发性心动过速，做心脏手术。近来容易疲惫。大便不规律。抽烟多年。时有口苦。胃溃疡胃窦炎史

辨证论治

症	大便不规律_大便时干时溏	上半身出汗	体格壮实	咽喉痒	心慌_心神不宁	睡眠品质差
	口苦	咽炎	某些时段容易疲累	视线模糊	容易焦躁_紧张	抽烟	痰浊_黄痰
	易咳出的浓痰						

舌　舌苔白　舌质淡红　舌苔薄

脉　沉脉　弦脉

[方名] 回阳饮 合 柴胡加龙骨牡蛎汤

姜半夏:12g　桂枝:10g　生姜:10g　柴胡:12g　黄芩:10g　大黄:5g　茯苓:15g　肉桂:3g　干姜:10g　龙骨:10g　牡蛎:10g

党参:10g　大枣:20g　炮附子:10g　炙甘草:15g

主症加强

无　　厚朴:10g　茯苓:15g　苏子:10g

▲中医大脑：中医人工智能辅助诊疗系统

中医大脑医理分析——三诊

医者在三诊中，依"效不更方"而使用原方。但是医者另外加上"厚朴、茯苓、苏子"这三味药，配合上原方中既有的半夏、生姜，便有半夏厚朴汤的结构。虽然说，医者是因为患者有痰且有咽喉炎等线索而加上这三味药，但是我们要指出半夏厚朴汤本身对于神志方面的问题也有很大助益。

半夏厚朴汤在后世医书里又称四七汤或七气汤，主治"七情之气，结成痰涎，状如破絮，或如梅核，在咽喉之间，咯不出，咽不下，或中脘痞满，气不舒快，或痰涎壅盛，上气喘急，或因痰饮中结，呕逆恶心"。因此七情（怒、喜、忧、思、悲、恐、惊）太过所造成身体或情志方面的问题，都可应用半夏厚朴汤来做治疗。半夏厚朴汤治疗痰饮气滞之证，而一旦痰饮气滞产生，患者就容易有胸闷、失眠、烦躁、焦虑等神志方面的问题。所以我们要特别强调，中医大脑具有多方面考虑而后推荐最合适的药味加减的功力。当然医者能够审视实际的临床表现而选择使用加减，也可看出医者自身的水平。

四诊：诸症好转，脉象也开始好转

又过了7天，壮汉再次来诊。2019年11月13日复诊：诸症好转，脉和缓。守上方7剂巩固收功！

自诉

复诊：诸症好转，巩固一下。脉较前和缓。
2019/11/01复诊：多汗进一步减轻，睡眠可，疲惫感消失。近日有黄色粘稠痰易吐出。口苦，咽干，咽痒。
2019/10/23复诊：出汗减轻，睡眠好转，疲惫感减轻。舌淡红，苔薄白，脉弦。
2019/10/14初诊：不易入睡，睡眠不佳，长期紧张压力大，担心顾虑过多。容易出汗，上半身为显。2016年因阵发性心动过速，做心脏手术。近来容易疲惫。大便不规律。抽烟多年。时有口苦。胃溃疡胃窦炎史

▲中医大脑：中医人工智能辅助诊疗系统

快刀砍麻，四次诊治经过如下：

顾客	医师	主症/疾病	顾客自诉	针药类型	随访	确认时间
▓▓▓	陈碧琴	心慌_心神不宁	复诊：诸症好转，巩固一下·脉较前和缓·2019/11/01...	药	已随访	2019-11-13 11:13
▓▓▓	陈碧琴	心慌_心神不宁	复诊：多汗进一步减轻，睡眠可，疲惫感消失·近日有黄色粘稠痰易...	药	已随访	2019-11-01 14:41
▓▓▓	陈碧琴	压力大	出汗减轻，睡眠好转，疲惫感减轻·舌淡红，苔薄白，脉弦	药	已随访	2019-10-23 15:25
▓▓▓	陈碧琴	压力大	不易入睡，睡眠不佳，长期紧张压力大·担心顾虑过多。容易出汗，...	药	已随访	2019-10-14 16:57

共4条

▲中医大脑：就诊历史记录

壮汉说，为了这个病我大大小小医院、医馆都跑遍了，药喝了几大缸也没什么改变，现在你们给我治好了，我以后就信你们了！之后他介绍了老婆、朋友、同学来看诊，这都是后话了。

总 结

中医在神志病的治疗方面独具成就。中医大脑吸收了历代名家对神志病的诊治思路和知识，对于神志病具有很强大的力量。本医案的用方呈现出用阳药的思维，经过药对分析，其思路如此清楚而令人惊喜。当然，并不是所有的神志问题都必须用"扶阳"的思维来救治，有时还需搭配平肝潜阳、镇惊安神之方，如本案的柴胡加龙骨牡蛎汤；有的必须疏肝解郁，养血健脾，如逍遥散、甘麦大枣汤之类；有的必须祛痰热，如黄连温胆汤之类；有的则必须清热泻下逐瘀，如用三黄泻心汤、桃核承气汤、抵当汤之类去治疗精神躁狂等问题。总之，只要在症状和舌脉的收录上是完整而全面的，中医大脑就可以针对神志病的不同证型去推理计算得出与之相应的方剂或合方。

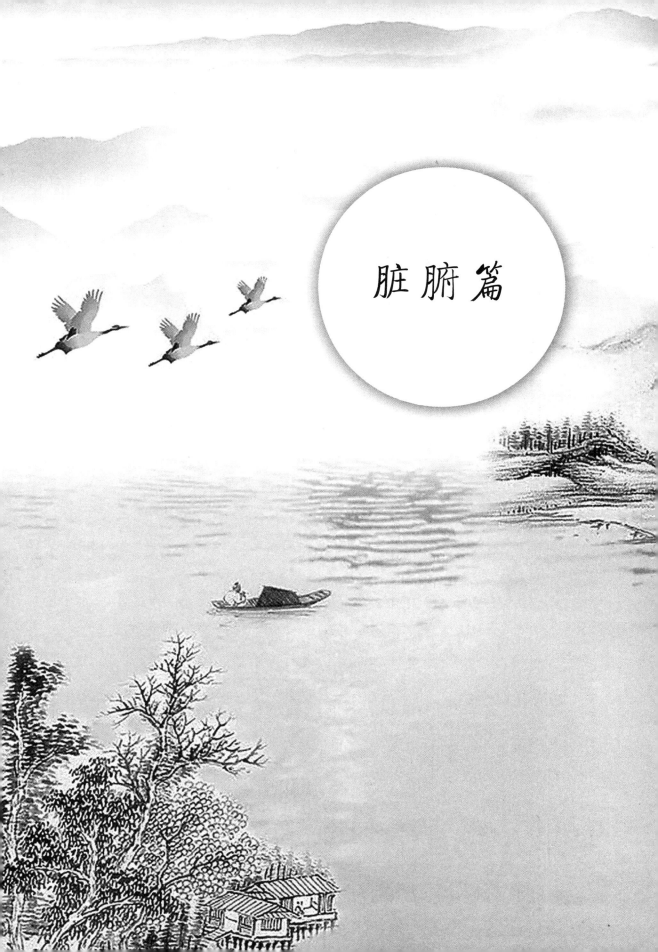

脏腑篇

【医案 13】

治心悸、心慌、心律不齐与心脏放射痛

主诊医师：吴孟珊

大家经常从媒体看到，某某某因为突发心脏病而离开我们。心脏出了问题，会给我们身体发出很多信号，比如心慌、胸闷、心悸、失眠等。长期忽略这些健康预警，很有可能会小问题发展成严重心脏病，到那时候再治疗可就只有事倍功半了。

日常养护好心脏非常重要！下面这个案例的袁女士很注重自己的身体健康，在出现心慌、心悸、心脏放射痛的早期阶段就寻求治疗，取得了不错的效果。

养护心脏，要读懂健康信号，尽早开始，避免发展成突发心脏病的后果。

整体病症分析

◇ 什么是心悸

心悸是指可以感觉到自己的心脏跳动或心跳很快的不适感。

◇ 现代医学怎么看心悸

一般心脏健康的人，在运动过后或在紧张、惊吓等情况下，就有可能会因为自律神经的刺激而产生心脏收缩过强、跳动过快的情况，我们不需要太担心这种知道明确原因的心悸，因为这是属于生理性的自然现象。但是，如果心悸发生得太频繁或是出现心跳不规则的现象，我们就必须多加注意，这有可能是重大疾病的表现，包括心肌梗死、动脉硬化、二尖瓣脱垂、贫血、哮喘、肺气肿、甲状腺机能亢进等情况。

此外，喝咖啡、饮酒、过劳、压力、气温突然变化等，也都会造成不同程度的心悸。

以现代医学来看，心悸是众多疾病都有可能包含的一种症状。因为引发心悸的原因众多，所以在治疗上就必须检查、诊断，找出病因，再来对病因进行治疗。

◇ 中医怎么看心悸

"悸者心忪是也，筑筑惕惕然动，怔怔忪忪不能自安者是矣。"（《伤寒明理论》）

中医认为心悸的主要原因是气上冲，当气无法顺畅运行而上冲，便会影响到心脏，导致心悸。而气上冲的原因则有可能是气机不顺，身冷造成血液循环瘀滞，或是体虚导致气血水的停滞等。

初　诊

袁女士，26 岁，2019 年 6 月时不明原因出现心慌、心悸感后，到医院就诊检查诊断为窦性心动过速、早搏、肺门小钙化灶，服药后无明显改善。

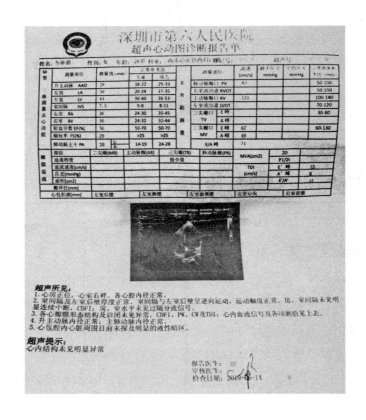

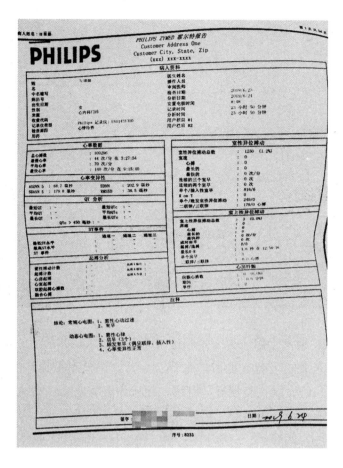

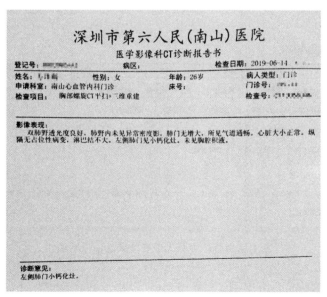

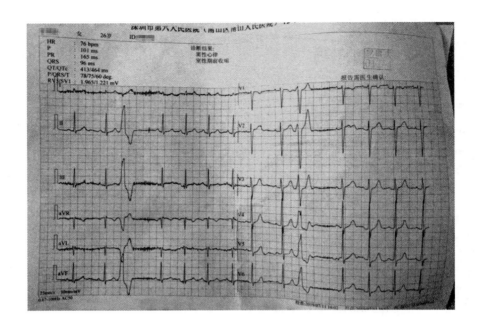

2019 年 8 月底，袁女士第一次来到问止中医就诊，表示心慌、心悸已经 4 个多月，目前主要症状有：心慌、心悸、心脏放射痛至后背，后背有被抓住的感觉，右边肩背疼痛；多梦、不易入睡；既往有慢性荨麻疹，症状为皮肤发红、皮肤痒；月经不规律。

舌诊情况：舌有齿痕、舌苔腻、舌胖大、舌苔黄、舌质淡红。

脉诊情况：沉脉，同时结、代脉明显，提示很明显的心律不齐。

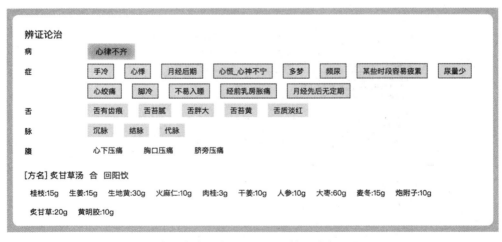

▲中医大脑：中医人工智能辅助诊疗系统

在中医人工智能辅助诊疗系统"问止中医大脑"的计算提示下，我为袁女士开了以炙甘草汤为主、以回阳饮为辅的合方。从中医专业角度理解，中医大脑的处方以调心气为主。

服药2周后，袁女士回来复诊，说心脏放射痛缓解、睡眠情况改善，但时不时会出现眩晕感。最主要的心脏放射痛问题得到缓解，表示用药已经对症，这让我也放心了不少。

为了加强治疗效果，在后续的几次治疗中，我为袁女士增加了一周两次的针灸。针药并施后，袁女士反馈背部紧缩感、刺痛感明显缓解，并且疼痛范围缩小；以往月经十分不规律，但这次9月底时能按时来潮。

中医大脑医理分析——初诊

◇ **症状统计**

以下是这位患者的初诊症状统计。我们可以看得出来她体质寒而且心脏问题较为严重。这样的判断，主要基于她明显的结、代脉。而心下及胸口的压痛也再一次证实了这一点。

脉症与体质的关联

【整体体质】	某些时段容易疲累
【寒】	脚冷，手冷
【小便】	尿量少，频尿
【心 - 心血管系统】	心悸，心绞痛
【经】	月经后期，月经先后无定期，经前乳房胀痛
【睡眠】	不易入睡
【梦】	多梦
【情绪】	心慌 - 心神不宁
【舌体】	舌质淡红，舌有齿痕，舌胖大
【舌苔】	舌苔黄，舌苔腻
【脉诊：浮沉性】	沉脉
【脉诊：时间性】	代脉，结脉
【腹诊：胸腹及心下】	胸口压痛，心下压痛
【腹诊：脐部】	脐旁压痛

◇ **体质分析**

通过中医大脑的学习模块，我们可以分析出患者呈现的体质特性有"阳虚、肾阳虚、心痹、心气虚、心肾阳虚"。而其中的主要问题是心痹和心肾阳虚。

下表列出各种相关体质之症状：

各体质典型症状

阳虚	某些时段容易疲累，脚冷，手冷，舌胖大，舌有齿痕，沉脉
肾阳虚	某些时段容易疲累，频尿，尿量少，脚冷，手冷，舌胖大，舌有齿痕，沉脉
心痹	心绞痛，心悸，心慌-心神不宁，结脉，代脉
心气虚	某些时段容易疲累，心悸，心慌-心神不宁，舌胖大，沉脉
心肾阳虚	脚冷，手冷，心悸，心慌-心神不宁，频尿，尿量少，舌胖大，舌有齿痕，沉脉

◇ **中医大脑处方**

问止中医大脑在分析所有输入之后计算出的方剂如下，这是"炙甘草汤＋回阳饮"的合方。

［中医大脑主方］桂枝15g，生姜15g，生地黄30g，火麻仁10g，肉桂3g，干姜10g，人参10g，大枣60g，麦冬15g，炮附子10g，炙甘草20g，黄明胶10g。

◇ **处方中的用药分析**

我们先来分析其中的单味药，列出其主治和应用的简表，通过单味药的选取来分析中医大脑在这一诊中的思路。再渐次由"单味药"而"药对"，最后再来看其中可能的方剂结构。

单味药分析

单味药	主治	应用
火麻仁	润肠通便	用于肠燥便秘
生地黄	清热凉血，养阴生津	1.用于热入营血证。2.用于吐血衄血，便血崩漏，热毒湿疹。3.用于热病口渴，内伤消渴，肠燥便秘
桂枝	发汗解肌，温经通脉，通阳化气	1.用于外感风寒表证。2.用于寒凝血滞的痹证，脘腹冷痛、痛经、经闭等症。3.用于胸痹，痰饮，水肿及心动悸，脉结代
肉桂	补火助阳，散寒止痛，温经通脉	1.用于肾阳虚证。2.用于寒凝血滞的脘腹冷痛，寒湿痹痛，胸痹，寒疝腹痛。3.用于寒凝血滞的痛经，经闭。4.用于阴疽

续表

单味药	主治	应用
炮附子	回阳救逆，助阳补火，散寒止痛	1. 用于亡阳证。2. 用于虚寒性的阳痿宫冷、脘腹冷痛、泄泻、水肿等症。3. 用于寒痹证。本品辛散温通，有较强的散寒止痛作用
人参	大补元气，补脾益肺，生津止渴，安神益智	1. 用于气虚欲脱、脉微欲绝的危重症。2. 用于肺气虚弱的短气喘促、懒言声微、脉虚自汗等症。3. 用于脾气不足的倦怠乏力、食少便溏等症。4. 用于热病气津两伤之身热口渴及消渴等症。5. 用于气血亏虚的心悸、失眠、健忘等症
生姜	发汗解表、温中止呕，温肺止咳	1. 用于外感风寒表证。2. 用于多种呕吐。3. 用于风寒咳嗽
干姜	温中散寒，回阳通脉，温肺化饮	1. 用于脾胃寒证。2. 用于亡阳证。3. 用于寒饮伏肺喘咳
阿胶	补血，止血，滋阴润燥	1. 用于血虚萎黄，眩晕，心悸等。2. 用于多种出血证。3. 用于阴虚证及燥证
炙甘草	补脾和胃，益气复脉	用于脾胃虚弱，倦怠乏力，心动悸，脉结代，可解附子毒，亦可修补身体黏膜破损
大枣	补中益气，养血安神，缓和药性	1. 用于脾虚食少便溏、倦怠乏力等症。2. 用于血虚萎黄及妇女脏躁、神志不安等证。3. 用于药性较峻烈的方剂中，可以减少烈性药的副作用，并保护正气
麦门冬	养阴润肺，益胃生津，清心除烦	1. 用于肺阴不足而有燥热的干咳痰粘、劳嗽咳血等。2. 用于胃阴虚或热伤胃阴、口渴咽干、大便燥结等。3. 用于心阴虚及温病热邪扰及心营，心烦不眠，舌绛而干等

◇ 处方中的药对分析

有了上述本次用方的单味药一览，我们来通过中医大脑的学习模块分析其中的药对组合，这是我们分析本次用方的第二步骤，深入了解单味药之间的协同作用。

药对分析

药对	主治	应用
生姜 + 大枣	养脾胃和营卫。相使	治疗风寒感冒（入解表药），胃脘不舒呕吐（入健脾药）
炮附子 + 肉桂	助阳补火	治疗肾阳虚证。腰痛脚软，阳痿早泄，老人夜尿频繁，舌淡而胖，尺弱或沉细
干姜 + 炮附子	回阳救逆，温补脾肾	治疗亡阳虚脱，脾肾阳虚泄泻，舌质白淡胖大有齿痕，舌苔白滑或白腻，脉弦紧或尺沉微弱
生地黄 + 阿胶	清热凉血止血	治疗血热引起的出血证，舌质红，脉细数
桂枝 + 炙甘草	辛甘化阳，补益心阳。相使	治疗心阳虚之心悸气短，其人欲两手交叉覆盖，喜按心胸部位

续表

药对	主治	应用
干姜＋肉桂	温中散寒	治疗腹中寒证。腹痛、胃痛，喜温喜按，舌淡苔白，脉弦紧
桂枝＋炮附子	温经通脉，散寒止痛	治疗寒凝血滞的痹证。全身疼痛，或脘腹冷痛，或经痛、闭经
炮附子＋干姜＋肉桂	回阳救逆，助阳补火	治疗里寒证。四肢厥冷，舌淡苔白，脉弦紧或尺沉微弱
干姜＋炙甘草	温中散寒	治疗：1.脾虚寒的大便溏泄。2.阳虚吐血。3.肺痿吐涎沫，其人不咳，不渴，遗尿，小便数
生地黄＋阿胶	清热凉血，滋阴润燥，凉血止血	治疗多种出血证。吐血衄血，便血崩漏等

从药对来看，本合方是一个强心阳、滋心阴、补肾阳、益肾阴的一个方剂。

虽然说，本案的主诉是心脏问题，但是我们知道心肾之间的关系非常特殊。在中医来说，心是火而肾是水，当水火既济，全身的能量输布不但平衡而且有次序，整个身体的运作也就会正常。而这个方剂就是在阴阳之间取得平衡从而促进患者体质的长足改善。

通过以下分析，我们可以看出整个方剂的结构十分严谨并充满层次。

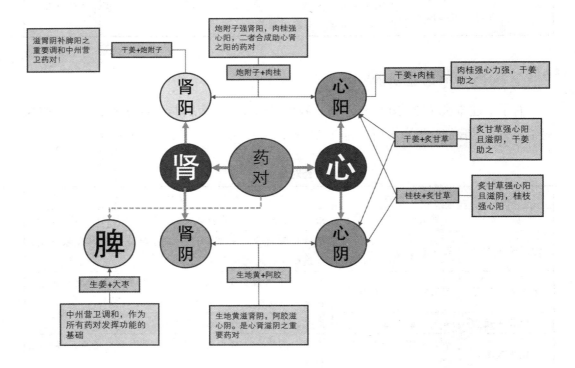

◇ **处方中展现的可能方剂组合分析**

我们再通过中医大脑的学习模块分析本方剂的结构组成，我们发现有以下方剂的结构在其中：

重要结构符合方剂

结构符合方剂	方剂组成	药数
炙甘草汤	桂枝，生姜，生地黄，火麻仁，人参，大枣，麦门冬，炙甘草，阿胶	9
桂枝附子汤	桂枝，生姜，大枣，炮附子，炙甘草	5
桂枝去芍药加附子汤	桂枝，生姜，大枣，炮附子，炙甘草	5
桂枝去芍药汤	桂枝，生姜，大枣，炙甘草	4
回阳饮	肉桂，干姜，炮附子，炙甘草	4
四逆加人参汤	干姜，人参，炮附子，炙甘草	4

可作为方根的结构符合方剂

结构符合方剂	方剂组成	药数
通脉四逆汤	干姜，炮附子，炙甘草	3
四逆汤	干姜，炮附子，炙甘草	3
甘草干姜汤	干姜，炙甘草	2
桂枝甘草汤	桂枝，炙甘草	2
干姜附子汤	干姜，炮附子	2

炙甘草汤用于气血俱衰、邪气向心下急迫逆动而致心脏动悸或脉结代时的重要方剂。而回阳饮是在四逆汤的基础上加肉桂，希望借由肉桂强心阳而令附子行走全身一切经络的功能更加强化，我们也常用来对治阳虚者的失眠问题。这两者的合方非常对症。诚如前文药对分析时所说，我们要做到水火既济才能让整个身体运作恢复正常。在结构符合方剂里面，我们特别要看到桂枝去芍药汤这个方剂，这提示我们在这个时候不适合使用芍药，虽然芍药是桂枝汤里面的重要组成，但是当患者有胸闷、胸痛、心痛问题的时候，我们就不加芍药，这是本结构符合方剂提示我们意识到的一个重点。

以下是这两个方剂的组成和主治，我们列出来作为参考。

方剂的组成药物列表

炙甘草汤	炙甘草	生姜	桂枝	人参	生地黄	阿胶	麦门冬	火麻仁	大枣	–	–	–
回阳饮	炙甘草	–	–	–	–	–	–	–	–	炮附子	干姜	肉桂

方剂的主治列表

炙甘草汤	益气滋阴，通阳复脉。治疗气虚血少、脉结代、心动悸、胸闷气短、舌光少苔
回阳饮	温阳和引火归元，治阳虚引起的严重失眠和心脏的问题

◇ **方性分析**

中医大脑可以就方剂的单味药药性和比例算出方性。通过如下的方性图可以看出，本方偏温、偏补。更为甚者，本方完全没有泻性药在里面。我们需要同时滋阴，故此本方润性较大。收散性方面，收的力量较强势，因为我们希望护住心气。从方性整体来看，本方攻守有度。

问止中医大脑方性图

二　诊

时间到了 2019 年的国庆节。人们多会因为假期的关系而作息有所改变，这时候往往会导致病情的反复。

10月7日，袁女士复诊时表示前胸再次出现刺痛感。然而因为前段时间打下的基础比较牢固，这次背部疼痛感明显缓解了不少。虽然有些心慌感，但整体比起8月份时平稳了许多。脉诊时，也没有出现结代脉，表示袁女士的心脏确实有不错的恢复。

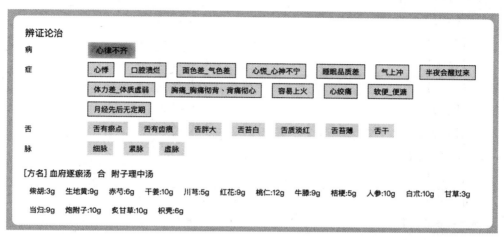

辨证论治

病　　心律不齐

症　　心悸　口腔溃烂　面色差_气色差　心慌_心神不宁　睡眠品质差　气上冲　半夜会醒过来
　　　体力差_体质虚弱　胸痛_胸痛彻背_背痛彻心　容易上火　心绞痛　软便_便溏
　　　月经先后无定期

舌　　舌有瘀点　舌有齿痕　舌胖大　舌苔白　舌质淡红　舌苔薄　舌干

脉　　细脉　紧脉　虚脉

[方名] 血府逐瘀汤　合　附子理中汤

柴胡:3g　生地黄:9g　赤芍:6g　干姜:10g　川芎:5g　红花:9g　桃仁:12g　牛膝:9g　桔梗:5g　人参:10g　白术:10g　甘草:3g

当归:9g　炮附子:10g　炙甘草:10g　枳壳:6g

▲中医大脑：中医人工智能辅助诊疗系统

再次开具处方。胸痛彻背结合心律不齐的症状，体现了袁女士本虚标实的体质，中医大脑给出了强而有力的处方，在强力祛瘀的同时兼顾温里。

守方二周，袁女士反馈效果非常好！服药后明显感觉胸口紧缩感松开，服药期间结合针灸及艾灸再未出现前胸后背疼痛感，心率也恢复平稳。

2019年10月26日：血压90/72mmHg，心率97次/分。

2019年11月2日：血压95/77mmHg，心率88次/分。

2019年11月9日：血压93/64mmHg，心率76次/分。

═══ 中医大脑医理分析——二诊 ═══

◇ 症状统计

一诊结束后，患者整体有进步，但是前胸再次出现刺痛感，甚至会痛到背后，我们在用药上还要再加强力度并做出调整。于是中医大脑在评估新增的症状之后重新计算，在这一诊中有了决定性的方剂出现。

脉症与体质的关联

【整体体质】	体力差 - 体质虚弱，容易上火
【大便】	软便 - 便溏
【心 - 心血管系统】	心悸，心绞痛
【经】	月经先后无定期
【睡眠】	睡眠品质差，半夜会醒过来
【情绪】	心慌 - 心神不宁
【胸腹】	胸痛 - 胸痛彻背、背痛彻心
【面】	面色差 - 气色差
【口】	口腔溃烂
【全身性问题】	气上冲
【舌体】	舌有瘀点，舌质淡红，舌有齿痕，舌胖大
【舌苔】	舌苔白，舌苔薄，舌干
【脉诊：虚实性】	虚脉
【脉诊：流畅性】	紧脉
【脉诊：强弱性】	细脉

症状记录

原有但不再收录的症状	胸口压痛，不易入睡，经前乳房胀痛，手冷，脚冷，心下压痛，结脉，多梦，舌苔黄，尿量少，代脉，某些时段容易疲累，月经后期，沉脉，频尿，舌苔腻，脐旁压痛
另外又收录的新症状	舌苔薄，口腔溃烂，容易上火，舌干，软便 - 便溏，胸痛 - 胸痛彻背、背痛彻心，半夜会醒过来，虚脉，紧脉，面色差 - 气色差，舌苔白，气上冲，舌有瘀点，睡眠品质差，细脉，体力差 - 体质虚弱

◇ **中医大脑处方**

这是中医大脑在二诊中计算出的方剂，二诊方剂变化比较大。

[中医大脑主方] 柴胡 3g，生地黄 9g，赤芍 6g，干姜 10g，川芎 5g，红花 9g，桃仁 12g，牛膝 9g，桔梗 5g，人参 10g，白术 10g，甘草 3g，当归 9g，炮附子 10g，炙甘草 10g，枳壳 6g。

◇ **处方中的用药分析**

我们先来分析其中的单味药。

单味药分析

单味药	主治	应用
牛膝	活血通经，补肝肾，强筋骨，引火（血）下行，利尿通淋	1.用于血瘀之痛经、经闭、产后腹痛、胞衣不下等症。2.用于肝肾不足，腰膝酸软无力。3.用于上部火热证。4.用于淋证，水肿，小便不利
红花	活血通经，祛瘀止痛	1.用于血瘀痛经、经闭、产后瘀滞腹痛等症。2.用于癥瘕积聚、跌打损伤、心腹损伤、心腹瘀阻疼痛等症。3.用于血热瘀滞，斑疹紫暗
川芎	活血行气，祛风止痛	1.用于血瘀气滞证。2.用于头痛。3.用于风湿痹痛、肢体麻木
桃仁	活血祛瘀，润肠通便，止咳平喘	1.用于多种血瘀证。2.用于肺痈，肠痈。3.用于肠燥便秘。4.止咳平喘
甘草	益气补中，清热解毒，祛痰止咳，缓急止痛，调和药性	1.用于脘腹及四肢挛急作痛。2.用于药性峻猛的方剂中。3.用于热毒疮疡、咽喉肿痛及药物、食物中毒等
赤芍	清热凉血，祛瘀止痛	1.用于血热之斑疹、吐衄。2.用于经闭痛经，癥瘕积聚，跌打损伤，疮痈肿痛。3.用于目赤肿痛
桔梗	开宣肺气，祛痰排脓，利咽	1.用于肺气不宣的咳嗽痰多，胸闷不畅。2.用于热毒壅肺之肺痈。3.用于咽喉肿痛，失音
柴胡	疏散退热，疏肝解郁，升举阳气，清胆截疟	1.用于少阳证，外感发热。2.用于肝郁气滞，胸胁疼痛，月经不调。3.用于气虚下陷，久泻脱肛，胃、子宫下垂。4.用于疟疾
白术	补气健脾，燥湿利水，固表止汗，安胎	1.用于脾胃气虚、运化无力的食少便溏、脘腹胀满、肢软神疲等症。2.用于脾虚失运、水湿内停之痰饮、水肿、小便不利等。3.用于脾虚气弱，肌表不固而自汗。4.用于脾虚气弱、胎动不安之证
枳壳	破气除痞，化痰消积，宽肠胃，长于行气宽中除胀	1.食积证、胃肠热结气滞证。2.痰滞胸脘痞满，胸痹结胸证。3.胃扩张、胃下垂、子宫脱垂、脱肛等脏器下垂病症
当归	补血，活血，调经，止痛，润肠	1.用于血虚诸证。2.用于血虚或血虚而兼有瘀滞的月经不调、痛经、经闭等证。3.用于血虚、血滞或寒滞，以及跌打损伤、风湿痹阻的疼痛证。4.用于痈疽疮疡。5.用于血虚肠燥便秘

　　已经在前诊中出现的单味药有生地黄、干姜、人参、炮附子、炙甘草，请参考前面的解说。

◇ 处方中的药对分析

有了上述本次用方的单味药一览，我们来通过中医大脑的学习模块分析其中的药对。

药对分析

药对	主治	应用
柴胡＋枳壳	升清降浊，调和肝脾。相使	治疗胸闷腹痛，食欲不振，大便不调
桔梗＋枳壳	一升一降，宣降肺气	治疗胸闷咳嗽等症
当归＋川芎	养血、活血、止痛	治疗血虚血瘀气滞之痛经和产后腹痛
桃仁＋红花	活血、祛瘀、止痛	治疗血瘀经闭及一切瘀血，唇紫，舌有瘀点
干姜＋白术＋人参	温中祛寒，补气健脾	治疗：1.中焦虚寒证。自利不渴、腹痛呕吐。2.胸痹或病后吐涎沫、阳虚失血、小儿慢惊等属中焦阳虚、寒邪内侵者
干姜＋炮附子	回阳救逆，温补脾肾	治疗亡阳虚脱，脾肾阳虚泄泻，舌质白淡胖大有齿痕，舌苔白滑或白腻，脉弦紧或尺沉微弱
白术＋炮附子	排脓，去除寒湿	治疗：1.阳虚的脓疡之症。2.寒湿证，如全身关节疼痛、腰痛、身体沉重等
桂枝＋炙甘草	辛甘化阳，补益心阳。相使	治疗心阳虚之心悸气短，其人欲两手交叉覆盖，喜按心胸部位
干姜＋白术＋人参＋炮附子	温阳补虚祛寒	治疗脾肾阳虚证，舌质白淡胖大有齿痕，右关尺沉紧或沉弱
赤芍＋炙甘草	缓急止痛	治疗肾结石、膀胱结石需加的止痛药
炮附子＋牛膝	补肾助阳暖腰膝	治疗肾虚下肢无力

二诊时我们可以看出，患者的症状以上焦胸痛问题为主。但是中医的治症思路整体且全面，没有忽视与中、下焦有关的症状。故此在药对分析时，我们把上、中、下焦各自对应的药对做出整理。

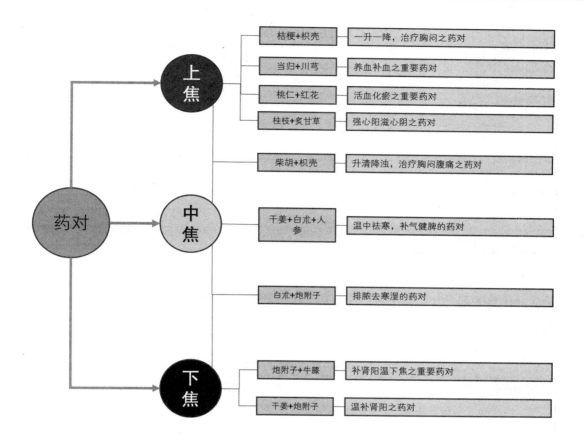

◇ 处方中展现的可能方剂组合分析

我们再通过中医大脑的学习模块分析本方剂所包含的方剂结构：

重要结构符合方剂

结构符合方剂	方剂组成	药数
血府逐瘀汤	柴胡，生地黄，赤芍，川芎，红花， 桃仁，牛膝，桔梗，甘草，当归，枳壳	11
附子理中汤	干姜，人参，白术，炮附子，炙甘草	5
理中汤	干姜，人参，白术，炙甘草	4
理中丸	干姜，人参，白术，炙甘草	4
四逆加人参汤	干姜，人参，炮附子，炙甘草	4
人参汤	干姜，人参，白术，炙甘草	4

可作为方根的结构符合方剂

结构符合方剂	方剂组成	药数
通脉四逆汤	干姜，炮附子，炙甘草	3
四逆汤	干姜，炮附子，炙甘草	3
甘草干姜汤	干姜，炙甘草	2
桔梗汤	桔梗，甘草	2
佛手散	川芎，当归	2
干姜附子汤	干姜，炮附子	2
红蓝花酒	红花	1
甘草汤	甘草	1

本次中医大脑计算出的方剂是"血府逐瘀汤＋附子理中汤"的合方。血府逐瘀汤是活血化瘀的名方，出自王清任先生的《医林改错》。它的应用非常广泛，王清任先生在书中有详尽的说明，我们试整理如下：

血府逐瘀汤所治症目

可治症状	《医林改错》内文说明
头痛	头痛有外感，必有发热恶寒之表症，发散可愈；有积热，必舌干、口渴，用承气可愈；有气虚必似痛不痛，用参芪可愈；查患头痛者，无表症，无里症，无气虚、痰饮等症，忽犯忽好，百方不效，用此方一剂而愈
胸疼	胸疼在前面，用木金散可愈；后通背亦疼，用栝蒌薤白白酒汤可愈；在伤寒，用栝蒌、陷胸、柴胡等，皆可愈。有忽然胸疼，前方皆不应，用此方一付，疼立止
胸不任物	江西巡抚阿霖公，年七十四，夜卧露胸可睡，盖一层布压则不能睡，已经七年。召余诊之，此方五付痊愈
胸任重物	一女二十二岁，夜卧令仆妇坐于胸，方睡，已经二年，余亦用此方，三付而愈。设一齐问病源，何以答之
天亮出汗	醒后出汗，名曰自汗。因出汗醒，名曰盗汗，盗散人之气血。此是千古不易之定论。竟有用补气固表、滋阴降火，服之不效，而反加重者，不知血瘀亦令人自汗、盗汗。用血府逐瘀汤，一两付而汗止
食自胸右下	食自胃管而下，宜从正中。食入咽，有从胸右边咽下者，胃管在肺管之后，仍由肺叶之下转入肺前，由肺下至肺前，出膈膜入腹，肺管正中，血府有瘀血，将胃管挤靠于右。轻则易治，无碍饮食也；重则难治，挤靠胃管，弯而细，有碍饮食也。此方可效，痊愈难
心里热（名曰灯笼病）	身外凉，心里热，故名灯笼病，内有血瘀。认为虚热，愈补愈瘀；认为实火，愈凉愈凝。三两付血活热退
瞀闷	即小事不能开展，即是血瘀。三付可好

续表

可治症状	《医林改错》内文说明
急躁	平素和平，有病急躁，是血瘀。一二付必好
夜睡梦多	夜睡梦多，是血瘀，此方一两付痊愈。外无良方
呃逆 （俗名打咯忒）	因血府血瘀，将通左气门、右气门归并心上一根气管，从外挤严，吸气不能下行，随上出，故呃气。若血瘀甚，气管闭塞，出入之气不通，闷绝而死。古人不知病源，以橘皮竹茹汤、承气汤、都气汤、丁香柿蒂汤、附子理中汤、生姜泻心汤、代赭旋覆汤、大小陷胸等汤治之，无一效者。相传咯忒伤寒，咯忒瘟病，必死。医家因古无良法，见此症则弃而不治。无论伤寒、瘟疫、杂症，一见呃逆，速用此方，无论轻重，一付即效。此余之心法也
饮水即呛	饮水即呛，乃会厌有血滞，用此方极效。古人评论全错，余详于痘症条
不眠	夜不能睡，用安神养血药治之不效者，此方若神
小儿夜啼	何得白日不啼，夜啼者？血瘀也。此方一两付痊愈
心跳心忙	心跳心忙，用归脾安神等方不效，用此方百发百中
夜不安	夜不安者，将卧则起，坐未稳又欲睡，一夜无宁刻，重者满床乱滚，以血府血瘀，此方服十余付，可除根
俗言肝气病	无故爱生气，是血府血瘀，不可以气治。此方应手效
干呕	无他症，惟干呕，血瘀之症。用此方化血，而呕立止
晚发一阵热	每晚内热，兼皮肤热一时。此方一付可愈，重者两付

而合方中另一个方剂是附子理中汤。附子理中汤治太阴病、里虚寒、肠胃消化道虚寒之证。患者便溏的症状提示有消化道虚寒的可能。

以下是血府逐瘀汤和附子理中汤的主治和组成，我们列表以做参考比较。

方剂的组成药物列表

血府逐瘀汤	桃仁	红花	当归	生地黄	川芎	赤芍	川牛膝	桔梗	柴胡	枳壳	甘草	—	—	—	—	—
附子理中汤	—	—	—	—	—	—	—	—	—	炮附子	干姜	白术	炙甘草	人参		

方剂的主治列表

血府逐瘀汤	胸痛或头痛如针刺、痛有定处。唇紫舌黯、脉弦涩
附子理中汤	腹痛不渴、或呕或利、四肢厥冷、舌淡苔白、脉沉迟

◇ 方性分析

与前方相似的是，本方的热性也十分明显。但前方是降性和收性比较大，而本方是升性和散性比较大，因此这两个方性有明显的不同。

前诊时，医者用了较多的滋阴药，目的是为了收聚心气，因此降性和收性较大。但是针对胸痛的问题，我们必须更加提"升"阳气以及加强"散"瘀的力道，故此本方不仅温阳的热性得以加强，升性和散性也一并提高。

问止中医大脑方性图

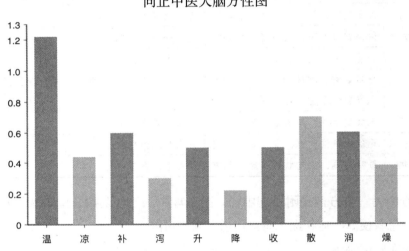

结 尾

平时我经常收到患者咨询，描述自己劳累或压力大时感到心慌、胸闷、心脏好像要跳出来一样，好像有股气要往上冲出来，胸口闷痛，前胸痛到后背。

这些都是心脏给你发出的健康预警信号。心脏对你说：应该关注一下我了！

但很多人不在乎，视而不见。也有不少人到医院检查，静态心电图、动态心电图、彩超、血检，但却查不出什么问题，最后西医说你可能是精神性的问题，不需要吃药，有情况再到医院来。于是你就这样选择性无视了身体给你的健康信号。要等到什么时候再到医院呢？难道是突发心梗的时候？

在中医眼中，我们重视身体的这些信号，我们把这些信号统一称之为"症"。你的胸闷是症，心慌也是症，胸口后背痛也是症。这么多症摆在这里，中医便有了治疗思路。配合中医人工智能辅助诊疗系统"中医大脑"，我们会为你开出最准确的药，带来最可靠的疗效。

养护心脏，健康生活。

顾客	医师	主症/疾病	顾客自诉	针药类型	随访	确认时间
	吴孟珊			针	不随访	2019-11-02 15:36
	吴孟珊	胸痛_胸痛彻背、背痛彻心	服药后背痛基本没有再发作，情绪起伏大时会感觉心跳大，眠可，气...	药	已随访	2019-11-02 14:51
	吴孟珊		胸痛彻背、背痛彻心心悸心慌缓解，后背刺痛减轻，左侧腰酸	针	不随访	2019-10-27 14:17
	吴孟珊		胸痛彻背、背痛彻心	针	不随访	2019-10-26 15:06
	吴孟珊	心律不齐	服药后感觉良好，心悸心慌缓解，后背刺痛减轻，这周荨麻疹不明显...	药	已随访	2019-10-26 15:01
	吴孟珊		胸痛彻背、背痛彻心	针	不随访	2019-10-19 16:39
	吴孟珊		昨晚心悸心慌，放射至左肩、后背刺痛，口腔溃疡，荨麻疹过敏口服...	针	不随访	2019-10-18 19:56
	吴孟珊	心律不齐	昨晚心悸心慌，放射至左肩、后背刺痛，口腔溃疡，荨麻疹过敏口服...	药	已随访	2019-10-18 19:52
	吴孟珊		上次针灸过后背部连前胸的紧缩疼痛感缓解，经期6天	针	不随访	2019-09-29 15:24
	吴孟珊		前胸至后背疼痛，心悸感觉减轻，月经还没有来但是小腹有感觉疼痛	针	不随访	2019-09-22 14:58

共 46 条

▲中医大脑：就诊历史记录

总　结

　　本案中，中医大脑展现了不同层次的药对及方剂组合思维。初诊中，我们用阴阳的观念来看，中医大脑所计算出的方剂是一个有系统、有组织的有机体；二诊时，我们用身体部位来区分药对作用功能的所在。这是我们通过本医案学习中医大脑组方思维的体会。通过中医大脑的辅助，我们可以在遣方用药上更为精准细腻，同时也会有很多意想不到的发现。在人工智能的辅助下，我们继续加以探讨学习，开创中医方剂运用的新局面。

【医案14】

中年男性的胸痹及心胸痛治案

主诊医师：邹晴

中医上讲的"胸痹"是指以胸部闷痛，甚则胸痛彻背、喘息不得卧为主症的一种疾病，轻者仅感胸闷如窒、呼吸欠畅，重者则有胸痛，严重者心痛彻背、背痛彻心。

这其实就是西医上讲的心脏类疾病。很多患者在西医那里检查不出结果，被西医劝说回家休息即可，实际耽误了宝贵时机。

既然开始心胸痛，表示心脏正在给你发出警告信号：心脏已经开始不好了！西医尚未检查出结果表示疾病尚处于早期，恰恰是最应该下手治疗的时间。

中医讲，上医不治已病治未病。等到真的心脏病发作，大概悔之晚矣。

整体病症分析

前文已经阐述中医关于胸痛的见解，下面我们就现代医学对胸痛的看法做整理。

◇ 什么是胸痛

胸痛指的是在颈部和腹部之间的疼痛或不适感。一般人听到胸痛，首先想到的就是心脏问题，但其实胸痛的原因有很多。除了心脏疾病外，肺部疾病、胃肠道疾病，以及胸部的皮肤、肌肉、骨骼、神经问题，还有情绪或精神方面都有可能造成胸痛。

因此，有胸痛时，首先要查明疼痛的特征，才能做判别。

1. 心脏疾病：如心肌梗死，它引起的胸痛是由于冠状动脉阻塞，由心肌缺血、缺氧而坏死所导致，胸口会突然剧痛，时间长达半小时或以上，常常会伴随着颈部、左肩或胸后背的辐射性疼痛。

2. 肺部疾病：如支气管炎，它引起的胸痛比较偏向闷痛，并且会伴随着呼吸困难、咳嗽、喘等症状。

3. 胃肠道疾病：如胃食道逆流，它引起的胸痛是由于胃酸灼伤食道所导致，通常发生在进食以后，嘴中有时会有酸味。

4. 胸部的肌肉问题：如拉伤，这种胸痛可以明确找到痛点，跟前面的内脏痛不一样，而且它的疼痛程度会随着姿势改变而更痛或更不痛。

5. 胸部的神经问题：如带状疱疹，这种痛也有明显的压痛点，但疼痛程度不会随着姿势而改变，它属于神经痛。除疼痛外，还会有发烧、头痛等类似感冒的症状，两三天后会出现红疹和水泡。

以上只是初步的判别方法，临床上的实际情况可能不是那么单纯，若胸部有异常的疼痛症状，还是建议尽快就诊，找出病因，接受治疗。

◇ 现代医学怎么预防胸痛

如同前面所说，胸痛有很多种，我们就以大家最担心的心脏疾病——心肌梗死来讲，在生活习惯方面该怎么去预防。

首先，饮食方面，因为心肌梗死最大的原因是动脉硬化，所以饮食上要维持营养的均衡，平时可多摄取富含纤维素的食物。纤维素能减少人体对胆固醇的吸收，加速代谢废物的排出，即能降低罹患心肌梗死的风险。

第二，要定期且适度运动。运动能帮助血液循环，提高最低基础代谢量，防止肥胖，也预防高血压，同时也能放松心情，舒缓压力，降低因情绪波动而诱发心肌梗死的可能性。

第三，禁止抽烟。抽烟不仅会造成肺部疾病，也是心血管疾病的重大危险因子。许多人只知道吸烟会导致肺癌，却不知道研究已证实香烟中的尼古丁等物质会加速动脉硬化，引发血管阻塞，造成中风或心肌梗死。

最后，要留意天气变化，做好保暖。因为当寒流来袭，气温突然下降，血管容易收缩，发生心肌梗死或中风的概率就比较大。

初诊：无诱因心胸痛，查不出病因

慕先生，男，49岁。初诊时患者自诉1年前无明显诱因出现前胸疼痛，去医院做胸片检出心电图均没有问题，后在老家口服中药治疗后有好转。

一周前患者上述症状再度加重，大口呼吸时胸痛伴随头痛，头痛以头顶为主，今天呼吸时前胸也痛，时有背痛，但是背痛不随呼吸变化；白天想睡，精神差，口苦，大便稀；有去西医诊所输液治疗，没有好转，今特来此就诊。

详细望闻问切后，我发现慕先生还有容易疲惫、半夜会醒过来、夜尿、口干，并有糖尿病病史，血糖控制不佳。

舌诊：舌质暗、胖大有齿痕、有裂纹，苔黄腻。

脉诊：涩脉。

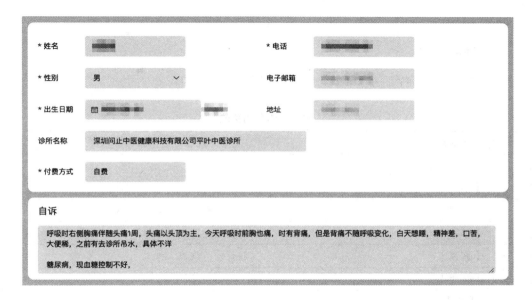

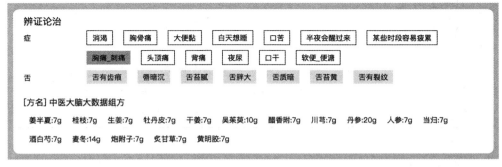

▲中医大脑：中医人工智能辅助诊疗系统

中医有云"不通则痛、不荣则痛"。患者这是属于胸痹的范畴，把上述症状录入中医大脑后，中医大脑计算推荐处方如上图所示。解读中医大脑的方剂可知，寓意散寒养血祛瘀。

《类证治裁·胸痹篇》云：胸痹，胸中阳微不运，久则阴乘阳位，而为痹结也，其症胸满喘息，短气不利，痛引心背。由胸中阳气不舒，浊阴得以上逆，而阻其升降，甚则气结咳唾，胸痛彻背。夫诸阳受气于胸中，必胸次空旷，而后清气转运，布息展舒。胸痹之脉，阳微阴弦，阳微知在上焦，阴弦则为心痛，以《金匮》《千金》均以通阳主治也。

分析来看，中医大脑"通阳"的思路暗合《类证治裁·胸痹篇》之本意。我信心十足，开具处方后，嘱咐其注意饮食，按时休息。

中医大脑医理分析——初诊

◇ 症状统计

我们先列出其症状，收集四诊资料做辨证论治的基础。

脉症与体质的关联

【整体体质】	某些时段容易疲累
【口-渴饮】	口干
【小便】	夜尿
【大便】	软便-便溏，大便黏
【睡眠】	半夜会醒过来，白天想睡
【胸腹】	胸骨痛，胸痛-刺痛
【背腰】	背痛
【头】	头顶痛
【口】	口苦
【全身性问题】	消渴
【唇】	唇暗沉
【舌体】	舌质暗，舌有齿痕，舌胖大，舌有裂纹
【舌苔】	舌苔黄，舌苔腻

◇ 体质分析

我们从症状来看，唇暗沉及舌质暗说明患者的体质偏向于血瘀。容易疲累而且口干口苦，更重要的是有头顶痛的问题，也提示患者可能有肝郁的现象。而肝气犯脾胃也会导致出现消渴、口渴以及大便溏而黏等现象，这些都是脾失运化的表现。所以，如果只专注于胸口闷痛来专症治疗，如果患者的体质不能得以改善的话，治疗通常会没有明显效果或者疗效容易反复。那么，中医大脑该怎样针对患者的体质来做改善呢？

◇ **中医大脑处方**

我们发现，中医大脑计算出来的处方中并没有很多活血化瘀的药。当然，胸闷痛不见得都是血瘀，更常见的情况是气滞。但是，中医大脑开出这样的方剂令我们觉得乍看之下不容易理解。且让我们在后面做分析，看看中医大脑是怎样的组方结构和用方思路。

[中医大脑主方] 姜半夏 7g，桂枝 7g，生姜 7g，牡丹皮 7g，干姜 7g，吴茱萸 10g，醋香附 7g，川芎 7g，丹参 20g，人参 7g，当归 7g，酒白芍 7g，麦冬 14g，炮附子 7g，炙甘草 7g，黄明胶 7g。

◇ **处方中的用药分析**

我们先来分析其中的用药，列出以下的主治和应用的简表，通过单味药的选取来看中医大脑在这一诊中的思路。再渐次由"单味药"而进入"药对"，再来看其中可能的方剂结构。

这个方剂所用的药物不少，隐约可以看出来方剂中偏向于热性的药物比较多，这和我们收集到的症状在寒热上并没有直接的关系，我们必须通过药对和可能的结构符合方剂来进一步观察。

单味药分析

单味药	主治	应用
人参	大补元气，补脾益肺，生津止渴，安神益智	1.用于气虚欲脱、脉微欲绝的危重症。2.用于肺气虚弱的短气喘促、懒言声微、脉虚自汗等症。3.用于脾气不足的倦怠乏力、食少便溏等症。4.用于热病气津两伤之身热口渴及消渴等症。5.用于气血亏虚的心悸、失眠、健忘等症
白芍	养血调经，平肝止痛，敛阴止汗	1.用于血虚或阴虚有热的月经不调、崩漏等证。2.用于肝阴不足、肝气不舒或肝阳偏亢的头痛、眩晕、胁肋疼痛、脘腹四肢拘挛作痛等证。3.用于阴虚盗汗及营卫不和的表虚自汗证
川芎	活血行气，祛风止痛	1.用于血瘀气滞证。2.用于头痛。3.用于风湿痹痛、肢体麻木
吴茱萸	散寒止痛，疏肝降逆，助阳止泻	1.用于寒凝肝脉诸痛。2.用于呕吐吞酸。3.用于虚寒泄泻证

单味药	主治	应用
桂枝	发汗解肌，温经通脉，通阳化气	1.用于外感风寒表证。2.用于寒凝血滞的痹证、脘腹冷痛、痛经、经闭等证。3.用于胸痹、痰饮、水肿及心动悸、脉结代
牡丹皮	清热凉血，活血散瘀	1.用于血热斑疹吐衄。2.用于虚热证。3.用于经闭痛经、癥瘕积聚、跌打损伤。4.用于疮痈，肠痈
干姜	温中散寒，回阳通脉，温肺化饮	1.用于脾胃寒证。2.用于亡阳证。3.用于寒饮伏肺喘咳
炮附子	回阳救逆，助阳补火，散寒止痛	1.用于亡阳证。2.用于虚寒性的阳痿宫冷、脘腹冷痛、泄泻、水肿等证。3.用于寒痹证。本品辛散温通，有较强的散寒止痛作用
当归	补血，活血，调经，止痛，润肠	1.用于血虚诸证。2.用于血虚或血虚而兼有瘀滞的月经不调、痛经、经闭等证。3.用于血虚、血滞或寒滞，以及跌打损伤、风湿痹阻的疼痛证。4.用于痈疽疮疡。5.用于血虚肠燥便秘
生姜	发汗解表，温中止呕，温肺止咳	1.用于外感风寒表证。2.用于多种呕吐。3.用于风寒咳嗽
香附	疏肝理气，调经止痛	1.肝郁气滞诸痛证。2.月经不调诸证
阿胶	补血，止血，滋阴润燥	1.用于血虚萎黄、眩晕、心悸等。2.用于多种出血证。3.用于阴虚证及燥证
炙甘草	补脾和胃，益气复脉	用于脾胃虚弱，倦怠乏力，心动悸，脉结代，可解附子毒，亦可修补身体黏膜破损
丹参	活血调经，凉血消痈，清心安神	1.用于血瘀经闭、痛经、月经不调、产后瘀滞腹痛等症。2.用于血瘀之心腹疼痛、癥瘕积聚等症。3.用于疮疡痈肿。4.用于温热病热入营血、烦躁不安及心悸失眠等症
半夏	燥湿化痰，降逆止呕，消痞散结，外用消肿止痛	1.用于湿痰、寒痰证。2.用于胃气上逆呕吐。3.用于胸痹、结胸，心下痞，梅核气。4.用于瘰疬瘿瘤，痈疽肿毒及毒蛇咬伤等
麦门冬	养阴润肺，益胃生津，清心除烦	1.用于肺阴不足而有燥热的干咳痰黏、劳嗽咯血等。2.用于胃阴虚或热伤胃阴、口渴咽干、大便燥结等。3.用于心阴虚及温病热邪扰及心营，心烦不眠，舌绛而干等

◇ 处方中的药对分析

有了上述本次用方的单味药一览，我们来通过中医大脑的学习模块做药对的分拆，这是我们做方剂分析的第二步骤，用意是深入了解单味药之间的协同作用。

药对分析

药对	主治	应用
桂枝＋吴茱萸	温经散寒。相使	治疗冲任虚寒，少腹痛，月经痛
生姜＋半夏	温胃、化痰、止呕。相畏相使	治疗寒饮呕吐，失眠，容易焦躁紧张、心惊
牡丹皮＋桂枝	活血祛瘀，调经止痛	治疗血瘀之经闭、痛经
当归＋川芎	养血、活血、止痛	治疗血虚血瘀气滞之痛经和产后腹痛
吴茱萸＋干姜	散寒止痛，疏肝降逆，助阳止泻	治疗：1.寒凝肝脉诸痛。2.脾胃寒证，呕吐吞酸，腹痛泄泻
吴茱萸＋香附＋炮附子＋干姜	散寒止痛，疏肝理气，助阳止泻，回阳通脉	治疗：1.肝郁气滞、月经不调兼有里寒，如严重的经痛、乳房疼痛、乳痈等。2.里寒重证兼有呕吐吞酸，如胃溃疡、胃癌等
吴茱萸＋香附	散寒止痛，疏肝降逆，调经止痛	治疗：1.寒凝肝脉诸痛，尤其右胁肋痛，少腹痛，舌淡苔白滑，脉弦紧。2.肝郁气滞、月经不调兼有里寒，如经痛、乳房疼痛
干姜＋炮附子	回阳救逆，温补脾肾	治疗亡阳虚脱，脾肾阳虚泄泻，舌质白淡胖大有齿痕，舌苔白滑或白腻，脉弦紧或尺沉微弱
桂枝＋炙甘草	辛甘化阳，补益心阳。相使	治疗心阳虚之心悸气短，其人欲两手交叉覆盖，喜按心胸部位
香附＋丹参	疏肝理气，调经活血止痛	治疗气滞血瘀证。胸痛，胁肋痛，经痛等
桂枝＋炮附子	温经通脉，散寒止痛	治疗寒凝血滞的痹证。全身疼痛，或脘腹冷痛，或经痛、闭经
吴茱萸＋半夏	散寒降逆止呕	治疗胃寒证，呕吐酸水为多
干姜＋炙甘草	温中散寒	治疗：1.脾虚寒的大便溏泄。2.阳虚吐血。3.肺痿吐涎沫，其人不咳，不渴，遗尿，小便数
吴茱萸＋生姜	散寒止痛，疏肝降逆，温中止呕	治疗：1.寒凝肝脉诸痛，如头顶痛。2.呕吐吞酸
川芎＋丹参	活血化瘀止痛	治疗狭心症、冠心病

我们可以看到在这个方剂中，有几类药对体现了此方的结构思维：

【温经散寒的药对】

□ 桂枝＋吴茱萸

□ 生姜＋半夏

□ 吴茱萸＋香附＋炮附子＋干姜

□ 干姜＋炮附子

□ 干姜 + 炙甘草

【温暖脾胃、强健中焦的药对】

□ 桂枝 + 吴茱萸

□ 吴茱萸 + 干姜

□ 吴茱萸 + 香附

□ 吴茱萸 + 半夏

□ 吴茱萸 + 生姜

【调血、养血、活血的药对】

□ 牡丹皮 + 桂枝

□ 当归 + 川芎

□ 香附 + 丹参

□ 川芎 + 丹参

【强心阳、肾阳以增元气的药对】

□ 桂枝 + 炙甘草

□ 桂枝 + 炮附子

我们看到有这么多不同的药对结构在这个方剂里面，事实上我们把它们稍加分类就可以了解到本方剂的功能在于对治阳虚体质并且强健脾胃，同时调血活血。胸口痛，若非心脏本身的病理性变化所致，那么便多是由于气滞，而气滞既久就会造成气虚，也就是这一位患者所呈现的疲累表现。而气虚到了极致会产生阳虚，所以中医大脑这个方剂的思路是由阳虚一路调整，身体就能够把气虚、气滞等问题——修复。而同时为了对治患者血瘀的表现，中医大脑又增加了活血调血的药对。其结构不可谓不精密。

◇ **处方中展现的可能方剂组合分析**

我们再通过中医大脑的学习模块分析其中的方剂组成：

重要结构符合方剂

结构符合方剂	方剂组成	药数
温经汤	半夏，桂枝，生姜，牡丹皮，吴茱萸， 川芎，人参，当归，白芍，麦门冬，炙甘草，阿胶	12
四逆加人参汤	干姜，人参，炮附子，炙甘草	4
人参半夏干姜汤	半夏，生姜，干姜，人参	4

可作为方根的结构符合方剂

结构符合方剂	方剂组成	药数
通脉四逆汤	干姜，炮附子，炙甘草	3
芍药甘草附子汤	白芍，炮附子，炙甘草	3
四逆汤	干姜，炮附子，炙甘草	3
半夏散及汤	半夏，桂枝，炙甘草	3
干姜人参半夏丸	半夏，干姜，人参	3
芍药甘草汤	白芍，炙甘草	2
生姜半夏汤	半夏，生姜	2
甘草干姜汤	干姜，炙甘草	2
桂枝甘草汤	桂枝，炙甘草	2
小半夏汤	半夏，生姜	2
半夏干姜散	半夏，干姜	2
佛手散	川芎，当归	2
干姜附子汤	干姜，炮附子	2

另外再特别加上的单味药：香附、丹参。

相信很多人看到了结构符合方剂的整理之后，会很纳闷地发现其中居然有完整的温经汤结构。毕竟一般来说，温经汤是作为妇女调养身体的方剂，它来自于《金匮要略》中"妇人杂病脉证并治"这一篇。而患者是一位中年男性，怎么也会用到这个方剂呢？其原因是温经汤本身是对治血瘀阻滞而且身体较为偏燥失润的一个方剂。这和患者的体质本身是相符合的，所以并不一定要是妇女才会用到温经汤。有时候，我们需要养血活血祛瘀的时候，温经汤是一个很好的选择。综观温经汤全方，它有当归、阿胶、麦冬、甘草这一些比较偏润的单味药，这就构成了温经汤能够润燥活血的基础。

另外一个构成本方剂的重要结构符合方剂是四逆汤，以及几个四逆汤的衍生相关方剂。以下我们把温经汤和四逆汤的主治和组成做归纳整理，这可以帮助我们更清楚地掌握中医大脑计算出的这个方剂。当然，我们还要特别提到其中有丹参和香附这两味药，这两个单味药一般是协同作用，起到疏肝理气调经活血止痛的功能。这也是构成本方剂的重要部分。

方剂的组成药物列表

温经汤	吴茱萸	当归	白芍	川芎	人参	桂枝	阿胶	牡丹皮	生姜	炙甘草	半夏	麦门冬	–	–
四逆汤	–	–	–	–	–	–	–	–	–	炙甘草	–	–	干姜	炮附子

方剂的主治列表

温经汤	皮肤粗糙、傍晚发热或手心烦热、月经不调或漏下不止、少腹冷痛、宫冷不孕、脉沉迟或沉涩
四逆汤	四肢厥逆（手脚冰冷）、下利清谷、口淡不渴、脉沉微

◇ 方性分析

中医大脑可以就方剂的单味药药性和比例算出方性，并且列出以下的方性图。诚如前面的分析所示，本方剂的方性果然是偏温、偏补。但是同时请注意，它也呈现出非常高的散性，这符合了我们前文所讲的对治气滞的方向。所以说，这个方剂具有比较强的疏散作用。

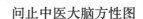

问止中医大脑方性图

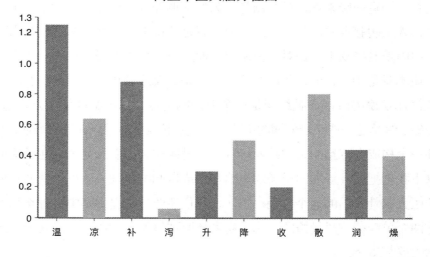

二诊：心胸痛明显好转

二诊，慕先生自诉现在胸口已经不痛。大口呼吸仍有前胸疼痛，但程度较前减轻。现头摇晃时的头顶痛和背痛也均减轻，背痛不随呼吸变化。同时，现在半夜不会醒来，口干也没有了，精神状态、口苦较前均有好转。大便仍稀。

让他很惊喜的是现在血糖也控制得比较稳定了。

再次详细望闻问切后，效不更方，再守方一周。方同前文，此不赘述中医大脑处方了。

三诊：诸症全消

三诊时，慕先生说现在症状均已消失，已无大碍，想再服一周中药巩固疗效。遂处方同前再进一周。

顾客	医师	主症/疾病	顾客自诉	针药类型	随访	确认时间
	邹晴	胸痛_刺痛	复诊：现在右侧胸口和前胸已经不痛，有时候前胸呼吸或者平躺时会…	药	已随访	2019-10-28 15:01
	邹晴	胸痛_刺痛	复诊：现在右侧胸口已经不痛，大口呼吸仍有前胸疼痛，程度较前减…	药	已随访	2019-10-19 17:24
	邹晴	胸痛_刺痛	呼吸时右侧胸痛伴随头痛1周，头痛以头顶为主，今天呼吸时前胸也…	药	已随访	2019-10-14 15:40

共3条

▲中医大脑：就诊历史记录

结　尾

今天分享的心胸痛彻背，快刀砍瓜，三诊收工。我也感叹慕先生开始治疗的时机很好，在此借机叮嘱大家，心脏病不要忽视，遇到心胸疼痛一定要重视，在疾病的早期就要下手解决。

总　结

通过本案我们可以从中医大脑身上学到：不是只有滋阴的药才能降血糖，温阳的药也能降血糖，治中医的消渴症；同样，不是只有瓜蒌薤白半夏汤或血府逐瘀汤才能治心脏病。不知读者们有没有发现，本案中医大脑的处方跟《温病条辨》的九痛丸（"治五脏胃腑心痛，并痰虫食积，即为九痛也"）都有着共同的药——吴茱萸、干姜、人参、附子，同时也有着人参汤的结构（去白术）。

《金匮要略·胸痹篇》："胸痹，心中痞，留气结在胸，胸满，胁下逆抢心，枳实薤白桂枝汤主之，人参汤亦主之。"

而人参汤就是理中汤，也难怪这个处方对这位患者的心胸痛可以一剂知。

这位患者虽然有口苦、口干等上热的现象，然而中医大脑却并不开具常规的清热泻火药或柴胡剂，反而是朝着患者的上热下寒体质去做调整，用方而取得速效。温经汤就是《金匮要略》里面典型的对治上热下寒的处方。这种用方思路值得吾等好好学习！

临床上，糖尿病末期的患者几乎都呈现出上热下寒的体质，而同时以下寒为重。这时，切不可再用常规法滋阴清热，反而应以下寒为主而处以温阳化气之方才是。

再进一步思考，作为医者在面对症状时，我们心中常常有一些"预设的方剂"，这和平常医者修学和看诊经验有很大关系。但是，中医大脑在思考的时候，除了把所有的医理和方药都纳入考虑比较外，还能秉持客观理性的态度去直面症状，没有偏失地计算出方药组合。像本案中，面对男性而计算开具了历史上妇女常用的方剂，便是精密考虑到治疗所需。这样应用中医人工智能的辅助治疗，等于是有一位灵台清明、不偏不失的强大医者在时刻辅导着我们。这是开千古所未有之变革！

【医案15】

腹痛、肚脐痛两年，从170斤暴瘦到120斤

主诊医师：韦雅楠

事情挺巧的。我有一个朋友带家里人来问止中医复诊时，询问我能不能帮他远在外地的姐夫看诊。他姐夫病得比较重，已经卧床很久了。虽然朋友尽力控制情绪，但心里的焦急全然表现在脸上。

我听了也比较担心，但当天的预约已满，已有顾客到店等候，我只好告诉朋友把他姐夫的基本情况先发给我，等我忙完以后联系对方。为了让我更好了解情况，朋友特意整理了现病史和既往治疗史一起发给了我。

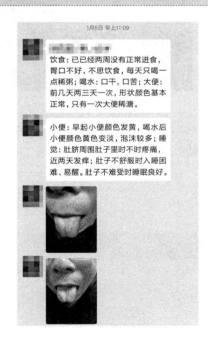

1月6日 早上11:09

饮食：已已经两周没有正常进食，胃口不好，不思饮食，每天只喝一点稀粥；喝水：口干，口苦；大便：前几天两三天一次，形状颜色基本正常，只有一次大便稀溏。

小便：早起小便颜色发黄，喝水后小便颜色黄色变淡，泡沫较多；睡觉：肚脐周围肚子里时不时疼痛，近两天发痒；肚子不舒服时入睡困难、易醒。肚子不难受时睡眠良好。

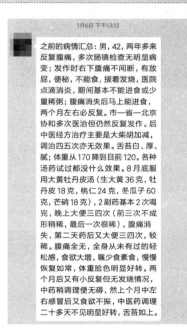

1月6日 下午13:13

之前的病情汇总：男，42，两年多来反复腹痛，多次肠镜检查无明显病变；发作时右下腹痛不间断，有放屁，便秘，不能食，接着发烧，医院点滴消炎，期间基本不能进食或少量稀粥；腹痛消失后马上能进食，两个月左右必反复。市一省一北京协和多次医治但仍然反复发作。后中医经方治疗主要是大柴胡加减，调治四五次亦无效果。舌苔白、厚、腻；体重从170降到目前120。各种汤药试过都没什么效果。8月底服用大黄牡丹皮汤（生大黄36克，牡丹皮18克，桃仁24克，冬瓜子60克，芒硝18克），2副药基本2次喝完，晚上大便三四次（前三次不成形稍稀，最后一次很稀），腹痛消失，第二天药后又大便三四次，较稀。腹痛全无，全身从未有过的轻松感，食欲大增，嘱少食素食，慢慢恢复如常，体重脸色明显好转。两个月后又有小反复但无发烧情况，中药稍调理便无碍，然上个月中左右感冒后又食欲不振，中医药调理二十多天不见明显好转，舌苔如上。

患者姓牛，男，基本情况如下：

l 饮食：已经两周没有正常进食，胃口不好，不思饮食，每天只喝一点稀粥。

l 口部：口干、口苦。

l 大便：前几天两三天一次，形状、颜色基本正常，只有一次大便稀溏。

l 小便：早起小便颜色发黄，喝水后小便颜色黄色变淡，泡沫较多。

l 腹部与睡觉：肚脐周围的腹内时不时疼痛，近两天发痒；肚子不舒服时入睡困难，易醒。肚子不难受时睡眠良好。

牛先生的舌象令我印象深刻：舌苔布满整个舌面，舌苔白、黄、厚腻。舌质红，舌边有齿印。

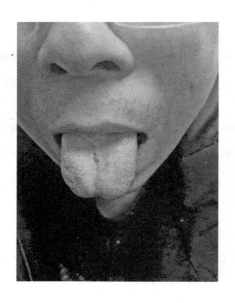 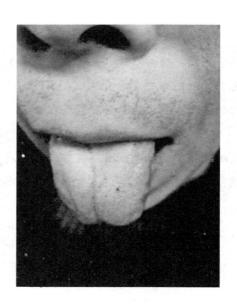

我看诊结束时，发现朋友已经早早挂号预约在诊室外等候，我连忙请他进来。他用微信视频连线他姐夫。就这样，我开始了看诊。担心我听不清楚，朋友还不时提醒他姐夫说普通话或帮我翻译。

整体病症分析

◇ **什么是腹痛**

腹痛又叫肚子痛，泛指腹部及其周围部分的疼痛症状。

◇ **现代医学怎么看腹痛**

腹痛成因有几百种，其中最常见的成因是消化系统功能异常，例如便秘、肠胃炎等，或是急性腹痛如阑尾炎、憩室炎等；少部分腹痛是由泌尿或生殖器官问题所导致，例如膀胱炎、宫外孕等。除此之外，如主动脉瘤破裂、腹内脏器破裂等这类严重的问题也都是腹痛的可能原因。

腹痛的成因很多，有些腹痛需要尽快手术，所以腹痛的诊断就非常重要。除了询问病史，医生还需要用到各种检查仪器和方式，甚至断层扫描或磁振造影。

腹痛的位置也可以用作诊断的参考：

1. 上腹部痛：包括胃、心脏或胰脏的问题，例如胃食道逆流、胃溃疡、心肌梗死、胰腺炎等。

2. 右上腹痛：大多数是胆管或胆囊问题，少部分是肝脏问题，例如胆管炎、胆囊炎、肝炎等。

3. 左上腹痛：主要是脾脏问题，例如脾肿大、脾脏破裂等。

4. 下腹部痛：包括大肠、小肠、膀胱、子宫等的问题，例如膀胱炎、宫外孕等。

5. 右下腹痛：主要可能是阑尾炎。

6. 左下腹痛：主要可能是憩室炎。

7. 整个腹部痛：例如便秘、肠胃炎、肠阻塞、胃肠道穿孔、腹膜炎等。

◇ **中医怎么看腹痛**

中医认为最常见的腹痛原因有两种，第一种是虚寒，即身体虚寒造成体内水液停滞而导致的腹痛；第二种是有形的阻滞或气滞血瘀所造成的腹痛，中医称为实证，如便秘、肠痈等。中医也会因为腹痛的位置不同而给予不同的处理方式和不同的处方。所以，就算同样是虚寒型的腹痛，依据疼痛的部位不同，也有不同的方剂来处理。而且，临床上患者往往虚实夹杂，医师需视患者的实际情况来做调整，如调整攻补用药的比例等。

初诊：2020 年 1 月 6 日

既往史：反复腹痛 2 年余。多次肠镜检查无明显病变。放屁多、便秘、不能进食、接着发烧。医院点滴消炎，期间基本不能进食或只能进食少量稀粥；腹痛消失后马上能进食，两个月左右必反复。在市、省、北京协和多次医治但仍然反复发作。后中医经方治疗主要是大柴胡汤加减，调治四五次亦无效果。舌苔白、厚、腻。体重从 170 斤降到目前的 120 斤。各种汤药试过都没什么效果。8 月底服用大黄牡丹皮汤（生大黄 36g，牡丹皮 18g，桃仁 24g，冬瓜子 60g，芒硝 18g），2 剂药基本 2 次喝完，晚上大便三四次（前三次不成形，稍稀，最后一次很稀），腹痛消失，第二天药后又大便三四次，较稀，腹痛全无，全身从未有过的轻松感，食欲大增。嘱少食，素食，慢慢恢复如常，体重、脸色明显好转。两个月后又反复，无发烧。

现病史：胃口不好，不思饮食，勉强进食少量稀粥；口干不想饮水，口苦；肚脐周围痛，右下腹痛，隐痛、牵扯痛，稍微活动腹痛加剧，有时恶心想吐，腹痛部位发痒，肚脐周围发凉；肚子不舒服时入睡困难，早上起不来，睡觉燥热；平素怕冷，自汗、盗汗，上半身及头上出汗多，小便泡沫较多，夜尿 2 ～ 3 次，大便黏，放屁多；久坐脚麻，久病压力大，久卧疲累。

还真是一大堆毛病，错综复杂、几无头绪。不知道各位读者此时心中会如何遣方用药？录入中医大脑，看一下是什么结果。

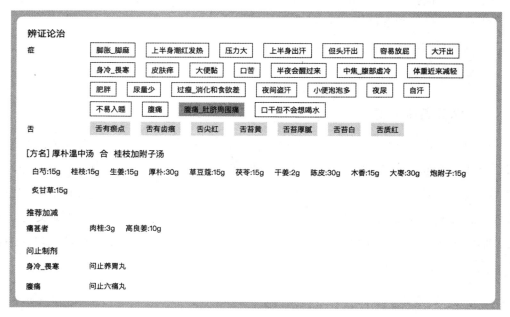

▲中医大脑：中医人工智能辅助诊疗系统

中医大脑计算出方厚朴温中汤合桂枝加附子汤。

牛先生的腹痛因湿阻气滞引起，湿邪粘滞重着，故病情缠绵反复，当行气除满，温中燥湿以解腹痛。但久病气阴两虚，故见自汗、盗汗，汗血同源，当兼顾温经固表，复阳敛阴。

牛先生活动后腹痛加剧，故中医大脑提示加减，加肉桂、高良姜，增强温中功效；考虑到久病，我配合使用了问止特色丸剂"问止养胃丸"和"问止六痛丸"，取其药缓力专。

临床治疗上，我尤其关注患者的睡眠。久病、重病的患者，都或多或少被睡眠问题所困扰。凌晨 1：00—3：00 是肝经循行时间，肝主血，睡眠不佳，血液生成亦不足，血不养神，失眠加剧，需要打破这个恶性循环方可稳定治疗效果。

针对牛先生的睡眠问题，我再次使用中医大脑辨证论治。

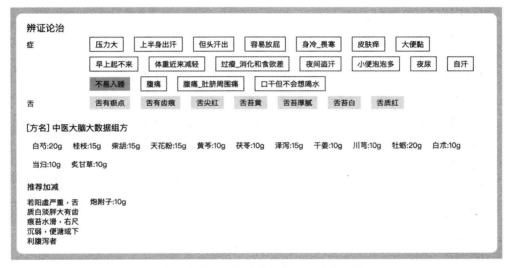

▲中医大脑：中医人工智能辅助诊疗系统

中医大脑出方并提示阳虚严重者加单味药炮附子。此方养血柔肝、化瘀利水、寒热兼除，可解决睡眠问题。

我确定了最终治疗方案，上述 2 个方剂组成 AB 方，各开方 7 剂，并合问止养胃丸、问止六痛丸。

AB 方和丸剂是我解决临床急症、重症的法宝，我将治疗方案和处方同朋友解释，这个中医爱好者终于松了一口气，很认可，着急去交费抓药。我也及时添加牛先生微信，方便日后随访解疑。

期间朋友来诊所理疗时反馈：牛先生药后腹痛开始缓解，舌苔有变化，但还是比较厚。我嘱咐务必先服完 7 剂。冰冻三尺，非一日之寒。治病也是，耐心服药、保持心情舒畅很重要。

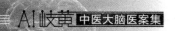

中医大脑医理分析——初诊第一方（A方）

◇ 症状统计

我们先列出其症状，网诊不如面诊能够把所有的四诊信息收集备齐，所以要格外注重通过问诊获得尽量客观且详尽的信息。

脉症与体质的关联

【整体体质】	过瘦 - 消化和食欲差，肥胖，体重近来减轻
【寒】	身冷 - 畏寒，中焦 - 腹部虚冷
【热】	上半身潮红发热
【口 - 渴饮】	口干但不会想喝水
【小便】	尿量少，夜尿，小便泡泡多
【大便】	大便黏
【汗】	夜间盗汗，自汗，但头汗出，大汗出，上半身出汗
【腹】	腹痛，腹痛 - 肚脐周围痛
【屁】	容易放屁
【睡眠】	不易入睡，半夜会醒过来
【情绪】	压力大
【下肢】	脚胀 - 脚麻
【皮肤】	皮肤痒
【口】	口苦
【舌体】	舌有瘀点，舌质红，舌有齿痕，舌尖红
【舌苔】	舌苔白，舌苔黄，舌苔厚腻

◇ 体质分析

通过中医大脑的学习模块，我们可以分析出患者有"湿热阻滞脾胃、太阴少阴合病、脾阳不振、脾气虚"等问题。患者体质寒热错杂，用药必须攻守兼备才行。

下表是把各种相关体质之症状一一列出：

各种体质的典型症状

湿热阻滞脾胃	腹痛，口苦，舌尖红，舌质红，舌苔白，舌苔黄，舌苔厚腻
太阴少阴合病	腹痛，自汗，夜间盗汗，过瘦-消化和食欲差，体重近来减轻，身冷-畏寒，舌有齿痕，舌苔白
脾阳不振	腹痛，自汗，过瘦-消化和食欲差，体重近来减轻，身冷-畏寒，舌有齿痕，舌苔白
脾气虚	腹痛，过瘦-消化和食欲差，体重近来减轻，舌有齿痕，舌苔白

◇ **中医大脑处方**

中医大脑开出的是"厚朴温中汤 + 桂枝加附子汤"的合方。医者再另外加上"肉桂 + 高良姜"，以加强此方的温热性。其组成和剂量如下：

［中医大脑主方］白芍 15g，桂枝 15g，生姜 15g，厚朴 30g，草豆蔻 15g，茯苓 15g，干姜 2g，陈皮 30g，木香 15g，大枣 30g，炮附子 15g，炙甘草 15g。

［推荐加减］肉桂 3g，高良姜 10g。

◇ **处方中的用药分析**

我们先来分析其中的单味药，通过单味药的选取来看中医大脑在这一诊中的思路。再渐次由"单味药"而"药对"，最后再来看其中可能的方剂结构。

单味药分析

单味药	主治	应用
白芍	养血调经，平肝止痛，敛阴止汗	1.用于血虚或阴虚有热的月经不调、崩漏等证。2.用于肝阴不足、肝气不舒或肝阳偏亢的头痛、眩晕、胁肋疼痛、脘腹四肢拘挛作痛等证。3.用于阴虚盗汗及营卫不和的表虚自汗证
厚朴	燥湿，行气，消积，平喘	1.用于湿阻中焦证。2.用于肠胃积滞。3.用于痰饮喘咳
炙甘草	补脾和胃，益气复脉	用于脾胃虚弱，倦怠乏力，心动悸，脉结代，可解附子毒，亦可修补身体黏膜破损
肉桂	补火助阳，散寒止痛，温经通脉	1.用于肾阳虚证。2.用于寒凝血滞的脘腹冷痛、寒湿痹痛、胸痹、寒疝腹痛。3.用于寒凝血滞的痛经、经闭。4.用于阴疽
桂枝	发汗解肌，温经通脉，通阳化气	1.用于外感风寒表证。2.用于寒凝血滞的痹证，脘腹冷痛、痛经、经闭等症。3.用于胸痹，痰饮，水肿及心动悸，脉结代

单味药	主治	应用
大枣	补中益气，养血安神，缓和药性	1.用于脾虚食少便溏、倦怠乏力等症。2.用于血虚萎黄及妇女脏躁、神志不安等证。3.用于药性较峻烈的方剂中，可以减少烈性药的副作用，并保护正气
炮附子	回阳救逆，助阳补火，散寒止痛	1.用于亡阳证。2.用于虚寒性的阳痿宫冷、脘腹冷痛、泄泻、水肿等症。3.用于寒痹证。本品辛散温通，有较强的散寒止痛作用
生姜	发汗解表、温中止呕、温肺止咳	1.用于外感风寒表证。2.用于多种呕吐。3.用于风寒咳嗽
干姜	温中散寒，回阳通脉，温肺化饮	1.用于脾胃寒证。2.用于亡阳证。3.用于寒饮伏肺喘咳
陈皮	理气健脾，燥湿化痰	1.用于脾胃气滞证。2.用于痰湿壅滞证
高良姜	散寒止痛，温中止呕	1.用于胃寒腹痛。2.用于胃寒呕吐
茯苓	利水渗湿，健脾安神	1.水肿、小便不利。2.脾虚诸证。3.心悸，失眠
木香	行气，调中，止痛	1.脾胃气滞诸证。2.大肠气滞，泻下后重。3.肝胆气滞证
草豆蔻	燥湿行气，温中止呕	1.用于寒湿中阻，脾胃气滞证。2.用于虚寒夹湿久泻

◇ **处方中的药对分析**

有了上述本次的单味药一览，我们来通过中医大脑的学习模块分析其中的药对。这是我们做方剂分析的第二步骤，以深入了解单味药之间的协同作用。

药对分析

药对	主治	应用
桂枝＋芍药	调和营卫，解肌发表。相使	治疗外感风寒表虚证
生姜＋大枣	养脾胃和营卫。相使	治疗风寒感冒（入解表药），胃脘不舒呕吐（入健脾药）
炮附子＋肉桂	助阳补火	治疗肾阳虚证。腰痛脚软，阳痿早泄，老人夜尿频繁，舌淡而胖，尺弱或沉细
干姜＋炮附子	回阳救逆，温补脾肾	治疗亡阳虚脱，脾肾阳虚泄泻，舌质白淡胖大有齿痕，舌苔白滑或白腻，脉弦紧或尺沉微弱
桂枝＋炙甘草	辛甘化阳，补益心阳。相使	治疗心阳虚之心悸气短，其人欲两手交叉覆盖，喜按心胸部位
干姜＋肉桂	温中散寒	治疗腹中寒证。腹痛、胃痛，喜温喜按，舌淡苔白，脉弦紧

续表

药对	主治	应用
茯苓＋陈皮	理气健脾，燥湿化痰	治疗痰湿壅滞证。舌苔白腻而滑
桂枝＋炮附子	温经通脉，散寒止痛	治疗寒凝血滞的痹证、全身疼痛，或脘腹冷痛，或经痛、闭经
炮附子＋干姜＋肉桂	回阳救逆，助阳补火	治疗里寒证。四肢厥冷，舌淡苔白，脉弦紧或尺沉微弱
干姜＋炙甘草	温中散寒	治疗：1.脾虚寒的大便溏泄。2.阳虚吐血。3.肺痿吐涎沫，其人不咳，不渴，遗尿，小便数
肉桂＋高良姜	散寒止痛，温中止呕	治疗激烈疼痛，如胃痛

　　通过药对分析可以看出，本合方用意在于"补阳"跟"健脾"。对应补阳和健脾，我们看到重要的药对分别是"桂枝和芍药"、"生姜和大枣"。同样都是调和营卫，但前者是调和全身营卫，后者是重在调和中州也就是脾胃消化系统的营卫。这两个药对都出现在桂枝汤里面，所以我们说桂枝汤是做调和营卫的完备方剂。另外，我们看到本方在补阳方面可以区分针对心阳和肾阳两个部分，再加上一些由行气健脾药所构成的药对。经过下图的呈现，我们可以对这些重要药对结构进行详细分析，由此学习中医大脑的诊治思路和细节考究。

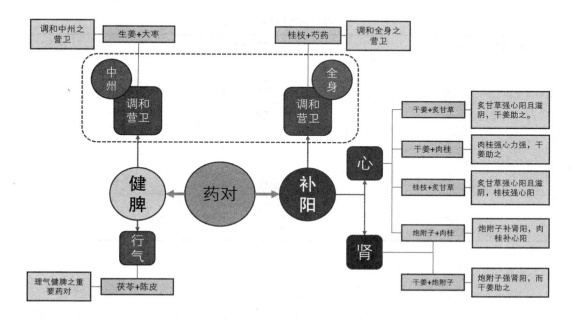

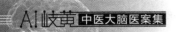

◇ **处方中展现的可能方剂组合分析**

我们再通过中医大脑的学习模块分析本方剂中所包含的方剂结构。

重要结构符合方剂

结构符合方剂	方剂组成	药数
厚朴温中汤	生姜，厚朴，草豆蔻，茯苓，干姜，陈皮，木香，炙甘草	8
桂枝加附子汤	白芍，桂枝，生姜，大枣，炮附子，炙甘草	6
桂枝附子汤	桂枝，生姜，大枣，炮附子，炙甘草	5
桂枝汤	白芍，桂枝，生姜，大枣，炙甘草	5
桂枝去芍药加附子汤	桂枝，生姜，大枣，炮附子，炙甘草	5
桂枝加芍药汤	白芍，桂枝，生姜，大枣，炙甘草	5
桂枝加桂汤	白芍，桂枝，生姜，大枣，炙甘草	5
茯苓甘草汤	桂枝，生姜，茯苓，炙甘草	4
茯苓桂枝甘草大枣汤	桂枝，茯苓，大枣，炙甘草	4
桂枝去芍药汤	桂枝，生姜，大枣，炙甘草	4
回阳饮	干姜，炮附子，炙甘草，肉桂	4

可作为方根的结构符合方剂

结构符合方剂	方剂组成	药数
通脉四逆汤	干姜，炮附子，炙甘草	3
芍药甘草附子汤	白芍，炮附子，炙甘草	3
四逆汤	干姜，炮附子，炙甘草	3
芍药甘草汤	白芍，炙甘草	2
甘草干姜汤	干姜，炙甘草	2
橘皮汤	生姜，陈皮	2
桂枝甘草汤	桂枝，炙甘草	2
干姜附子汤	干姜，炮附子	2

另外再特别加上的单味药：高良姜。

中医大脑计算产出的本合方"厚朴温中汤 + 桂枝加附子汤"，可以说是桂枝汤类方、附子剂类方加上健脾行气药的一个组合。其中，中医大脑开具了补土派李东垣《内外伤辨惑论》里的名方——厚朴温中汤，而且是原方剂量，厚朴跟陈皮都用到30g，这不禁让我们赞叹中医大脑融合经方、时方于一炉的辨证思维。本案中的腹痛之所以久治不愈，一定是虚实寒热错杂，同时以寒证为主。这让我想起了赵守真在《治验回忆录》中记载的一案：

"刘健英，男，50 岁。零陵芝城镇人。性嗜酒，近月患腹痛，得呕则少安，发无定时，惟饮冷感寒即发。昨日又剧痛，遍及全腹，鸣声上下相逐，喜呕，欲饮热汤。先以为胃中寒，服理中汤不效。再诊，脉微细，舌白润无苔，噫气或吐痰则痛缓，按其胃无异状，腹则鼓胀如鼓，病在腹而不在胃，审系寒湿结聚之证。盖其人嗜酒则湿多，湿多则阴盛，阴盛则胃寒而湿不化，水湿相搏，上下攻冲，故痛而作呕。治当温中宽胀燥湿为宜。前服理中汤不效者，由于参术之补，有碍寒湿之行，而转以滋胀，虽有干姜暖中而不化气，气不行则水不去，是以不效。改以厚朴温中汤，温中宫则水湿通畅，调滞气则胀宽痛止。但服后腹中攻痛尤甚，旋而雷鸣，大吐痰涎碗许，小便增长，遂得胀宽痛解。其先剧而后缓者，是邪正相争，卒得最后之胜利，亦即古人'若药不瞑眩，厥疾不瘳'之理也。再剂，诸证如失，略事调补而安。"

会开理中汤治寒证腹痛并不稀奇，能够开厚朴温中汤加四逆汤的结构才是真正的高手。厚朴温中汤合桂枝加附子汤其实就是包含了四逆汤的结构。患者的表现之一就是身体寒冷再加上腹痛，所以本合方的结构非常对证。以下就重要结构符合方剂里面的"厚朴温中汤 + 桂枝加附子汤 + 四逆汤"这三者的组成和主治做详细比较。

方剂的组成药物列表

厚朴温中汤	厚朴	陈皮	炙甘草	茯苓	草豆蔻	木香	干姜	生姜	–	–	–	–
桂枝加附子汤	–	–	炙甘草	–	–	–	–	生姜	桂枝	白芍	大枣	炮附子
四逆汤	–	–	炙甘草	–	–	–	干姜	–	–	–	–	炮附子

方剂的主治列表

厚朴温中汤	脘腹胀痛、食欲不振、疲倦、舌苔白腻、脉沉
桂枝加附子汤	发汗过度、恶寒自汗、小便难、四肢紧
四逆汤	四肢厥逆（手脚冰冷）、下利清谷、口淡不渴、脉沉微

◇ **方性分析**

中医大脑可以就方剂的单味药药性和比例算出方性。方性分析显示，本方的温热性非常强，同时偏补以治阳虚，偏燥以健脾，也均符合了我们对于患者体质的判断。

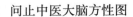

问止中医大脑方性图

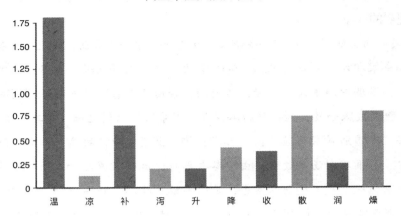

温　凉　补　泻　升　降　收　散　润　燥

中医大脑医理分析——初诊之第二方（B方）

◇ **中医大脑处方**

本案中，医者决定用AB方来分别对治腹痛和失眠问题。B方，中医大脑开具处方如下：

[中医大脑主方]白芍20g，桂枝15g，柴胡15g，天花粉15g，黄芩10g，茯苓10g，泽泻15g，干姜10g，川芎10g，牡蛎20g，白术10g，当归10g，炙甘草10g。

[推荐加减]炮附子10g。

◇ **处方中的用药分析**

我们先来分析其中的单味药。

单味药分析

单味药	主治	应用
川芎	活血行气，祛风止痛	1.用于血瘀气滞证。2.用于头痛。3.用于风湿痹痛、肢体麻木
牡蛎	平肝潜阳，软坚散结，收敛固涩	1.用于肝阳上亢，头晕目眩。2.用于痰核、瘰疬、癥瘕积聚等证。3.用于滑脱诸证。4.用于胃痛泛酸
泽泻	利水渗湿，泻热	1.水肿、小便不利，痰饮，泄泻。2.湿热带下，淋浊
天花粉	清热生津，消肿排脓	1.用于热病口渴，内热消渴。2.用于肺热咳嗽或燥咳。3.用于痈肿疮疡

续表

单味药	主治	应用
黄芩	清热燥湿，泻火解毒，止血，安胎	1.用于湿温暑湿，黄疸泻痢，热淋涩痛。2.用于肺热咳嗽。3.用于热病烦渴，寒热往来。4.用于咽喉肿痛，痈肿疮毒。5.用于血热出血证。6.用于胎动不安
柴胡	疏散退热，疏肝解郁，升举阳气，清胆截疟	1.用于少阳证，外感发热。2.用于肝郁气滞，胸胁疼痛，月经不调。3.用于气虚下陷，久泻脱肛，胃、子宫下垂。4.用于疟疾
白术	补气健脾，燥湿利水，固表止汗，安胎	1.用于脾胃气虚、运化无力的食少便溏、脘腹胀满、肢软神疲等症。2.用于脾虚失运、水湿内停之痰饮、水肿、小便不利等。3.用于脾虚气弱，肌表不固而自汗。4.用于脾虚气弱，胎动不安之证
当归	补血，活血，调经，止痛，润肠	1.用于血虚诸证。2.用于血虚或血虚而兼有瘀滞的月经不调、痛经、经闭等证。3.用于血虚、血滞或寒滞，以及跌打损伤、风湿痹阻的疼痛证。4.用于痈疽疮疡。5.用于血虚肠燥便秘

已经在前诊中出现的单味药有白芍、桂枝、茯苓、干姜、炙甘草、炮附子，请参考前面的解说。

◇ **处方中的药对分析**

我们再来分析本方中的药对。

药对分析

药对	主治	应用
桂枝＋芍药	调和营卫，解肌发表。相使	治疗外感风寒表虚证
柴胡＋黄芩	和解少阳。相须	治疗邪在半表半里之少阳证，往来寒热
当归＋川芎	养血、活血、止痛	治疗血虚血瘀气滞之痛经和产后腹痛
干姜＋炮附子	回阳救逆，温补脾肾	治疗亡阳虚脱，脾肾阳虚泄泻，舌质白淡胖大有齿痕，舌苔白滑或白腻，脉弦紧或尺沉微弱
茯苓＋桂枝＋白术＋炙甘草	温阳化饮，健脾利湿	治疗中阳不足之痰饮，胸胁支满，目眩心悸，短气而咳，舌苔白滑，脉弦滑或沉紧
桂枝＋芍药＋当归	温经通脉，活血止痛	治疗左肩膀僵硬

续表

药对	主治	应用
川芎＋芍药＋茯苓＋泽泻	养血柔肝，活血化瘀，健脾利水	治疗腰腹疼痛，眩晕，小便不利、足跗浮肿，舌淡红、苔白腻，脉濡细缓
白术＋炮附子	排脓，去除寒湿	治疗：1. 阳虚的脓疡之症。2. 寒湿证，如全身关节疼痛、腰痛、身体沉重等
桂枝＋炙甘草	辛甘化阳，补益心阳。相使	治疗心阳虚之心悸气短，其人欲两手交叉覆盖，喜按心胸部位
柴胡＋芍药	疏肝解郁，养血调经，平肝止痛	治疗胁肋痛，或月经不调，乳房胀痛，脉弦细
桂枝＋炮附子	温经通脉，散寒止痛	治疗寒凝血滞的痹证，全身疼痛，或脘腹冷痛，或经痛、闭经
白术＋茯苓	补气健脾，燥湿利水	治疗脾虚湿盛证的大便溏泄、软便
干姜＋炙甘草	温中散寒	治疗：1. 脾虚寒的大便溏泄。2. 阳虚吐血。3. 肺痿吐涎沫，其人不咳，不渴，遗尿，小便数
泽泻＋桂枝	利水渗湿，通阳化气	治疗水饮内停证。水肿，小便不利，泄泻，舌苔白而滑

本方的药对组合很多，我们通过下图呈现各药对的结构和对治，这有助于我们分析本方剂的思路：

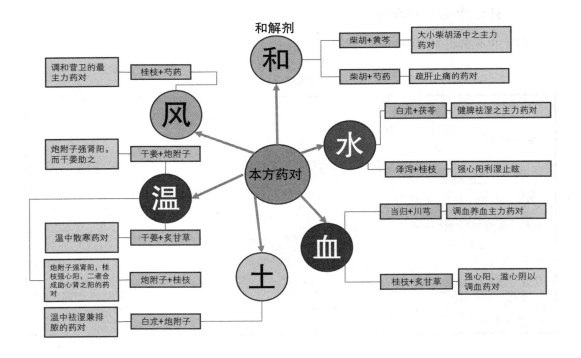

◇ 处方中展现的可能方剂组合分析

我们再分析本方中所包含的方剂结构。

重要结构符合方剂

结构符合方剂	方剂组成	药数
柴胡桂枝干姜汤	桂枝，柴胡，天花粉，黄芩，干姜，牡蛎，炙甘草	7
当归芍药散	白芍，茯苓，泽泻，川芎，白术，当归	6
当归散	白芍，黄芩，川芎，白术，当归	5
苓桂术甘汤	桂枝，茯苓，白术，炙甘草	4
甘草干姜茯苓白术汤	茯苓，干姜，白术，炙甘草	4

可作为方根的结构符合方剂

结构符合方剂	方剂组成	药数
通脉四逆汤	干姜，炙甘草，炮附子	3
芍药甘草附子汤	白芍，炙甘草，炮附子	3
四逆汤	干姜，炙甘草，炮附子	3
芍药甘草汤	白芍，炙甘草	2
甘草干姜汤	干姜，炙甘草	2
泽泻汤	泽泻，白术	2
桂枝甘草汤	桂枝，炙甘草	2
瓜蒌牡蛎散	天花粉，牡蛎	2
佛手散	川芎，当归	2
二仙汤	白芍，黄芩	2
干姜附子汤	干姜，炮附子	2

可以看出，本方中包含的完整、重要方剂有"柴胡桂枝干姜汤、当归芍药散、苓桂术甘汤、甘草干姜茯苓白术汤"。我们来分析这四个方剂的组成和主治，以推导中医大脑的用方思路。

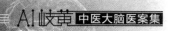
方剂的组成药物列表

柴胡桂枝干姜汤	柴胡	桂枝	干姜	天花粉	黄芩	牡蛎	炙甘草	–	–	–	–	–	–
当归芍药散	–	–	–	–	–	–	–	当归	川芎	白芍	茯苓	白术	泽泻
苓桂术甘汤	–	桂枝	–	–	–	–	炙甘草	–	–	–	茯苓	白术	–
甘草干姜茯苓白术汤	–	–	干姜	–	–	–	炙甘草	–	–	–	茯苓	白术	–

方剂的主治列表

柴胡桂枝干姜汤	胸胁满微结、小便不利、口渴不呕、寒热往来，以及神志方面的郁证、神经官能症、癔病、焦虑
当归芍药散	养血柔肝，活血化瘀，健脾利水
苓桂术甘汤	胸胁支满（停饮）、晕眩、心悸、短气
甘草干姜茯苓白术汤	腰痛、腰冷、坐骨神经痛、夜尿症、带下、遗尿症

◇ 方性分析

方性分析显示，本方有些偏寒性，这是由于本方中存在柴胡桂枝干姜汤的结构。看到有干姜，一般人会认为柴胡桂枝干姜汤比较偏热，但是分析全部单味药的组合后才会发现柴胡桂枝干姜汤稍微偏凉。但是不要忘了，方中还有很多温热药让整方的方性不至于过寒。同时应注意到，本方还是一个偏补、偏燥、偏收的方剂。

看方性图之前，让我们分别来看其中个别单味药的药性：

单味药药性

单味药	热	寒	补	泻	升	降	收	散	润	燥
桂枝	★★		★					★		★
柴胡		★★		★	★			★		★
天花粉		★★		★			★		★	
黄芩		★★★		★		★	★			★
茯苓				★		★	★			★
泽泻		★★★		★		★		★		★
干姜	★★★★		★		★			★		★
川芎	★★		★		★			★	★	
牡蛎		★★	★				★			★

续表

单味药	热	寒	补	泻	升	降	收	散	润	燥
白术	★★		★				★			★
当归	★★		★		★			★	★	
酒白芍		★	★				★		★	
炙甘草			★				★		★	

以下是方性图：

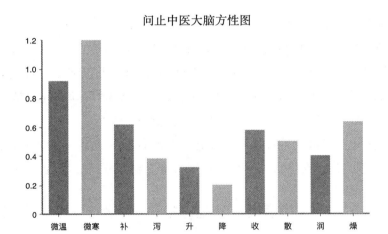

问止中医大脑方性图

二诊：2020 年 1 月 17 日

牛先生早早和小文预约挂号，我通过微信视频直接联系牛先生看诊。

现症：药后腹痛消失，睡眠改善佳，出汗减少了很多，心情好了很多，食欲变好，已经能吃一大碗面条了，但饭后腹胀，排气多，口干，饮水可，口淡没味，大便硬，大便干，小便泡沫较多，夜尿 1 次。

牛先生诸症改善佳，但大便干、大便硬。中医讲究效不更方，但需要通过药味加减及使用"问止清空六味丸"着重解决问题。守方 10 剂。

推荐加减		
习惯性便秘、欲清宿便者	大黄:6g	枳实:6g
痛甚者	肉桂:3g	高良姜:10g
问止制剂		
舌质红	问止清空六味丸	
腹痛	问止六痛丸	

▲中医大脑：中医人工智能辅助诊疗系统

2020 年春节，新冠肺炎疫情蔓延，有基础疾病的人，发病率高，病情严重，所有人都胆战心惊，不串门，不聚会，生怕自己感染给国家增加负担。

大年初四晚上，公司领导在公司微信群倡议问止中医做点什么。因为担心患者，2 月 1 日我正式回到了工作岗位。我最先做的是关心问候我所有诊治过的患者，了解他们的身体情况，提供一些必要的家居调理建议和疾病咨询。

联系牛先生时，了解到他在乡下老家，药后身体已无大碍，但是担心自己大病初愈后体质弱，如果感染新冠肺炎将是一场灾难，希望继续调理，巩固疗效，增强体质。

中医大脑医理分析——二诊

二诊，虽然患者症状上有一些变化，但是基本的体质表现变化甚小。

症状记录

原有但不再收录的症状	早上起不来
另外又收录的新症状	半夜会醒过来，上半身潮红发热，中焦 - 腹部虚冷，尿量少，口苦，脚胀 - 脚麻，肥胖，大汗出

在初诊中，患者的症状有一定程序改善，所以本次就诊，医者决定"效不更方"。医者在上一诊中的 A 方基础上加了"肉桂＋高良姜＋大黄＋枳实"这几个单味药。"肉桂＋高良姜"是作为"温中祛寒"之用，而"大黄＋枳实"是重要的去实动力药。

有关去实动力药，我们可以整理出以下各部位的重要代表药，供大家学习：

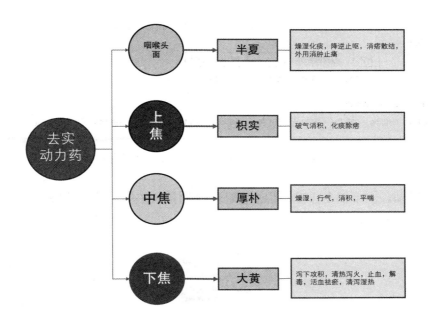

以下是关于这几个药物的解说：

单味药分析

单味药	主治	应用
肉桂	补火助阳，散寒止痛，温经通脉	1.用于肾阳虚证。2.用于寒凝血滞的脘腹冷痛，寒湿痹痛，胸痹，寒疝腹痛。3.用于寒凝血滞的痛经，经闭。4.用于阴疽
高良姜	散寒止痛，温中止呕	1.用于胃寒腹痛。2.用于胃寒呕吐
大黄	泻下攻积，清热泻火，止血，解毒，活血祛瘀，清泻湿热	1.胃肠积滞，大便秘结。2.血热妄行之出血证。3.热毒疮疡、丹毒及烧烫伤。4.瘀血诸证。5.黄疸，淋证
枳实	破气消积，化痰除痞	1.食积气滞、脘腹痞满证。2.痰浊阻滞、胸脘痞满证

三诊：2020年2月3日

微信复诊：药后身体恢复得很好。口渴，纳可，眠可，大便正常，小便泡沫较多，夜尿1次，气虚，散步后容易出汗，出热汗，脚汗。

有夜尿，小便泡泡多，提示肾阳不足。调理体质，以温阳利水、养血通脉为法。辨证开方，开方10剂。

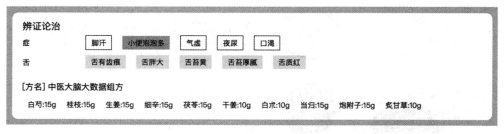

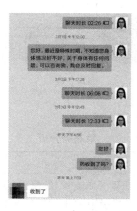

▲中医大脑：中医人工智能辅助诊疗系统

特殊时期，困难很多，方法也很多。几经周折，牛先生顺利从快递手中取药，已经开始服药。他的治疗信心如此坚定，相信他身体不会轻易倒下。

中医大脑医理分析——三诊

◇ 症状统计

三诊时，患者之前的很多症状都已经不再出现，虽然有一些其他少数新的症状，但是整体而言，患者在明显改善。

脉症与体质的关联

【气】	气虚
【口 - 渴饮】	口渴
【小便】	夜尿，小便泡泡多
【汗】	脚汗
【舌体】	舌质红，舌有齿痕，舌胖大
【舌苔】	舌苔黄、厚腻

症状记录

原有但不再收录的症状	容易放屁，压力大，不易入睡，腹痛 - 肚脐周围痛，早上起不来，但头汗出，身冷 - 畏寒，过瘦 - 消化和食欲差，皮肤痒，舌尖红，大便黏，体重近来减轻，舌苔白，上半身出汗，口干但不会想喝水，自汗，舌有瘀点，腹痛，夜间盗汗
另外又收录的新症状	气虚，脚汗，口渴，舌胖大

◇ **中医大脑处方**

中医大脑根据现在的症状变化计算推荐如下处方，这是作为确保疗效而且能够持续改善体质的一个处方。

［中医大脑主方］白芍 15g，桂枝 15g，生姜 15g，细辛 15g，茯苓 15g，干姜 10g，白术 10g，当归 15g，炮附子 15g，炙甘草 10g。

◇ **处方中的用药分析**

我们先来分析其中的单味药。

单味药分析

单味药	主治	应用
细辛	祛风解表，散寒止痛，温肺化饮，通窍	1.用于外感风寒及阳虚外感证。2.用于头痛、痹痛、牙痛等痛证。3.用于寒饮咳喘

已经在前诊中出现的单味药有白芍、桂枝、生姜、茯苓、干姜、白术、当归、炮附子、炙甘草，请参考前面的解说。

◇ **处方中的药对分析**

我们再来分析其中的药对，深入了解单味药之间的协同作用。

药对分析

药对	主治	应用
桂枝 + 芍药	调和营卫，解肌发表。相使	治疗外感风寒表虚证
干姜 + 炮附子	回阳救逆，温补脾肾	治疗亡阳虚脱，脾肾阳虚泄泻，舌质白淡胖大有齿痕，舌苔白滑或白腻，脉弦紧或尺沉微弱

续表

药对	主治	应用
茯苓＋桂枝＋白术＋炙甘草	温阳化饮，健脾利湿	治疗中阳不足之痰饮，胸胁支满，目眩心悸，短气而咳，舌苔白滑，脉弦滑或沉紧
桂枝＋芍药＋当归	温经通脉，活血止痛	治疗左肩膀僵硬
白术＋炮附子	排脓，去除寒湿	治疗：1. 阳虚的脓疡之症。2. 寒湿证，如全身关节疼痛、腰痛、身体沉重等
桂枝＋炙甘草	辛甘化阳，补益心阳。相使	治疗心阳虚之心悸气短，其人欲两手交叉覆盖，喜按心胸部位
干姜＋细辛	温肺化饮	治疗寒饮证的咳嗽气喘，舌淡白苔白滑，脉弦紧
桂枝＋炮附子	温经通脉，散寒止痛	治疗寒凝血滞的痹证，全身疼痛，或脘腹冷痛，或经痛、闭经
白术＋茯苓	补气健脾，燥湿利水	治疗脾虚湿盛证的大便溏泄、软便
干姜＋炙甘草	温中散寒	治疗：1. 脾虚寒的大便溏泄。2. 阳虚吐血。3. 肺痿吐涎沫，其人不咳，不渴，遗尿，小便数

通过分析本方剂中的药对，我们审视中医大脑在这一诊中的整体思考方向：

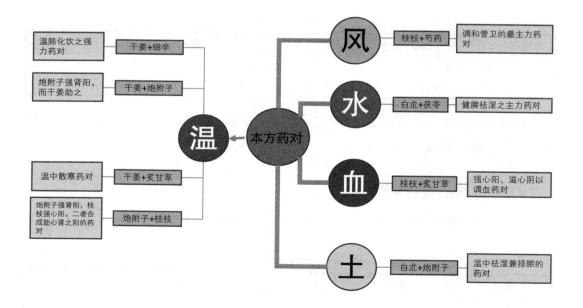

◇ 处方中展现的可能方剂组合分析

最后，我们再来分析本方中所包含的方剂结构。

重要结构符合方剂

结构符合方剂	方剂组成	药数
真武汤	白芍，生姜，茯苓，白术，炮附子	5
茯苓甘草汤	桂枝，生姜，茯苓，炙甘草	4
苓桂术甘汤	桂枝，茯苓，白术，炙甘草	4
甘草干姜茯苓白术汤	茯苓，干姜，白术，炙甘草	4

可作为方根的结构符合方剂

结构符合方剂	方剂组成	药数
通脉四逆汤	干姜，炮附子，炙甘草	3
芍药甘草附子汤	白芍，炮附子，炙甘草	3
四逆汤	干姜，炮附子，炙甘草	3
芍药甘草汤	白芍，炙甘草	2
甘草干姜汤	干姜，炙甘草	2
桂枝甘草汤	桂枝，炙甘草	2
干姜附子汤	干姜，炮附子	2

另外再特别加上的单味药：细辛、当归。

我们在结构符合的方剂中找到如下几个重要的方剂结构：真武汤、苓桂术甘汤、四逆汤。这是针对患者进行体质调整的基础方剂。这三者的重点在于：

a. 真武汤处理下焦寒湿。

b. 四逆汤处理全身四肢逆冷。

c. 苓桂术甘汤处理中焦湿重。

本次组方包含上述三者的结构，我们不难看出，中医大脑要通过这样的组合来解决患者根本性的寒湿体质问题。

且一起来看这三个构成本方的重要方剂的组成和主治：

方剂的组成药物列表

真武汤	茯苓	白芍	白术	生姜	炮附子	–	–	–
苓桂术甘汤	茯苓	–	白术	–	–	桂枝	炙甘草	–
四逆汤	–	–	–	–	炮附子	–	炙甘草	干姜

方剂的主治列表

真武汤	精力衰退、肢重浮肿、小便不利、头眩心悸
苓桂术甘汤	胸胁支满（停饮）、晕眩、心悸、短气
四逆汤	四肢厥逆（手脚冰冷）、下利清谷、口淡不渴、脉沉微

◇ **方性分析**

　　由本方的方性分析可见，本次方剂的方性与前面几个用方的方性非常相近（除了对治失眠的初诊 B 方之外）。这背后的原因在于，中医大脑自始至终针对患者的体质在做调整。虽然前后几诊，患者的症状有些变化，但是中医大脑计算并认识到症状背后所反映出的根本性体质，始终坚持调整体质这个大方向不改变。可以看到，这是一个非常偏温热的方子。这是我们在这位患者的治疗上贯穿到底的思路。

问止中医大脑方性图

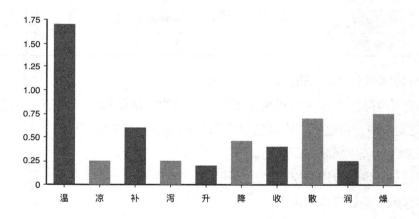

【医案 16】

腹痛一年，吐黑黄青白四色痰

主诊医师：王丹丹

赵先生也是位中医爱好者，看了问止中医的公众号文章慕名而来。

2019 年春节时（即 2019 年初），赵先生回老家吃了不少寒凉食物，经询问原来是马蹄（我也喜欢吃）。春节期间天气较冷，之后赵先生出现右下腹疼痛、胀痛，喜按，大便大多数是 2 ～ 3 次 / 天，偶尔 1 ～ 2 天 / 次。腹痛至今有一年了。

更引起我注意的是，赵先生下腹痛后开始痰多，早晨起来时有黑、黄、青三色夹杂的痰，白天时有浊白痰；平时眼睛花，看不清；口唇长痘；舌淡红带紫；脉弦微数。

整体病症分析

◇ **什么是痰**

痰是呼吸道（包括肺、支气管等）黏膜产生的分泌物，包含着灰尘、细菌、病毒、过敏原等物。

◇ **现代医学怎么看痰**

痰是呼吸道用来排出异物的一道防御机制。人体吸气时空气会首先经过鼻毛过滤，由鼻子和喉咙的黏膜捕捉异物，进到气管时气管和支气管的黏膜又会再捕捉剩下的异物，经由痰排出体外。健康的人，每天大约会有 10mL 的痰从呼吸道排出，或者直接经由食道传送到消化道里，所以一般我们不会注意到这些痰。

如果一直有痰，通常是呼吸道发炎的征兆，如感冒、支气管炎等，都有可能造成很多痰。当痰颜色由白或透明转黄，表示有细菌感染，再严重会变成绿色，甚至是铁锈色。有时候也会出现痰中带血的情况，这种有可能是罹患重大疾病，例如肺癌，应及早就医。

◇ 中医怎么看痰

中医对痰的定义包含的范围比现代医学所指的痰要广。中医的痰指的是由于人体水液代谢失衡导致水液运行输布失常而停留在体内某处所形成的病理产物。宋代以后，痰又被区分为"痰"与"饮"，较黏稠的称为"痰"，较清稀的称为"饮"。

痰所能引发的病症有很多种，痰堆积在不同地方，便会产生不同的病症。痰变化多端，中医上的多种疑难杂症常常都与痰有关。在本案，我们要讲的是能够由咳嗽而排出的痰，也就是现代医学定义的痰。但是跟现代医学不同的是，中医认为这些痰只是储存在肺，但其产生则与肺、脾、肾及三焦都有关系。

初　诊

因患者饮食不节，过食凉物，导致脾虚湿盛，阻滞气血，故见腹痛。《景岳全书》云："泄泻之本，无不由于脾胃，盖胃为水谷之海，而脾主运化……若饮食失节，起居不时，以致脾胃受伤，则水反为湿。"由此可见，本案患者因过食寒凉致脾阳受损，寒凝则气血不通则痛，秋冬天冷时加重；脾虚泄泻；运化失司，水津不布，聚水成痰，故出现痰多。因其脉弦，多有气滞，故腹痛有时呈胀痛现象。

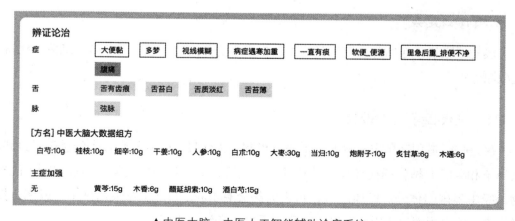

▲中医大脑：中医人工智能辅助诊疗系统

输入症状后，推高腹痛为主证，中医大脑出方，方中桂枝温阳通脉，细辛温肺化饮，白芍缓急止痛，白术健脾运土，燥湿和中。

中医大脑针对严重的主证，会提醒做"主证加强"推荐药对加减，其中黄芩燥湿止泻，木香和延胡索行气止痛。全方秉温中散寒、行气止痛之功。寒湿得化，腹痛自止，痰饮可去。

因患者不太喜喝中药，只愿先开 5 天的量，故只予其 5 天的药，5 天后其症状只减轻一点点。

但我坚信中医大脑推出的处方无误，只是病重药轻和服药时间不够，故在二次就诊时，在原方基础上适当做加减，同时搭配针灸治疗。

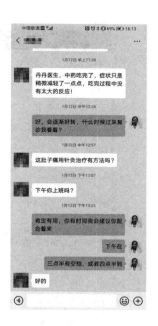

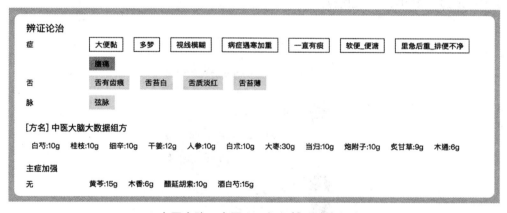

▲中医大脑：中医人工智能辅助诊疗系统

服药第 10 天患者反馈：

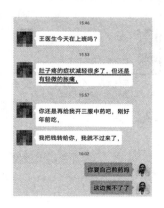

顾客	医师	主症/疾病	顾客自诉	针药类型	随访	确认时间
	王丹丹			针	不随访	2020-01-17 15:47
	王丹丹		今天感觉痛点往上移了点。	针	不随访	2020-01-14 15:34
	王丹丹		右下腹痛	针	不随访	2020-01-12 17:04
	王丹丹	腹痛	右下腹缓解了些，大便好些，没之前黏，一天2次，软，舌淡紫，苔...	药	已随访	2020-01-12 16:56
	王丹丹	腹痛	去年春节时回家吃寒凉物多（马蹄），天气冷，出现右下腹疼痛，胀...	药	已随访	2020-01-06 13:44

共 5 条

▲顾客历史记录：中医人工智能辅助诊疗系统

10天的药配合3次针灸，一年的病症减轻很多，腹痛、痰饮皆减轻明显，效果满意。年后继续善尾。患者去年过年落下的病，用中医大脑推出的方剂得到很好缓解，今年可以过个好年，我很欣慰。

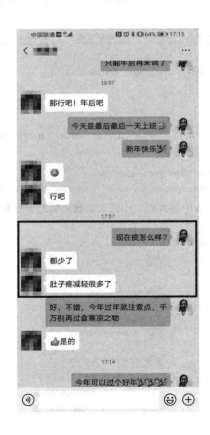

═══ 中医大脑医理分析——初诊 ═══

◇ **症状统计**

我们先列出其症状，收集四诊信息做辨证论治的基础：

脉症与体质的关联

【寒】	病症遇寒加重
【大便】	软便 - 便溏，大便黏，里急后重 - 排便不净
【腹】	腹痛
【痰】	一直有痰
【梦】	多梦
【眼】	视线模糊
【舌体】	舌质淡红，舌有齿痕
【舌苔】	舌苔白，舌苔薄
【脉诊：流畅性】	弦脉

◇ **体质分析**

通过中医大脑的学习模块，我们可以看到患者呈现的体质特性有"脾阳不振、肝血虚"。

各种体质的典型症状

脾阳不振	腹痛，软便 - 便溏，舌有齿痕，舌苔白，舌苔薄
肝血虚	视线模糊，弦脉

从患者的症状来看，患者是一位阳虚严重的人。因为他同时痰湿严重，我们可以知道他的水液代谢也有问题，故此也有脾阳不振的情况，而视线模糊和弦脉标示着患者有肝血虚的问题。

◇ **中医大脑处方**

在中医大脑计算出方的基础上，医者也根据中医大脑的推荐加减提示选择增加"木香、酒白芍、黄芩、醋延胡索"作为疏肝止痛之用。

［中医大脑主方］白芍 10g，桂枝 10g，细辛 10g，干姜 10g，人参 10g，白术 10g，

大枣 30g，当归 10g，炮附子 10g，炙甘草 6g，木通 6g。

［主症加强］黄芩 15g，木香 6g，醋延胡索 10g，酒白芍 15g。

◇ 处方中的用药分析

我们先来分析其中的单味药，列出以下的主治和应用的简表，通过单味药的选取来看中医大脑在这一诊中的思路。再渐次由"单味药"而"药对"，最后再来看其中可能的方剂结构。

单味药分析

单味药	主治	应用
白芍	养血调经，平肝止痛，敛阴止汗	1.用于血虚或阴虚有热的月经不调、崩漏等证。2.用于肝阴不足、肝气不舒或肝阳偏亢的头痛、眩晕、胁肋疼痛、脘腹四肢拘挛作痛等证。3.用于阴虚盗汗及营卫不和的表虚自汗证
桂枝	发汗解肌，温经通脉，通阳化气	1.用于外感风寒表证。2.用于寒凝血滞的痹证、脘腹冷痛、痛经、经闭等症。3.用于胸痹，痰饮，水肿及心动悸，脉结代
大枣	补中益气，养血安神，缓和药性	1.用于脾虚食少便溏、倦怠乏力等症。2.用于血虚萎黄及妇女脏躁、神志不安等症。3.用于药性较峻烈的方剂中，可以减少烈性药的副作用，并保护正气
炮附子	回阳救逆，助阳补火，散寒止痛	1.用于亡阳证。2.用于虚寒性的阳痿宫冷、脘腹冷痛、泄泻、水肿等症。3.用于寒痹证。本品辛散温通，有较强的散寒止痛作用
人参	大补元气，补脾益肺，生津止渴，安神益智	1.用于气虚欲脱、脉微欲绝的危重症。2.用于肺气虚弱的短气喘促、懒言声微、脉虚自汗等症。3.用于脾气不足的倦怠乏力、食少便溏等症。4.用于热病气津两伤之身热口渴及消渴等症。5.用于气血亏虚的心悸、失眠、健忘等症
干姜	温中散寒，回阳通脉，温肺化饮	1.用于脾胃寒证。2.用于亡阳证。3.用于寒饮伏肺喘咳
黄芩	清热燥湿，泻火解毒，止血，安胎	1.用于湿温暑湿，黄疸泻痢，热淋涩痛。2.用于肺热咳嗽。3.用于热病烦渴，寒热往来。4.用于咽喉肿痛，痈肿疮毒。5.用于血热出血证。6.用于胎动不安
炙甘草	补脾和胃，益气复脉	用于脾胃虚弱，倦怠乏力，心动悸，脉结代，可解附子毒，亦可修补身体黏膜破损
醋延胡索	活血，行气，止痛	用于血瘀气滞诸痛
白术	补气健脾，燥湿利水，固表止汗，安胎	1.用于脾胃气虚、运化无力的食少便溏、脘腹胀满、肢软神疲等症。2.用于脾虚失运、水湿内停之痰饮、水肿、小便不利等。3.用于脾虚气弱、肌表不固而自汗。4.用于脾虚气弱、胎动不安之证

单味药	主治	应用
细辛	祛风解表，散寒止痛，温肺化饮，通窍	1.用于外感风寒及阳虚外感证。2.用于头痛、痹痛、牙痛等痛证。3.用于寒饮咳喘
木通	清热，利水通淋，泄心火，通血脉，通乳	热淋涩痛，心烦尿赤，水肿脚气。经闭乳少，湿热痹痛
当归	补血，活血，调经，止痛，润肠	1.用于血虚诸证。2.用于血虚或血虚而兼有瘀滞的月经不调、痛经、经闭等证。3.用于血虚、血滞或寒滞，以及跌打损伤、风湿痹阻的疼痛证。4.用于痈疽疮疡。5.用于血虚肠燥便秘
木香	行气，调中，止痛	1.脾胃气滞诸证。2.大肠气滞，泻下后重。3.肝胆气滞证

◇ **处方中的药对分析**

　　我们通过中医大脑的学习模块分析本方中的药对，这是我们做方剂分析的第二个步骤，可以深入了解单味药之间的协同作用。

药对分析

药对	主治	应用
桂枝＋芍药	调和营卫，解肌发表。相使	治疗外感风寒表虚证
木香＋芍药＋黄芩	清热燥湿，调气和血	治疗湿热痢疾，下利腹痛便脓血，里急后重
干姜＋白术＋人参	温中祛寒，补气健脾	治疗：1.中焦虚寒证。自利不渴，腹痛呕吐。2.胸痹或病后吐涎沫、阳虚失血、小儿慢惊等属中焦阳虚、寒邪内侵者
干姜＋炮附子	回阳救逆，温补脾肾	治疗亡阳虚脱，脾肾阳虚泄泻，舌质白淡胖大有齿痕，舌苔白滑或白腻，脉弦紧或尺沉微弱
桂枝＋芍药＋当归	温经通脉，活血止痛	治疗左肩膀僵硬
白术＋炮附子	排脓，去除寒湿	治疗：1.阳虚的脓疡之症。2.寒湿证，如全身关节疼痛、腰痛、身体沉重等
桂枝＋炙甘草	辛甘化阳，补益心阳。相使	治疗心阳虚之心悸气短，其人欲两手交叉覆盖，喜按心胸部位
木香＋醋延胡索	行气，调中，止痛	治疗心下痛，胃痛；心下满，腹胀，胃胀气

续表

药对	主治	应用
木香＋ 芍药＋黄芩＋ 醋延胡索	行气清湿热止痛	治疗下利腹痛
干姜＋白术＋ 人参＋炮附子	温阳补虚祛寒	治疗脾肾阳虚证，舌质白淡胖大有齿痕，右关尺沉紧或沉弱
干姜＋细辛	温肺化饮	治疗寒饮证的咳嗽气喘，舌淡白苔白滑，脉弦紧
桂枝＋炮附子	温经通脉，散寒止痛	治疗寒凝血滞的痹证。全身疼痛，或脘腹冷痛，或经痛、闭经
干姜＋炙甘草	温中散寒	治疗：1.脾虚寒的大便溏泄。2.阳虚吐血。3.肺痿吐涎沫，其人不咳，不渴，遗尿，小便数

经分析比较可见，中医大脑对药对的使用非常精密合理。通过如下结构图可见，本方中包含了多种止痛的药对，如祛寒止痛、温燥止痛、行气止痛、通脉止痛、温中止痛。同时本方特别强化上焦的温阳化痰的动作：一方面强心阳，另一方面强肺阳。最后再用"桂枝＋芍药"这个调和营卫的主力药对作为整体药对运用的中轴。可以说，本方是一个非常精彩而强力的组合。

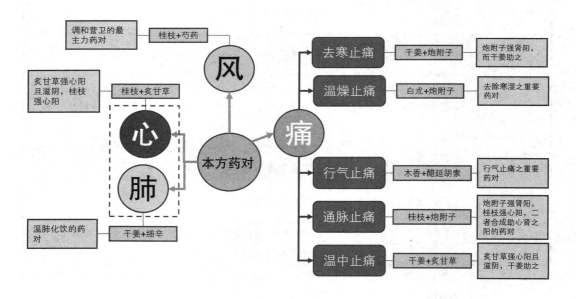

◇ **处方中展现的可能方剂组合分析**

我们再通过中医大脑的学习模块分析本方剂所包含的方剂结构：

重要结构符合方剂

结构符合方剂	方剂组成	药数
附子理中汤	干姜，人参，白术，炮附子，炙甘草	5
桂枝人参汤	桂枝，干姜，人参，白术，炙甘草	5
黄芩汤	白芍，大枣，炙甘草，黄芩	4
理中汤	干姜，人参，白术，炙甘草	4
理中丸	干姜，人参，白术，炙甘草	4
四逆加人参汤	干姜，人参，炮附子，炙甘草	4
人参汤	干姜，人参，白术，炙甘草	4

可作为方根的结构符合方剂

结构符合方剂	方剂组成	药数
通脉四逆汤	干姜，炮附子，炙甘草	3
芍药甘草附子汤	白芍，炮附子，炙甘草	3
四逆汤	干姜，炮附子，炙甘草	3
芍药甘草汤	白芍，炙甘草	2
甘草干姜汤	干姜，炙甘草	2
桂枝甘草汤	桂枝，炙甘草	2
二仙汤	白芍，黄芩	2
干姜附子汤	干姜，炮附子	2

另外再特别加上的单味药：细辛、木通、当归、木香、醋延胡索。

可以看出中医大脑使用了理中汤、四逆汤类方的结构，这其中有完整的附子理中汤和四逆汤。同时，从另外添加使用的单味药"细辛、木通、当归"中，我们发现本方还有"当归四逆汤"的结构，但不用通草而改用木通，所以中医大脑没有列出"当归四逆汤"为其结构符合方剂。患者有眼睛花看不清、口唇长痘等症状，这可能是上热所引起的问题，改用木通则可同时引火下行从小便排出，符合导赤散之义。而患者的痰饮问题严重，黑黄青之痰可经由黄芩、木通清热利湿，白痰则由干姜细辛温肺化饮；上述几味药协同把痰饮排出体外。这是中医大脑寒热并用的思维技巧。

进一步分析，我们在本方中同时看到四逆汤和当归四逆汤的结构。很多人会问，这两个方剂都可用于四肢逆冷，但是它们有什么不同？简而言之，四逆汤应用于全身虚寒，尤其是全身寒冷的情况比较严重，其方义是通过附子行走全身一切经络来让热能透达全身；当归四逆汤本身有活血补血的作用，它应用在局部小循环不佳的时候，是对治四肢末梢虚寒的重要方剂。两者合用表示我们不但要去全身之寒同时还要注意四肢末梢热力无法透达的状况。这是中医大脑不拘一格"有是证用是药"的又一个例证。

我们且列出"附子理中汤、四逆汤、当归四逆汤"的组成和主治，比较如下：

方剂的组成药物列表

附子理中汤	炮附子	干姜	白术	炙甘草	人参	–	–	–	–	–	–
四逆汤	炮附子	干姜	–	炙甘草	–	–	–	–	–	–	–
当归四逆汤	–	–	–	炙甘草	–	当归	桂枝	白芍	细辛	通草	大枣

方剂的主治列表

附子理中汤	腹痛不渴、或呕或利、四肢厥冷、舌淡苔白、脉沉迟
四逆汤	四肢厥逆（手脚冰冷）、下利清谷、口淡不渴、脉沉微
当归四逆汤	手足厥冷（手脚冰冷）、腰痛、下肢痹痛、脉沉细

◇ 方性分析

中医大脑可以就方剂的单味药药性和比例算出方性，并且列出以下的方性图。本方热力比较强，不但偏温而且还偏补。因为患者痰湿较重，所以中医大脑在制方时把燥性提高了一些。

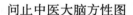

问止中医大脑方性图

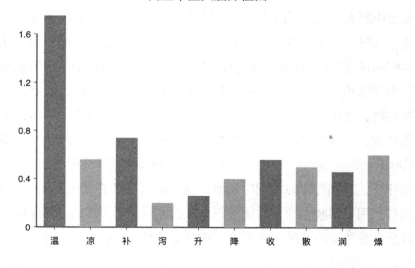

总　结

　　本案是患者阳虚严重而引起的腹痛及水液代谢功能不佳而有痰的例子。临床上，我们经常遇到患者症状纷繁复杂，呈现出像"腹痛与痰"这样看似不相关的症状，对治这类问题是医者的一大挑战。通过本案的药对分析，我们可以学习到中医大脑在面对复杂症状时使用药对进行组方的思维过程。古代就有用"君臣佐使"的模型来分析方剂的方法，而中医大脑依药对及其功能来拆解症状并组合成方的思路，也给我们很多新的启发。

【医案 17】

新型冠状病毒肺炎家庭的中医救助纪实

主诊医师：韦雅楠

　　这次新型冠状病毒肺炎疫情让作为医生的我去关注武汉，用中医人工智能去帮助疫情笼罩下的一家人。患者经过中医治疗已经脱离新冠肺炎的危险，而更早被收治住院的 2 位患者亲属，至今还未能出院。我所希望表达的是，在大疫面前，要相信中医的力量。

【收到新冠肺炎家庭的紧急求助】

　　2020 年 2 月 2 日中午时分，我的手机响个不停，一读消息，十分惊讶，情况紧急。

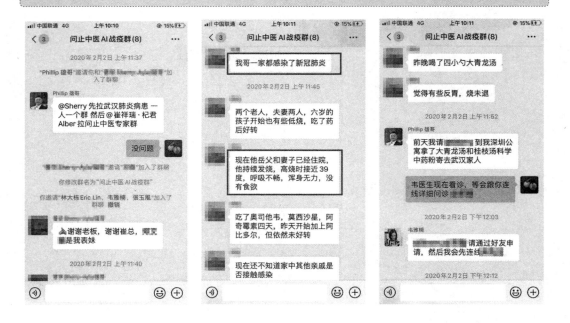

原来联络问止中医的 Sherry 和郑遥女士都是患者的亲人，帮助身在武汉的表亲一家联络医生寻医问药。郑遥女士转述说，患者一家人中，女主人和女主人的父亲已经被确诊为新型冠状病毒肺炎收治入院，男主人郑先生、岳母、六岁的孩子目前也已经表现出肺炎感染。其中男主人郑先生病情最为严重，持续发烧，高烧时接近 39℃，呼吸不畅，浑身无力。郑先生自行服用奥司他韦、莫西沙星、阿奇霉素、阿比多尔等西药无效。联系问止中医的时候，已经是第十天了……

很多人也许会困惑：怎么不去住院？

刚一开始，我也不了解武汉的实际情况，也有同样的困惑。后来跟郑先生一家沟通时才得知，武汉真实的确诊和收治情况并不乐观。缺核酸检验试剂，以至于长期无法确诊……缺床位，以至于无法收治入院……女主人和父亲也是经过千辛万苦才得以被确诊，被收治入院。其余的家人住院无望，求医无门，只能自行购买西药服用，可收效甚微。最后才通过 Sherry 和郑遥女士联系到我们。

远程看诊，必须和本人视频沟通才能了解确切情况。在 Sherry 和郑遥女士的帮助下，我终于联系上郑先生，开始视频看诊。

整体病症分析

新型冠状病毒是 2019 年末新出现的冠状病毒变种，现今的现代医学研究都还在初步阶段。我们根据《中华人民共和国新型冠状病毒感染的肺炎诊疗方案（试行第七版）》以及医学期刊《柳叶刀》（The Lancet）等资料来源，整理出以下说明：

基于目前的流行病学调查，新型冠状病毒潜伏期 1 ~ 14 天，多为 3 ~ 7 天。患者以发热、干咳、乏力为主要表现。少数患者伴有鼻塞、流涕、咽痛、肌痛和腹泻等症状。重症患者多在发病一周后出现呼吸困难和 / 或低氧血症，严重者可快速进展为急性呼吸窘迫综合征、脓毒症休克、难以纠正的代谢性酸中毒和出凝血功能障碍及多器官功能衰竭等。值得注意的是重型、危重型患者病程中可为中低热，甚至无明显发热。部分儿童及新生儿病例症状可不典型，表现为呕吐、腹泻等消化道症状或仅表现为精神弱、呼吸急促。轻型患者仅表现为低热、轻微乏力等，无肺炎表现。

中医认为这个前所未见的疾病是外感病（来自病毒这个外邪）。治疗的整体思维还是"辨证论治"，但真正临床实战上，需要医者准确判断患者的全部症状表现，综合计算四诊信息而开具最精确符合的方剂。本案是通过远程网诊的紧急救助，是一个挑战，亦承载了中医对抗大型传染病的一份期待。

初诊：远程问诊，开出第一张处方

【接触史和背景情况】

2020 年 2 月 2 日中午，我接到消息，情况紧急：患者的爱人及丈人确诊新冠，已收治，患者本人大量接触史，心知肚明是新冠肺炎，但缺核酸检查，目前在家隔离治疗，自行服用退烧药及抗病毒药，整日卧床，因家人及孩子都生病，心理压力大，心烦，恐惧担心。

【现症】

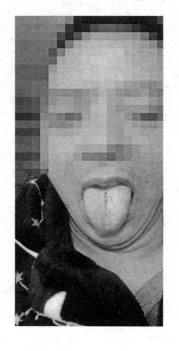

持续发烧十余天。长时间低烧，最高 38.7℃，超过 38.5℃时自服泰诺，大汗出后体温可降至 38℃以下，4 小时后重复发烧，往来寒热，汗出，乏力，说话气上不来，一发烧就想睡。口苦，口干，大量饮温水，干咳，连续咳嗽，反胃，恶心想吐，肚子饿的时候勉强吃几口就饱；小便淡黄，刚发病时腹泻，水状便，现大便可，有时轻微心慌胸闷。CT 提示：左肺上叶感染性病变。已经连续七八年没有感冒，平素脾气急躁。

可能是因为反复发烧，看诊过程中郑先生有些烦躁。看诊结束后，需要郑先生发送舌象图片确定时，郑先生发了很多张却都有些模糊不清。可是舌苔黄、舌苔厚腻却很明显。

我使用中医大脑辨证论治。

郑先生反复发烧 10 多天，尽快稳定体温是关键。中医大脑辨证为少阳阳明合病，开出小柴胡汤合大柴胡汤。一开始我也惊讶，但思考所有收集到的症状组合，并把大小柴胡汤合方进行药对拆解后才意识到，这张合方是针对患者当前症状所深有见地的一张方剂，这就是中医人工智能缜密思维下的佳作。

同时，根据中医大脑的推荐加减，我结合郑先生的几个核心病症做了单味药的加减变化。

加石膏 30g，清热降火，有利于退热。

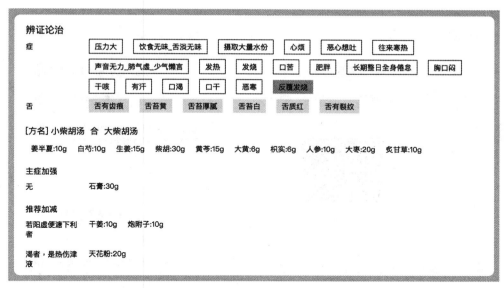

▲中医大脑：中医人工智能辅助诊疗系统

加干姜、炮附子各 10g，温肾暖脾，使阳气回复，因为患者发病初期连续下利，目前精神困倦，提示阳虚湿重。

加天花粉 20g，清热生津，因为患者持续发烧大汗出、口渴甚，表示阴液受损。

郑先生长久暴露在新冠肺炎患者身边，自染疾病且病程已久，又反复服用西药，西药很可能会掩盖某些症状，远程问诊又缺乏脉诊、腹诊，信息把握不如当面诊治充足，我担心稍有不慎都会使病邪深入，诱发变证。

处方发过去后，我长舒一口气。

【根本买不到中药】

两个小时后，我估计郑先生应该也抓到药了，我微信联系郑先生准备指导他煎药。这时郑先生才满是无助地回复说，他拖着病体四处开车抓药，但药店的中药卖光了，中医诊所也都找遍了，但没有一家开门，他抓不到药。

没有药，这可怎么办？

2月2日当天，问止中医在全国的多家联盟医疗机构也加入到中医抗疫的支援中。幸运的是，问止中医在武汉的联盟机构有足够的中药储备。我及时把这一消息转述郑先生，期待他可以顺利抓到药。

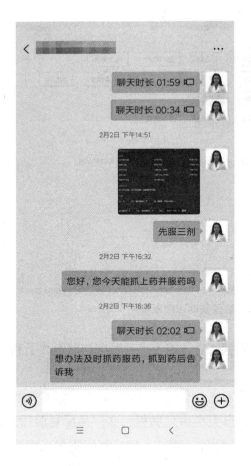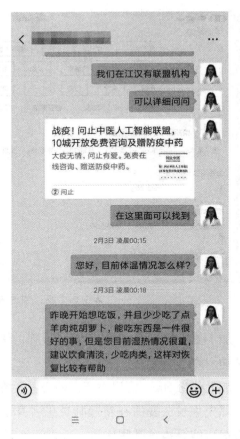

然而郑先生家距离目的地太远，彼时郑先生身体已经非常虚弱，当天未能再开车前往抓药。是夜，我十分担心，不知道郑先生第二天会怎么样。

中医大脑医理分析——初诊

◇ **症状统计**

患者清晰表现出下呼吸道感染的症状，包括干咳、肺气虚、发烧、胸口闷等情况，这符合新型冠状病毒肺炎的发病特征。

脉症与体质的关联

【整体体质】	长期整日全身倦怠，肥胖
【气】	声音无力 - 肺气虚 - 少气懒言
【寒】	恶寒

续表

【热】	反复发烧
【口 - 渴饮】	口渴，摄取大量水分，口干
【饮食】	饮食无味 - 舌淡无味
【汗】	有汗
【肝 - 胆 - 少阳 - 厥阴】	往来寒热
【吐】	恶心想吐
【咳喘】	干咳
【情绪】	心烦，压力大
【胸腹】	胸口闷
【口】	口苦
【舌体】	舌质红，舌有齿痕，舌有裂纹
【舌苔】	舌苔白，舌苔黄，舌苔厚腻

◇ **体质分析**

通过中医大脑的学习模块分析患者的体质特性，依不同的中医辨证法（包括六经辨证、八纲辨证、脏腑辨证、气血水辨证、卫气营血辨证等），我们可以有不同的观察和切入点。下表列出各种相关辨证类型及其表现：

各种辨证类型的表现

里热	发热，口渴，心烦，舌质红，舌苔黄
太阳病	有汗，发热，恶寒，舌苔白
湿热阻滞脾胃	口渴，口苦，发热，长期整日全身倦怠，胸口闷，舌质红，舌苔白，舌苔黄
少阳病	口干，恶心想吐，舌质红，舌苔白，舌苔黄
脾阳不振	声音无力 - 肺气虚 - 少气懒言，长期整日全身倦怠，饮食无味 - 舌淡无味，恶寒，舌有齿痕，舌苔白
卫分证 - 风温	发热，恶寒，口渴，舌质红，舌苔白
卫分证 - 湿温	发热，恶寒，口干，胸口闷，长期整日全身倦怠，舌质红，舌苔白
气分证 - 气分初热	发热，口渴，有汗，心烦，舌苔白，舌苔黄
气分证 - 湿热留恋三焦	发热，口渴，口干，胸口闷，长期整日全身倦怠，舌苔白，舌苔黄，舌苔厚腻

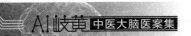

◇ 中医大脑处方

以下是中医大脑计算出来的主方。同时，中医大脑根据患者的某些特殊症状推荐药对加减，医者选取了"干姜、炮附子、天花粉、石膏"四个单味药。

也许读者会觉得这四个单味药放在一起实在是有点奇怪，毕竟干姜、炮附子偏热而石膏偏寒，寒热药的差距太大。我们在此说明，这就是中医大脑的临证学术特色——中医大脑会对患者体质、方性、药性进行计算把关，当患者症状错综复杂时，中医大脑往往会大胆地寒热药并用。我们知道干姜和炮附子是扶阳温热的药，但是因为新型冠状病毒导致水液的代谢失调，我们加上石膏和天花粉就是用意同时调节水液代谢的问题。

［中医大脑主方］姜半夏10g，白芍10g，生姜15g，柴胡30g，黄芩15g，大黄6g，枳实6g，人参10g，大枣20g，炙甘草10g。

［推荐加减］干姜10g，炮附子10g，天花粉20g，石膏30g。

◇ 处方中的用药分析

我们先来分析其中的单味药，列出以下的主治和应用简表，通过单味药的选取来看中医大脑在这一诊中的思路。再渐次由"单味药"而"药对"，最后再来看其中可能的方剂结构。

单味药分析

单味药	主治	应用
白芍	养血调经，平肝止痛，敛阴止汗	1.用于血虚或阴虚有热的月经不调、崩漏等证。2.用于肝阴不足、肝气不舒或肝阳偏亢的头痛、眩晕、胁肋疼痛、脘腹四肢拘挛作痛等证。3.用于阴虚盗汗及营卫不和的表虚自汗证
石膏	清热泻火，除烦止渴，收敛生肌	1.用于气分实热证。2.用于肺热咳喘。3.用于胃火牙痛
大枣	补中益气，养血安神，缓和药性	1.用于脾虚食少便溏、倦怠乏力等症。2.用于血虚萎黄及妇女脏躁、神志不安等证。3.用于药性较峻烈的方剂中，可以减少烈性药的副作用，并保护正气
枳实	破气消积，化痰除痞	1.食积气滞，脘腹痞满证。2.痰浊阻滞，胸脘痞满证
炮附子	回阳救逆，助阳补火，散寒止痛	1.用于亡阳证。2.用于虚寒性的阳痿宫冷、脘腹冷痛、泄泻、水肿等证。3.用于寒痹证。本品辛散温通，有较强的散寒止痛作用

续表

单味药	主治	应用
生姜	发汗解表，温中止呕，温肺止咳	1.用于外感风寒表证。2.用于多种呕吐。3.用于风寒咳嗽
干姜	温中散寒，回阳通脉，温肺化饮	1.用于脾胃寒证。2.用于亡阳证。3.用于寒饮伏肺喘咳
黄芩	清热燥湿，泻火解毒，止血，安胎	1.用于湿温暑湿，黄疸泻痢，热淋涩痛。2.用于肺热咳嗽。3.用于热病烦渴，寒热往来。4.用于咽喉肿痛，痈肿疮毒。5.用于血热出血证。6.用于胎动不安
炙甘草	补脾和胃，益气复脉	用于脾胃虚弱，倦怠乏力，心动悸，脉结代，可解附子毒，亦可修补身体黏膜破损
柴胡	疏散退热，疏肝解郁，升举阳气，清胆截疟	1.用于少阳证，外感发热。2.用于肝郁气滞，胸胁疼痛，月经不调。3.用于气虚下陷，久泻脱肛，胃、子宫下垂。4.用于疟疾
天花粉	清热生津，消肿排脓	1.用于热病口渴，内热消渴。2.用于肺热咳嗽或燥咳。3.用于痈肿疮疡
大黄	泻下攻积，清热泻火，止血，解毒，活血祛瘀，清泻湿热	1.胃肠积滞，大便秘结。2.血热妄行之出血证。3.热毒疮疡、丹毒及烧烫伤。4.瘀血诸证。5.黄疸，淋证
半夏	燥湿化痰，降逆止呕，消痞散结，外用消肿止痛	1.用于湿痰、寒痰证。2.用于胃气上逆呕吐。3.用于胸痹，结胸，心下痞，梅核气。4.用于瘰疬瘿瘤、痈疽肿毒及毒蛇咬伤等
人参	大补元气，补脾益肺，生津止渴，安神益智	1.用于气虚欲脱、脉微欲绝的危重症。2.用于肺气虚弱的短气喘促、懒言声微、脉虚自汗等症。3.用于脾气不足的倦怠乏力、食少便溏等症。4.用于热病气津两伤之身热口渴及消渴等症。5.用于气血亏虚的心悸、失眠、健忘等症

◇ **处方中的药对分析**

有了上述本次用方的单味药一览，我们通过中医大脑的学习模块来分析其中的药对，这是我们做方剂分析的第二步骤，可深入了解单味药之间的协同作用。

药对分析

药对	主治	应用
生姜＋半夏	温胃、化痰、止呕。相畏相使	治疗寒饮呕吐，失眠，容易焦躁紧张、心惊
生姜＋大枣	养脾胃和营卫。相使	治疗风寒感冒（入解表药），胃脘不舒呕吐（入健脾药）

续表

药对	主治	应用
柴胡＋黄芩	和解少阳。相须	治疗邪在半表半里之少阳证，往来寒热
大黄＋炮附子	散寒通便。相使	治疗寒积便秘
干姜＋炮附子	回阳救逆，温补脾肾	治疗亡阳虚脱，脾肾阳虚泄泻，舌质白淡胖大有齿痕，舌苔白滑或白腻，脉弦紧或尺沉微弱
柴胡＋芍药＋枳实＋炙甘草	疏肝理脾	治疗肝脾气郁证，胁肋胀闷疼痛，脘腹疼痛，脉弦
柴胡＋芍药	疏肝解郁，养血调经，平肝止痛	治疗胁肋痛，或月经不调，乳房胀痛，脉弦细
石膏＋柴胡	退热	治疗发高烧，舌质红，小便黄，大便臭，数脉
柴胡＋芍药＋枳实	疏肝除痞	治疗肝脾气郁证，胁肋胀闷疼痛，脘腹疼痛，脉弦
干姜＋炙甘草	温中散寒	治疗：1.脾虚寒的大便溏泄。2.阳虚吐血。3.肺痿吐涎沫，其人不咳，不渴，遗尿，小便数
石膏＋柴胡＋黄芩	清热泻火退烧	治疗感冒发高烧，反复发烧。舌质红，脉浮弦数

中医大脑把大柴胡汤和小柴胡汤开在一起，其实笔者看到这一个结果也觉得非常不解和惊讶，毕竟大小柴胡汤合方太过于特殊。中医大脑为什么这么开方呢？当深入分析如下药对时，我们发现这其实就是"有是症用是药""随证治之"的道理。我们现在通过药对的整理来理解中医大脑本次组方的深层含义。

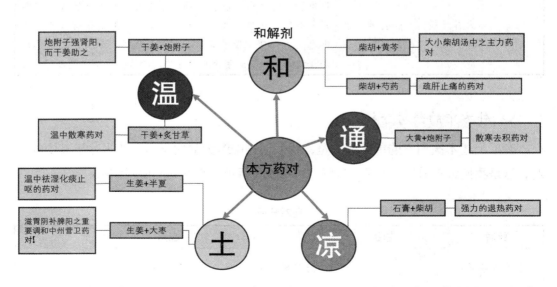

◇ 处方中展现的可能方剂组合分析

我们再通过中医大脑的学习模块分析本则由中医大脑计算出的方剂，我们发现其中包含以下方剂的组成：

重要结构符合方剂

结构符合方剂	方剂组成	药数
大柴胡汤	半夏，白芍，生姜，柴胡，黄芩，大黄，枳实，大枣	8
小柴胡汤	半夏，生姜，柴胡，黄芩，人参，大枣，炙甘草	7
黄芩加半夏生姜汤	半夏，白芍，生姜，黄芩，大枣，炙甘草	6
黄芩汤	白芍，黄芩，大枣，炙甘草	4
四逆散	白芍，柴胡，枳实，炙甘草	4
四逆加人参汤	人参，炙甘草，干姜，炮附子	4
人参半夏干姜汤	半夏，生姜，人参，干姜	4

可作为方根的结构符合方剂

结构符合方剂	方剂组成	药数
通脉四逆汤	炙甘草，干姜，炮附子	3
芍药甘草附子汤	白芍，炙甘草，炮附子	3
四逆汤	炙甘草，干姜，炮附子	3
干姜人参半夏丸	半夏，人参，干姜	3
芍药甘草汤	白芍，炙甘草	2
生姜半夏汤	半夏，生姜	2
甘草干姜汤	炙甘草，干姜	2
枳实芍药散	白芍，枳实	2
小半夏汤	半夏，生姜	2
半夏干姜散	半夏，干姜	2
二仙汤	白芍，黄芩	2
干姜附子汤	干姜，炮附子	2

另外再特别加上的单味药：石膏、天花粉。

面对未知的疾病，中医大脑没有经验成见，只会直面客观症状反复分析计算。本方中大小柴胡汤的差别主要在于：大柴胡汤用在柴胡证基础上而偏实证更严重的情况，而小柴胡汤会用在有点气虚的情况。大柴胡汤就是小柴胡汤去掉补气滋阴的人参和炙甘草，另外加上枳实、芍药和大黄。中医大脑把这两个方剂开在一起，是因为患者水液丧失而造成口渴、口干、大量摄取水分的问题，这种情况下需用到人参和炙甘草补足水分；与此同时，患者有明显的心烦、压力大、胸口闷的情形，我们需使用疏通去实的药，于是枳实和大黄的加入就会令本方去实的动力更为强大；同时我们从患者少气懒言、肺气虚的症状上来看，方中使用人参这样强力补气的药更有其道理。所以，面对如此复杂的症状，中医大脑把小柴胡汤、大柴胡汤同时开具在一起组合成新方。当然，大小柴胡汤本身就对于往来寒热、反复发烧有重要的治疗意义。

与此同时，中医大脑审视患者整体病情而推荐炮附子这味单味药，就形成了附子剂结构。我们需要特别留意，在本方剂里面四逆汤及四逆散的结构同时出现。我们知道这两个方剂都治四肢逆冷，但四逆汤偏治虚证，而四逆散则针对患者身体偏实证的情况。本来这两个方剂的方向是不同的，但是在中医大脑所出的特殊方剂中这两个结构同时出现，代表着病症虚实夹杂，故此中医大脑的用方也有攻有守、补虚去实并用。真是非常高明！

此外，中医大脑推荐加上石膏和天花粉，主要就是为了补充患者的津液不足。整个方剂可以说是结构细腻、攻守俱佳。

以下我们把几个重要的结构符合方剂的组成和主治列出来供大家参考。

方剂的组成药物列表

小柴胡汤	柴胡	黄芩	人参	炙甘草	半夏	生姜	大枣	–	–	–	–	–
大柴胡汤	柴胡	黄芩	–	–	半夏	生姜	大枣	白芍	枳实	大黄	–	–
四逆汤	–	–	–	炙甘草	–	–	–	–	–	–	干姜	炮附子
四逆散	柴胡	–	–	炙甘草	–	–	–	白芍	枳实	–	–	–

方剂的主治列表

小柴胡汤	寒热往来、胸胁苦满、心烦、恶心想吐、食欲不振、口苦、脉弦
大柴胡汤	外有表邪内有里实、寒热往来、胸胁苦满、便秘或腹泻、口苦、呕吐、脉弦而有力
四逆汤	四肢厥逆（手脚冰冷）、下利清谷、口淡不渴、脉沉微
四逆散	主治胸胁苦满，而介于大柴胡汤证与小柴胡汤证的中间病证

◇ **方性分析**

中医大脑可以就方剂的单味药药性和比例算出方性，并且列出以下的方性图。因为患者症状较为复杂，本方用药便有寒有热、有补有泻，所以基本上方性比较平衡。

只有在寒热性方面，因为柴胡剂的关系，凉性药比较多，尽管有温热药作为平衡，但整体上本方呈现微寒。

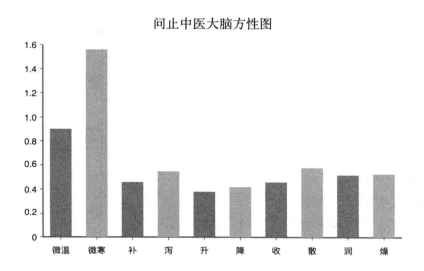

问止中医大脑方性图

二诊：紧急从深圳快递发药

在时间就是生命的当下，怎么会如此艰难？

我询问郑先生家里还有什么药，了解到目前还有存量不多的桂枝汤和大青龙汤的科学中药（来自更早时期问止中医联合创始人张南雄博士通过 Sherry 转赠）。

郑先生下利后进食少、脾胃虚弱、营卫不和、气血阴阳失调。大青龙发汗作用强烈，体质较好者，用之无妨；体质较弱者，用之不慎，适得其反。故 2 月 1 日晚上郑先生自服大青龙药粉后出现反胃等不适。

临床治疗湿热导致的发热，只能取微汗、黏汗。郑先生湿热重，又有化燥的倾向，如果发汗太过、热祛湿滞，也会导致反复发烧或病情加重。

综上考虑，我建议在没有其他药材的情况下，暂时先服用桂枝汤的科学中药。桂枝汤解肌发表、调和营卫，有利于退烧同时养护胃部津液，使汗出而不伤及津液。

据郑遥女士反馈，郑先生当天购药不得，失望返回家中后又再次发烧，只好泡脚发汗，汗出后服用桂枝汤科学中药，服药后发烧没有超过 38℃，感觉稍微有胃口，还炖了一点羊肉胡萝卜吃。

这是一天下来唯一的好消息了。

由于担心郑先生服药后就进食油腻出现不适，我完全没有睡意，凌晨时联系郑先生了解情况，并嘱咐其注意饮食清淡。可能是白天奔波买药过于疲累，郑先生没有回复我的微信。抱着没有消息就是好消息的阿Q心理，我勉强睡下。

2020年2月3日临近中午，郑遥女士反馈，郑先生饭后再次服用科学中药，体温没有再超过37℃。暂时退烧了，但病并没有治好，何况郑先生家里的老人和小孩也处于生病状态。缺医少药总是十分危险。公司提议无偿提供一批备用中药，以防不测，并紧急安排在深圳的同事在后海店调剂并发出快递。

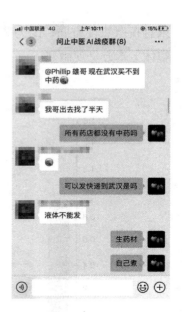

2月3日，一批药材紧急从问止中医后海店发出。

在帮助郑先生的同时，我们也尝试去帮助更多的武汉患者。

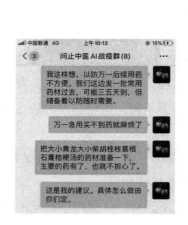

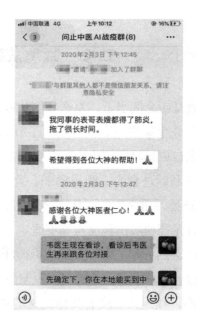

【2020年2月4日，又发烧了】

4日，郑先生又发烧了，继续自服所剩不多的桂枝汤科学中药和消炎药治疗，焦急等待中药。

【2020年2月5日，药材抵达武汉，但快递不能配送】

5日，中药抵达武汉，可是快递不能正常派药了。近在咫尺却拿不到药，无力感再次笼罩。

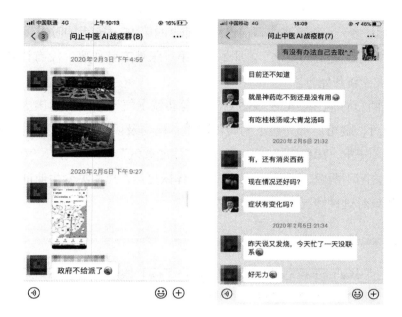

【2020 年 2 月 6 日，终于取到中药】

历经千辛万苦，6 日晚上 7 点多，郑遥女士终于从快递仓库中拿到中药。

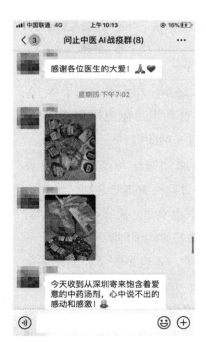

【2020 年 2 月 7 日，开出第二张处方】

从 2 月 2 日接诊到 2 月 7 日，患者才真正能够煮药，已经又过去 5 天了。来诊时，患者已经生病 10 多天，算下来，目前已经是肺炎的第 15、16 天的时候。

5 天，病情已经发生了变化。2 月 2 日的第一张处方就作废，没有让郑先生服用。2 月 7 日正式二诊新开处方。

郑先生近两日体温 36.2℃ ~ 36.5℃，稍运动就上气不接下气，出虚汗，小便黄，口不渴，大便可，眠可。郑先生下利腹泻严重，已伤及阴津；连续反复发烧，西药退烧药导致多日大汗出，津伤至极；"气能行津，津能载气"，津伤气损，气虚则自汗。气属阳，津属阴，阴阳两虚，须及时纠正，若身体恢复佳，可避免变生他证。

中医大脑针对这种情况又如何辨证呢？

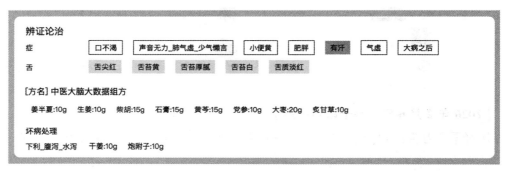

▲ 中医大脑：中医人工智能辅助诊疗系统

处方从调补少阳三焦着手，三焦"通行元气，运行水谷，运行水液"。脾为后天之本，用干姜、附子各 10g 温中助阳，增强气血生成，有利于身体更快更好恢复。郑先生平素身体尚可，故开方 5 剂即可。

2020 年 2 月 11 日 5 剂药服用完毕，药后郑先生反馈很好，多次测量体温在 36.2℃ 到 36.5℃ 之间，没怎么再出虚汗，胃口也很好，睡眠也不错。患者已脱离危险，本案得以从紧急治疗进入大病初愈的调理阶段。

但需说明的是，虽退烧了，人也平安了，但郑先生的舌苔依旧很明显黄而厚腻，并不表示体质已经完全恢复。中医看病，不仅考虑患者自己表述的症状，也看重舌脉等客观诊断标准，这便是本案中患者还需要继续服

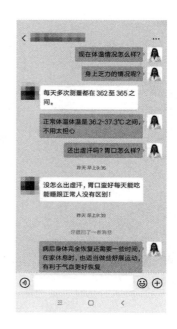

药治疗的缘由。

在指导郑先生用药期间，郑遥女士反馈：郑先生的岳母年纪较大，退烧后体虚甚，恢复困难。问止中医快递的备用中药量足，我也及时指导其煎药帮助恢复。

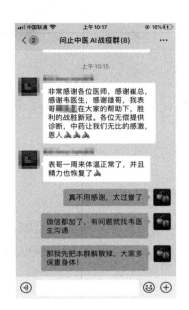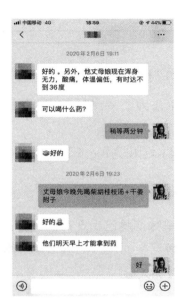

中医大脑医理分析——二诊

◇ 症状统计

二诊时，我们看到患者的某些症状已经发生变化。

脉症与体质的关联

【整体体质】	肥胖，大病之后
【气】	气虚，声音无力 - 肺气虚 - 少气懒言
【口 - 渴饮】	口不渴
【小便】	小便黄
【汗】	有汗
【舌体】	舌质淡红，舌尖红
【舌苔】	舌苔白，舌苔黄，舌苔厚腻

症状记录

原有但不再收录的症状	舌有齿痕，压力大，舌质红，往来寒热，口干，恶寒，发烧，口渴，反复发烧，饮食无味 - 舌淡无味，心烦，胸口闷，干咳，发热，口苦，摄取大量水分，长期整日全身倦息，舌有裂纹，恶心想吐
另外又收录的新症状	舌尖红，舌质淡红，小便黄，口不渴，大病之后，气虚

◇ 中医大脑处方

［中医大脑主方］姜半夏 10g，生姜 10g，柴胡 15g，石膏 15g，黄芩 15g，党参 10g，大枣 20g，炙甘草 10g。

［坏病处理］炮附子 10g，干姜 10g。

◇ 处方中的用药分析

本方中的单味药均已出现在前文，请参考前文解说：半夏、生姜、柴胡、石膏、黄芩、人参（替党参）、大枣、炙甘草、炮附子、干姜。本案为了加强效果，将中医大脑推荐的党参改为人参。

◇ 处方中的药对分析

我们通过中医大脑的学习模块分析本方中的药对。

药对分析

药对	主治	应用
生姜 + 半夏	温胃、化痰、止呕。相畏相使	治疗寒饮呕吐，失眠，容易焦躁紧张、心惊
生姜 + 大枣	养脾胃和营卫。相使	治疗风寒感冒（入解表药），胃脘不舒呕吐（入健脾药）
柴胡 + 黄芩	和解少阳。相须	治疗邪在半表半里之少阳证，往来寒热
干姜 + 炮附子	回阳救逆，温补脾肾	治疗亡阳虚脱，脾肾阳虚泄泻，舌质白淡胖大有齿痕，舌苔白滑或白腻，脉弦紧或尺沉微弱
石膏 + 柴胡	退热	治疗发高烧，舌质红，小便黄，大便臭，数脉
干姜 + 炙甘草	温中散寒	治疗：1. 脾虚寒的大便溏泄。2. 阳虚吐血。3. 肺痿吐涎沫，其人不咳，不渴，遗尿，小便数
石膏 + 柴胡 + 黄芩	清热泻火退烧	治疗感冒发高烧，反复发烧。舌质红，脉浮弦数

我们可以看出本方的药对结构比起上次简单很多。这次没有大柴胡汤特有的去实

动力药的结构，但附子剂仍旧保留。我们可以看出，其中温、凉两个方向的药对同时出现。

需要特别注意，本方中有两个固护中州脾胃的药对，这也体现了我们要把消化系统顾护好才能够有能力对战外邪的基本思维。

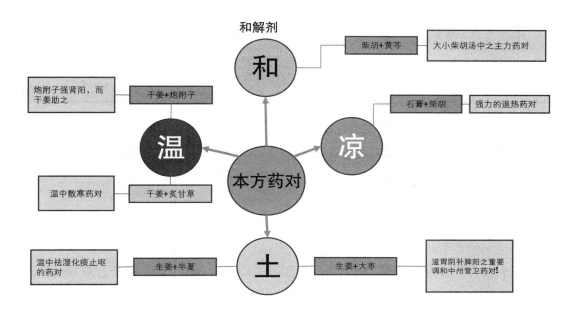

◇ 处方中展现的可能方剂组合分析

我们再通过中医大脑的学习模块分析本方所包含的方剂组成结构：

重要结构符合方剂

结构符合方剂	方剂组成	药数
小柴胡汤	半夏，生姜，柴胡，黄芩，人参，大枣，炙甘草	7
四逆加人参汤	人参，炙甘草，炮附子，干姜	4
人参半夏干姜汤	半夏，生姜，人参，干姜	4

可作为方根的结构符合方剂

结构符合方剂	方剂组成	药数
通脉四逆汤	炙甘草，炮附子，干姜	3
四逆汤	炙甘草，炮附子，干姜	3

续表

结构符合方剂	方剂组成	药数
干姜人参半夏丸	半夏，人参，干姜	3
生姜半夏汤	半夏，生姜	2
甘草干姜汤	炙甘草，干姜	2
小半夏汤	半夏，生姜	2
半夏干姜散	半夏，干姜	2
干姜附子汤	炮附子，干姜	2

另外再特别加上的单味药：石膏。

和前方相比，本方中没有大柴胡汤的完整结构，即去掉了四逆散结构。患者仍旧有气虚的表现，故此本方以大病之后偏虚的情况作为重点，也就是说这是由小柴胡汤、四逆汤为主要结构符合方剂所组成的处方。

◇ 方性分析

我们来分析本方的方性。把大柴胡汤和四逆散结构去掉之后，整个方剂就会稍微偏温一些，同时我们也注意到本方的补性也同时提高了。

问止中医大脑方性图

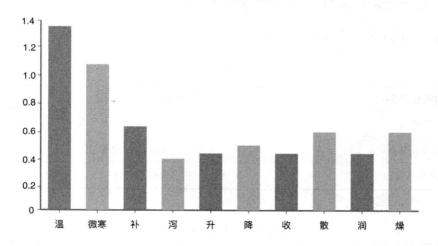

今天，意外收到了一封信，信是这样写的。

问止中医　爱无止境

爱之花开放的地方，生命便能欣欣向荣。

题记

2020 年元月 23 日，一场突如其来的疫情让武汉这个热闹的大都市突然停摆了。从封城那一刻起，耳畔便不时传来种种可怕的消息，谁中招了，谁隔离了，谁已经去世了……这些或近或远的名字突然间就变成了新闻中的一个数字，死亡单上的一串黑色字符，让人恍如做梦一般——只不过是一个噩梦。

只有在战争年代才会发生的生离死别，因为无情的病毒，在这个城市的某个角落，每时每刻上演着。悲伤和泪水，浸泡着整座江城。城市的上空笼罩着苦涩的阴云。

我们在忐忑不安中度过每一分钟，担心自己，也担心家人的安危。

不幸的消息还是在大年初一的早晨传来——二哥家里几个人都感染了新型冠状病毒。现在他的老丈人已经属于危重患者，妻子的情况也不容乐观，需要住院治疗。排队、看病，排队、拍片，排队、开药……

费尽周折，家里两个危重患者终于住进了医院。但是每天全程陪着他们求医问药，悉心照料的二哥也病倒了。

高烧，胸闷，喘不上气……

虽然吃了医生开的处方药，但是一点没有缓解。每一天中午和晚上，必然会烧到接近 39℃。只有强行吃退烧药把体温降下来，但是，过不了几个小时，体温又会飙升。

雪上加霜的是带小孩的外婆也出现了浑身酸痛无力的症状。那一刻简直是欲哭无泪，走投无路。

住院治疗是不能的了。武汉的医院早已经爆满，多少人到死的那一刻都得不到诊断和治疗。

作为亲人，除了给他们送一点有营养的食物，剩下的只能是无尽的担心和焦虑。

老母亲本身就有抑郁症，知道儿子一家的病情更是夜不能寐。

怎么办？怎么办？难道只能坐以待毙？！

就在一家人几乎绝望的时候，深圳的表妹传来了一个好消息。她的朋友有一家中医门诊，现在专门开设了接待武汉患者的义诊平台。

我们一家人仿佛看到了黎明的曙光，心中燃起了希望的火苗。

从那一刻起，我们便和问止中医结下了大爱之缘。

当天晚上，问止中医便展开了对远在武汉的二哥一家的救助。

大家为了方便问诊，专门建了一个群，问止中医的老总、医师、武汉的病患和家属……虽然大家彼此并不熟识，但此时此刻成了一家人。大家的心中只有一个目标——驱赶病魔，救治患者！

大家一起商议病情，出谋划策；立刻连线，视频问诊。问止中医的崔总再三嘱咐，把其他武汉需要治疗的患者都拉进群里，可以一起帮助……虽远隔千里，但浓浓的爱、深深的情，在这样一个寒冷的冬夜里，在这条看不见的网络上流淌着，传递着信心和力量。在反复细致地问诊之后，问止中医的韦医生开出了药方，并给出了问止中医位于江汉区的门诊地址，让二哥去抓药。可是武汉交通管制，二哥身体又虚弱，怎么去抓药呢？武汉的中药房也基本关门了。

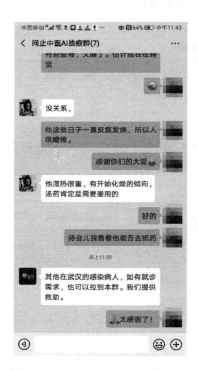
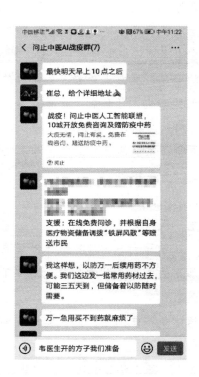

问止中医的崔总得知这一困难，二话不说，立刻从位于深圳的门诊部发药过来，而且再三强调，疫情当前，费用全免。

三大包带着问止中医深情厚谊的中药三天后寄到了武汉。

收到沉甸甸的中药，我们百感交集，泪湿眼眶。

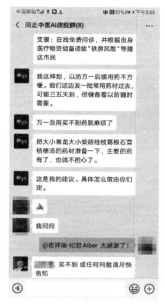
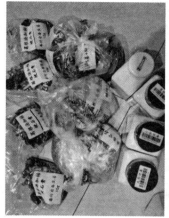
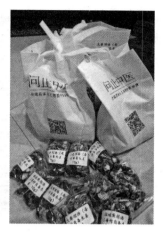

问止中医的韦医生又开始悉心指导二哥和孩子的外婆煎药，服药，每天几次视频问诊，无微不至地指导和关怀。

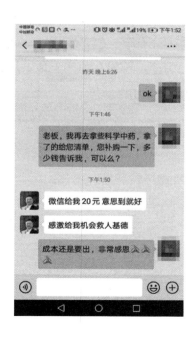
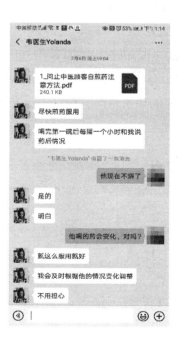

服药一天，二哥退烧；两天后，有了食欲；五剂药喝完，二哥打电话说，他感觉自己浑身轻松了，只等有指标就去做核酸检测。老人的情况也通过服药一天天好

转了!

一家人听到这个消息，高兴得不知怎么表达心中的谢意。一直牵挂二哥的老妈也终于睡了一个安稳觉。

在病魔肆虐的这个冬天，问止中医给我们一家，也给冰冻的武汉送来了一缕温暖的阳光。虽然足不能出户，但我感觉小草就要从土壤下钻出来，迎春花的花苞马上也会迎风绽放，一切生命都将迎来一个崭新的开始，大地又会呈现勃勃生机。

因为有爱的地方，生命就会欣欣向荣!

武汉　郑遥

2020 年 2 月 13 日星期四

总　结

人命至贵，我们要以谦卑的心态面对疾病。我们作为医者，是不是能够充分掌握历史上积累下来的中医力量，这是一个很大的考验。但是，正因为有了中医大脑的辅助，我们在临证时才能够进行更精微客观的思考，给予患者最好的帮助。本医案的成功，并不代表我们已经掌握了面对新型冠状病毒的全部方法。毕竟患者体质各不相同，我们作为私立中医机构，能够接触到的患者也十分有限。但是我们能够做的就是集合中医大脑和所有医者的力量一同来面对凶险的病毒。希望在神州大地上用我们的祖师及前辈留下来的珍贵资产，构筑一道守护人类健康的中医长城。

【医案18】

反复发作12年的过敏性鼻炎和哮喘

主诊医师：吴孟珊

小赵，男，16岁。小赵自诉在他年幼时鼻病就反复发作，至今已有12年余。8年前曾发作过哮喘危证，经抢救才得以渡过危机。

虽然看西医也查过过敏原，但即使做了万全的防护还是免不了反复发作鼻病，十分痛苦。今年11月开始天气转凉，小赵的鼻病开始加重，这次小赵下定决心要通过中医根治一下。

整体病症分析

◇ 什么是过敏性鼻炎

过敏性鼻炎是鼻黏膜因过敏（过敏指的是身体对某些物质产生过度的反应）而产生的发炎反应，常见的症状包括打喷嚏、鼻塞、流鼻水等。在发达国家，大约有20%的人有过敏性鼻炎，最常见的年龄分布在20～40岁。

过敏性鼻炎的过敏原有很多，如尘螨、霉菌、动物皮毛、花粉、棉絮、空气污染物质、化学物质（例如香水）等。季节转换时的温度变化也可能会造成过敏性鼻炎。其中由花粉所引起的过敏性鼻炎就是大家俗称的花粉热。

◇ 现代医学怎么看过敏性鼻炎

当鼻吸入了空气中飘浮的过敏原，过敏原（即抗原）第一次跟身体里的B细胞结合后，B细胞会分化成浆细胞并大量产生IgE特异性抗体与肥大细胞结合。当身体再次接触到该抗原，其与 IgE 特异性抗体结合会促使肥大细胞释出组织胺，组织胺与各种组织结合而引发发炎反应，产生过敏。

目前，现代医学对过敏性鼻炎没有完全根治的方法，治疗方式主要是以药物减轻患者症状，例如使用抗组胺药物和皮质性类固醇。此外，还可以使用减敏疗法，让患者接触少量抗原，然后慢慢增加抗原浓度，让患者的身体渐渐习惯这个抗原，减低敏感度，降低身体对此抗原过度激烈的反应。

◇ 中医怎么看过敏性鼻炎

中医理论中并没有过敏的概念，依照过敏性鼻炎的症状来看，打喷嚏、鼻塞、流鼻水等属于中医"鼻鼽"的范畴。鼻鼽，"鼽"即鼻出清涕之意，《素问玄机原病式·六气为病》中指出：鼽者，鼻出清涕也。本病的病机为肺、脾、肾虚损，身体正气不足，感受风寒，邪气侵袭鼻窍而致。肺气虚弱，则卫表不固，腠理疏松，风寒之邪易侵袭机体；脾气虚弱，水谷精微难以上升滋养肺脏，则肺气失宣降，津液不能输布，且脾气虚弱还导致纳运失职，清阳不升，水湿或痰湿上泛鼻窍；肾为主水之脏，肺为水之上源，肺司呼吸，为气之主，肾主纳气，为气之根，若肾的精气不足，肾失摄纳，气浮于上可致喷嚏频频，若肾阳不足，寒水上泛，则致鼻流清涕不止；肺经素有积热，肃降失职，风热之邪乘虚而入，邪热上犯鼻窍。治疗应该急则治标，缓则治本，标本兼治，治标则祛邪止涕通窍，治本则益气补肺，健脾温肾。

◇ 什么是哮喘

哮喘又称气喘，是支气管收缩变窄并造成呼吸困难的一种疾病。哮喘发作时，空气通过狭窄的支气管会发出"咻咻"的哮鸣声，其他常见的症状还有呼吸短促、胸闷和咳嗽。轻微发作大约持续 30 分钟就会自己停止，但若是严重发作的话，患者可能会因为无法吸取足够的氧气而缺氧，甚至失去意识。

长期哮喘患者的支气管会因为不停地发炎而变得非常敏感，于是更容易哮喘发作。年纪大的患者要特别小心，在体力比较差的情况下，有可能会因为哮喘发作而窒息死亡。

◇ 现代医学怎么看哮喘

现代医学对哮喘的发生原因尚未完全认识清楚，目前只知道它是基因和环境相互作用的结果。哮喘会遗传，但也会受到后天因素的影响而引发。会引发气喘的后天因素包括尘螨、霉菌、动物皮毛、花粉、蟑螂、空气污染物质、化学物质（例如香水），或是季节转换时的温度变化。除此之外，运动、情绪、压力、感冒等也都有可能引发哮喘。

现代医学体系中，早期对哮喘的治疗方式是使用支气管扩张剂，后来则使用抑制支气管发炎的抗发炎药物来改善造成哮喘症状的发炎与肿胀。同时还可使用如皮质类固醇等药物来防止支气管肿胀，预防哮喘发作。

◇ 中医怎么看哮喘

自古以来，哮喘一直困扰着许多病患，最早在东汉张仲景的《金匮要略》中就有提到。

"咳而上气，喉中水鸡声。"（《金匮要略》）

"呷嗽者，犹是咳嗽也。其胸膈痰饮多者，嗽则气动于痰，上搏喉咽之间，痰气相击，随嗽动息，呼呷有声，谓之呷嗽。"（《诸病源候论》）

"哮病之因，痰饮留伏，结成窠臼，潜伏于内。偶有七情之犯，饮食之伤，或外有时令之风寒束其肌表，则哮喘之症作矣。"（《症因脉治》）

中医认为哮喘由体内的痰湿积聚所导致，也就是水液失调的水毒所引发，其特征是痰非常多。同时哮喘的患者多有先天不足、后天失调，机体虚弱、腠理疏松、卫气不固，不能适应外界气候环境变化，因而易为外邪侵袭。外邪侵袭首先伤肺，若反复发作，气阴俱伤，可波及脾肾。脾虚则运化失调，积液成痰，痰阻气道则呼吸不利；肾为先天之本，主纳气，摄纳失司，则气不归根，从而三脏功能失调，病情加重。因此"正虚"是哮喘的主要矛盾，也是辨证的主要依据。

初诊：鼻炎，无嗅觉

2019 年 11 月 16 日初诊。中医看诊方式是望闻问切。从患者走进诊间我就看到他比起一般 16 岁青少年更高大的体型，鼻子形态肥大、面色暗，伴随青春痘，说话鼻音较重。

经过询问，患者没有感冒，主要情况是打喷嚏、鼻塞、鼻涕、不闻香臭。基本过敏性鼻炎的体征都有了，还伴随着哮喘的病史。

脉诊：患者脉象非常虚弱（外表看着壮实，实际内里气虚明显）我跟患者说明了自身调理的重要性，最重要的是体质必须调整，减少再次出现哮喘大发作的可能。

所以在汤药的基础上，我还要求患者需要日常配合锻炼，每周至少 3 次操场快走或慢跑锻炼肺气，减少白米饭的摄入（原来要吃 2 大碗米饭）避免助湿，湿气重会影响脾胃后天之气的运化生成。经过中医大脑录入症状后，中医大脑推荐了麻黄附子细辛汤加减。

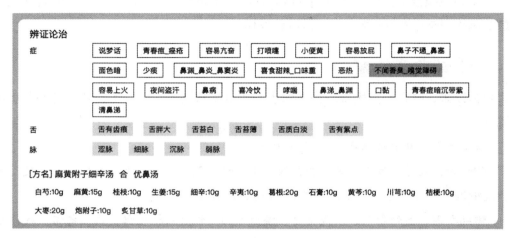

辨证论治

症　　说梦话　青春痘_痤疮　容易亢奋　打喷嚏　小便黄　容易放屁　鼻子不通_鼻塞
　　　面色暗　少痰　鼻渊_鼻炎_鼻窦炎　喜食甜辣_口味重　恶热　不闻香臭_嗅觉障碍
　　　容易上火　夜间盗汗　鼻病　喜冷饮　哮喘　鼻涕_鼻渊　口黏　青春痘暗沉带紫
　　　清鼻涕

舌　　舌有齿痕　舌胖大　舌苔白　舌苔薄　舌质白淡　舌有紫点

脉　　涩脉　细脉　沉脉　弱脉

[方名] 麻黄附子细辛汤　合　优鼻汤
白芍:10g　麻黄:15g　桂枝:10g　生姜:15g　细辛:10g　辛夷:10g　葛根:20g　石膏:10g　黄芩:10g　川芎:10g　桔梗:10g
大枣:20g　炮附子:10g　炙甘草:10g

▲中医大脑：中医人工智能辅助诊疗系统

麻黄附子细辛汤，出自《伤寒论》，具有助阳解表之功效。临床主要用于治疗慢性咳嗽、哮喘、病态窦房结综合征、荨麻疹、风湿关节炎等病症。可见于治疗腰腿痛、面神经麻痹、过敏性鼻炎、房室传导阻滞、前列腺炎、头痛、三叉神经痛、发热、咽痛、失音、暴聋暴盲、阳痿、强直性脊柱炎、冠心病、肺源性心脏病、湿疹、银屑病、脱疽等辨证属阳虚外寒的病症。现代药理研究表明，本方具有抗炎、镇痛、抗变态反应、调节机体免疫力的作用。

中医大脑医理分析——初诊

◇ 症状统计

我们把初诊的症状略加整理，大致分类如下：

脉症与体质的关联

【整体体质】	容易上火
【热】	恶热
【饮食】	喜冷饮，喜食甜辣 - 口味重
【小便】	小便黄

【汗】	夜间盗汗
【屁】	容易放屁
【咳喘】	哮喘
【痰】	少痰
【涕】	鼻涕 - 鼻渊，清鼻涕
【其他】	打喷嚏，鼻子不通 - 鼻塞
【睡眠】	说梦话
【情绪】	容易亢奋
【头面部问题】	青春痘 - 痤疮，青春痘暗沉带紫
【面】	面色暗
【口】	口黏
【鼻】	鼻渊 - 鼻炎 - 鼻窦炎，鼻病，不闻香臭 - 嗅觉障碍
【舌体】	舌质白淡，舌有齿痕，舌胖大，舌有紫点
【舌苔】	舌苔白，舌苔薄
【脉诊：浮沉性】	沉脉
【脉诊：流畅性】	涩脉
【脉诊：强弱性】	弱脉，细脉

◇ **体质分析**

通过中医大脑，我们可以分析患者的体质特性主要是脾肾阳虚兼有心血虚。

各种体质的典型症状

阳虚	面色暗，舌质白淡，舌胖大，舌有齿痕，舌苔白，沉脉，弱脉
肾阳虚	哮喘，面色暗，青春痘 - 痤疮，喜食甜辣 - 口味重，舌质白淡，舌胖大，舌苔白，沉脉，弱脉
脾阳虚	哮喘，口黏，舌质白淡，舌胖大，舌有齿痕，舌苔白，舌苔薄，沉脉，弱脉
心血虚	夜间盗汗，舌质白淡，细脉，涩脉

阳虚严重所以身体功能的失调会造成水液的代谢不畅。因此我们的治疗必须从虚和寒这两个重点来入手。

◇ **中医大脑处方**

中医大脑本次计算出方以麻黄附子细辛汤为主体。

[中医大脑主方] 白芍 10g，麻黄 15g，桂枝 10g，生姜 15g，细辛 10g，辛夷 10g，葛根 20g，石膏 10g，黄芩 10g，川芎 10g，桔梗 10g，大枣 20g，炮附子 10g，炙甘草 10g。

◇ 处方中的用药分析

我们先来分析其中的单味药，列出以下的主治和应用的简表，通过单味药的选取来看中医大脑在这一诊中的思路。再渐次由"单味药"而"药对"，最后再来看其中可能的方剂结构。

单味药分析

单味药	主治	应用
白芍	养血调经，平肝止痛，敛阴止汗	1.用于血虚或阴虚有热的月经不调、崩漏等证。2.用于肝阴不足、肝气不舒或肝阳偏亢的头痛、眩晕、胁肋疼痛、脘腹四肢拘挛作痛等证。3.用于阴虚盗汗及营卫不和的表虚自汗证
川芎	活血行气，祛风止痛	1.用于血瘀气滞证。2.用于头痛。3.用于风湿痹痛、肢体麻木
石膏	清热泻火，除烦止渴，收敛生肌	1.用于气分实热证。2.用于肺热咳喘。3.用于胃火牙痛
葛根	解肌退热，透发麻疹，生津止渴，升阳举陷	1.用于外感发热，头痛项强。2.用于麻疹透发不畅。3.用于热病烦渴，内热消渴。4.用于热泄热痢，脾虚久泻
桂枝	发汗解肌，温经通脉，通阳化气	1.用于外感风寒表证。2.用于寒凝血滞的痹证、脘腹冷痛、痛经、经闭等症。3.用于胸痹、痰饮、水肿及心动悸、脉结代
辛夷	发散风寒，宣通鼻窍	1.用于风寒头痛鼻塞。2.用于鼻渊头痛
大枣	补中益气，养血安神，缓和药性	1.用于脾虚食少便溏、倦怠乏力等症。2.用于血虚萎黄及妇女脏躁、神志不安等证。3.用于药性较峻烈的方剂中，可以减少烈性药的副作用，并保护正气
麻黄	发汗解表，宣肺平喘，利水消肿	1.用于风寒表实证。2.用于咳喘实证。3.用于风水水肿
炮附子	回阳救逆，助阳补火，散寒止痛	1.用于亡阳证。2.用于虚寒性的阳痿宫冷、脘腹冷痛、泄泻、水肿等症。3.用于寒痹证。本品辛散温通，有较强的散寒止痛作用
生姜	发汗解表，温中止呕，温肺止咳	1.用于外感风寒表证。2.用于多种呕吐。3.用于风寒咳嗽

续表

单味药	主治	应用
桔梗	开宣肺气，祛痰排脓，利咽	1.用于肺气不宣的咳嗽痰多，胸闷不畅。2.用于热毒壅肺之肺痈。3.用于咽喉肿痛，失音
黄芩	清热燥湿，泻火解毒，止血，安胎	1.用于湿温暑湿，黄疸泻痢，热淋涩痛。2.用于肺热咳嗽。3.用于热病烦渴，寒热往来。4.用于咽喉肿痛，痈肿疮毒。5.用于血热出血证。6.用于胎动不安
炙甘草	补脾和胃，益气复脉	用于脾胃虚弱，倦怠乏力，心动悸，脉结代，可解附子毒，亦可修补身体黏膜破损
细辛	祛风解表，散寒止痛，温肺化饮，通窍	1.用于外感风寒及阳虚外感证。2.用于头痛，痹痛，牙痛等痛证。3.用于寒饮咳喘

◇ **处方中的药对分析**

我们通过中医大脑的学习模块分析本方中的药对，这是我们做方剂分析的第二步骤，深入了解单味药之间的协同作用。

药对分析

药对	主治	应用
麻黄＋桂枝	发表解肌散寒。相须	治疗四肢水肿，外感风寒表实证
麻黄＋石膏	清泻肺热，平喘，利水。相使	治疗邪热壅肺的咳喘，全身水肿
麻黄＋炮附子	温经通络，助阳散寒。相使	治疗阳虚外感或风寒痹痛
桂枝＋芍药	调和营卫，解肌发表。相使	治疗外感风寒表虚证
生姜＋大枣	养脾胃和营卫。相使	治疗风寒感冒（入解表药），胃脘不舒呕吐（入健脾药）
葛根＋川芎	祛风止痛	治疗各种头痛
桔梗＋石膏	祛痰排脓，利咽喉	治疗咽喉痛，干咳无痰或黄稠痰
桂枝＋炙甘草	辛甘化阳，补益心阳。相使	治疗心阳虚之心悸气短，其人欲两手交叉覆盖，喜按心胸部位
桂枝＋炮附子	温经通脉，散寒止痛	治疗寒凝血滞的痹证。全身疼痛，或脘腹冷痛，或经痛、闭经
麻黄＋细辛	祛风解表散寒止痛	治疗头痛，四肢疼痛，腰痛，鼻流清涕，咳嗽痰清稀

续表

药对	主治	应用
桂枝 + 芍药 + 葛根	温经通脉	治疗肩背痛
川芎 + 辛夷	发散风寒，宣通鼻窍	治疗：1. 风寒头痛、鼻塞。2. 鼻渊、鼻炎
麻黄 + 炮附子 + 细辛	助阳解表散寒。利水消肿	治疗：1. 素体阳虚，外感风寒证。2. 暴哑、暴盲、暴聋。3. 少阴病（阳虚体质）的咽喉疼痛。4. 水肿。5. 严重的腰痛，几乎难以行动

我们常常通过药对组合的方式去分拆并分析一个方剂的功能和思路。这是中医大脑带给大家在方剂运用方面的有效方法，也是笔者在中医学习道路上的重要心法。

我们通过药对组合分析可以判断本方的要义：本方的重点作用位置在肺，而功能在祛湿的同时又祛风，其他药对显示调和营卫也是一个重点。

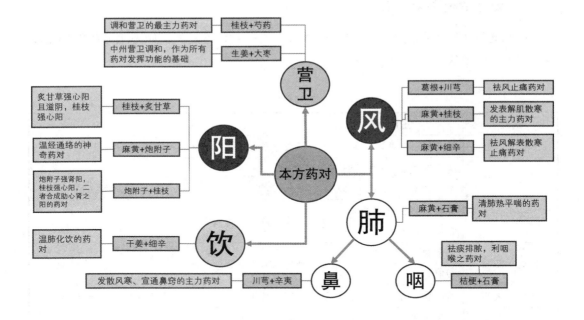

◇ 处方中展现的可能方剂组合分析

我们再通过中医大脑的学习模块分析本方剂所包含的方剂结构。

重要结构符合方剂

结构符合方剂	方剂组成	药数
优鼻汤	白芍，麻黄，桂枝，生姜，辛夷，葛根， 石膏，黄芩，川芎，桔梗，大枣，炙甘草	12
葛根汤加桔梗石膏	白芍，麻黄，桂枝，生姜，葛根，石膏，桔梗，大枣，炙甘草	9
葛根汤加川芎辛夷	白芍，麻黄，桂枝，生姜，辛夷，葛根，川芎，大枣，炙甘草	9
葛根汤	白芍，麻黄，桂枝，生姜，葛根，大枣，炙甘草	7
桂姜草枣黄辛附子汤	麻黄，桂枝，生姜，细辛，大枣，炮附子，炙甘草	7
桂枝二越婢一汤	白芍，麻黄，桂枝，生姜，石膏，大枣，炙甘草	7
桂枝加附子汤	白芍，桂枝，生姜，大枣，炮附子，炙甘草	6
桂枝加葛根汤	白芍，桂枝，生姜，葛根，大枣，炙甘草	6
越婢汤	麻黄，生姜，石膏，大枣，炙甘草	5
桂枝附子汤	桂枝，生姜，大枣，炮附子，炙甘草	5
桂枝汤	白芍，桂枝，生姜，大枣，炙甘草	5
桂枝去芍药加附子汤	桂枝，生姜，大枣，炮附子，炙甘草	5
桂枝加芍药汤	白芍，桂枝，生姜，大枣，炙甘草	5
桂枝加桂汤	白芍，桂枝，生姜，大枣，炙甘草	5
黄芩汤	白芍，黄芩，大枣，炙甘草	4
桂枝去芍药汤	桂枝，生姜，大枣，炙甘草	4

可作为方根的结构符合方剂

结构符合方剂	方剂组成	药数
麻黄附子细辛汤	麻黄，细辛，炮附子	3
麻黄附子甘草汤	麻黄，炮附子，炙甘草	3
麻黄附子汤	麻黄，炮附子，炙甘草	3
芍药甘草附子汤	白芍，炮附子，炙甘草	3
芍药甘草汤	白芍，炙甘草	2
桂枝甘草汤	桂枝，炙甘草	2
二仙汤	白芍，黄芩	2

　　我们清楚地看到优鼻汤是本方中最大的方剂，值得注意的是优鼻汤本身算得上是葛根汤的加减。除此之外，我们看到麻黄附子细辛汤这个只有三味药的方剂其实是整个方里面的核心。于是我们理解：本方是一个由太阳病的葛根汤及少阴病的麻黄附子细辛汤合用而产生的方剂，同时加上一些对于治疗鼻和肺部症状有效的单味药。

不知读者是否会感到疑惑，为什么中医大脑石膏和附子并用？这其实是非常高明的用方技巧。临床上，很多患者的过敏性鼻炎不是只有虚寒的问题，同时还有燥的问题。这个燥其实就是鼻干，必须借由打喷嚏去分泌鼻水来滋润鼻子，当鼻水多的时候患者就不会一直打喷嚏。在越干燥的地区，这类患者就越多。像俗称的花粉热，其实就是燥和寒的问题同时出现。中医大脑所开具的优鼻汤中的石膏，其用途就是滋润鼻产生鼻水。中医大脑用葛根汤加辛夷、川芎的结构去发散表寒，加桔梗引药到上焦的鼻，加黄芩清热燥湿消炎，把鼻里面的蓄脓借由黄芩的燥湿一并清理出来。因此，优鼻汤是治疗花粉热和一般鼻炎很好用的处方，而碰上阳虚较重的体质就再加上麻黄附子细辛汤去里寒，于是就形成了本方石膏和附子并用的情况。倪海厦老师在治疗上热下寒的糖尿病问题时也很常石膏、附子并用，石膏治上热，附子去下寒，并用热药冷服的方式骗过胃让药力直达下焦去治疗下寒的问题。以上这些都是非常高明的用方技巧。中医大脑吸收了大师们的经验，值得我们去临床深入学习！

以下我们针对"麻黄附子细辛汤、葛根汤、优鼻汤"这三个最重要的方剂做比较，通过分析这三个方剂的组成及主治来了解为什么中医大脑会这样组方。

方剂的组成药物列表

麻黄附子细辛汤	麻黄	炮附子	细辛	–	–	–	–	–	–	–	–	–
葛根汤	麻黄	–	–	葛根	大枣	桂枝	白芍	炙甘草	生姜	–	–	–	–
优鼻汤	麻黄			葛根	大枣	桂枝	白芍	炙甘草	生姜	川芎	辛夷	桔梗	石膏	黄芩

方剂的主治列表

麻黄附子细辛汤	本方证多为出现于虚弱体质者的外感初期。用于因寒所引起的少阴病，有表证而发热、脉沉无力者
葛根汤	项背强痛、无汗、脉浮
优鼻汤	鼻病且外有表证、恶寒、无汗、颈背僵硬、鼻塞、流鼻涕、口渴、脉浮

◇ 方性分析

中医大脑可以根据单味药药性和比例计算出本方的方性，并且列出以下的方性图。本方温热性偏高，同时偏补，符合之前我们对患者体质的认识。其中特别要注意的是本方偏散，偏燥，这是完全对应着患者过敏性鼻炎这一方面的问题而来的。

我们在看诊的时候很难一眼看出我们所开的方剂的药性和方性，但是中医大脑在每一次的计算中都会把药性和方性考虑进来，这是非常实用而强大的功能。

问止中医大脑方性图

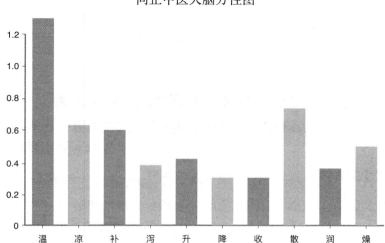

二诊：鼻塞缓解，增加针灸

2019 年 11 月 22 日二诊。服药一周后无其他不适症状，鼻塞较前缓解，汤药依旧按原方服用，再辅以针灸及特点穴位艾灸（定喘、百劳、肺俞、脾俞、肾俞）宣通鼻窍，温补肺脾肾三脏。

经验取穴

针灸经典

鼻渊_鼻炎_鼻窦炎：	迎香	风池	曲池

鼻病：	上迎香

鼻子不通_鼻塞	通天	合谷(对侧)

针律取穴

头痛：	合谷	太阳透率谷

▲中医大脑：中医人工智能辅助诊疗系统

三诊：鼻塞鼻涕、打喷嚏皆明显改善，嗅觉恢复、呼吸鼻腔声响减弱

2019 年 11 月 30 日三诊。经过汤药、针灸及体能锻炼，患者体型较前结实，呼吸及肺活量都比以前顺畅，鼻塞、鼻涕及打喷嚏程度、次数都较前减轻。但用鼻子吸气时能够听到鼻腔阻碍的吸气声响，主要还是鼻窦不畅通所致。

鼻窦为鼻腔周围颅骨（额骨、蝶骨、上颌骨、筛骨）内的含气空腔的总称，均有窦口与鼻腔相通。分别称为额窦、上颌窦、蝶窦和筛窦。

以体质调整来说，2 周时间尚短，但已经走在好转的道路上，这次中医大脑录入症状后还是麻黄附子细辛汤，辅以理中汤内调！

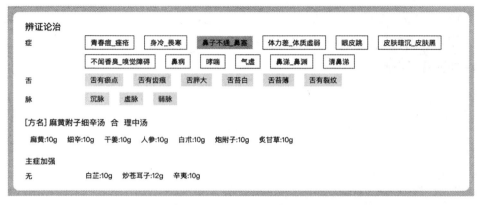

▲中医大脑：中医人工智能辅助诊疗系统

理中汤，温中祛寒、补气健脾，是由人参、白术、炙甘草、干姜组成的药物，可治疗脾胃虚寒证。两方结合再有白芷、苍耳子、辛夷等专门治疗鼻前至前额（额窦、上颌窦、蝶窦和筛窦）的引经调理。

此方服用至今，患者鼻塞、鼻涕、打喷嚏皆可见到明显改善，嗅觉恢复，呼吸时鼻腔声响减弱，治疗期间持续锻炼，未见哮喘发作。

中医大脑医理分析——三诊

◇ **症状统计**

从这一诊可以看出，患者的原有症状改善不少。根据这一诊的症状，中医大脑在本次用方上会有什么新变化？

脉症与体质的关联

【整体体质】	体力差 - 体质虚弱
【气】	气虚
【寒】	身冷 - 畏寒
【咳喘】	哮喘
【涕】	鼻涕 - 鼻渊，清鼻涕
【其他】	鼻子不通 - 鼻塞
【肤质】	皮肤暗沉 - 皮肤黑
【头面部问题】	青春痘 - 痤疮
【眼】	眼皮跳
【鼻】	鼻病，不闻香臭 - 嗅觉障碍
【舌体】	舌有瘀点，舌有齿痕，舌胖大，舌有裂纹
【舌苔】	舌苔白，舌苔薄
【脉诊：浮沉性】	沉脉
【脉诊：虚实性】	虚脉
【脉诊：强弱性】	弱脉

症状记录

原有但不再收录的症状	容易放屁，说梦话，打喷嚏，鼻渊 - 鼻炎 - 鼻窦炎，小便黄，恶热，细脉，少痰，容易上火，喜冷饮，舌有紫点，面色暗，容易亢奋，涩脉，夜间盗汗，喜食甜辣 - 口味重，舌质白淡，口黏，青春痘暗沉带紫
另外又收录的新症状	虚脉，眼皮跳，身冷 - 畏寒，皮肤暗沉 - 皮肤黑，舌有瘀点，气虚，体力差 - 体质虚弱，舌有裂纹

◇ 中医大脑处方

这一诊中医大脑计算出麻黄附子细辛汤合理中汤，用方的药味比较少。同时医者根据中医大脑计算的"推荐加减"功能而选用了"苍耳子、辛夷、白芷"这三个与鼻炎有关的单味药。

［中医大脑主方］麻黄10g，细辛10g，干姜10g，人参10g，白术10g，炮附子10g，炙甘草10g。

［主症加强］炒苍耳子12g，辛夷10g，白芷10g。

◇ 处方中的用药分析

我们先来分析其中单味药的主治和应用。

单味药分析

单味药	主治	应用
白芷	祛风散寒，通窍止痛，消肿排脓，燥湿止带	1.用于风寒感冒，头痛，牙痛。2.用于鼻塞，鼻渊。3.用于疮疡肿毒。4.用于寒湿带下
炒苍耳子	祛风解表，宣通鼻窍，除湿止痛	1.用于风寒表证及鼻渊。2.用于痹证
干姜	温中散寒，回阳通脉，温肺化饮	1.用于脾胃寒证。2.用于亡阳证。3.用于寒饮伏肺喘咳
人参	大补元气，补脾益肺，生津止渴，安神益智	1.用于气虚欲脱、脉微欲绝的危重症。2.用于肺气虚弱的短气喘促、懒言声微、脉虚自汗等症。3.用于脾气不足的倦怠乏力、食少便溏等症。4.用于热病气津两伤之身热口渴及消渴等症。5.用于气血亏虚的心悸、失眠、健忘等症
白术	补气健脾，燥湿利水，固表止汗，安胎	1.用于脾胃气虚、运化无力的食少便溏、脘腹胀满、肢软神疲等症。2.用于脾虚失运、水湿内停之痰饮，水肿，小便不利等。3.用于脾虚气弱，肌表不固而自汗。4.用于脾虚气弱，胎动不安之证

已经在前诊中出现的单味药有麻黄、细辛、炮附子、炙甘草、辛夷，请参考前面的解说。

◇ 处方中的药对分析

我们再来分析本方中的药对，了解单味药之间的协同作用。

药对分析

药对	主治	应用
麻黄＋炮附子	温经通络，助阳散寒。相使	治疗阳虚外感或风寒痹痛
麻黄＋白术	宣肺利水，健脾燥湿。相须相使	治疗水肿初起或风湿痹证
辛夷＋炒苍耳子	疏风、宣肺、通鼻窍。相须	治疗风寒鼻渊，鼻塞，鼻流清涕
干姜＋白术＋人参	温中祛寒，补气健脾	治疗：1.中焦虚寒证。自利不渴、腹痛呕吐。2.胸痹，或病后吐涎沫、阳虚失血、小儿慢惊等属中焦阳虚、寒邪内侵者
干姜＋炮附子	回阳救逆，温补脾肾	治疗亡阳虚脱，脾肾阳虚泄泻，舌质白淡胖大有齿痕，舌苔白滑或白腻，脉弦紧或尺沉微弱
白术＋炮附子	排脓，去除寒湿	治疗：1.阳虚的脓疡之症。2.寒湿证，如全身关节疼痛，腰痛，身体沉重等
干姜＋白术＋人参＋炮附子	温阳补虚祛寒	治疗脾肾阳虚证，舌质白淡胖大有齿痕，右关尺沉紧或沉弱
干姜＋细辛	温肺化饮	治疗寒饮证的咳嗽气喘，舌淡白苔白滑，脉弦紧
细辛＋白芷	散寒止痛	治疗牙痛
麻黄＋细辛	祛风解表散寒止痛	治疗头痛，四肢疼痛，腰痛，鼻流清涕，咳嗽痰清稀
干姜＋炙甘草	温中散寒	治疗：1.脾虚寒的大便溏泄。2.阳虚吐血。3.肺痿吐涎沫，其人不咳，不渴，遗尿，小便数
辛夷＋炒苍耳子＋白芷	发散风寒，宣通鼻窍	治疗鼻塞，清鼻涕
麻黄＋炮附子＋细辛	助阳解表散寒。利水消肿	治疗：1.素体阳虚，外感风寒证。2.暴哑、暴盲、暴聋。3.少阴病（阳虚体质）的咽喉疼痛。4.水肿。5.严重的腰痛，几乎难以行动

尽管药味数少，但本方的作用方向与前方十分一致。分析药对可以看出，本方重点作用部位在肺，而功能在于温阳的同时能够祛湿、祛风。

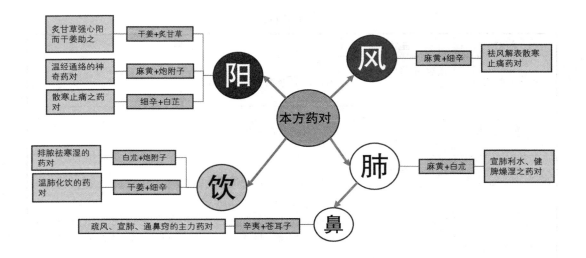

◇ 处方中展现的可能方剂组合分析

我们再通过中医大脑的学习模块分析本方剂所包含的方剂结构。

重要结构符合方剂

结构符合方剂	方剂组成	药数
附子理中汤	干姜，人参，白术，炮附子，炙甘草	5
理中汤	干姜，人参，白术，炙甘草	4
理中丸	干姜，人参，白术，炙甘草	4
四逆加人参汤	干姜，人参，炮附子，炙甘草	4
人参汤	干姜，人参，白术，炙甘草	4

可作为方根的结构符合方剂

结构符合方剂	方剂组成	药数
麻黄附子细辛汤	麻黄，细辛，炮附子	3
麻黄附子甘草汤	麻黄，炮附子，炙甘草	3
麻黄附子汤	麻黄，炮附子，炙甘草	3
通脉四逆汤	干姜，炮附子，炙甘草	3
四逆汤	干姜，炮附子，炙甘草	3
甘草干姜汤	干姜，炙甘草	2
干姜附子汤	干姜，炮附子	2

另外再特别加上的单味药：白芷、炒苍耳子、辛夷。

本方与初诊用方最大的差别在于，本方保留了麻黄附子细辛汤但是不再使用以葛根汤为基底的优鼻汤来对治鼻的问题。这表示在本次就诊时，患者有关过敏性鼻炎的症状得到了妥善改善。当然哮喘问题仍在，于是用方时麻黄剂不可或缺。本次就诊，中医大脑加上了改善脾胃的考量，于是我们可以看到方中有强化中焦的理中汤结构。如前所述，哮喘的问题根本来自于正虚，因此用理中汤补脾胃的能量，用附子剂继续加强肾气，如此才能真正治本而让哮喘不再复发！

以下我们就"麻黄附子细辛汤、理中汤"这两个方剂的组成和主治做列表比较：

方剂的组成药物列表

麻黄附子细辛汤	麻黄	炮附子	细辛	－	－	－	－
理中汤	－		－	干姜	白术	炙甘草	人参

方剂的主治列表

麻黄附子细辛汤	本方证多为出现于虚弱体质者的外感初期。用于因寒所引起的少阴病，有表证而发热，脉沉无力者
理中汤	中焦虚寒证。自利不渴、腹痛呕吐、舌淡苔白或灰黑而滑，脉沉而细

◇ **方性分析**

本方的方性延续了前面两诊方剂的方性趋势，但是值得注意的是本方中完全没有使用寒凉的药物，这是一个方性绝对热的方剂。这也反映了中医大脑认为必须改善患者寒性体质的思路。

问止中医大脑方性图

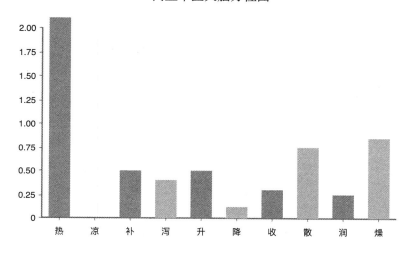

总 结

当我们的体质呈现"寒、湿"时，我们就容易对外在环境产生过度的免疫反应，导致过敏性鼻炎的出现，再严重一步就可能会引发哮喘。虽然过敏性鼻炎是常见疾病，但是很多医者在治疗本疾病时往往不能取得好的效果，或一时有效但疗效无法持久。中医大脑通过本案告诉我们，医者需要重视"寒湿体质"的改善，这才是治疗过敏性鼻炎和哮喘这类问题的根本性思维。

【医案 19】

反复发作的扁桃体炎与慢性咽炎

主诊医师：潘丽琼

> 魏老师 60 岁，近年来反反复复扁桃体发炎，又有慢性咽炎。开始，魏老师每次都吃西药，但西药逐渐开始失去效果。之后魏老师就开始找中医，到处看，药喝了许多，但也还是没见到效果，反而因长期喝中药后出现胃胀、胃痛、烦躁等不适，至今没有找到合适的中医，甚是苦恼。魏老师的太太曾在问止中医就诊，有一天带魏老师过来店里看诊。

整体病症分析

◇ 什么是扁桃体炎

扁桃体是位于口腔深处在气管与消化道之间左右成对的淋巴组织，功能是防止细菌和病毒从口腔进入体内。扁桃体受到细菌或病毒感染而发炎，就称作扁桃体炎。主要的症状包括喉咙痛、吞咽困难、发烧、怕冷、疲倦、口渴、头痛、肩膀僵硬、全身关节酸痛，有时候还会有牙痛、耳朵痛，甚至扁桃体红肿化脓等情形。

◇ 现代医学怎么看扁桃体炎

扁桃体炎又可分为急性扁桃体炎和慢性扁桃体炎。其中以急性扁桃体炎较为常见，若治疗不当或反复感染就有可能会变成慢性扁桃体炎。

扁桃体炎主要由病毒感染所引起，例如疱疹病毒、流感病毒、肠病毒等，少部分是由细菌感染所引起，例如链球菌。如果是病毒感染，现代医学没有特效药，只能用止痛药、消炎药、退烧药等来缓解不适的症状；如果是细菌感染，则使用抗生素来治疗；如果已经发展成慢性扁桃体炎，保守治疗无效且造成患者生活上的困扰，可以考虑等急性炎症消退后施行手术切除扁桃体。

◇ 中医怎么看扁桃体炎

扁桃体炎在中医里称为喉痹、乳蛾或喉痛，是咽喉局部气血瘀滞的病理变化，主要是咽喉的肿、痛，患者感到吞咽不畅甚至吞咽困难。

急性扁桃体炎的病因主要有风热和风寒两种：

1. 风热：除了咽喉痛，还有明显的咽喉红肿、身体发热、轻微恶寒或恶风、口干、痰黄稠等。

2. 风寒：咽喉痛，发热不明显，可能会有咽喉痒、恶寒、无汗、咳嗽、流清鼻涕等。

如果已经发展为长期的慢性扁桃体发炎，则表示有可能是阴虚、燥热或胃热体质。虽然都是扁桃体炎，病因不同，中医会有不同的治疗方式。

初 诊

现症：扁桃体反复发炎一年，慢性咽炎，口干、口渴，摄取大量水分，约3000～4000毫升/天，易饿，大便干，多梦，半夜会醒，腰酸。

舌诊：舌淡、苔薄白。

脉诊：左弦细、右弦细、尺细紧。

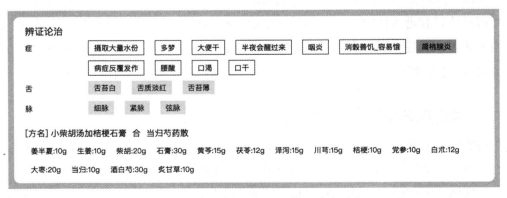

▲中医大脑：中医人工智能辅助诊疗系统

录入中医大脑，推高"扁桃体炎"为主症。中医大脑计算出方为小柴胡汤加桔梗、石膏合当归芍药散。我准备开 7 日的处方给魏老师，然而魏老师因屡次求医屡遭不效，对治疗已经没有太大信心，何况又是一家闻所未闻的说什么用中医人工智能的诊所，有些不是很信任。魏老师要求先开 3 剂药试试，说如果吃药后没有什么效果也就不会再来了。

好吧，那就先开 3 剂试一下。但很多时候，久病的情况下，短期内往往很难有明显效果，毕竟患者的问题是日积月累所导致的，不见得几天的药就会带来很大改观。但既然顾客有所怀疑也有所要求，那姑且先按顾客的要求吧。

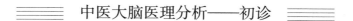

中医大脑医理分析——初诊

◇ **症状统计**

我们把患者初诊时的症状做分类整理。

脉症与体质的关联

【口 - 渴饮】	口渴，摄取大量水分，口干
【饮食】	消谷善饥 - 容易饿
【大便】	大便干
【睡眠】	半夜会醒过来
【梦】	多梦
【背腰】	腰酸
【咽喉】	咽炎，扁桃体炎
【病症属性】	病症反复发作
【舌体】	舌质淡红
【舌苔】	舌苔白，舌苔薄
【脉诊：流畅性】	弦脉，紧脉
【脉诊：强弱性】	细脉

◇ **体质分析**

症状显示，患者的体质偏于胃火旺、胃热，同时因水液代谢失调而有明显的阴虚，正如同前文所讲的慢性扁桃体炎患者的常见体质。于是我们的治症重点放在改善胃火旺阴虚的体质，这样才有可能带来较好的疗效。

◇ 中医大脑处方

[中医大脑主方] 姜半夏10g，生姜10g，柴胡20g，石膏30g，黄芩15g，茯苓12g，泽泻15g，川芎15g，桔梗10g，党参10g，白术12g，大枣20g，当归10g，酒白芍30g，炙甘草10g。

◇ 处方中的用药分析

我们先来分析其中的单味药，列出以下的主治和应用的简表，通过对单味药的选取来看中医大脑在这一诊中的思路。再渐次由"单味药"而"药对"，最后再来看其中可能的方剂结构。

单味药分析

单味药	主治	应用
白芍	养血调经，平肝止痛，敛阴止汗	1.用于血虚或阴虚有热的月经不调、崩漏等证。2.用于肝阴不足、肝气不舒或肝阳偏亢的头痛、眩晕、胁肋疼痛、脘腹四肢拘挛作痛等证。3.用于阴虚盗汗及营卫不和的表虚自汗证
川芎	活血行气，祛风止痛	1.用于血瘀气滞证。2.用于头痛。3.用于风湿痹痛、肢体麻木
石膏	清热泻火，除烦止渴，收敛生肌	1.用于气分实热证。2.用于肺热咳喘。3.用于胃火牙痛
大枣	补中益气，养血安神，缓和药性	1.用于脾虚食少便溏、倦怠乏力等症。2.用于血虚萎黄及妇女脏躁、神志不安等证。3.用于药性较峻烈的方剂中，可以减少烈性药的副作用，并保护正气
党参	补中益气，生津，养血	1.用于中气不足的食少便溏、四肢倦怠等症。2.用于肺气亏虚的气短咳喘、言语无力、声音低弱等症。3.用于热伤气津、气短口渴之证。4.用于气血两亏的面色萎黄、头晕心悸等症
茯苓	利水渗湿，健脾安神	1.水肿、小便不利。2.脾虚诸证。3.心悸，失眠
泽泻	利水渗湿，泻热	1.水肿、小便不利，痰饮，泄泻。2.湿热带下，淋浊
生姜	发汗解表、温中止呕，温肺止咳	1.用于外感风寒表证。2.用于多种呕吐。3.用于风寒咳嗽
桔梗	开宣肺气，祛痰排脓，利咽	1.用于肺气不宣的咳嗽痰多，胸闷不畅。2.用于热毒壅肺之肺痈。3.用于咽喉肿痛，失音
黄芩	清热燥湿，泻火解毒，止血，安胎	1.用于湿温暑湿，黄疸泻痢，热淋涩痛。2.用于肺热咳嗽。3.用于热病烦渴，寒热往来。4.用于咽喉肿痛，痈肿疮毒。5.用于血热出血证。6.用于胎动不安

续表

单味药	主治	应用
炙甘草	补脾和胃，益气复脉	用于脾胃虚弱，倦怠乏力，心动悸，脉结代，可解附子毒，亦可修补身体黏膜破损
柴胡	疏散退热，疏肝解郁，升举阳气，清胆截疟	1.用于少阳证，外感发热。2.用于肝郁气滞，胸胁疼痛，月经不调。3.用于气虚下陷，久泻脱肛，胃、子宫下垂。4.用于疟疾
白术	补气健脾，燥湿利水，固表止汗，安胎	1.用于脾胃气虚、运化无力的食少便溏、脘腹胀满、肢软神疲等症。2.用于脾虚失运、水湿内停之痰饮，水肿，小便不利等。3.用于脾虚气弱，肌表不固而自汗。4.用于脾虚气弱，胎动不安之证
半夏	燥湿化痰，降逆止呕，消痞散结，外用消肿止痛	1.用于湿痰、寒痰证。2.用于胃气上逆呕吐。3.用于胸痹，结胸，心下痞，梅核气。4.用于瘰疬瘿瘤、痈疽肿毒及毒蛇咬伤等
当归	补血，活血，调经，止痛，润肠	1.用于血虚诸证。2.用于血虚或血虚而兼有瘀滞的月经不调、痛经、经闭等证。3.用于血虚，血滞或寒滞，以及跌打损伤、风湿痹阻的疼痛证。4.用于痈疽疮疡。5.用于血虚肠燥便秘

◇ **处方中的药对分析**

有了上述本次用方的单味药一览，我们通过中医大脑的学习模块分析其中的药对，这是我们做方剂分析的第二步骤，深入了解单味药之间的协同作用。

药对分析

药对	主治	应用
生姜+半夏	温胃、化痰、止呕。相畏相使	治疗寒饮呕吐，失眠，容易焦躁紧张、心惊
生姜+大枣	养脾胃和营卫。相使	治疗风寒感冒（入解表药），胃脘不舒呕吐（入健脾药）
柴胡+黄芩	和解少阳。相须	治疗邪在半表半里之少阳证，往来寒热
茯苓+半夏	化痰止呕。相须	治疗胃中停饮之呕吐
当归+川芎	养血、活血、止痛	治疗血虚血瘀气滞之痛经和产后腹痛
川芎+芍药+茯苓+泽泻	养血柔肝，活血化瘀，健脾利水	治疗腰腹疼痛，眩晕，小便不利、足跗浮肿，舌淡红、苔白腻，脉濡细缓
桔梗+石膏	祛痰排脓，利咽喉	治疗咽喉痛，干咳无痰或黄稠痰
桔梗+半夏	祛痰排脓，利咽喉	治疗咽喉痛

续表

药对	主治	应用
柴胡＋芍药	疏肝解郁，养血调经，平肝止痛	治疗胁肋痛，或月经不调，乳房胀痛，脉弦细
石膏＋柴胡	退热	治疗发高烧，舌质红，小便黄，大便臭，数脉
白术＋茯苓	补气健脾，燥湿利水	治疗脾虚湿盛证的大便溏泻，软便
桔梗＋石膏＋半夏	祛痰排脓，清热利咽	治疗咳嗽，不易咳出的浓痰、黏痰
石膏＋柴胡＋黄芩	清热泻火退烧	治疗感冒发高烧，反复发烧。舌质红，脉浮弦数
党参＋白术	补中益气健脾	治疗脾虚证，元气衰，吸收差

我们可以看出，本方包含健脾、调血、清热、利咽等药对。健脾的药对加上清热药黄芩、石膏，就能改善胃火旺消谷善饥及口渴、口干的问题。因为脾主升、胃主降，而人体气机的运转是一个圆运动，在降胃火的同时搭配健脾升脾气的药，脾气升才能更有助于胃火降。桔梗＋石膏＋半夏是利咽喉的主力药对，而半夏再搭配茯苓，整个中轴就能转动，可改善半夜会醒的问题，因为"胃不和则卧不安"。中轴一转动，再搭配养血调血的药对，就能改善睡眠多梦、腰酸的问题。由于桔梗可开肺，而肺与大肠相表里，肺气一宣发，再搭配上石膏、当归等滋阴润肠药，大便干的问题就能获得改善。通过药对整理，我们可以更清楚地看到本方严谨的对症思路。

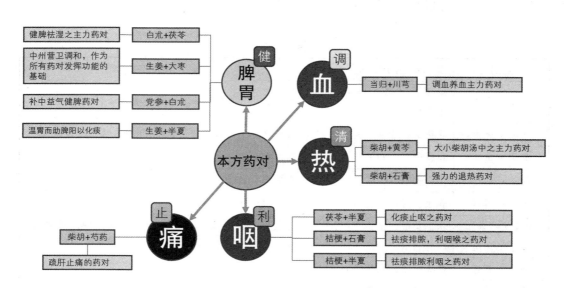

◇ 处方中展现的可能方剂组合分析

我们再通过中医大脑的学习模块分析本方剂所包含的方剂结构。

重要结构符合方剂

结构符合方剂	方剂组成	药数
小柴胡汤加桔梗石膏	半夏，生姜，柴胡，石膏，黄芩，桔梗，党参，大枣，炙甘草	9
黄芩加半夏生姜汤	半夏，生姜，黄芩，大枣，白芍，炙甘草	6
当归芍药散	茯苓，泽泻，川芎，白术，当归，白芍	6
桂枝去桂加茯苓白术汤	生姜，茯苓，白术，大枣，白芍，炙甘草	6
当归散	黄芩，川芎，白术，当归，白芍	5
黄芩汤	黄芩，大枣，白芍，炙甘草	4

可作为方根的结构符合方剂

结构符合方剂	方剂组成	药数
小半夏加茯苓汤	半夏，生姜，茯苓	3
芍药甘草汤	白芍，炙甘草	2
生姜半夏汤	半夏，生姜	2
泽泻汤	泽泻，白术	2
小半夏汤	半夏，生姜	2
佛手散	川芎，当归	2
二仙汤	黄芩，白芍	2

中医大脑开具的本方是以小柴胡汤和当归芍药散为主体，另外加上桔梗、石膏。小柴胡汤是调和剂，可以调整我们身体的诸多不平衡，加上桔梗、石膏会把整个药力带往咽喉部位。另外加当归芍药散是因为患者有明显的阴虚，一方面当归芍药散可以补血，血虚改善则阴虚就会改善，另一方面当归芍药散有祛湿的药，可以把组织中多余的水液重新收回到脉管，由此解决阴虚所带来的口干口渴问题。值得一提的是，虽然患者有大便干等阳明问题，但是中医大脑没有使用大黄剂，原因是石膏泻火滋阴本就可以软便，加上有当归的润肠、白术的健脾，因此大便干的问题也能得到改善。

中医大脑的组方精密对应着患者的症状，同时着力点在于根本性改善患者的体质。以下我们就"小柴胡汤加桔梗石膏、当归芍药散"的组成及主治做归纳：

方剂的组成药物列表

小柴胡汤加桔梗石膏	柴胡	黄芩	生姜	半夏	党参	大枣	炙甘草	桔梗	石膏	—	—	—	—	—	—
当归芍药散	—	—	—	—	—	—	—	—	—	当归	川芎	白芍	茯苓	白术	泽泻

方剂的主治列表

小柴胡汤	寒热往来、胸胁苦满、心烦、恶心想吐、食欲不振、口苦、脉弦
桔梗、石膏	祛痰排脓，利咽喉
当归芍药散	养血柔肝，活血化瘀，健脾利水

◇ 方性分析

中医大脑可以就方剂的单味药药性和比例算出方性，并且列出以下的方性图。本方是方性偏寒的方剂。因为有滋阴的药物，所以同时本方略偏补，偏润。

问止中医大脑方性图

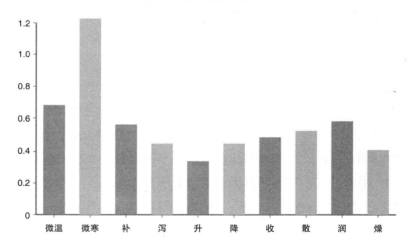

二诊：效不更方，二诊而愈

三剂药后，魏老师自己到店和前台说吃药后效果很好，发炎的扁桃体基本好了、咽喉不爽的感觉也基本消失、口干减轻很多，要求继续服药。通过本次的求医体验，魏老师变得对我们非常认可。二诊时效不更方。两个多月后魏老师的太太生病，魏老师和太太再次到店看诊，说自上次停药后至今咽喉轻松、未再发炎。

本次治疗为什么能取得良效呢？试做分析如下。

中医对该病早在宋代《太平惠民和剂局方》卷六中就有所记载，称为"单蛾""双蛾"，金代张子和《儒门事亲》卷三中正式提出"乳蛾"之名。

关于病因病机，历代医家认为外因主要是风寒、风热侵袭，内因主要为饮食不节、脏腑失调，以致痰火积热上攻、水亏火炎、虚阳上攻等，与肺胃肾等脏腑病变关系密切。

明朝窦梦麟《疮疡经验全书》卷一谓："咽喉有数证，有积热，有风热，有客热，有病后余邪未清，变化双蛾者。"

清朝张宗良《喉科指掌》谓："石蛾，此症或胎生或因本原不足，生于乳蛾地位少进半寸……此乃肝火老痰结成恶血，凡遇辛苦风热即发。"

程永培《咽喉经验秘传》谓："死蛾核，此症核强且硬也。因胃中有实火，膈上有稠痰，白色者是也，红者非。"

清朝陈士铎《石室秘录》谓："阴蛾之证，乃肾水亏乏，火不能藏于下，乃飞越于上，而喉中关狭，火不得直泄，乃结成蛾。"

以上说明了扁桃体炎与痰、火、瘀血有关。纵观本案，魏老师大便干、口渴、口干、喝水多、易饿，表示外邪入里化热。热与燥结于胃，表现为口干、口渴喝大量水、消谷善饥；热与燥结于肠，则表现为大便干，此为阳明问题。脉弦为少阳脉，少阳与阳明合病，故中医大脑处方为小柴胡汤，加桔梗、石膏引药上行，利咽消肿。中医大脑还合了当归芍药散，这是本案精妙之处，考虑到了病症反复发作和体质有关。患者弦细脉、血虚湿盛，故用当归芍药散养血健脾祛湿，整个组方标本兼治。故患者用后没有再出现之前用中药的种种不适，三剂而起良效，二诊而宣告收功。

【医案 20】

三十年老烟民的慢性支气管炎

主诊医师：肖华

随着天气一天天转凉，昼夜温差逐渐变大，咳嗽、慢性支气管炎等呼吸系统疾病的患者也越来越多。他们往往有这样的体会：天气转凉时最容易犯病，夏天好过，秋冬难熬啊。特别是对一些老烟民，这种体会就更深刻了。

慢性支气管炎的典型症状是咳嗽、咳痰。下面的这位"马甲哥"就是一位烟龄 30 年的老烟民，也是一位慢性支气管炎的患者。

张先生，今年 52 岁，抽烟三十年，每天 1～2 包。近十几年，一到冬天就会咳嗽，咳痰，支气管炎反反复复，之前都是静滴消炎药或者口服消炎药控制症状，要到第二年春天症状才会消失。

为什么叫"马甲哥"？是因为他每次来看诊都是穿着一件马甲，这个印象我很深刻，他说一到秋冬自己就离不开马甲，必须穿着它，保护前胸后背，不然的话咳嗽就会很严重，整个人的状态就不好了。

整体病症分析

◇ **什么是支气管炎**

支气管炎是支气管（连接气管和肺部的中型气管）的炎症。症状包括咳嗽、咳痰、胸闷、胸口不适、呼吸急促、呼吸有杂音、发烧、疲倦等。

如果支气管炎合并其他肺部疾病，如气喘等，往往会加重发展成肺炎。慢性支气管炎的病情发展较缓，初期可能只是冬天较易咳嗽，咳痰，夏天则无明显症状。随着病情发展，慢性支气管炎症状逐渐加重，咳嗽加剧，痰呈泡沫黏液状。慢性支气管炎大多会重复发生，尤其在寒冷的冬季更易发作。

◇ **现代医学怎么看支气管炎**

现代医学认为，支气管炎是因为病菌与细菌的反复感染而造成的非特异性炎症。当气温过低时，呼吸道小血管痉挛出血，呼吸道的防御功能严重降低，支气管对异物的调节作用降低，从而产生咳嗽、咳痰等症状。支气管发炎时，气管壁肿大，且因为刺激而分泌过多的黏液，导致患者呼吸困难。支气管炎又分为急性支气管炎和慢性支气管炎。

1. 急性支气管炎：一般持续二到三周，主要由病毒感染所引起，例如感冒病毒或咽喉感染病毒攻击支气管的黏膜造成发炎。细菌感染也会造成急性支气管炎，但比较少见，例如百日咳杆菌。

2. 慢性支气管炎：它的定义是每年里发病至少三个月，且持续两年或以上。慢性支气管炎的病因较为复杂，危险因子包括吸烟、灰尘、化学气味、空气污染等。慢性支气管炎的治疗包括避免危险因子，药物方面则有吸入性支气管扩张剂和类固醇。

◇ **中医怎么看支气管炎**

依据支气管炎的主要症状来看，咳嗽、咯痰、胸闷、呼吸急促属于中医的咳嗽、痰饮、喘证的范围。讲到咳嗽、痰饮、喘证，首先会想到的脏腑就是肺，当肺气虚弱便容易遭外邪侵入，从而导致这些症状。其实，咳嗽等症状的背后并不只是肺脏的问题，《素问》中说"五脏六腑皆令人咳，非独肺也"。而痰的形成也牵涉到了整个水液代谢和它的运行输布，与肺、脾、肾及三焦都有关系。所以说，支气管炎在中医来看有很多种证型。因此，历代医家在这部分也有详细记载，有多种方剂可以对治。

初诊：老烟民"马甲哥"

马甲哥在 2019 年 11 月 14 日到问止中医第一次就诊。问诊、舌诊、脉诊后，我使用中医人工智能辅助诊疗系统"中医大脑"录入症状，开具汤剂处方。

中医认为：脾属土，肺属金。从五行的关系来看，土生金。因此，脾为母脏，肺为子脏。既然脾土能生肺金，所以可以这样认为，肺气的虚弱失常源于其母脏脾的虚弱。

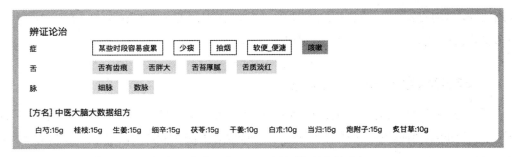

辨证论治

症	某些时段容易疲累	少痰	抽烟	软便_便溏	咳嗽
舌	舌有齿痕	舌胖大	舌苔厚腻	舌质淡红	
脉	细脉	数脉			

[方名] 中医大脑大数据组方

白芍:15g 桂枝:15g 生姜:15g 细辛:15g 茯苓:15g 干姜:10g 白术:10g 当归:15g 炮附子:15g 炙甘草:10g

▲ 中医大脑：中医人工智能辅助诊疗系统

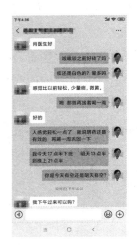

根据张先生易疲劳、软便便溏、舌胖大有齿痕，可辨证为脾肾阳虚证。本方中用炮附子，辛甘性热、暖脾土，以温运水湿；茯苓利水渗湿，使水邪从小便去；白术健脾燥湿；佐以生姜之温散，既助附子温阳散寒，又合茯苓、白术宣散水湿，起到温阳健脾之效。

用药 5 天后微信回访张先生记录如下：

二诊：2019 年 12 月 1 日

二诊自诉：喝药后感觉人暖起来了，轻松一点，能咳出痰多一点，偏白，无明显咽干及咽痒，无流鼻涕，打喷嚏，每天都喝茶，大便成形一点，一天 1 ~ 2 次，睡眠好，情绪可，抽烟三十年，每天 1 ~ 2 包。

自诉

复诊，喝药后感觉人暖起来了，轻松一点，能咳出痰多一点，偏白，无明显咽干及咽痒，无流鼻涕，打喷嚏，每天都是喝茶，大便成形一点，一天1-2次，睡眠好，情绪可，抽烟三十年，每天1-2包。

张先生自诉整个人都暖起来了、疲劳感减轻、肺部闷痛感减轻、咳嗽症状减轻、痰容易咳出来一点。疗效明显，效不更方，守方一周。我叮嘱张先生减少抽烟，注意保暖，避免生冷、辛辣刺激饮食。

又过一周后微信回访：

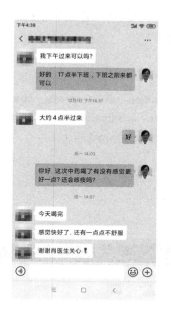
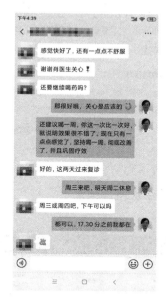

三诊：2019 年 12 月 12 日

张先生自诉近十几年一到冬天就会出现咳嗽，支气管炎反反复复，都是静滴消炎药或者口服消炎药，喝药后感觉人暖起来了，轻松一点，能咳出痰多一点，偏白，无明显咽干及咽痒，无流鼻涕，打喷嚏，每天都喝茶，大便软，成形，一天 1～2 次，睡眠好，情绪可，精神好。平时常应酬。近一周感觉膝盖以下脚冷。

> **自诉**
>
> 近十几年一到冬天就会出现咳嗽，支气管炎反反复复，都是静滴消炎药或者口服消炎药，喝药后感觉人暖起来了，轻松一点，能咳出痰多一点，偏白，无明显咽干及咽痒，无流鼻涕，打喷嚏，每天都喝茶，大便软，成形，一天 1-2 次，睡眠好，情绪可，精神好。平时常应酬。近一周感觉膝盖以下脚冷。

张先生反馈喝完药后感觉困扰他十几年的支气管炎快要好了，只剩一点点的不适了，还有轻微咳嗽，肺部闷痛感消失，还有少量白稀痰，身体越来越暖了，人很轻松，完全没有疲劳感了。

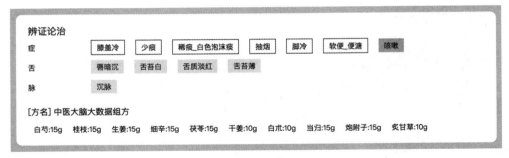

辨证论治

| 症 | 膝盖冷 | 少痰 | 稀痰_白色泡沫痰 | 抽烟 | 脚冷 | 软便_便溏 | 咳嗽 |

| 舌 | 唇暗沉 | 舌苔白 | 舌质淡红 | 舌苔薄 |

| 脉 | 沉脉 |

[方名] 中医大脑大数据组方

白芍:15g　桂枝:15g　生姜:15g　细辛:15g　茯苓:15g　干姜:10g　白术:10g　当归:15g　炮附子:15g　炙甘草:10g

▲中医大脑：中医人工智能辅助诊疗系统

疗效明显，效不更方，再守方一周。

【 中医大脑的 3 次就诊记录 】

顾客	医师	主症/疾病	顾客自诉	针药类型	随访	确认时间
	肖华	咳嗽	近十几年一到冬天就会出现咳嗽，支气管炎反反复复，都是静滴消炎...	药	不随访	2019-12-12 15:25
	肖华	咳嗽	复诊，喝药后感觉人暖起来了，轻松一点，能咳出痰多一点，偏白...	药	已随访	2019-12-01 15:44
	肖华	咳嗽	西医诊断支气管炎，现服抗生素消炎药治疗。2个月前因感冒导致现...	药	不随访	2019-11-14 19:43

共3条

▲中医大脑：就诊历史记录

通过这则案例，我们发现中医大脑直接抓住咳嗽、咳痰的本质，即"脾为生痰之源，肺为贮痰之器"，温阳健脾，脾健则土能生金，则咳止痰消。

此次陪同张先生来的还有他的爱人。张先生说："我基本上好了，我带我爱人过来喝中药调调，她是疑难杂症类型的，你好好给她看看。"经详细的问诊后我发现也不算疑难杂症，就是二十几年的便秘和失眠，我用中医大脑也给她开了药，之后和大家再做分享。

━━━━ 中医大脑医理分析 ━━━━

◇ **症状统计**

我们把初诊的症状略加整理，大致分类如下。

脉症与体质的关联

【整体体质】	某些时段容易疲累
【大便】	软便 - 便溏
【咳喘】	咳嗽
【痰】	少痰
【不内不外因】	抽烟
【舌体】	舌质淡红，舌有齿痕，舌胖大
【舌苔】	舌苔厚腻
【脉诊：时间性】	数脉
【脉诊：强弱性】	细脉

◇ 体质分析

诚如医者在前文的记录，患者除了肺的问题，还有脾虚而引起的水液失调问题。他的疲累也提示着他存在气虚的情况，主要来自于肺气虚。一到冬天就咳嗽，这个症状提示着阳虚，而此咳嗽的病机就是寒。从舌诊和脉诊来看，"舌有齿痕，舌胖大"提示着气虚和阳虚的表现，而细脉、数脉再一次提示着虚证的存在。数脉除了表示热证外，也表示虚证，代表人体气血不足，心脏只好加快跳动来供给身体血液需求。

通过中医大脑的学习模块分析，我们看到患者呈现的体质特性有"阳虚、心肺气虚、脾气虚"。

各种体质的典型症状

阳虚	某些时段容易疲累，软便 - 便溏，舌胖大，舌有齿痕，细脉
心肺气虚	咳嗽，某些时段容易疲累，舌胖大
脾气虚	某些时段容易疲累，软便 - 便溏，舌胖大，舌有齿痕，细脉

◇ 中医大脑处方

中医大脑的处方看来是桂枝汤为基底的一个方剂。但是因为炮附子的加入，本方也有附子剂的结构。值得注意的是本方生姜和干姜并用。

干姜和生姜的功效差异分别适合本位患者。在分析全部单味药的特性之前，我们使用中医大脑的学习模块列出生姜与干姜的异同。两味药均是热性药，系出同源，但生姜重点作用部位在脾胃，而干姜重点作用在肺且更能透达全身，生姜散表寒，而干姜温里寒。

生姜与干姜的适应证异同

相同适应证	身冷 - 畏寒、咳嗽、咳嗽型感冒
生姜：其他适应证	食欲不振、恶心想吐、呕吐、呃逆 - 嗳气 - 打嗝、肠胃虚弱 - 元气衰吸收差、外感 - 感冒、伤寒感冒、多痰、恶寒、食物中毒
干姜：其他适应证	吐血、便血、月经崩漏、下利 - 腹泻 - 水泻、腹痛、产后瘀血经闭、产后身痛、哮喘、四肢厥冷 - 手脚冰冷、脚冷、手冷、大汗出、面色白、口不渴、喜热饮、长期整日全身倦怠、某些时段容易疲累、体力差 - 体质虚弱

［中医大脑主方］白芍 15g，桂枝 15g，生姜 15g，细辛 15g，茯苓 15g，干姜 10g，白术 10g，当归 15g，炮附子 15g，炙甘草 10g。

◇ 处方中的用药分析

我们先来分析其中的单味药，列出以下的主治和应用的简表，通过单味药的选取来看中医大脑在这一诊中的思路。再渐次由"单味药"而"药对"，最后再来看其中可能的方剂结构。

单味药分析

单味药	主治	应用
白芍	养血调经，平肝止痛，敛阴止汗	1.用于血虚或阴虚有热的月经不调、崩漏等证。2.用于肝阴不足、肝气不舒或肝阳偏亢的头痛、眩晕、胁肋疼痛、脘腹四肢拘挛作痛等证。3.用于阴虚盗汗及营卫不和的表虚自汗证
桂枝	发汗解肌，温经通脉，通阳化气	1.用于外感风寒表证。2.用于寒凝血滞的痹证、脘腹冷痛、痛经、经闭等症。3.用于胸痹、痰饮、水肿及心动悸、脉结代
炮附子	回阳救逆，助阳补火，散寒止痛	1.用于亡阳证。2.用于虚寒性的阳痿宫冷、脘腹冷痛、泄泻、水肿等症。3.用于寒痹证。本品辛散温通，有较强的散寒止痛作用
茯苓	利水渗湿，健脾安神	1.水肿、小便不利。2.脾虚诸证。3.心悸，失眠
生姜	发汗解表、温中止呕，温肺止咳	1.用于外感风寒表证。2.用于多种呕吐。3.用于风寒咳嗽
干姜	温中散寒，回阳通脉，温肺化饮	1.用于脾胃寒证。2.用于亡阳证。3.用于寒饮伏肺喘咳
炙甘草	补脾和胃，益气复脉	用于脾胃虚弱，倦怠乏力，心动悸，脉结代，可解附子毒，亦可修补身体黏膜破损

续表

单味药	主治	应用
白术	补气健脾，燥湿利水，固表止汗，安胎	1.用于脾胃气虚、运化无力的食少便溏、脘腹胀满、肢软神疲等症。2.用于脾虚失运、水湿内停之痰饮、水肿、小便不利等。3.用于脾虚气弱，肌表不固而自汗。4.用于脾虚气弱、胎动不安之证
细辛	祛风解表，散寒止痛，温肺化饮，通窍	1.用于外感风寒及阳虚外感证。2.用于头痛、痹痛、牙痛等痛证。3.用于寒饮咳喘
当归	补血，活血，调经，止痛，润肠	1.用于血虚诸证。2.用于血虚或血虚而兼有瘀滞的月经不调、痛经、经闭等证。3.用于血虚、血滞或寒滞，以及跌打损伤、风湿痹阻的疼痛证。4.用于痈疽疮疡。5.用于血虚肠燥便秘

◇ 处方中的药对分析

基于上述本次用方的单味药一览，我们继续分析本方中的药对结构。这是我们做方剂分析的第二步骤，深入了解单味药之间的协同作用。

药对分析

药对	主治	应用
桂枝 + 芍药	调和营卫，解肌发表。相使	治疗外感风寒表虚证
干姜 + 炮附子	回阳救逆，温补脾肾	治疗亡阳虚脱，脾肾阳虚泄泻，舌质白淡胖大有齿痕，舌苔白润或白腻，脉弦紧或尺沉微弱
茯苓 + 桂枝 + 白术 + 炙甘草	温阳化饮，健脾利湿	治疗中阳不足之痰饮。胸胁支满，目眩心悸，短气而咳，舌苔白滑，脉弦滑或沉紧
桂枝 + 芍药 + 当归	温经通脉，活血止痛	治疗左肩膀僵硬
白术 + 炮附子	排脓，去除寒湿	治疗：1.阳虚的脓疡之症。2.寒湿证，如全身关节疼痛、腰痛、身体沉重等
桂枝 + 炙甘草	辛甘化阳，补益心阳。相使	治疗心阳虚之心悸气短，其人欲两手交叉覆盖，喜按心胸部位
干姜 + 细辛	温肺化饮	治疗寒饮证的咳嗽气喘，舌淡白苔白滑，脉弦紧
桂枝 + 炮附子	温经通脉，散寒止痛	治疗寒凝血滞的痹证。全身疼痛，或脘腹冷痛，或经痛、闭经
白术 + 茯苓	补气健脾，燥湿利水	治疗脾虚湿盛证的大便溏泻，软便
干姜 + 炙甘草	温中散寒	治疗：1.脾虚寒的大便溏泄。2.阳虚吐血。3.肺痿吐涎沫，其人不咳，不渴，遗尿，小便数

通过药对分析我们可以看出，本方是一个以补阳祛痰饮为主的方剂。针对患者的体质，我们一方面补心阳，一方面补肾阳，同时补心阳和肾阳是希望实现心肾相交、水火既济。而祛痰饮方面，中医大脑同时要把肺及脾胃的痰饮去掉。在中医来说，当肺有痰饮的时候，很多有经验的老医师都会直接从脾胃的调理入手。中医有句话说"脾为生痰之源，肺为贮痰之器"。所以，当我们把脾胃的水湿去除后，人体就不会一直产生痰而积在肺里。此外，我们看到本方有一个特殊的药对，那便是调和营卫的桂枝与芍药。在这里也许大家会问，调和营卫的药对还有大枣和生姜，作为调和中州营卫的重要药对，为什么在这里没有出现？因为大枣会增加胃里的水液，当我们想要去脾胃的湿的时候，我们不考虑使用大枣。我们可以看出中医大脑组方结构相当精密，虽然没有直接对应着肺、支气管的问题出手，但是经过这样的药对组合，本方可以实现通过调整体质让患者自己改善体内环境，以实现治疗慢性支气管炎的目的。这是一个非常好的策略，而且可以说是中医治病的纲领性策略。以下是本方的药对分析图：

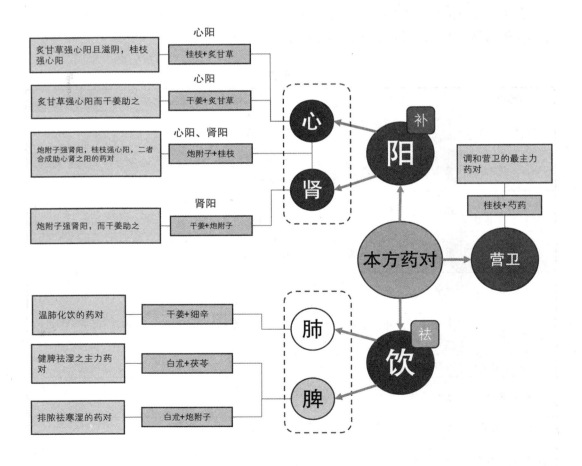

◇ **处方中展现的可能方剂组合分析**

我们再通过中医大脑的学习模块分析本方剂所包含的方剂结构。

重要结构符合方剂

结构符合方剂	方剂组成	药数
真武汤	白芍，生姜，茯苓，白术，炮附子	5
茯苓甘草汤	桂枝，生姜，茯苓，炙甘草	4
苓桂术甘汤	桂枝，茯苓，白术，炙甘草	4
甘草干姜茯苓白术汤	茯苓，干姜，白术，炙甘草	4

可作为方根的结构符合方剂

结构符合方剂	方剂组成	药数
通脉四逆汤	干姜，炮附子，炙甘草	3
芍药甘草附子汤	白芍，炮附子，炙甘草	3
四逆汤	干姜，炮附子，炙甘草	3
芍药甘草汤	白芍，炙甘草	2
甘草干姜汤	干姜，炙甘草	2
桂枝甘草汤	桂枝，炙甘草	2
干姜附子汤	干姜，炮附子	2

另外再特别加上的单味药：细辛、当归。

我们看到几个熟悉的方剂，其中最重要的结构符合方剂有"真武汤、苓桂术甘汤、四逆汤"。这三个方剂和我们前面所说的补阳祛湿的方向是一致的。我们列出这三个方剂的组成和结构，供我们了解中医大脑的组方思路。

方剂的组成药物列表

真武汤	茯苓	白芍	白术	生姜	炮附子	–	–	–
苓桂术甘汤	茯苓	–	白术	–	–	桂枝	炙甘草	–
四逆汤	–	–	–	–	炮附子	–	炙甘草	干姜

方剂的主治列表

真武汤	精力衰退、肢重浮肿、小便不利、头眩心悸
苓桂术甘汤	胸胁支满（停饮）、晕眩、心悸、短气
四逆汤	四肢厥逆（手脚冰冷）、下利清谷、口淡不渴、脉沉微

◇ 方性分析

中医大脑可以就方剂的单味药药性和比例算出方性，并且列出方性图。方性显示，本方非常温热。同时本方偏燥、偏散，符合去水散湿的用意。再一次，我们从方性分析验证了我们通过药对分析所得出的本方重在温阳祛湿的方义。

问止中医大脑方性图

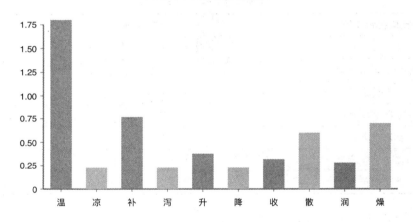

总　结

我们曾经分析了中医大脑里上万则案例，我们发现深圳地区的患者体质明显偏寒、偏阳虚、偏湿，有悖于人们普遍认为的越是南方越偏热性体质的情况。事实上，南方天气虽热，但由于现代人拥有冰箱、空调等制冷设备，所以大多常接触到寒凉的食物和环境；往往越是身处酷暑，人们越是喜欢吃冷饮，吹冷气，所以长期积累下来反而久居南方地区的人们更容易形成寒湿较重的体质。本案中，中医大脑跳过慢性支气管炎的表面，直击患者阳虚、心肺气虚、脾气虚的体质，通过体质调理实现了很好的疗效，这为医者提供了一个非常好的临床诊治示范，值得借鉴应用。

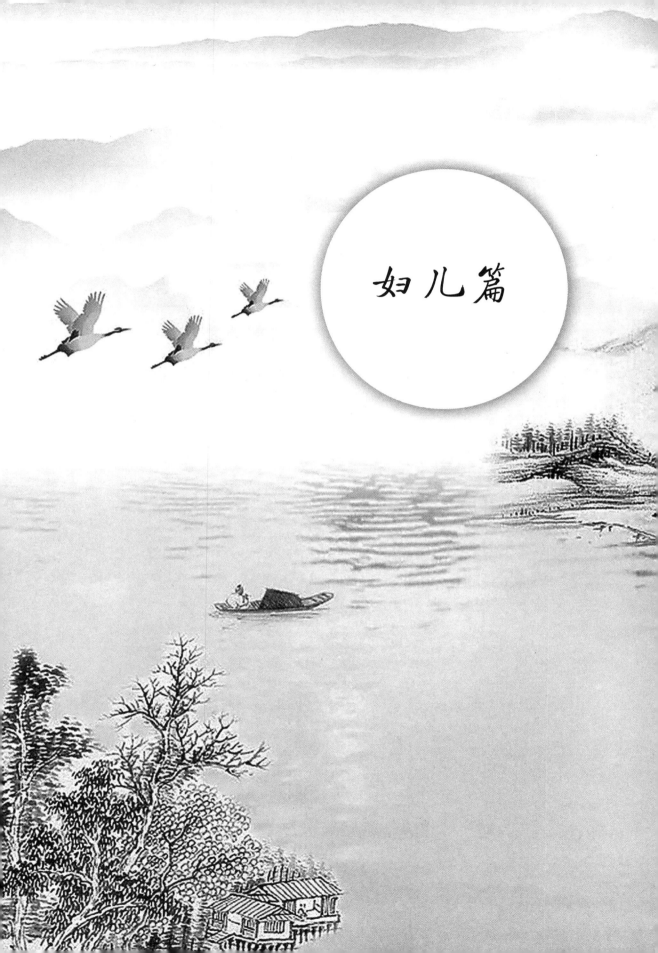

妇儿篇

【医案 21】

产后尿失禁十余年的贝女士

主诊医师：刘雪伦

　　说起妈妈的话题，每个人都会感慨颇多，从小到大的生活起居离不开妈妈的照顾，每个幸福的家庭里，都有一个忙碌妈妈的身影，妈妈为此也许落下一身病痛，但是在子女面前，妈妈不会说一个苦字，看到子女灿烂的笑容，妈妈即使有一切病痛也会觉得值得。

　　妈妈从十月怀胎的那一刻，就开始忍受各式各样由怀孕带来的不适，到孩子临盆落地，坐月子护理，以及产后一些遗留症状，无时无刻不在困扰着母亲的身体。

　　我最近治疗的这位妈妈，更是饱受着常人没有体会过的病苦。她从第一胎生产后，就开始轻微地漏尿。到最近二胎产后不久，症状加重明显，一着急或稍微腹部用力，小便就会漏出，更别谈稍微剧烈一点的运动。

　　漏尿就是医学上讲的尿失禁。尿失禁问题困扰这位妈妈许久，辗转求医无果，她抱着试探的想法，来到问止中医。

整体病症分析

◇ 什么是尿失禁

尿失禁指的是尿液会不自主地流出，无法以意志来控制。

◇ 现代医学怎么看尿失禁

尿失禁的成因很多，甚至分别属于不同的科系，像泌尿科、妇产科、精神科等，所以最好去看能够综合诊断尿失禁的专科。

比较常见的尿失禁有以下四种类型：

1. 应力性尿失禁：由于骨盆底肌和尿道括约肌松弛，当腹压增强时，例如咳嗽、打喷嚏、打哈欠、跳跃、提重物等，尿液便会漏出来，多发于产后或是停经的女性。这是最常见的一种尿失禁。

2. 急迫性尿失禁：此种患者会有很强烈的尿意感，并且当有尿意感后，在很短暂的时间内就会尿出来，以至于无法忍耐到去上厕所。主要原因是膀胱逼尿肌不自主地收缩，成因包括神经病变、膀胱过度受刺激或膀胱变小等。

3. 满溢性尿失禁：当排尿出了问题，例如膀胱无力或尿道阻塞而无法正常排空尿液，膀胱就会过胀，此时就会出现量少且频繁的排尿。

4. 功能性尿失禁：功能性尿失禁是指在排尿的机制上没有问题，但由于患者动作不灵活或神智不清楚，导致没有上厕所就尿出来。

◇ 中医怎么看尿失禁

中医认为尿失禁的主要原因是肾虚，大多数患者是中老年人。肾气随着年龄增长而衰弱，当肾衰弱时，就会产生频尿、夜尿、尿失禁等问题。因此，中医治疗尿失禁的方法为补肾，使用方剂以补肾剂为主。

初诊：产后漏尿十余年，加重一周

贝女士，38岁。2019年12月22日初诊，因漏尿十余年、加重一周就诊。

贝女士自诉：产后漏尿十余年，抱重物会加重；既往有康复锻炼史；全身疲倦，容易上火，小腿静脉曲张，怕冷，膝盖冷，口干，喜热饮，小便黄，大便溏，多梦，睡眠品质差，容易焦虑紧张，月经量少，黄带。

舌象：舌胖大，有齿痕，舌质紫，苔薄白，水滑苔。

脉象：脉浮滑虚。

腹诊：心下压痛，胁下压痛，脐旁压痛，小腹压痛。

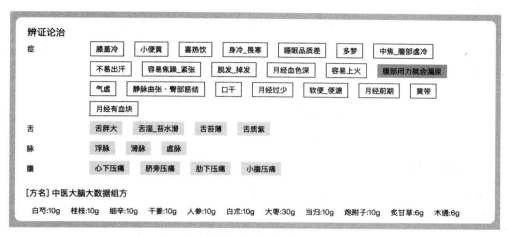

▲中医大脑：中医人工智能辅助诊疗系统

使用中医大脑辨证论治。中医大脑开出方剂的方向为温阳散寒、温通经脉、利水补虚。方中炮附子能温阳散寒，顺行因寒而引起的水饮停滞，且能补阳虚及振奋沉衰的新陈代谢；干姜温里寒而化饮；当归能使血行通畅，并有补血及行血的作用；桂枝善于顺气，协助当归而舒顺血行；细辛用于温散表寒，又能驱散中焦的寒气，开导胃口的水气，通顺微血管的血行；木通善于通达气血的停滞，且与细辛协力，疏导停水，并有利水的效能；大枣用量较多能补充肠胃的津液避免利水伤阴；人参能大补元气，因为久病必虚；白术能祛除胃内停水；炙甘草协助诸药以补肠胃之虚。

在服用汤药的同时，配合艾灸治疗。处方以隔姜灸关元、中极、水道，背后灸八髎。

中医的观念认为，心与小肠相表里，皆属火。正常人心脏不断跳动，因跳动剧烈随时随地都在产热，故心为产热之源，心的热度会向下导入小肠，所以小肠很热，故小肠属火，正常人的心同小肠是一样的热度，所以人的下焦因为小肠会非常温暖。

从解剖的位置上看，膀胱在小肠的前方，小肠相当于一个火炉，不断燃烧，所以正常人膀胱里也会是热的。膀胱储存尿液，小肠在后方不断加热，膀胱会很热，不断将尿液气化，液体向上蒸发，干净的水蒸气回到身体里再次利用，废液形成尿液留在膀胱里，但因为气化的原因，废水不断向上蒸发，会顶在膀胱顶端，当废液很多、膀胱充盈的时候，人才会产生尿意将小便排出体外，这是正常人的生理。

那么，假如有一天，因为某些原因，小肠火降温了，那么膀胱也不会那么热，里面原本不断气化的水液变冷，稍有一点水液，不会继续向上蒸发气化，那即便有那么一点水就会沉到膀胱的底端，这时这个"冷水"会不断刺激膀胱括约肌，产生尿意，那么好了，尿频、尿急、漏尿等一系列的情况不断接踵而至。

总结一下，一切因素皆因为小肠的温度不够，水液没有办法气化所导致。思路理清的话，治疗方向也就有了。所以中医大脑用方多偏向温阳散寒利水，通过艾灸温通力量加持，希望能取得一定疗效。

中医大脑医理分析——初诊

◇ **症状统计**

我们把患者的症状归类，帮助我们分析她的体质。

脉症与体质的关联

【整体体质】	容易上火
【气】	气虚
【寒】	身冷 - 畏寒，中焦 - 腹部虚冷，膝盖冷
【口 - 渴饮】	口干
【饮食】	喜热饮
【小便】	腹部用力就会漏尿，小便黄
【大便】	软便 - 便溏
【汗】	不易出汗
【心 - 心血管系统】	静脉曲张、臀部筋结
【经】	月经前期，月经过少，月经有血块，月经血色深
【带】	黄带
【睡眠】	睡眠品质差
【梦】	多梦
【情绪】	容易焦躁 - 紧张
【发】	脱发 - 掉发
【舌体】	舌质紫，舌胖大
【舌苔】	舌苔薄，舌湿 - 苔水滑
【脉诊：浮沉性】	浮脉
【脉诊：虚实性】	虚脉
【脉诊：流畅性】	滑脉
【腹诊：胸腹及心下】	心下压痛
【腹诊：胁下】	胁下压痛
【腹诊：脐部】	脐旁压痛
【腹诊：小腹】	小腹压痛

◇ **体质分析**

根据不同的辨证观点，我们使用中医大脑的学习模块分析患者的体质，这都代表她体质的可能趋向。

各种体质的典型症状

肝肾阴虚	月经前期，月经过少，口干，小便黄，脱发 - 掉发
肾阳虚	软便 - 便溏，膝盖冷，喜热饮，身冷 - 畏寒，舌胖大，舌湿 - 苔水滑，虚脉
脾阳虚	软便 - 便溏，喜热饮，身冷 - 畏寒，舌胖大，舌湿 - 苔水滑，虚脉
脾气虚	脱发 - 掉发，软便 - 便溏，气虚，舌胖大，舌苔薄，虚脉

◇ **中医大脑处方**

［中医大脑主方］白芍 10g，桂枝 10g，细辛 10g，干姜 10g，人参 10g，白术 10g，大枣 30g，当归 10g，炮附子 10g，炙甘草 6g，木通 6g。

◇ **处方中的用药分析**

我们先来分析其中的单味药，列出以下的主治和应用的简表，通过单味药的选取来看中医大脑在这一诊中的思路。再渐次由"单味药"而"药对"，最后再来看其中可能的方剂结构。

单味药分析

单味药	主治	应用
白芍	养血调经，平肝止痛，敛阴止汗	1.用于血虚或阴虚有热的月经不调、崩漏等证。2.用于肝阴不足、肝气不舒或肝阳偏亢的头痛、眩晕、胁肋疼痛、脘腹四肢拘挛作痛等证。3.用于阴虚盗汗及营卫不和的表虚自汗证
桂枝	发汗解肌，温经通脉，通阳化气	1.用于外感风寒表证。2.用于寒凝血滞的痹证、脘腹冷痛、痛经、经闭等症。3.用于胸痹、痰饮、水肿及心动悸、脉结代
大枣	补中益气，养血安神，缓和药性	1.用于脾虚食少便溏、倦怠乏力等症。2.用于血虚萎黄及妇女脏躁、神志不安等证。3.用于药性较峻烈的方剂中，可以减少烈性药的副作用，并保护正气
炮附子	回阳救逆，助阳补火，散寒止痛	1.用于亡阳证。2.用于虚寒性的阳痿宫冷、脘腹冷痛、泄泻、水肿等症。3.用于寒痹证。本品辛散温通，有较强的散寒止痛作用

单味药	主治	应用
人参	大补元气，补脾益肺，生津止渴，安神益智	1.用于气虚欲脱、脉微欲绝的危重症。2.用于肺气虚弱的短气喘促、懒言声微、脉虚自汗等症。3.用于脾气不足的倦怠乏力、食少便溏等症。4.用于热病气津两伤之身热口渴及消渴等症。5.用于气血亏虚的心悸、失眠、健忘等症
干姜	温中散寒，回阳通脉，温肺化饮	1.用于脾胃寒证。2.用于亡阳证。3.用于寒饮伏肺喘咳
炙甘草	补脾和胃，益气复脉	用于脾胃虚弱，倦怠乏力，心动悸，脉结代，可解附子毒，亦可修补身体黏膜破损
白术	补气健脾，燥湿利水，固表止汗，安胎	1.用于脾胃气虚、运化无力的食少便溏、脘腹胀满、肢软神疲等症。2.用于脾虚失运、水湿内停之痰饮、水肿、小便不利等。3.用于脾虚气弱，肌表不固而自汗。4.用于脾虚气弱、胎动不安之证
细辛	祛风解表，散寒止痛，温肺化饮，通窍	1.用于外感风寒及阳虚外感证。2.用于头痛、痹痛、牙痛等痛证。3.用于寒饮咳喘
木通	清热，利水通淋，泄心火，通血脉，通乳	用于热淋涩痛，心烦尿赤，水肿脚气，经闭乳少，湿热痹痛
当归	补血，活血，调经，止痛，润肠	1.用于血虚诸证。2.用于血虚或血虚而兼有瘀滞的月经不调、痛经、经闭等证。3.用于血虚、血滞或寒滞，以及跌打损伤、风湿痹阻的疼痛证。4.用于痈疽疮疡。5.用于血虚肠燥便秘

◇ 处方中的药对分析

有了上述本次用方的单味药一览，我们来通过中医大脑的学习模块分析其中的药对，这是我们做方剂分析的第二步骤，深入了解单味药之间的协同作用。

药对分析

药对	主治	应用
桂枝＋芍药	调和营卫，解肌发表。相使	治疗外感风寒表虚证
干姜＋白术＋人参	温中祛寒，补气健脾	治疗：1.中焦虚寒证。自利不渴、腹痛呕吐。2.胸痹，或病后吐涎沫、阳虚失血、小儿慢惊等属中焦阳虚、寒邪内侵者
干姜＋炮附子	回阳救逆，温补脾肾	治疗亡阳虚脱，脾肾阳虚泄泻，舌质白淡胖大有齿痕，舌苔白滑或白腻，脉弦紧或尺沉微弱

续表

药对	主治	应用
桂枝+ 芍药+当归	温经通脉，活血止痛	治疗左肩膀僵硬
白术+炮附子	排脓，去除寒湿	治疗：1.阳虚的脓疡之症。2.寒湿证，如全身关节疼痛、腰痛、身体沉重等
桂枝+炙甘草	辛甘化阳，补益心阳。相使	治疗心阳虚之心悸气短，其人欲两手交叉覆盖，喜按心胸部位
干姜+白术+ 人参+炮附子	温阳补虚祛寒	治疗脾肾阳虚证，舌质白淡胖大有齿痕，右关尺沉紧或沉弱
干姜+细辛	温肺化饮	治疗寒饮证的咳嗽气喘，舌淡白苔白滑，脉弦紧
桂枝+炮附子	温经通脉，散寒止痛	治疗寒凝血滞的痹证。全身疼痛，或脘腹冷痛，或经痛、闭经
干姜+炙甘草	温中散寒	治疗：1.脾虚寒的大便溏泄。2.阳虚吐血。3.肺痿吐涎沫，其人不咳，不渴，遗尿，小便数

　　我们知道患者的产后漏尿是和膀胱有关。下焦虚寒、膀胱的温度不够是造成她尿失禁的主要原因。如前文分析所言，因为心移热于小肠，故而小肠的热才能够不断地温暖下焦。所以，补阳必须从提高小肠和膀胱两者的温度入手。本方在补阳方面，特别着重在心肾这两个脏象上。当然我们知道"心与小肠相表里""肾与膀胱相表里"，所以我们通过补心肾之阳就可以解决患者目前的症状。本方同时再加上祛湿的药对以协同增效。

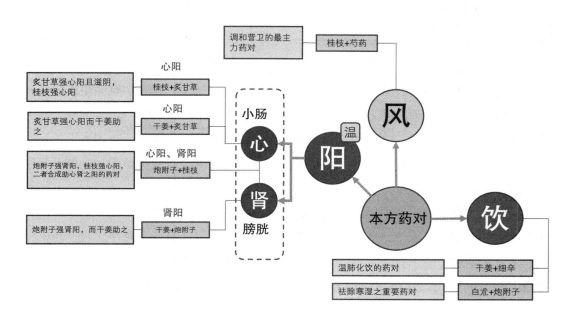

◇ 处方中展现的可能方剂组合分析

我们再通过中医大脑的学习模块分析本方剂所包含的方剂结构。

重要结构符合方剂

结构符合方剂	方剂组成	药数
附子理中汤	干姜，人参，白术，炮附子，炙甘草	5
桂枝人参汤	桂枝，干姜，人参，白术，炙甘草	5
理中汤	干姜，人参，白术，炙甘草	4
理中丸	干姜，人参，白术，炙甘草	4
四逆加人参汤	干姜，人参，炮附子，炙甘草	4
人参汤	干姜，人参，白术，炙甘草	4

可作为方根的结构符合方剂

结构符合方剂	方剂组成	药数
通脉四逆汤	干姜，炮附子，炙甘草	3
芍药甘草附子汤	白芍，炮附子，炙甘草	3
四逆汤	干姜，炮附子，炙甘草	3
芍药甘草汤	白芍，炙甘草	2
甘草干姜汤	干姜，炙甘草	2
桂枝甘草汤	桂枝，炙甘草	2
干姜附子汤	干姜，炮附子	2

另外再特别加上的单味药：细辛、木通、大枣、当归。

在这一诊中，中医大脑用了理中汤、四逆汤类方的结构。这其中有完整的附子理中汤、四逆汤，但从列出的方剂之外的单味药"细辛、木通、当归"可以判断，整方非常接近"当归四逆汤"的结构，但不用通草而改木通。不用通草而改用木通的用意应是要导心火于小肠，避免用热药容易上火的副作用，同时可治疗黄带、小便黄等湿热的问题。

我们且列出"附子理中汤、四逆汤、当归四逆汤"的组成和主治比较如下。请注意四逆汤和当归四逆汤的比较：四逆汤用于全身虚寒，尤其是全身寒冷比较严重的情况，其方义是通过附子行走全身一切经络的功效来让热能透达全身；当归四逆汤本身有活血补血的作用，它应用在局部小循环不佳的时候，是对治四肢末梢虚寒的重要方剂。

方剂的组成药物列表

附子理中汤	炮附子	干姜	白术	炙甘草	人参	–	–	–	–	–	–
四逆汤	炮附子	干姜	–	炙甘草	–	–	–	–	–	–	–
当归四逆汤	–	–	–	炙甘草	–	当归	桂枝	白芍	细辛	通草	大枣

方剂的主治列表

附子理中汤	腹痛不渴、或呕或利、四肢厥冷、舌淡苔白、脉沉迟
四逆汤	四肢厥逆（手脚冰冷）、下利清谷、口淡不渴、脉沉微
当归四逆汤	手足厥冷（手脚冰冷）、腰痛、下肢痹痛、脉沉细

◇ **方性分析**

中医大脑可以就方剂的单味药药性和比例算出方性，并且列出以下的方性图。可以看出本方热性比较强，同时偏温，偏补。从方性角度看，本方对于阳虚体质的患者来说是一个非常对证的方剂。

问止中医大脑方性图

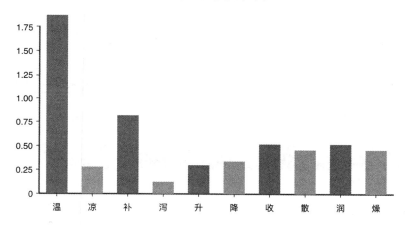

【服药插曲：漏尿好转，服药后上火】

在服药过程中出现了插曲。在服药的第三天，贝女士反馈说有些许上火，嘴角开始长泡。

起初我认为药力同艾灸力量相重，故之后不用艾灸治疗，并予以刮痧治疗，将多余的火气祛除，并嘱其服药的量稍稍减半，若火气退后，继续恢复之前的量。

服药期间，除上火症状出现，漏尿的症状在逐步减轻，睡眠及大便的情况也在好转。

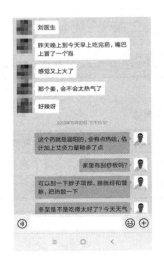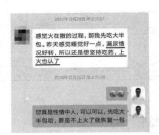

后四天的药量恢复之后，症状在减轻，漏尿的情况不断好转。

但是也许还是药力太强，气有余便是火，还是在上火的边缘徘徊，但漏尿症状在不断减轻，所以可见总体方向是正确的，但需要作出些许调整。

据贝女士讲：经过多处寻医问药无果后，能取得如此疗效已经很满意，看到些许希望，对问止中医产生极大的信任。

作为医生，需要感谢患者的耐心与信任，虽说为长期慢性问题，方向正确且取得一定疗效，但是不能有丝毫的懈怠。即便至此，尚未成功，还需要进一步严谨思考，严谨治疗，故记录下点滴思考，总结经验，希望下一步治疗能取得更加满意的疗效。

总　结

中医大脑在分析症状之后所计算开具本方，其思路是温补肾阳而令下焦温暖，由此改善患者尿失禁的问题。但是我们也看到了因为偏阳的药比较多，患者的体质在改变的过程中一时比较难适应，于是产生了上火的现象。这种情况下，我们可以减少用药的分量以放缓补阳的力道，当患者身体能够适应之后，我们再逐渐回调剂量完成补阳之所需。这种情况下的守方，一方面有赖于医者对用方的拿捏技巧，同时也需要医者与患者详尽沟通。优秀的医者配合上中医大脑是本案可以取得良效的基础。

【医案22】

乳房硬块、乳房疼痛、月经量少的根本性对治

主诊医师：王丹丹

林女士，37岁，经朋友介绍来到问止中医。林女士初次到访，主要想解决乳房有硬块、乳房疼痛、触之加剧的情况。

问止中医很注重体质的根本性调整。在进入到乳房问题的治疗之前，我们会详细询问顾客的全身症状。

有的顾客反馈说："怎么在你们这里看病要问来问去那么久？"

是的，不问那么多，怎么能够对患者的生活方式、情志、发病原因、病情演变等方面了解透彻呢？不了解透彻，怎么能够"稳、准、狠"对症下药呢？不对症下药怎么能够治好患者的问题呢？

整体病症分析

女性朋友经常要面对乳房的问题。在这个谈癌色变的时代，女性往往在感受到一些异常变化时，就会非常紧张。乳癌的罹患率高，是女性第二大肿瘤，其致死率也位于女性肿瘤致死率的第二位。乳癌初期的症状是无痛性的肿块。但事实上，乳房的疾病有很多种，无痛性的乳房肿块不一定都是乳癌，只是大多数有乳房肿块的女性心中会有一种阴影。通过本文，我们和大家探讨女性乳房疾病的问题、中医怎样来分别对治。

《黄帝内经》云："足阳明胃经，行贯乳中；足太阴脾经，络胃上膈，布于胸中；足厥阴肝经上膈，布胸胁绕乳头而行；足少阴肾经，上贯肝膈而与乳联；冲任二脉起于胸中，任脉循腹里，上关元至胸中；冲脉挟脐上行，至胸中而散。"

而明朝龚廷贤在其名著《寿世保元》中云："乳房阳明所经。乳头厥阴所属。"

在明朝的陈实功的《外科正宗》中说："夫乳病者，乳房阳明胃经所司，乳头厥阴肝经所属，乳子之母，不能调养，以致胃汁浊而壅滞为脓。又有忧郁伤肝，肝气滞而结肿。"

由以上之论述可知，中医认为乳房疾病与胃经及肝经有最大的关系。我们的用药用方，也会沿着这个方向。我们也会使用现代医学对乳房疾病所采用的病名，以符合现代人的习惯，但治疗时我们还是依中医的"辨证论治"治疗原则。

以下图表是我们针对乳房疾病的总览。首先，我们将其分成哺乳期间与非哺乳期间来看。因为在哺乳期间，乳房活动最为频繁、乳房的变化会比较大，并且有一些状况只发生在哺乳期间。我们从乳房的硬块、疼痛、乳头的分泌物、月经前后期的乳房情况、乳房是否发热发肿等这些症状，以及患者自己的感知，就可以大略掌握辨证情况。这样的分别有助于我们分门别类了解乳房问题，帮助医者在对治乳房问题时可以掌握清晰的路径。我们也会同时和大家分享，面对不同的乳房问题，用中医治疗时我们会采用的各类方案。

我们通过这张图解来逐一说明：

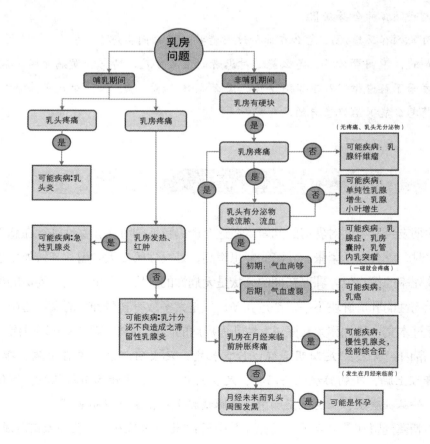

如果乳房没有疼痛而且乳头也没有分泌物，乳房只是有硬块，可能的疾病是乳腺纤维瘤。如果有乳房疼痛但却没有乳头出现分泌物或流脓血的现象，那就有可能是乳腺增生症，也就是我们常说的乳腺小叶增生。

而乳房纤维瘤和乳腺增生这两种病症常常会令医者和患者都感到混淆，事实上这两种疾病之间的最大差别在于患者是否有明显的疼痛感受。在本医案中，林女士属于后者。而在中医眼中，本案中林女士的严重便秘也是在对治乳房问题时不可忽视的问题。我们会在后文详细剖析。

初诊：详细了解各类症状

在乳房有硬块、乳房疼痛的问题之外，经问诊发现林女士还有较严重的便秘现象，最长 15 天才解一次大便。同时她月经量少、头晕，很容易出汗，易怒。舌诊情况是舌质白淡。

血虚不能濡润肠道，肠道干燥会导致大便干结，平时也会出现头晕目眩、胸闷气短等现象，女性血虚还会出现月经量少，发质枯黄甚至脱发。

综合林女士的体质，考虑为血虚导致的月经量少、头晕，同时血虚便秘。汗为血之余，素日易大汗出也是导致血虚的一部分原因。另外家里小孩调皮，林女士易怒，为肝气郁滞导致的乳房胀痛。

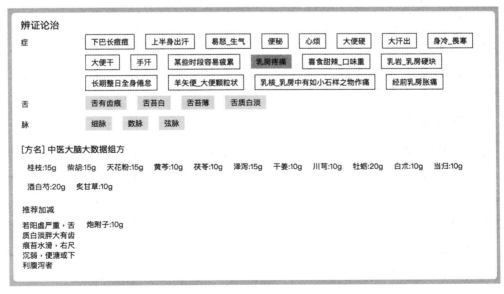

▲中医大脑：中医人工智能辅助诊疗系统

综合考虑如上，我们看一下中医大脑给出什么样的处方。以乳房问题为主症，录入林女士多达 25 条的诊断症状，中医大脑计算推荐处方如上，开以 7 剂。

中医大脑医理分析——初诊

◇ **症状统计**

初诊时，患者的主述是"乳房疼痛、有硬块结节、有疼痛"，在整体四诊之后，我们把患者的诸多症状分成如下几类：

脉症与体质的关联

【整体体质】	某些时段容易疲累，长期整日全身倦怠
【寒】	身冷 - 畏寒
【饮食】	喜食甜辣 - 口味重
【大便】	便秘，羊矢便 - 大便颗粒状，大便干，大便硬
【汗】	手汗，大汗出，上半身出汗
【经】	经前乳房胀痛
【乳】	乳房疼痛，乳岩 - 乳房硬块，乳核 - 乳房中有如小石样之物作痛
【情绪】	易怒 - 生气，心烦
【头面部问题】	下巴长痘痘
【舌体】	舌质白淡，舌有齿痕
【舌苔】	舌苔白，舌苔薄
【脉诊：流畅性】	弦脉
【脉诊：时间性】	数脉
【脉诊：强弱性】	细脉

◇ **体质分析**

患者症状甚多，其中阳虚体质最为明显，也可归类成脾阳虚为主且有气虚、肝血虚，还有一定程度的肝阳上亢。于是，因为患者的阳虚体质偏寒而造成积聚是本案的思考重点。但是，不同于一般的做法如马上用散肿溃坚来解决乳房硬块，中医大脑开方的思路是通过整体体质表现出来的症状而做全面性的身体内部环境改善。

很多时候，医者往往围绕患者的主述中最为明显的症状，以"对治症状"的方向去思考。在看诊时间非常有限的情况下，这种方法无可厚非。但医者切莫忘记中医是整体医学，仅仅"对治症状"容易失去全貌。中医大脑会根据四诊所收集到的全部信息而做全面的体质思考，中医大脑往往会关注到我们所忽视的一些症状组合，而围绕这些症状组合指出了用方的方向。

◇ 中医大脑处方

中医大脑在分析所有症状之后计算推荐的方剂组成如下，这其中也包括了"推荐加减"，之所以加上附子，主要还是想利用附子"行全身一切经络"的本草特点。

[中医大脑主方] 桂枝15g，柴胡15g，天花粉15g，黄芩10g，茯苓10g，泽泻15g，干姜10g，川芎10g，牡蛎20g，白术10g，当归10g，酒白芍20g，炙甘草10g。

[推荐加减] 炮附子10g。

◇ 处方中的用药分析

我们先来分析其中的用药，下面列出单味药的主治和应用简表。我们首选通过单味药来分析中医大脑在这一诊中的思路，再渐次由单味药而分析药对，最后一步来分析其中可能的方剂结构。

中医大脑为什么会使用这些单味药呢？我们先看看这些单味药的本草特性，再来思考这些单味药在协同配伍作用下发挥的作用。

单味药分析

单味药	主治	应用
牡蛎	平肝潜阳，软坚散结，收敛固涩	1.用于肝阳上亢，头晕目眩。2.用于痰核、瘰疬、癥瘕积聚等证。3.用于滑脱诸证。4.用于胃痛泛酸
白芍	养血调经，平肝止痛，敛阴止汗	1.用于血虚或阴虚有热的月经不调、崩漏等证。2.用于肝阴不足、肝气不舒或肝阳偏亢的头痛、眩晕、胁肋疼痛、脘腹四肢拘挛作痛等证。3.用于阴虚盗汗及营卫不和的表虚自汗证
川芎	活血行气，祛风止痛	1.用于血瘀气滞证。2.用于头痛。3.用于风湿痹痛、肢体麻木
桂枝	发汗解肌，温经通脉，通阳化气	1.用于外感风寒表证。2.用于寒凝血滞的痹证、脘腹冷痛、痛经、经闭等证。3.用于胸痹、痰饮、水肿及心动悸，脉结代
天花粉	清热生津，消肿排脓	1.用于热病口渴，内热消渴。2.用于肺热咳嗽或燥咳。3.用于痈肿疮疡
炮附子	回阳救逆，助阳补火，散寒止痛	1.用于亡阳证。2.用于虚寒性的阳痿宫冷、脘腹冷痛、泄泻、水肿等证。3.用于寒痹证。本品辛散温通，有较强的散寒止痛作用
茯苓	利水渗湿，健脾安神	1.水肿、小便不利。2.脾虚诸证。3.心悸，失眠
泽泻	利水渗湿，泻热	1.水肿、小便不利，痰饮，泄泻。2.湿热带下，淋浊

单味药	主治	应用
干姜	温中散寒，回阳通脉，温肺化饮	1.用于脾胃寒证。2.用于亡阳证。3.用于寒饮伏肺喘咳
黄芩	清热燥湿，泻火解毒，止血，安胎	1.用于湿温暑湿，黄疸泻痢，热淋涩痛。2.用于肺热咳嗽。3.用于热病烦渴，寒热往来。4.用于咽喉肿痛，痈肿疮毒。5.用于血热出血证。6.用于胎动不安
炙甘草	补脾和胃，益气复脉	用于脾胃虚弱，倦怠乏力，心动悸，脉结代，可解附子毒，亦可修补身体黏膜破损
柴胡	疏散退热，疏肝解郁，升举阳气，清胆截疟	1.用于少阳证，外感发热。2.用于肝郁气滞，胸胁疼痛，月经不调。3.用于气虚下陷，久泻脱肛，胃、子宫下垂。4.用于疟疾
白术	补气健脾，燥湿利水，固表止汗，安胎	1.用于脾胃气虚、运化无力的食少便溏、脘腹胀满、肢软神疲等证。2.用于脾虚失运、水湿内停之痰饮、水肿、小便不利等。3.用于脾虚气弱，肌表不固而自汗。4.用于脾虚气弱、胎动不安之证
当归	补血，活血，调经，止痛，润肠	1.用于血虚诸证。2.用于血虚或血虚而兼有瘀滞的月经不调、痛经、经闭等证。3.用于血虚、血滞或寒滞，以及跌打损伤、风湿痹阻的疼痛证。4.用于痈疽疮疡。5.用于血虚肠燥便秘

◇ 处方中的药对分析

我们再进一步分析处方中的药对，并深入了解单味药之间的协同作用。

药对分析

药对	主治	应用
柴胡 + 黄芩	和解少阳。相须	治疗邪在半表半里之少阳证，往来寒热
当归 + 川芎	养血、活血、止痛	治疗血虚血瘀气滞之痛经和产后腹痛
干姜 + 炮附子	回阳救逆，温补脾肾	治疗亡阳虚脱，脾肾阳虚泄泻，舌质白淡胖大有齿痕，舌苔白滑或白腻，脉弦紧或尺沉微弱
茯苓 + 桂枝 +白术 + 炙甘草	温阳化饮，健脾利湿	治疗中阳不足之痰饮。胸胁支满，目眩心悸，短气而咳，舌苔白滑，脉弦滑或沉紧
白术 + 炮附子	排脓，去除寒湿	治疗：1.阳虚的脓疡之症。2.寒湿证，如全身关节疼痛、腰痛、身体沉重等
桂枝 + 炙甘草	辛甘化阳，补益心阳。相使	治疗心阳虚之心悸气短，其人欲两手交叉覆盖，喜按心胸部位

续表

药对	主治	应用
桂枝＋炮附子	温经通脉，散寒止痛	治疗寒凝血滞的痹证，全身疼痛，或脘腹冷痛，或经痛、闭经
白术＋茯苓	补气健脾，燥湿利水	治疗脾虚湿盛证的大便溏泻，软便
干姜＋炙甘草	温中散寒	治疗：1.脾虚寒的大便溏泄。2.阳虚吐血。3.肺痿吐涎沫，其人不咳，不渴，遗尿，小便数
泽泻＋桂枝	利水渗湿，通阳化气	治疗水饮内停证。水肿，小便不利，泄泻，舌苔白而滑

在这些可能的药对组合中，我们看出几组重点：

1.具有较强动力的药对，这可以改善身体气的滞碍不行，如：当归＋川芎、桂枝＋芍药。

2.有效调节身体水液代谢的药对，如：茯苓＋桂枝＋白术＋炙甘草、川芎＋芍药＋茯苓＋泽泻、白术＋茯苓、干姜＋炙甘草、泽泻＋桂枝。

3.提高身体温度调节力的药对，可分为二类：

（1）温里散寒的药对：炮附子＋干姜、白术＋炮附子。

（2）调节体温的药对：黄芩＋柴胡。

药对是组成各种方剂的基础。把药对拆分出来之后，我们可以更清楚地认识用药的方向和结构。对于药对的研究，其实可以出专著来做更深入介绍。当我们有了药对的基础之后再来看方剂的组合，就会有事半功倍的学习效果。

◇ **处方中展现的可能方剂组合分析**

使用中医大脑的学习模块，我们继续分析中医大脑计算出的方剂，我们可以发现其中有以下方剂的组成：

重要结构符合方剂

结构符合方剂	方剂组成	药数
柴胡桂枝干姜汤	桂枝、柴胡、天花粉、黄芩、干姜、牡蛎、炙甘草	7
当归芍药散	茯苓、泽泻、川芎、白术、当归、白芍	6
当归散	黄芩、川芎、白术、当归、白芍	5
茯苓桂枝白术甘草汤	桂枝、茯苓、白术、炙甘草	4
苓桂术甘汤	桂枝、茯苓、白术、炙甘草	4
甘草干姜茯苓白术汤	茯苓、干姜、白术、炙甘草	4

可作为方根的结构符合方剂

结构符合方剂	方剂组成	药数
通脉四逆汤	干姜、炙甘草、炮附子	3
芍药甘草附子汤	白芍、炙甘草、炮附子	3
四逆汤	干姜、炙甘草、炮附子	3
芍药甘草汤	白芍、炙甘草	2
甘草干姜汤	干姜、炙甘草	2
泽泻汤	泽泻、白术	2
桂枝甘草汤	桂枝、炙甘草	2
瓜蒌牡蛎散	天花粉、牡蛎	2
佛手散	川芎、当归	2
二仙汤	黄芩、白芍	2
干姜附子汤	干姜、炮附子	2

【重要组成方剂说明】

可以看出，中医大脑的处方中包含有"柴胡桂枝干姜汤、当归芍药散、苓桂术甘汤、甘草干姜茯苓白术汤"的结构。其中"柴胡桂枝干姜汤、当归芍药散"这二者之合方是已故经方大师胡希恕先生很喜欢用的合方，主要针对肝病和长期慢性痹证，如腰髋、项背酸痛，膝软无力等，尤其是上热下寒、血虚水盛证，适证应用，疗效突出。中医大脑计算整体症状而判断此人体质最适合的方剂就包含有这个结构，用治肝病的方剂来治乳房疾病，可谓扩大经方的用法，执古方却不拘泥于病名。中医大脑推荐加入炮附子，除了更适合林女士的阳虚体质外，更契合了"术附汤"的结构，而术附汤是经方家常用的排脓汤，乳房的硬块可靠牡蛎来软坚散结，若乳房里面有化脓更是可顺道一起排出。桂枝、附子强心阳，把奶水导入子宫排出，乳房的硬块才能慢慢消除，这也是已故经方大师倪海厦先生治乳房疾病的常用思路。

我们继续分析这四个方剂的组成和主治，看看能不能观察出中医大脑的用方思路。

方剂的组成药物列表

柴胡桂枝干姜汤	柴胡	桂枝	干姜	天花粉	黄芩	牡蛎	炙甘草	–	–	–	–	–
当归芍药散	–	–	–	–	–	–	–	当归	川芎	白芍	茯苓	白术	泽泻
苓桂术甘汤	–	桂枝	–	–	–	–	炙甘草	–	–	–	茯苓	白术	–
甘草干姜茯苓白术汤	–	–	干姜	–	–	–	炙甘草	–	–	–	茯苓	白术	–

方剂的主治列表

柴胡桂枝干姜汤	胸胁满微结、小便不利、口渴不呕、寒热往来，以及神志方面的郁证、神经官能症、癔病、焦虑
当归芍药散	养血柔肝，活血化瘀，健脾利水
苓桂术甘汤	胸胁支满（停饮）、晕眩、心悸、短气
甘草干姜茯苓白术汤	腰痛、腰冷、坐骨神经痛、夜尿症、带下、遗尿症

初诊的方剂，看来是对治林女士的体质特性并同时针对其症状表现做处理。柴胡桂枝干姜汤对治其情绪问题，当归芍药散与其血虚表现有关。苓桂术甘汤、甘草干姜茯苓白术汤针对患者的水液代谢失衡。

◇ **方性分析**

中医大脑可以就方剂的单味药的药性和比例计算出方性，并且列出以下的方性图。通过本方的方性分析可知，本方并非大寒大热之方，而是微温的方剂。同时，以药物动力学来说，本方偏补，偏燥，适合患者阳虚微有水气的状况。

问止中医大脑方性图

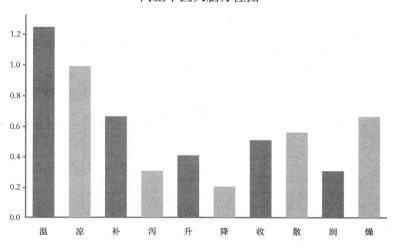

二诊：头晕好转，新增口疮疼痛难忍的问题

二诊时，林女士头晕好转，月经来了，放屁增多，一周可以排便 4 次，舌诊发现舌质比之前稍红。这表示药对了体质，已经起效。

这次就诊，林女士说出现了舌尖长疮、口腔溃疡。使用中医大脑重新计算选方，以治上热同时兼顾补血。开具7剂。

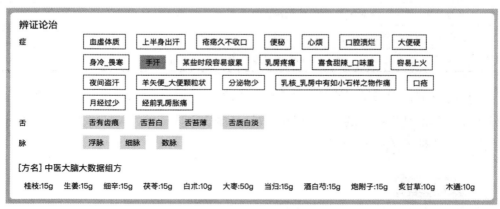

▲中医大脑：中医人工智能辅助诊疗系统

中医大脑医理分析——二诊

◇ 症状统计

和初诊比较，患者便秘改善但新增了口腔黏膜破损的问题。鉴于症状有所改变，于是更改用方方向，我们整理林女士在二诊时的症状如下：

脉症与体质的关联

【整体体质】	某些时段容易疲累，容易上火
【寒】	身冷 - 畏寒
【饮食】	喜食甜辣 - 口味重
【大便】	便秘，羊矢便 - 大便颗粒状，大便硬
【汗】	夜间盗汗，手汗，上半身出汗
【分泌物】	分泌物少
【经】	月经过少，经前乳房胀痛
【乳】	乳房疼痛，乳核 - 乳房中有如小石样之物作痛
【情绪】	心烦
【痈疽疔疖】	疮疡久不收口
【口】	口腔溃烂，口疮

续表

【舌体】	舌质白淡，舌有齿痕
【舌苔】	舌苔白，舌苔薄
【脉诊：浮沉性】	浮脉
【脉诊：时间性】	数脉
【脉诊：强弱性】	细脉

症状记录

原有但不再收录的症状	乳岩-乳房硬块，易怒-生气，长期整日全身倦怠，下巴长痘痘，大便干，大汗出，弦脉
另外又收录的新症状	口腔溃烂，容易上火，浮脉，分泌物少，血虚体质，口疮，月经过少，疮疡久不收口，夜间盗汗

◇ 中医大脑处方

中医大脑在分析所有症状之后，计算出一个新方剂，虽可略见一些方剂的影子，但还需要往下深入分析。先列出方剂组成如下：

［中医大脑主方］桂枝 15g，生姜 15g，细辛 15g，茯苓 15g，白术 10g，大枣 50g，当归 15g，酒白芍 15g，炮附子 15g，炙甘草 10g，木通 10g。

◇ 处方中的用药分析

我们先来分析其中的用药，列出以下的主治和应用的简表，通过单味药的选取来看中医大脑在这一诊中的思路。再渐次由单味药而入药对，最后再来看其中可能的方剂结构。

中医大脑所列的方剂中的单味药的相关特性列表于下。我们先看看本草特性，只看单味药虽还理不出思路，但这会帮助到下一步的药对和方剂结构分析。

单味药分析

单味药	主治	应用
生姜	发汗解表、温中止呕，温肺止咳	1.用于外感风寒表证。2.用于多种呕吐。3.用于风寒咳嗽
细辛	祛风解表，散寒止痛，温肺化饮，通窍	1.用于外感风寒及阳虚外感证。2.用于头痛、痹痛、牙痛等痛证。3.用于寒饮咳喘

续表

单味药	主治	应用
木通	清热，利水通淋，泄心火，通血脉，通乳	用于热淋涩痛，心烦尿赤，水肿脚气。经闭乳少，湿热痹痛
大枣	补中益气，养血安神，缓和药性	1.用于脾虚食少便溏、倦怠乏力等证。2.用于血虚萎黄及妇女脏躁、神志不安等证。3.用于药性较峻烈的方剂中，可以减少烈性药的副作用，并保护正气

已经在前诊中出现的单味药有桂枝、茯苓、白术、当归、白芍、炮附子、炙甘草。请参考前文解说。

◇ 处方中的药对分析

有了上述本次用方的用药一览，我们再来分析其中的药对。这是我们分析用方的第二步骤，可深入了解单味药之间的协同作用。

药对分析

药对	主治	应用
生姜＋大枣	养脾胃和营卫。相使	治疗风寒感冒（入解表药），胃脘不舒呕吐（入健脾药）
茯苓＋桂枝＋白术＋炙甘草	温阳化饮，健脾利湿	治疗中阳不足之痰饮。胸胁支满，目眩心悸，短气而咳，舌苔白滑，脉弦滑或沉紧
白术＋炮附子	排脓，去除寒湿	治疗：1.阳虚的脓疡之症。2.寒湿证，如全身关节疼痛、腰痛、身体沉重等
桂枝＋炙甘草	辛甘化阳，补益心阳。相使	治疗心阳虚之心悸气短，其人欲两手交叉覆盖，喜按心胸部位
桂枝＋炮附子	温经通脉，散寒止痛	治疗寒凝血滞的痹证，全身疼痛，或脘腹冷痛，或经痛、闭经
白术＋茯苓	补气健脾，燥湿利水	治疗脾虚湿盛证的大便溏泄，软便

患者不同体质、不同症状的组合千变万化。药对，就是我们深入组方思维的方法。笔者师从倪海厦先生时，就发现倪师在药对的灵活组合及运用方面有着相当高的境界。

这一诊中最主要强调的问题已经改为口腔溃疡，中医大脑除了顾虑体质的改善，也引进了"白术＋炮附子"这个药对，用以改善"阳虚的脓疡之症"！另外单味药中的炙甘草也有"修补身体黏膜破损"的功效。

◇ 处方中展现的可能方剂组合分析

通过中医大脑的学习模块分析本方剂的组成，我们发现有以下方剂的组成在其中：

重要结构符合方剂

结构符合方剂	方剂组成	药数
桂枝去桂加茯苓白术汤	生姜、茯苓、白术、大枣、白芍、炙甘草	6
桂枝加附子汤	桂枝、生姜、大枣、白芍、炮附子、炙甘草	6
真武汤	生姜、茯苓、白术、白芍、炮附子	5
白术附子汤	生姜、白术、大枣、炮附子、炙甘草	5
桂枝附子汤	桂枝、生姜、大枣、炮附子、炙甘草	5
桂枝汤	桂枝、生姜、大枣、白芍、炙甘草	5
桂枝去芍药加附子汤	桂枝、生姜、大枣、炮附子、炙甘草	5
桂枝加芍药汤	桂枝、生姜、大枣、白芍、炙甘草	5
桂枝加桂汤	桂枝、生姜、大枣、白芍、炙甘草	5
茯苓甘草汤	桂枝、生姜、茯苓、炙甘草	4
茯苓桂枝白术甘草汤	桂枝、茯苓、白术、炙甘草	4
茯苓桂枝甘草大枣汤	桂枝、茯苓、大枣、炙甘草	4
苓桂术甘汤	桂枝、茯苓、白术、炙甘草	4
桂枝去芍药汤	桂枝、生姜、大枣、炙甘草	4

可作为方根的结构符合方剂

结构符合方剂	方剂组成	药数
芍药甘草附子汤	白芍、炮附子、炙甘草	3
芍药甘草汤	白芍、炙甘草	2
桂枝甘草汤	桂枝、炙甘草	2

另外再特别加上的单味药：细辛、木通、当归。

【重要组成方剂说明】

可以看出中医大脑改用了桂枝汤类方的结构，这其中有完整的重要方剂"真武汤、桂枝加附子汤、桂枝汤、苓桂术甘汤"的结构。但从列出的方剂之外的另加单味药"细辛、木通、当归"中，我们发现有着"当归四逆汤"的结构，但不用通草而改木通，此用意应是要导心火于小肠而治上热下寒的口疮问题（同导赤散用木通之义）。

在此我们就木通与通草的差别做对比：

［相同处］：皆有清热利水、通下乳汁的功效。

［差异处］：木通较苦寒，而清热利水作用较强，尤善清心降火，又能通利血脉，常用治心火上炎、口舌生疮，湿热淋证、小便短赤，乳汁不通、血滞经闭，以及湿热

痹痛，关节不利等病证。而通草甘淡，药性缓和，清热利水之力不及木通，也没有木通的通经疗痹、治经闭的作用。

以下就重要的结构符合方剂的组成和主治做比较，也包括了"当归四逆汤"。

方剂的组成药物列表

真武汤	茯苓	白芍	白术	生姜	炮附子	–	–	–	–	–
桂枝汤	–	白芍	–	生姜		桂枝	炙甘草	大枣	–	–
当归四逆汤	–	白芍	–	–		桂枝	炙甘草	大枣	当归	细辛	通草

方剂的主治列表

真武汤	精力衰退、肢重浮肿、小便不利、头眩心悸
桂枝汤	恶风有汗、头痛发热、鼻鸣干呕、苔白薄、脉浮弱或浮缓
当归四逆汤	手足厥冷（手脚冰冷）、腰痛、下肢痹痛、脉沉细

◇ **方性分析**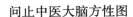

我们发现，二诊中的方可说热性、补性更大。虽说患者主述有上火现象，但不是一见上火就要用大量寒凉药。临床上，往往改善了阳虚问题反而上火现象也会同步有所改善。因为阳虚多因阳气上炎而阳不足，当阳气能下行而守，上火现象也会立刻改善。

问止中医大脑方性图

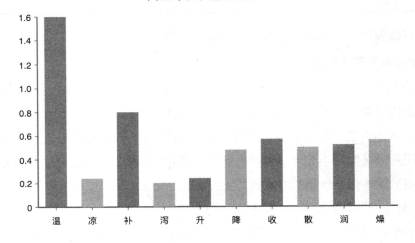

三诊：舌象、大便均改善

三诊时患者月经结束，故守初方，补血疏肝为主。此时口疮痊愈，汗较前减少。初诊时舌淡白，现已呈淡红，大便的次数也明显比以前多。

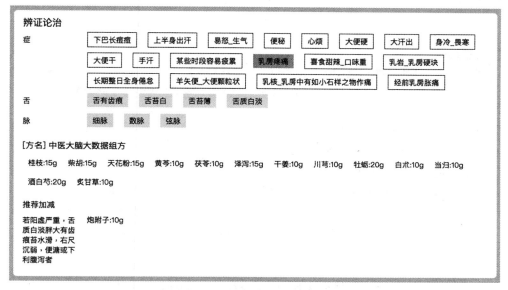

辨证论治

症　下巴长痘痘　上半身出汗　易怒_生气　便秘　心烦　大便硬　大汗出　身冷_畏寒

大便干　手汗　某些时段容易疲惫　乳房疼痛　喜食甜辣_口味重　乳岩_乳房硬块

长期整日全身倦怠　羊矢便_大便颗粒状　乳核_乳房中有如小石样之物作痛　经前乳房胀痛

舌　舌有齿痕　舌苔白　舌苔薄　舌质白淡

脉　细脉　数脉　弦脉

[方名] 中医大脑大数据组方

桂枝:15g　柴胡:15g　天花粉:15g　黄芩:10g　茯苓:10g　泽泻:15g　干姜:10g　川芎:10g　牡蛎:20g　白朮:10g　当归:10g

酒白芍:20g　炙甘草:10g

推荐加减

若阳虚严重，舌　炮附子:10g
质白淡胖大有齿
痕苔水滑，右尺
沉弱，便溏或下
利腹泻者

▲中医大脑：中医人工智能辅助诊疗系统

中医大脑医理分析——三诊

在这一诊中，中医大脑又在计算后重新回到初诊的方子，我们来和前一诊比较一下：

症状记录

原有但不再收录的症状	口腔溃烂，容易上火，浮脉，分泌物少，血虚体质，口疮，月经过少，疮疡久不收口，夜间盗汗
另外又收录的新症状	乳岩 - 乳房硬块，易怒 - 生气，长期整日全身倦怠，下巴长痘痘，大便干，大汗出，弦脉

中医大脑计算处方仍然在改善体质的范畴，所以不更动原来的方剂。关于本处方的分析，前文已经解析，在此不赘述，继续来看后来的发展吧！

四诊：睡眠好转，新增下巴长痘痘的问题

四诊时下巴长痘，口疮又作，但不似之前疼痛。睡眠好转，此时乳房依然会有不适。重新选方以调理脾胃为主，脾胃为气血生化之源，同时此方可以治疗下巴长痘，一举两得。

辨证论治

症	下巴长痘痘 身冷_畏寒 大便黏 某些时段容易疲累
	黏膜(消化道_生殖道_眼睛_口腔)充血_糜烂_溃疡 口疮 气虚 月经过少 软便_便溏
	经前乳房胀痛
舌	舌苔白 舌质淡红 舌苔薄
脉	两尺弱 细脉 虚脉

[方名] 补中益气汤 合 附子理中汤

柴胡:15g 升麻:10g 干姜:10g 陈皮:6g 人参:10g 黄芪:36g 白术:15g 当归:6g 炮附子:10g 炙甘草:10g

▲中医大脑：中医人工智能辅助诊疗系统

中医大脑医理分析——四诊

◇ 症状统计

患者在持续进步中。有一些四诊上的变化：

脉症与体质的关联

【整体体质】	某些时段容易疲累
【气】	气虚
【寒】	身冷-畏寒
【大便】	软便-便溏，大便黏
【经】	月经过少，经前乳房胀痛
【头面部问题】	下巴长痘痘
【口】	口疮

续表

【全身性问题】	黏膜（消化道 - 生殖道 - 眼睛 - 口腔）充血 - 糜烂 - 溃疡
【舌体】	舌质淡红
【舌苔】	舌苔白，舌苔薄
【脉诊：虚实性】	虚脉
【脉诊：强弱性】	细脉
【脉诊：特殊性】	两尺弱

症状记录

原有但不再收录的症状	舌有齿痕，数脉，羊矢便 - 大便颗粒状，乳岩 - 乳房硬块，易怒 - 生气，便秘，乳房疼痛，长期整日全身倦怠，心烦，上半身出汗，大便干，乳核 - 乳房中有如小石样之物作痛，喜食甜辣 - 口味重，舌质白淡，大汗出，大便硬，手汗，弦脉
另外又收录的新症状	虚脉，舌质淡红，软便，便溏，大便黏，口疮，月经过少，黏膜（消化道 - 生殖道 - 眼睛 - 口腔）充血 - 糜烂 - 溃疡

◇ **中医大脑处方**

在综合其变化后，中医大脑重新分析所有症状之后计算出新的方剂，这一次比较特别的是：它明确开出"补中益气汤 + 附子理中汤"的合方。而其作用诚如医者的叙述：

"重新选方以调理脾胃为主，脾胃为气血生化之源，同时此方可以治疗下巴长痘，一举两得"。

［中医大脑主方］柴胡 15g，升麻 10g，干姜 10g，陈皮 6g，人参 10g，黄芪 36g，白术 15g，当归 6g，炮附子 10g，炙甘草 10g。

◇ **处方中的用药分析**

中医大脑在本次选方中所用的单味药如下，我们先看看本草特性，这对之后的药对和方剂分析来说是一个基础认识。单味药的本草特性若经配伍组合并协同作用，其治疗范围也会随之扩大。

单味药分析

单味药	主治	应用
黄芪	补气升阳，益卫固表，利水消肿，托疮生肌	1.用于脾胃气虚及中气下陷诸证。2.用于肺气虚及表虚自汗、气虚外感诸证。3.用于气虚水湿失运的浮肿，小便不利。4.用于气血不足、疮疡内陷的脓成不溃或溃久不敛。5.用于气血亏虚的面色萎黄、神倦脉虚等。6.用于气虚不能摄血的便血、崩漏等。7.用于气虚血滞不行的关节痹痛、肢体麻木或半身不遂等。8.用于气虚津亏的消渴证
人参	大补元气，补脾益肺，生津止渴，安神益智	1.用于气虚欲脱、脉微欲绝的危重症。2.用于肺气虚弱的短气喘促、懒言声微、脉虚自汗等症。3.用于脾气不足的倦怠乏力、食少便溏等症。4.用于热病气津两伤之身热口渴及消渴等症。5.用于气血亏虚的心悸、失眠、健忘等症
陈皮	理气健脾，燥湿化痰	1.用于脾胃气滞证。2.用于痰湿壅滞证
升麻	发表透疹，清热解毒，升举阳气	1.用于发热头痛，麻疹透发不畅。2.用于热毒所致多种病证。3.用于中气下陷所致脱肛、子宫脱垂、崩漏不止

已经在前诊中出现的单味药有柴胡、干姜、白术、当归、炮附子、炙甘草，请参考前面的解说。

◇ **处方中的药对分析**

有了上述本次用方的用药一览，我们来分析其中的药对。

药对分析

药对	主治	应用
炮附子＋黄芪	温阳益气，固表止汗。相使	治疗阳虚自汗，畏冷
黄芪＋白术	健脾益气	治疗脾虚气弱、倦怠乏力之泄泻
黄芪＋当归	益气生血	治疗：1.劳倦内伤，血虚发热，气血不足。2.脓已成而自破
升麻＋柴胡	升阳举陷。相须	治疗气虚下陷之脱肛，子宫下垂，久利
干姜＋白术＋人参	温中祛寒，补气健脾	治疗：1.中焦虚寒证。自利不渴、腹痛呕吐。2.胸痹，或病后吐涎沫、阳虚失血、小儿慢惊等属中焦阳虚、寒邪内侵者
干姜＋炮附子	回阳救逆，温补脾肾	治疗亡阳虚脱，脾肾阳虚泄泻，舌质白淡胖大有齿痕，舌苔白滑或白腻，脉弦紧或尺沉微弱
白术＋炮附子	排脓，去除寒湿	治疗：1.阳虚的脓疡之症。2.寒湿证，如全身关节疼痛、腰痛、身体沉重等

续表

药对	主治	应用
干姜＋白术＋ 人参＋炮附子	温阳补虚祛寒	治疗脾肾阳虚证，舌质白淡胖大有齿痕，右关尺沉紧或沉弱
干姜＋炙甘草	温中散寒	治疗：1. 脾虚寒的大便溏泄。2. 阳虚吐血。3. 肺痿吐涎沫，其人不咳，不渴，遗尿，小便数

我们要注意本次用方中有几个针对"阳虚体质"有重要意义的药对结构，我们常说"气虚最后会导致阳虚"，在本方的药对中可见补气调气是一大重点。包括了：

（1）温里回阳的药对：这可以增加身体能量而改善体寒，如干姜＋炮附子、干姜＋炙甘草、白术＋炮附子（同时祛湿）。

（2）补气调气的药对：炮附子＋黄芪（补肾气）、黄芪＋白术（补脾气）、黄芪＋当归（同时补血）、升麻＋柴胡（上提下陷之气）。

这两大药对的方向是本方改善患者体质的基础。

◇ 处方中展现的可能方剂组合分析

通过中医大脑的学习模块分析本方剂的组成，我们可以发现有以下方剂的组成在其中：

重要结构符合方剂

结构符合方剂	方剂组成	药数
补中益气汤	柴胡、升麻、陈皮、人参、黄芪、白术、当归、炙甘草	8
附子理中汤	干姜、人参、白术、炮附子、炙甘草	5
理中汤	干姜、人参、白术、炙甘草	4
理中丸	干姜、人参、白术、炙甘草	4
四逆加人参汤	干姜、人参、炮附子、炙甘草	4
人参汤	干姜、人参、白术、炙甘草	4

可作为方根的结构符合方剂

结构符合方剂	方剂组成	药数
通脉四逆汤	干姜、炮附子、炙甘草	3
四逆汤	干姜、炮附子、炙甘草	3
甘草干姜汤	干姜、炙甘草	2
干姜附子汤	干姜、炮附子	2

可以看出中医大脑认为目前脾失健运且有里寒，欲重建中州而改用了"补中益气汤＋附子理中汤"的结构。我们就针对这两个方来说明一下：

方剂的组成药物列表

补中益气汤	黄芪	炙甘草	人参	当归	陈皮	升麻	柴胡	白术	–	–
附子理中汤	–	炙甘草	人参	–	–	–	–	白术	炮附子	干姜

方剂的主治列表

补中益气汤	少气懒言、四肢乏力、饮食无味、时时发热自汗、内脏下垂、舌淡苔白、脉虚弱
附子理中汤	腹痛不渴、或呕或利、四肢厥冷、舌淡苔白、脉沉迟

补中益气汤和附子理中汤都是作用在脾胃消化系统的方剂，中医大脑这一次把重点放在脾胃，这是一个重要的方法。理中汤来自医圣张仲景的《伤寒杂病论》，揭露了"理中"的思维，确定了当我们的中州强健也就是脾胃消化系统维持在非常好的状态的时候，身体的各部分机能都会有所增长，同时在用方治证时，其他药物的作用都会彻底地发挥出来！而补中益气汤更是李东垣先生的《脾胃论》里面非常重要的一个方剂，这个方剂在固护中州的同时更增强体内气机的运行。再一次把"脾胃是我们身体健康的最基础一环"这样的理念给彰显出来。而中医大脑这次把这两个方剂作为合方，非常值得我们学习！

◇ **方性分析**

从本次方剂的方性来看，仍维持着偏补偏热的性质。也就是"补其气而益其阳"的基本思路，只是因为症状略有改变而更精确计算了应用的药对及方剂组合。

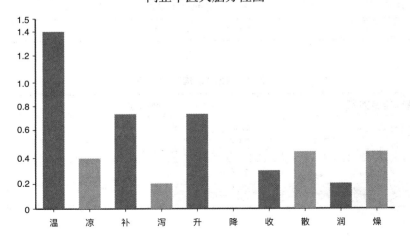

问止中医大脑方性图

五诊：月经量增多，乳房疼痛好转，舌已淡红

五诊时，林女士说近日来的月经量明显比之前多，更值得高兴的是乳房胀痛好转很多，起初乳房一碰就痛，现在已不明显，舌已呈淡红色。故血虚体质已改善，加之肝气疏通，乳房疼痛便不明显。

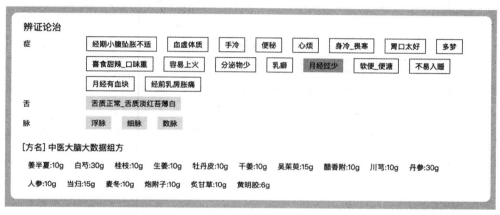

辨证论治

症　经期小腹坠胀不适　血虚体质　手冷　便秘　心烦　身冷_畏寒　胃口太好　多梦
　　喜食甜辣_口味重　容易上火　分泌物少　乳癖　月经过少　软便_便溏　不易入睡
　　月经有血块　经前乳房胀痛

舌　舌质正常_舌质淡红苔薄白

脉　浮脉　细脉　数脉

[方名]中医大脑大数据组方

姜半夏:10g　白芍:30g　桂枝:10g　生姜:10g　牡丹皮:10g　干姜:10g　吴茱萸:15g　醋香附:10g　川芎:10g　丹参:30g

人参:10g　当归:15g　麦冬:10g　炮附子:10g　炙甘草:10g　黄明胶:6g

▲中医大脑：中医人工智能辅助诊疗系统

中医大脑医理分析——五诊

◇ 症状统计

治疗至今，患者自述"乳房疼痛已经不明显"。中医大脑在分析之后改方以全力把重点用在强化体质上。毕竟会有这些症状，表示长期的身体失衡。

脉症与体质的关联

【整体体质】	容易上火
【寒】	身冷 - 畏寒 - 手冷
【饮食】	胃口太好，喜食甜辣 - 口味重
【大便】	便秘，软便 - 便溏
【分泌物】	分泌物少
【经】	月经过少，月经有血块，经前乳房胀痛，经期小腹坠胀不适

【乳】	乳癖
【睡眠】	不易入睡
【梦】	多梦
【情绪】	心烦
【舌体】	舌质正常 - 舌质淡红苔薄白
【脉诊：浮沉性】	浮脉
【脉诊：时间性】	数脉
【脉诊：强弱性】	细脉

症状记录

原有但不再收录的症状	舌苔薄，虚脉，舌质淡红，下巴长痘痘，大便黏，口疮，某些时段容易疲累，舌苔白，黏膜（消化道 - 生殖道 - 眼睛 - 口腔）充血 - 糜烂 - 溃疡，气虚，两尺弱
另外又收录的新症状	乳癖，容易上火，浮脉，手冷，便秘，分泌物少，血虚体质，胃口太好，多梦，不易入睡，心烦，经期小腹坠胀不适，舌质正常 - 舌质淡红苔薄白，数脉，喜食甜辣 - 口味重，月经有血块

◇ **中医大脑处方**

中医大脑这一次计算的处方用药数量比较多一些，我们要提纲挈领地来分析。

[中医大脑主方] 姜半夏 10g，白芍 30g，桂枝 10g，生姜 10g，牡丹皮 10g，干姜 10g，吴茱萸 15g，醋香附 10g，川芎 10g，丹参 30g，人参 10g，当归 15g，麦冬 10g，炮附子 10g，炙甘草 10g，黄明胶 6g。

◇ **处方中的用药分析**

我们先来分析其中的单味药。

单味药分析

单味药	主治	应用
吴茱萸	散寒止痛，疏肝降逆，助阳止泻	1.用于寒凝肝脉诸痛。2.用于呕吐吞酸。3.用于虚寒泄泻证
牡丹皮	清热凉血，活血散瘀	1.用于血热斑疹吐衄。2.用于虚热证。3.用于经闭痛经、癥瘕积聚、跌打损伤。4.用于疮痈，肠痈
阿胶	补血，止血，滋阴润燥	1.用于血虚萎黄，眩晕，心悸等。2.用于多种出血证。3.用于阴虚证及燥证

续表

单味药	主治	应用
香附	疏肝理气，调经止痛	1. 肝郁气滞诸痛证。2. 月经不调诸证
丹参	活血调经，凉血消痈，清心安神	1. 用于血瘀经闭、通经、月经不调，产后瘀滞腹痛等症。2. 用于血瘀之心腹疼痛、癥瘕积聚等症。3. 用于疮疡痈肿。4. 用于温热病热入营血、烦躁不安及心悸失眠等症
半夏	燥湿化痰，降逆止呕，消痞散结，外用消肿止痛	1. 用于湿痰、寒痰证。2. 用于胃气上逆呕吐。3. 用于胸痹，结胸，心下痞，梅核气。4. 用于瘰疬瘿瘤，痈疽肿毒及毒蛇咬伤等
麦门冬	养阴润肺，益胃生津，清心除烦	1. 用于肺阴不足而有燥热的干咳痰黏、劳嗽咳血等。2. 用于胃阴虚或热伤胃阴，口渴咽干，大便燥结等。3. 用于心阴虚及温病热邪扰及心营，心烦不眠，舌绛而干等

已经在前诊中出现的单味药有白芍、桂枝、生姜、干姜、川芎、人参、当归、炮附子、炙甘草，请参考前面的解说。

◇ 处方中的药对分析

我们再来分析其中的药对，深入了解单味药之间的协同作用。

药对分析

药对	主治	应用
桂枝＋吴茱萸	温经散寒。相使	治疗冲任虚寒，少腹痛，月经痛
生姜＋半夏	温胃、化痰、止呕。相畏相使	治疗寒饮呕吐，失眠，容易焦躁紧张、心惊
牡丹皮＋桂枝	活血祛瘀，调经止痛	治疗血瘀之经闭、痛经
当归＋川芎	养血、活血、止痛	治疗血虚血瘀气滞之痛经和产后腹痛
吴茱萸＋干姜	散寒止痛，疏肝降逆，助阳止泻	治疗：1. 寒凝肝脉诸痛。2. 脾胃寒证，呕吐吞酸，腹痛泄泻
吴茱萸＋香附＋炮附子＋干姜	散寒止痛，疏肝理气，助阳止泻，回阳通脉	治疗：1. 肝郁气滞、月经不调兼有里寒，如严重的经痛、乳房疼痛、乳痈等。2. 里寒重证兼有呕吐吞酸，如胃溃疡、胃癌等
吴茱萸＋香附	散寒止痛，疏肝降逆，调经止痛	治疗：1. 寒凝肝脉诸痛，尤其右胁肋痛，少腹痛，舌淡苔白滑，脉弦紧。2. 肝郁气滞、月经不调兼有里寒，如痛经、乳房疼痛
干姜＋炮附子	回阳救逆，温补脾肾	治疗亡阳虚脱，脾肾阳虚泄泻，舌质白淡胖大有齿痕，舌苔白滑或白腻，脉弦紧或尺沉微弱

续表

药对	主治	应用
桂枝 + 炙甘草	辛甘化阳，补益心阳。相使	治疗心阳虚之心悸气短，其人欲两手交叉覆盖，喜按心胸部位
香附 + 丹参	疏肝理气，调经活血止痛	治疗气滞血瘀证，胸痛、胁肋痛、痛经等
桂枝 + 炮附子	温经通脉，散寒止痛	治疗寒凝血滞的痹证，全身疼痛，或脘腹冷痛，或痛经、闭经
吴茱萸 + 半夏	散寒降逆止呕	治疗胃寒证，呕吐酸水为多
干姜 + 炙甘草	温中散寒	治疗：1.脾虚寒的大便溏泄。2.阳虚吐血。3.肺痿吐涎沫，其人不咳，不渴，遗尿，小便数
吴茱萸 + 生姜	散寒止痛，疏肝降逆，温中止呕	治疗：1.寒凝肝脉诸痛，如头顶痛。2.呕吐吞酸
川芎 + 丹参	活血化瘀止痛	治疗狭心症，冠心病

本次的药对组合中，吴茱萸是一大重点，令一些药的功效被彰显，吴茱萸本身有治寒凝肝脉和温中暖胃的作用，也可总结为温暖中焦，于是有以下精彩表现：

a. 令温经通脉的桂枝，通过"桂枝 + 吴茱萸"药对组合而达到"中焦通利"的效果。

b. 令温中散寒的干姜，通过"干姜 + 吴茱萸"药对组合而达到"温暖中焦"的效果。

c. 令理气止痛的香附，通过"香附 + 吴茱萸"药对组合而达到"效果加强"的效果。

d. 令燥湿化痰的半夏，通过"半夏 + 吴茱萸"药对组合而达到"强健脾胃"的效果。

e. 令温中止呕的生姜，通过"生姜 + 吴茱萸"药对组合而达到"益胃顺气"的效果。

这是一个通过药对令药物功效更显著的好例子。

◇ 处方中展现的可能方剂组合分析

通过中医大脑的学习模块分析本方剂的组成，我们发现有以下方剂的组成在其中：

重要结构符合方剂

结构符合方剂	方剂组成	药数
温经汤	半夏、白芍、桂枝、生姜、牡丹皮、吴茱萸、川芎、人参、当归、麦门冬、炙甘草、阿胶	12
四逆加人参汤	干姜、人参、炮附子、炙甘草	4
人参半夏干姜汤	半夏、生姜、干姜、人参	4

可作为方根的结构符合方剂

结构符合方剂	方剂组成	药数
通脉四逆汤	干姜、炮附子、炙甘草	3
芍药甘草附子汤	白芍、炮附子、炙甘草	3
四逆汤	干姜、炮附子、炙甘草	3
半夏散及汤	半夏、桂枝、炙甘草	3
干姜人参半夏丸	半夏、干姜、人参	3
芍药甘草汤	白芍、炙甘草	2
生姜半夏汤	半夏、生姜	2
甘草干姜汤	干姜、炙甘草	2
桂枝甘草汤	桂枝、炙甘草	2
小半夏汤	半夏、生姜	2
半夏干姜散	半夏、干姜	2
佛手散	川芎、当归	2
干姜附子汤	干姜、炮附子	2

另外再特别加上的单味药：香附、丹参。

我们分析其中重要结构符合之方剂：温经汤和四逆汤。

方剂的组成药物列表

温经汤	吴茱萸	当归	白芍	川芎	人参	桂枝	阿胶	牡丹皮	生姜	炙甘草	半夏	麦门冬	–	–
四逆汤	–	–	–	–	–	–	–	–	–	炙甘草	–	–	干姜	炮附子

方剂的主治列表

温经汤	皮肤粗糙、傍晚发热或手心烦热、月经不调或漏下不止、少腹冷痛、宫冷不孕、脉沉迟或沉涩
四逆汤	四肢厥冷（手脚冰冷）、下利清谷、口淡不渴、脉沉微

患者容易上火但又身冷畏寒，加上分泌物少这种症状，提示了我们温经汤的使用在这里的适用性。但因为寒性体质要做调整，虽然温经汤本身是一个比较热的方剂，但是中医大脑又另外加上了干姜、炮附子来作为更强大的热源，就形成了这个方剂。加上丹参和香附，是在有些肝气郁滞的体质上再强化"疏肝理气，调经活血"的作用。可以说中医大脑的出方十分细腻。

◇ 方性分析

本次的方剂，除补性加大之外，我们可以看到散性加大，这应是做疏散肝气之用。

问止中医大脑方性图

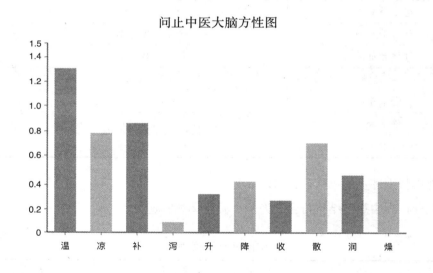

尾 声

顾客	医师	主症/疾病	顾客自诉	针药类型	随访	确认时间
	王丹丹	月经过少	现经前无乳房胀痛，无血块，经量比以前多，大便一周3次以上，量…	药	已随访	2020-01-05 14:17
	王丹丹	月经过少	月经量较前多，4天，微血块，大便量不多，偏软，没有每天都上，…	药	已随访	2019-11-22 14:27
	王丹丹	下巴长痘痘	多梦，较前好入睡，下巴长痘，口疮3天，不怎么痛，大便一周5次…	药	已随访	2019-11-09 15:38
	王丹丹	乳房疼痛	月经经量少，经前乳房胀痛，近期多梦，躺床半小时入睡，下巴长痘…	药	已随访	2019-10-29 11:02
	王丹丹	手汗	今日来经，舌尖长疮一礼拜，口腔溃疡，服药期间头晕好转，放屁增…	药	已随访	2019-10-21 14:15
	王丹丹	乳房疼痛	近半年出汗多，便秘20余年，3-4天/次，最长15天一次，偏…	药	已随访	2019-10-13 15:57

共6条

▲中医大脑：就诊历史记录

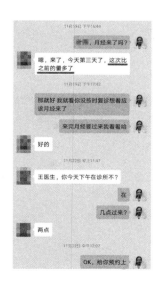

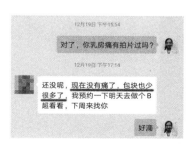

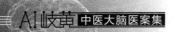

经前后五次治疗，林女士的乳房问题和血虚体质得到了较为妥善的解决。延续着这样的思路，后续使用中医大脑做根本性体质的巩固。本案收工。

总　结

当患者的主述中有非常多的症状时，我们不容易找出这些症状之间的关联性。利用人工智能把相关的症状联系在一起，思考所有的方剂与证型的组合可能，这样能够比较全面地来看问题。中医大脑的思考不是线性的，而是先发散，再归纳收敛。这是一个非常重要的特质，更有人类不容易实现的精确度。

对本案，中医大脑以"改善患者整体体质并留心症状变化"为重点，尤其注重针对每一次的症状变化来改变用方的方向。这体现了中医人工智能模拟高明的人类医者的思辨过程，其中用方用药值得剖析学习。

【医案23】

治疗三类月经淋漓不止

主诊医师：韦雅楠

整体病症分析

◇ 什么是月经淋漓不止

一般正常女性的月经周期是二十五到三十五天，来潮期间约为五到七天，若是过了第七天后仍有少许的血量滴滴答答排不干净，就称作月经淋漓不止。

◇ 现代医学怎么看月经淋漓不止

女性进入青春期后，身体会分泌女性荷尔蒙为怀孕做准备，正常情况下月经来潮通常是五到七天，平均的血液流失量为十到八十毫升。月经可以分为数个阶段，包括月经来潮、卵泡期、排卵期、黄体期，每个阶段都由内分泌系统控制。

内分泌系统或卵巢和子宫本身出现问题都有可能导致月经周期失去平衡，从而导致来潮期间过长，经血滴滴答答排不干净。其中最常见的是无排卵性功能失调性子宫出血。此外，怀孕和子宫肌瘤等其他疾病也要纳入考虑与评估的范围。

◇ 中医怎么看月经淋漓不止

中医认为月经淋漓不止是血的异常所致，而血的异常又可以分为血瘀和血虚两类。

血瘀体质：除了月经淋漓不止，经血颜色也会偏暗，往往带有血块。常伴有腹痛拒按，嘴唇紫暗，舌质也偏紫暗，或是舌尖边会有瘀点。

血虚体质：除了月经淋漓不止，经血颜色则较淡，质地比较清稀。脸色偏白或萎黄，舌质淡，容易疲倦、头晕、心悸、失眠。

中医治疗月经淋漓不止便以活血或补血的方剂为主。不过除此之外，很多患者也有体寒的问题，这也需要充分注意。若有体寒，则在活血或补血时需要同时去除患者体内的寒气。

案例一：月经淋漓不止 + 子宫肌瘤 + 贫血 + 抑郁

黄女士，39 岁，中学老师，工作压力大，因为丈夫在外地工作，她下班后还需要照顾两个宝宝（大宝身体不好，照顾尤其费劲）。生活于她而言，如同水深火热，身心饱受煎熬。就诊时，情况非常不乐观。

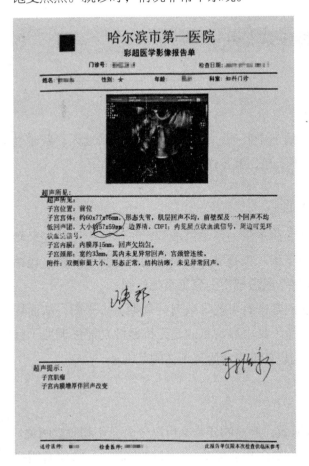

初诊：2019 年 9 月 30 日。

既往史：半年前月经淋漓不止 3 月余，B 超示：子宫内膜厚 15cm，子宫肌瘤 57×59mm。中度缺铁性贫血，气喘，胸部憋闷感（躺甚），捶胸后缓解。中药治疗后月经周期正常，但经期延长至半月左右，气喘无改善，铁剂治疗气喘后稍缓解。失眠，入睡困难，半夜易醒，醒后不易入睡，多梦，白天容易疲劳，没精神。压力大，焦虑，抑郁，无助或胸闷时有自杀欲望，喜欢叹气，健忘，吃补中益气丸或逍遥丸后胸闷气喘加剧。面色黄，眼睑色淡，睡觉时手脚麻，左手尤甚，左腿䐃动感。吃辛辣刺激后皮肤痒。怕冷，手脚逆冷，腿尤甚。怕热，天热容易烦躁。

现症：月经先后不定期，月经淋漓不止 10 天余，色鲜红，有少量血块，经期腹痛、腰酸、稍腹泻、脾气暴躁、容易烦躁、气喘甚。经前乳房胀痛持续半月。黄带、白带交替出现。肚子气多，饮食稍多自觉心下堵塞感，不易消化，放屁多，饮水后感觉水停在腹部。大便溏，黏，有时便秘，偶见便血。小便量少，夜尿，憋尿后小腹痛，天冷或腹部受凉时会有漏尿现象。咽喉异物感，喜欢清嗓，有少量白痰，难咯。口不渴，不欲饮。出汗多，吹风则后头痛。

我使用中医大脑进行辅助诊疗。就诊时黄老师正值月经淋漓不止期，急则治其标，故推高月经淋漓不止为主症。

中医大脑模仿历代名家治疗思路辨证论治，运用大数据解决错综复杂的病症问题。这次，它计算推荐的处方，细审下来组方非常精妙——兼顾了虚实夹杂、寒热错杂。信心十足，开具处方。

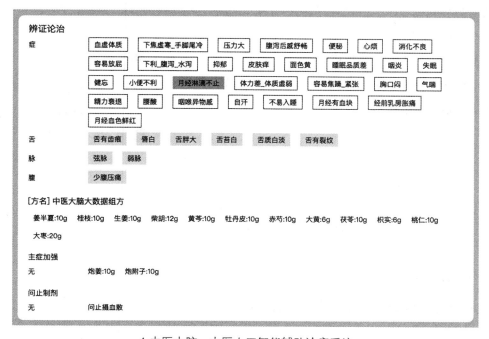

▲中医大脑：中医人工智能辅助诊疗系统

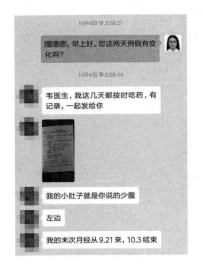

正值国庆假期，黄老师带孩子外出游玩，因担心她的身体情况，我和她保持联系，了解到药后第3天，月经结束了。

10月5日，黄老师如约复诊。

自诉：药后第3天月经淋漓不止停止，自杀念头消失，精神状态佳，胸闷等情况亦缓解。

效佳，二诊时守方10剂。10剂后黄老师反馈诸症均愈，本案收工。

黄老师贫血，又反复月经淋漓不止，应该是血虚血亏。中医讲气血相依，血能载气，血虚日久气亦虚。治疗当从益气补血着手，处方中为何以内泻热结、活血化瘀药物为主？

其实，虚则留邪，邪必由气及血，表现为血瘀、痰浊阻络。邪在胞宫，络脉瘀塞，故见子宫肌瘤。血瘀、痰浊停留日久化热，故体质呈寒热错杂之势。治疗当通里去实，化瘀生新，调和气血。

最好的医生其实是自己的身体，最好的治疗方式是激发身体自身的免疫力和自愈力。很多时候，除了用药，我还会关心患者的饮食和睡眠，希望通过督促她们调整生活方式，让身体更快更好恢复。

在日常诊疗中，我使用中医大脑对治，成功治愈了其他典型的崩漏多例。

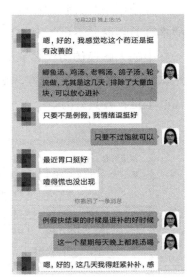

中医大脑医理分析——案例一

◇ **症状统计**

我们先把患者的症状做分类，以四诊信息做辨证论治的基础：

脉症与体质的关联

【整体体质】	体力差 - 体质虚弱
【寒】	下焦虚寒 - 手脚尾冷
【小便】	小便不利
【大便】	便秘，下利 - 腹泻 - 水泻，腹泻后感舒畅
【汗】	自汗
【胃及消化】	消化不良
【屁】	容易放屁
【咳喘】	气喘
【经】	月经淋漓不止，月经有血块，月经血色鲜红，经前乳房胀痛
【睡眠】	失眠，不易入睡，睡眠品质差
【情绪】	容易焦躁 - 紧张，精力衰退，心烦，抑郁，压力大
【神智】	健忘
【胸腹】	胸口闷
【背腰】	腰酸
【皮肤病】	皮肤痒
【面】	面色黄
【咽喉】	咽炎，咽喉异物感
【唇】	唇白
【舌体】	舌质白淡，舌有齿痕，舌胖大，舌有裂纹
【舌苔】	舌苔白
【脉诊：流畅性】	弦脉
【脉诊：强弱性】	弱脉
【腹诊：下少腹】	少腹压痛

◇ **体质分析**

通过中医大脑的学习模块，我们以不同的辨证观点分析患者的体质趋向。下表列出细项：

不同体质的典型症状

血虚	心烦，失眠，容易焦躁 - 紧张，面色黄，唇白，舌质白淡
里虚	体力差 - 体质虚弱，舌质白淡，舌胖大，舌苔白，弱脉
阳虚	自汗，下焦虚寒 - 手脚尾冷，舌胖大，舌质白淡，弱脉

续表

少阴病	自汗，失眠，腰酸，下利-腹泻-水泻，弱脉
肾阳虚	下利-腹泻-水泻，腰酸，精力衰退，舌质白淡，舌胖大，舌苔白
肾气虚	自汗，腰酸，精力衰退，舌质白淡，舌胖大
寒湿	下利-腹泻-水泻，小便不利，舌质白淡，舌苔白，弱脉
心肺气虚	体力差-体质虚弱，胸口闷，气喘，自汗，舌质白淡，舌胖大，舌苔白，弱脉
肝肾阴虚	月经淋漓不止，心烦，失眠，腰酸，弦脉
肝火	心烦，失眠，便秘，容易焦躁-紧张，弦脉
肝气郁结	抑郁，容易焦躁-紧张，胸口闷，咽喉异物感，经前乳房胀痛，弦脉
心血虚	失眠，健忘，面色黄，舌质白淡
肝血虚	失眠，面色黄，唇白，舌质白淡，弦脉
脾阳虚	面色黄，消化不良，体力差-体质虚弱，下利-腹泻-水泻，舌质白淡，舌胖大，舌有齿痕，舌苔白，弱脉
湿热阻滞脾胃	下利-腹泻-水泻，面色黄，胸口闷，舌苔白
脾气虚	体力差-体质虚弱，下利-腹泻-水泻，精力衰退，舌质白淡，舌胖大，舌有齿痕，舌苔白，弱脉

◇ **中医大脑处方**

初看中医大脑在这一诊所开出来的处方，应该是柴胡剂为主并且加上去实补阳的药物。

[中医大脑主方] 姜半夏 10g，桂枝 10g，生姜 10g，柴胡 12g，黄芩 10g，牡丹皮 10g，赤芍 10g，大黄 6g，茯苓 10g，枳实 6g，桃仁 10g，大枣 20g。

[主症加强] 炮附子 10g，炮姜 10g。

◇ **处方中的用药分析**

我们来分析其中的单味药，列出以下的主治和应用的简表，通过单味药的选取来看中医大脑在这一诊中的思路。再渐次由"单味药"而"药对"，最后再来看其中可能的方剂结构。

单味药分析

单味药	主治	应用
赤芍	清热凉血，祛瘀止痛	1.用于血热之斑疹、吐衄。2.用于经闭痛经，癥瘕积聚，跌打损伤，疮痈肿痛。3.用于目赤肿痛
桃仁	活血祛瘀，润肠通便，止咳平喘	1.用于多种血瘀证。2.用于肺痈、肠痈。3.用于肠燥便秘。4.止咳平喘
牡丹皮	清热凉血，活血散瘀	1.用于血热斑疹吐衄。2.用于虚热证。3.用于经闭痛经，癥瘕积聚，跌打损伤。4.用于疮痈，肠痈
桂枝	发汗解肌，温经通脉，通阳化气	1.用于外感风寒表证。2.用于寒凝血滞的痹证、脘腹冷痛、痛经、经闭等症。3.用于胸痹，痰饮，水肿及心动悸，脉结代
大枣	补中益气，养血安神，缓和药性	1.用于脾虚食少便溏、倦怠乏力等症。2.用于血虚萎黄及妇女脏躁、神志不安等证。3.用于药性较峻烈的方剂中，可以减少烈性药的副作用，并保护正气
枳实	破气消积，化痰除痞	1.食积气滞，脘腹痞满证。2.痰浊阻滞，胸脘痞满证
炮附子	回阳救逆，助阳补火，散寒止痛	1.用于亡阳证。2.用于虚寒性的阳痿宫冷、脘腹冷痛、泄泻、水肿等症。3.用于寒痹证。本品辛散温通，有较强的散寒止痛作用
炮姜	温经止血，温中止痛	用于虚寒性吐血、便血、崩漏等，虚寒腹痛、腹泻等，本品能温中止痛、止泻
生姜	发汗解表、温中止呕，温肺止咳	1.用于外感风寒表证。2.用于多种呕吐。3.用于风寒咳嗽
黄芩	清热燥湿，泻火解毒，止血，安胎	1.用于湿温暑湿，黄疸泻痢，热淋涩痛。2.用于肺热咳嗽。3.用于热病烦渴，寒热往来。4.用于咽喉肿痛，痈肿疮毒。5.用于血热出血证。6.用于胎动不安
柴胡	疏散退热，疏肝解郁，升举阳气，清胆截疟	1.用于少阳证，外感发热。2.用于肝郁气滞，胸胁疼痛，月经不调。3.用于气虚下陷，久泻脱肛，胃、子宫下垂。4.用于疟疾
大黄	泻下攻积，清热泻火，止血，解毒，活血祛瘀，清泻湿热	1.胃肠积滞，大便秘结。2.血热妄行之出血证。3.热毒疮疡，丹毒及烧烫伤。4.瘀血诸证。5.黄疸，淋证
半夏	燥湿化痰，降逆止呕，消痞散结，外用消肿止痛	1.用于湿痰、寒痰证。2.用于胃气上逆呕吐。3.用于胸痹，结胸，心下痞，梅核气。4.用于瘰疬瘿瘤，痈疽肿毒及毒蛇咬伤等
茯苓	利水渗湿，健脾安神	1.水肿、小便不利。2.脾虚诸证。3.心悸，失眠

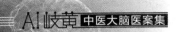

◇ 处方中的药对分析

有了上述本次用方的单味药一览，我们来分析其中的药对组合，深入了解单味药之间的协同作用。

药对分析

药对	主治	应用
桂枝＋芍药	调和营卫，解肌发表。相使	治疗外感风寒表虚证
生姜＋半夏	温胃、化痰、止呕。相畏相使	治疗寒饮呕吐，失眠，容易焦躁紧张、心惊
生姜＋大枣	养脾胃和营卫。相使	治疗风寒感冒（入解表药），胃脘不舒呕吐（入健脾药）
柴胡＋黄芩	和解少阳。相须	治疗邪在半表半里之少阳证，往来寒热
茯苓＋半夏	化痰止呕。相须	治疗胃中停饮之呕吐
大黄＋炮附子	散寒通便。相使	治疗寒积便秘
牡丹皮＋桂枝	活血祛瘀，调经止痛	治疗血瘀之经闭、痛经
柴胡＋芍药	疏肝解郁，养血调经，平肝止痛	治疗胁肋痛，或月经不调，乳房胀痛，脉弦细
大黄＋桂枝	逐瘀泻热	治疗下腹拘急硬痛、小便自利、夜晚发热，谵语烦渴，甚则如狂，以及血瘀经闭，痛经，产后恶露不下，脉沉实或涩
桂枝＋炮附子	温经通脉，散寒止痛	治疗寒凝血滞的痹证。全身疼痛，或脘腹冷痛，或痛经、闭经
柴胡＋芍药＋枳实	疏肝除痞	治疗肝脾气郁证。胁肋胀闷疼痛，脘腹疼痛，脉弦
牡丹皮＋桃仁	清热活血散瘀	治疗闭经、月经淋漓不止
炮附子＋炮姜	温经止血，温中止痛	治疗寒证的经痛，月经淋漓不止，崩漏

通过本方的药对结构，我们可以看得出本方的治疗方向。首先我们注意到，本方有柴胡剂的结构，代表着本方会针对肝经这一经络来发挥作用。肝经绕过生殖器官，所以肝经和生殖方面的问题特别有关。同时，本方用意调整脾胃，强化中州，消化功能改善，人体才会更好地吸收汤药来恢复平衡。患者的身体能量较低下，必须通过补阳药对来强化能量。方中使用祛瘀阻药对是因为要加强人体对月经的清空，收治月经结束但仍淋漓不止的情况。同时，方中也有止痛药对，是为了消除患者在这期间的不适。

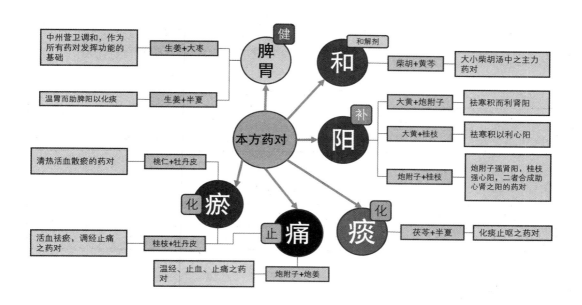

◇ **处方中展现的可能方剂组合分析**

我们再通过中医大脑的学习模块分析本方剂所包含的方剂结构。

重要结构符合方剂

结构符合方剂	方剂组成	药数
大柴胡汤	半夏，生姜，柴胡，黄芩，白芍，大黄，枳实，大枣	8
桂枝茯苓丸	桂枝，牡丹皮，赤芍，茯苓，桃仁	5

可作为方根的结构符合方剂

结构符合方剂	方剂组成	药数
桂枝生姜枳实汤	桂枝，生姜，枳实	3
小半夏加茯苓汤	半夏，生姜，茯苓	3
生姜半夏汤	半夏，生姜	2
枳实芍药散	白芍，枳实	2
小半夏汤	半夏，生姜	2
二仙汤	黄芩，白芍	2

另外再特别加上的单味药：炮姜、炮附子。

本方清晰呈现了大柴胡汤与桂枝茯苓丸的合方。大柴胡汤是专门对治少阳病兼阳明病时期偏实证的方剂，针对患者有胸闷、乳房胀痛、便秘这类的问题。桂枝茯苓丸是用来对治下腹部有瘀血或因内气动摇所致神经症的方剂，可以帮助这位患者活血祛瘀。以下是重要结构符合方剂"大柴胡汤、桂枝茯苓丸"的组成及主治的列表：

方剂的组成药物列表

大柴胡汤	柴胡	黄芩	白芍	半夏	生姜	枳实	大枣	大黄	–	–	–	–	–
桂枝茯苓丸	–	–	–	–	–	–	–	–	桂枝	茯苓	牡丹皮	桃仁	赤芍

方剂的主治列表

大柴胡汤	外有表邪内有里实、寒热往来、胸胁苦满、便秘或腹泻、口苦、呕吐、脉弦而有力
桂枝茯苓丸	腹痛拒按、少腹有硬块、舌暗紫或有瘀斑、脉涩

◇ **方性分析**

中医大脑可以就方剂的单味药药性和比例算出方性，并且列出以下的方性图。从寒热性角度分析，本方偏温；同时，除了能够燥湿之外，散性和降性也比较强，这是要迅速排除月经之后所余瘀阻的药物动力学方面的思考。

问止中医大脑方性图

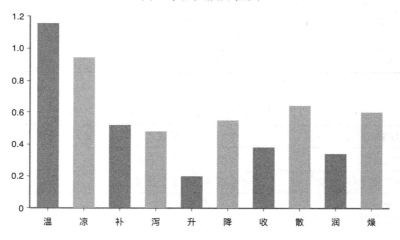

案例二：月经淋漓不止1年，每一天都在流血

陈女士，25岁，未婚，电商。过去一年，她的每一天都是月经期。就诊时，她问

我："这样下去，我是不是会死？"她语调平静，可掩饰不住内心对慢性失血的极度恐惧。

初诊：11 月 15 日。

具体情况：体重 106kg。月经淋漓不止 1 年余。月经量少，褐色，经期无不适。正常经期月经量稍多，经期 4 天，色鲜红，市中医院及其他中医使用补益气血等方法治疗无明显疗效。胃口太好了，尤其喜欢吃肉，饭后腹胀，消化不好，一整天没精神，容易犯困。晨起眼睛浮肿，平时怕热，午后发热，容易出汗，手脚心出汗。容易烦躁，有时胸闷（心电图正常），头晕，经期加重，多梦，健忘，掉发，肩颈酸痛，走路久了腰酸，面色差，眼睛干涩，小便可，大便稍黏。

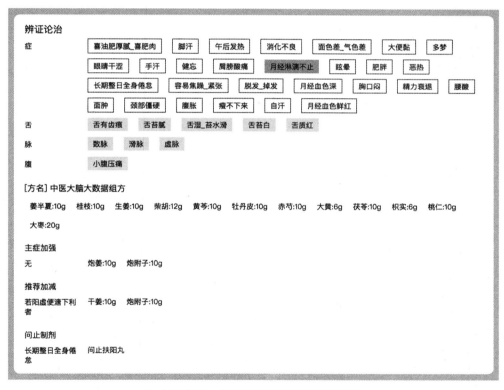

▲中医大脑：中医人工智能辅助诊疗系统

在对治月经淋漓不止的同时，我考虑从她的根本性体质入手，同时下手调节。之所以选择同时使用 AB 两个方剂，是因为她月经淋漓不止足足一年，时间不允许先治标再治本，需要两个方剂同时入手标本兼治。

使用问止中医大脑，把"容易疲累"作为思考的主证进行计算，中医大脑计算推荐处方如下。

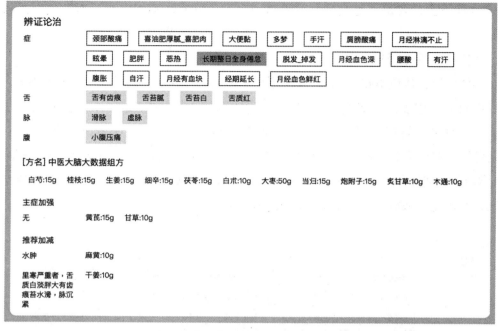

辨证论治

症　颈部酸痛　喜油肥厚腻_喜肥肉　大便黏　多梦　手汗　肩膀酸痛　月经淋漓不止

　　眩晕　肥胖　恶热　长期整日全身倦怠　脱发_掉发　月经血色深　腰酸　有汗

　　腹胀　自汗　月经有血块　经期延长　月经血色鲜红

舌　舌有齿痕　舌苔腻　舌苔白　舌质红

脉　滑脉　虚脉

腹　小腹压痛

[方名]中医大脑大数据组方

白芍:15g　桂枝:15g　生姜:15g　细辛:15g　茯苓:15g　白术:10g　大枣:50g　当归:15g　炮附子:15g　炙甘草:10g　木通:10g

主症加强

无　黄芪:15g　甘草:10g

推荐加减

水肿　麻黄:10g

里寒严重者，舌　干姜:10g
质白淡胖大有齿
痕苔水滑，脉沉
紧

▲中医大脑：中医人工智能辅助诊疗系统

陈女士病程长达 1 年，可是疗程会需要多久呢？

我持续跟进。6 天后，好消息传来，月经淋漓不止停止了。

在过去的治疗史中，陈女士月经短暂干净过 7 天而后复发。谨慎起见，我继续观察。

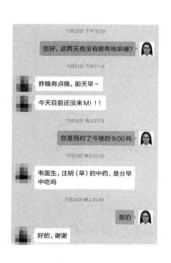

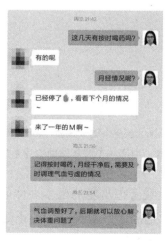

在复诊、三诊及接下来的随访，陈女士的淋漓不止并没有再出现，并且陈女士面色开始红润，腹胀和多梦的情况也有明显改善。

"已经停了，来了一年的 M 啊……"陈女士微信回复我。真感叹，中医大脑疗效如此，世人所知却并不多，往往多处求治无门。

陈女士的月经淋漓不止对治三次，本案收工。

中医大脑医理分析——案例二（A 方）

◇ **症状统计**

本案中，患者的症状较为复杂，而且能看出患者体质偏失颇大。我们分类列出其症状，以做辨证论治的基础。

脉症与体质的关联

【整体体质】	长期整日全身倦怠，肥胖，瘦不下来
【热】	恶热，午后发热
【饮食】	喜油肥厚腻 - 喜肥肉
【大便】	大便黏
【汗】	自汗，手汗，脚汗
【肿】	面肿
【胃及消化】	消化不良
【腹】	腹胀
【经】	月经淋漓不止，月经血色深，月经血色鲜红
【梦】	多梦
【情绪】	容易焦躁 - 紧张，精力衰退
【神智】	健忘
【肩】	肩膀酸痛
【颈】	颈部僵硬
【胸腹】	胸口闷
【背腰】	腰酸
【发】	脱发 - 掉发
【面】	面色差 - 气色差
【眼】	眼睛干涩
【全身性问题】	眩晕
【舌体】	舌质红，舌有齿痕
【舌苔】	舌苔白，舌苔腻，舌湿 - 苔水滑
【脉诊：虚实性】	虚脉
【脉诊：流畅性】	滑脉
【脉诊：时间性】	数脉
【腹诊：小腹】	小腹压痛

◇ **体质分析**

应用不同的辨证观点，我们通过中医大脑分析患者的体质特性和倾向。

不同体质的典型症状

少阴病	自汗，长期整日全身倦怠，精力衰退，面色差-气色差，腰酸，眩晕，虚脉
气血俱虚	长期整日全身倦怠，眩晕，面色差-气色差，月经淋漓不止，虚脉
肾气虚	自汗，长期整日全身倦怠，面色差-气色差，腰酸，眩晕，虚脉
肾阴虚	腰酸，眩晕，舌质红，虚脉，数脉
脾不统血	月经淋漓不止，眩晕，长期整日全身倦怠，面色差-气色差，舌苔白，虚脉
肝火上炎	眩晕，容易焦躁-紧张，多梦，舌质红，数脉，滑脉
心肾不交	多梦，腰酸，眩晕，舌质红，数脉
心肺气虚	自汗，长期整日全身倦怠，胸口闷，舌苔白，虚脉
肝肾阴虚	月经淋漓不止，脱发-掉发，眩晕，腰酸，舌质红，数脉
阳虚	自汗，长期整日全身倦怠，虚脉
脾阳虚	消化不良，长期整日全身倦怠，面色差-气色差，腹胀，舌有齿痕，舌苔白，舌湿-苔水滑，虚脉
脾气虚	脱发-掉发，长期整日全身倦怠，面色差-气色差，腹胀，精力衰退，舌有齿痕，舌苔白，虚脉
湿热阻滞脾胃	长期整日全身倦怠，胸口闷，腹胀，舌质红，舌苔白，舌苔腻，数脉
心血虚	面色差-气色差，眩晕，健忘，多梦
肝血虚	面色差-气色差，眩晕，眼睛干涩

从整体分析可见，这位患者因为阳虚而造成水湿不能正常代谢，又因为水液分布的问题而造成阴象，故此说这是一位阴阳两虚的患者。中医讲，血虚严重会形成阴虚，气虚严重会形成阳虚，这位患者正是气血两虚而致阴阳两虚的一个体质。这在调理上并不容易，必须从气血两方面同时入手才有可能取得好的效果。

本案中的 A 方与案例一的处方相同，关于本方的单味药、药对、方剂及方性分析，请参照前文。

中医大脑医理分析——案例二（B 方）

◇ **中医大脑处方**

因为本案中患者病情较重，为了治其急的同时也深度调整患者的体质，医者开具了 B 方。当医者所选择的主症改变时，中医大脑围绕主症展开的计算也会发生改变，用药用方会有所调整。开具 B 方时，医者以"长期整日全身倦怠"为主症，中医大脑开具出体质调整的方剂。我们可以看出本方以桂枝汤类方为中心再加上以补阳为主的附子剂结构，而桂枝汤是虚人调和营卫的一个重要方剂。

［中医大脑主方］白芍 15g，桂枝 15g，生姜 15g，细辛 15g，茯苓 15g，白术 10g，大枣 50g，当归 15g，炮附子 15g，炙甘草 10g，木通 10g。

［推荐加减］麻黄 10g，干姜 10g。

［主症加强］黄芪 15g，甘草 10g。

◇ **处方中的用药分析**

我们先来分析其中的单味药。

单味药分析

单味药	主治	应用
白芍	养血调经，平肝止痛，敛阴止汗	1.用于血虚或阴虚有热的月经不调、崩漏等证。2.用于肝阴不足、肝气不舒或肝阳偏亢的头痛、眩晕、胁肋疼痛、脘腹四肢拘挛作痛等证。3.用于阴虚盗汗及营卫不和的表虚自汗证
黄芪	补气升阳，益卫固表，利水消肿，托疮生肌	1.用于脾胃气虚及中气下陷之证。2.用于肺气虚及表虚自汗、气虚外感之证。3.用于气虚水湿失运的浮肿，小便不利。4.用于气血不足，疮疡内陷的脓成不溃或溃久不敛。5.用于气血津亏的面色萎黄、神倦脉虚等症。6.用于气虚不能摄血的便血、崩漏等症。7.用于气虚血滞不行的关节痹痛、肢体麻木或半身不遂等症。8.用于气虚津亏的消渴症
桂枝	发汗解肌，温经通脉，通阳化气	1.用于外感风寒表证。2.用于寒凝血滞的痹证，脘腹冷痛、痛经、经闭等症。3.用于胸痹，痰饮，水肿及心动悸，脉结代
大枣	补中益气，养血安神，缓和药性	1.用于脾虚食少便溏、倦怠乏力等症。2.用于血虚萎黄及妇女脏躁、神志不安等证。3.用于药性较峻烈的方剂中，可以减少烈性药的副作用，并保护正气
麻黄	发汗解表，宣肺平喘，利水消肿	1.用于风寒表实证。2.用于咳喘实证。3.用于风水水肿
炮附子	回阳救逆，助阳补火，散寒止痛	1.用于亡阳证。2.用于虚寒性的阳痿宫冷、脘腹冷痛、泄泻、水肿等症。3.用于寒痹证。本品辛散温通，有较强的散寒止痛作用
甘草	益气补中，清热解毒，祛痰止咳，缓急止痛，调和药性	1.用于脘腹及四肢挛急作痛。2.用于药性峻猛的方剂中。3.用于热毒疮疡、咽喉肿痛及药物、食物中毒等

单味药	主治	应用
生姜	发汗解表、温中止呕，温肺止咳	1.用于外感风寒表证。2.用于多种呕吐。3.用于风寒咳嗽
干姜	温中散寒，回阳通脉，温肺化饮	1.用于脾胃寒证。2.用于亡阳证。3.用于寒饮伏肺喘咳
炙甘草	补脾和胃，益气复脉	用于脾胃虚弱，倦怠乏力，心动悸，脉结代，可解附子毒，亦可修补身体黏膜破损
白术	补气健脾，燥湿利水，固表止汗，安胎	1.用于脾胃气虚、运化无力的食少便溏、脘腹胀满、肢软神疲等症。2.用于脾虚失运、水湿内停之痰饮、水肿、小便不利等。3.用于脾虚气弱，肌表不固而自汗。4.用于脾虚气弱，胎动不安之证
细辛	祛风解表，散寒止痛，温肺化饮，通窍	1.用于外感风寒及阳虚外感证。2.用于头痛、痹痛、牙痛等痛证。3.用于寒饮咳喘
木通	清热，利水通淋，泄心火，通血脉，通乳	热淋涩痛，心烦尿赤，水肿脚气。经闭乳少，湿热痹痛
茯苓	利水渗湿，健脾安神	1.水肿、小便不利。2.脾虚诸证。3.心悸，失眠
当归	补血，活血，调经，止痛，润肠	1.用于血虚诸证。2.用于血虚或血虚而兼有瘀滞的月经不调、痛经、经闭等证。3.用于血虚，血滞或寒滞，以及跌打损伤、风湿痹阻的疼痛证。4.用于痈疽疮疡。5.用于血虚肠燥便秘

◇ 处方中的药对分析

基于上述单味药一览，我们通过中医大脑的学习模块分析其中的药对。

药对分析

药对	主治	应用
麻黄＋桂枝	发表解肌散寒。相须	治疗四肢水肿，外感风寒表实证
麻黄＋炮附子	温经通络，助阳散寒。相使	治疗阳虚外感或风寒痹痛
麻黄＋白术	宣肺利水，健脾燥湿。相须相使	治疗水肿初起或风湿痹证

续表

药对	主治	应用
桂枝＋芍药	调和营卫，解肌发表。相使	治疗外感风寒表虚证
桂枝＋甘草	辛甘化阳，补益心阳。相使	治疗心阳虚之心悸气短，其人欲两手交叉覆盖，喜按心胸部位
生姜＋大枣	养脾胃和营卫。相使	治疗风寒感冒（入解表药），胃脘不舒呕吐（入健脾药）
炮附子＋黄芪	温阳益气，固表止汗。相使	治疗阳虚自汗，畏冷
黄芪＋白术	健脾益气	治疗脾虚气弱、倦怠乏力之泄泻
黄芪＋当归	益气生血	治疗：1. 劳倦内伤，血虚发热，气血不足。2. 脓已成而自破
芍药＋甘草	酸甘化阴，养血敛阴	治疗阴血不足之筋脉拘急及腹痛
干姜＋炮附子	回阳救逆，温补脾肾	治疗亡阳虚脱，脾肾阳虚泄泻，舌质白淡胖大有齿痕，舌苔白滑或白腻，脉弦紧或尺沉微弱
桂枝＋芍药＋当归	温经通脉，活血止痛	治疗左肩膀僵硬
桂枝＋芍药＋黄芪	温经通脉，补气通络	治疗右肩膀僵硬
白术＋炮附子	排脓，去除寒湿	治疗：1. 阳虚的脓疡之症。2. 寒湿证，如全身关节疼痛、腰痛、身体沉重等
干姜＋细辛	温肺化饮	治疗寒饮证的咳嗽气喘，舌淡白苔白滑，脉弦紧
桂枝＋炮附子	温经通脉，散寒止痛	治疗寒凝血滞的痹证。全身疼痛，或脘腹冷痛，或痛经、闭经
黄芪＋甘草	补益中气	治疗长期整日全身倦怠，四肢无力
茯苓＋桂枝＋白术＋炙甘草	温阳化饮，健脾利湿	治疗小便不利，舌苔白腻而滑
麻黄＋细辛	祛风解表散寒止痛	治疗头痛，四肢疼痛，腰痛，鼻流清涕，咳嗽痰清稀
芍药＋炙甘草	缓急止痛	治疗肾结石、膀胱结石需加的止痛药
白术＋茯苓	补气健脾，燥湿利水	治疗脾虚湿盛证的大便溏泻、软便
麻黄＋炮附子＋细辛	助阳解表散寒。利水消肿	治疗：1. 素体阳虚，外感风寒证。2. 暴哑、暴盲、暴聋。3. 少阴病（阳虚体质）的咽喉疼痛。4. 水肿。5. 严重的腰痛，几乎难以行动

　　本方是如何调整患者体质的呢？从药对分布来看，本方除了调和营卫和气血之外，重点放在温阳祛寒。本方同时补心阳和肾阳，用意心肾相交，水火既济，也可同时去

肌表和经络之寒。此外，本方再加上祛湿利水的药对，就令温阳祛寒的功效得以保持。

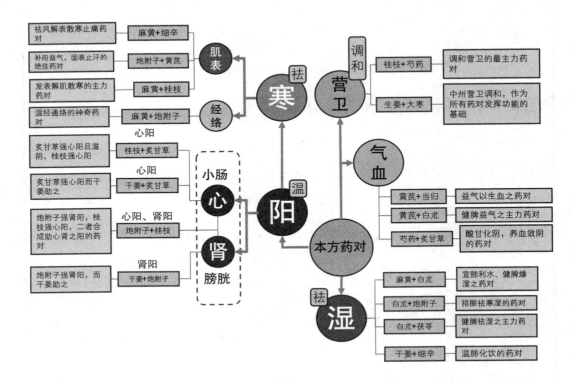

◇ **处方中展现的可能方剂组合分析**

我们再通过中医大脑的学习模块分析本方剂所包含的方剂结构。

重要结构符合方剂

结构符合方剂	方剂组成	药数
归芪建中汤	白芍，桂枝，生姜，大枣，当归，炙甘草，黄芪	7
桂姜草枣黄辛附子汤	桂枝，生姜，细辛，大枣，炮附子，炙甘草，麻黄	7
桂枝去桂加茯苓白术汤	白芍，生姜，茯苓，白术，大枣，炙甘草	6
桂枝加黄芪汤	白芍，桂枝，生姜，大枣，炙甘草，黄芪	6
桂枝加附子汤	白芍，桂枝，生姜，大枣，炮附子，炙甘草	6
黄芪桂枝五物汤	白芍，桂枝，生姜，大枣，黄芪	5
真武汤	白芍，生姜，茯苓，白术，炮附子	5
白术附子汤	生姜，白术，大枣，炮附子，炙甘草	5
桂枝附子汤	桂枝，生姜，大枣，炮附子，炙甘草	5

续表

结构符合方剂	方剂组成	药数
桂枝汤	白芍，桂枝，生姜，大枣，炙甘草	5
桂枝去芍药加附子汤	桂枝，生姜，大枣，炮附子，炙甘草	5
桂枝加芍药汤	白芍，桂枝，生姜，大枣，炙甘草	5
桂枝加桂汤	白芍，桂枝，生姜，大枣，炙甘草	5
茯苓甘草汤	桂枝，生姜，茯苓，炙甘草	4
茯苓桂枝甘草大枣汤	桂枝，茯苓，大枣，炙甘草	4
苓桂术甘汤	桂枝，茯苓，白术，炙甘草	4
甘草干姜茯苓白术汤	茯苓，白术，炙甘草，干姜	4
桂枝去芍药汤	桂枝，生姜，大枣，炙甘草	4

可作为方根的结构符合方剂

结构符合方剂	方剂组成	药数
麻黄附子细辛汤	细辛，炮附子，麻黄	3
麻黄附子甘草汤	炮附子，炙甘草，麻黄	3
麻黄附子汤	炮附子，炙甘草，麻黄	3
通脉四逆汤	炮附子，炙甘草，干姜	3
芍药甘草附子汤	白芍，炮附子，炙甘草	3
四逆汤	炮附子，炙甘草，干姜	3
芍药甘草汤	白芍，炙甘草	2
甘草麻黄汤	麻黄，甘草	2
甘草干姜汤	炙甘草，干姜	2
桂枝甘草汤	桂枝，炙甘草	2
干姜附子汤	炮附子，干姜	2
甘草汤	甘草	1

另外再特别加上的单味药：木通。

诚如前文分析所示，本方是桂枝汤类方的大集合，同时再加上附子剂的结构，形成一个温补性特别强的一个方剂。以下我们先来列出所有相关的桂枝汤类方的组成与主治。

方剂的组成药物列表

桂枝加黄芪汤	桂枝	白芍	大枣	生姜	炙甘草	黄芪	–	–	–
桂枝加附子汤	桂枝	白芍	大枣	生姜	炙甘草	–	炮附子	–	–
黄芪桂枝五物汤	桂枝	白芍	大枣	生姜	–	黄芪	–	–	–
桂枝附子汤	桂枝	–	大枣	生姜	炙甘草	–	炮附子	–	–
桂枝汤	桂枝	白芍	大枣	生姜	炙甘草	–	–	–	–
桂枝去芍药加附子汤	桂枝	–	大枣	生姜	炙甘草	–	炮附子	–	–
桂枝加芍药汤	桂枝	白芍	大枣	生姜	炙甘草	–	–	–	–
桂枝加桂汤	桂枝	白芍	大枣	生姜	炙甘草	–	–	–	–
茯苓甘草汤	桂枝	–	–	生姜	炙甘草	–	–	茯苓	–
茯苓桂枝甘草大枣汤	桂枝	大枣		–	炙甘草			茯苓	–
苓桂术甘汤	桂枝	–	–	–	炙甘草	–	–	茯苓	白术
桂枝去芍药汤	桂枝	–	大枣	生姜	炙甘草	–	–	–	–

方剂的主治列表

桂枝加黄芪汤	黄汗，两胫自冷，腰以上有汗，腰髋弛痛，如有物在皮中状，剧则不能食，身疼重，烦躁，小便不利；黄疸脉浮，有表虚症状者
桂枝加附子汤	发汗过度、恶寒自汗、小便难、四肢紧
黄芪桂枝五物汤	治肢体知觉麻痹，或兼有疼痛，有似风痹之状，而脉微无力，属于虚证之患者适宜
桂枝附子汤	伤寒八九日，风湿相搏，身体疼烦，不能自转侧，不呕、不渴、脉浮虚而涩者
桂枝汤	恶风有汗、头痛发热、鼻鸣干呕、苔白薄、脉浮弱或浮缓
桂枝去芍药加附子汤	太阳病，下之后，脉促胸满、微恶寒者
桂枝加芍药汤	虚弱体质者的腹痛与下痢，而有腹部膨满、腹直肌拘挛者
桂枝加桂汤	太阳病，误用烧针发汗，使心阳虚，下焦寒气上冲，致发奔豚，气从少腹上冲心胸者
茯苓甘草汤	伤寒水气乘心，厥而心下悸者

续表

茯苓桂枝甘草大枣汤	伤寒发汗后，其人脐下悸，欲作奔豚者
苓桂术甘汤	胸胁支满（停饮）、晕眩、心悸、短气
桂枝去芍药汤	太阳病，下之后，脉促胸满者

我们再来看这其中的附子剂类方的组成及主治整理：

方剂的组成药物列表

桂姜草枣黄辛附子汤	桂枝	生姜	炙甘草	大枣	麻黄	细辛	炮附子	–	–	–	–
桂枝加附子汤	桂枝	生姜	炙甘草	大枣	–	–	炮附子	白芍	–	–	–
真武汤	–	生姜	–	–	–	–	炮附子	白芍	茯苓	白术	–
白术附子汤	–	生姜	炙甘草	大枣	–	–	炮附子	–	–	白术	–
桂枝去芍药加附子汤	桂枝	生姜	炙甘草	大枣	–	–	炮附子	–	–	–	–
麻黄附子细辛汤	–	–	–	–	麻黄	细辛	炮附子	–	–	–	–
麻黄附子甘草汤	–	–	炙甘草	–	麻黄	–	炮附子	–	–	–	–
麻黄附子汤	–	–	炙甘草	–	麻黄	–	炮附子	–	–	–	–
通脉四逆汤	–	–	炙甘草	–	–	–	炮附子	–	–	–	干姜
芍药甘草附子汤	–	–	炙甘草	–	–	–	炮附子	白芍	–	–	–
四逆汤	–	–	炙甘草	–	–	–	炮附子	–	–	–	干姜
干姜附子汤	–	–	–	–	–	–	炮附子	–	–	–	干姜

方剂的主治列表

桂姜草枣黄辛附子汤	温经通阳，宣散水饮
桂枝加附子汤	发汗过度、恶寒自汗、小便难、四肢紧
真武汤	精力衰退、肢重浮肿、小便不利、头眩心悸
白术附子汤	1.阳虚风湿以湿为主的痹证，身体疼痛，大便硬，小便自利者。2.风虚头重眩，苦极，食不知味，用此暖肌补中，益精气
桂枝去芍药加附子汤	太阳病，下之后，脉促胸满、微恶寒者
麻黄附子细辛汤	阳虚外感表寒证。恶寒较重，发热，但欲寐、无汗、脉沉者
麻黄附子甘草汤	少阴病，恶寒身疼，无汗，微发热，脉沉微者

续表

麻黄附子汤	身面浮肿，气短，小便不利，脉沉小
通脉四逆汤	少阴病，下利清谷，里寒外热，手足逆冷，脉微欲绝，身反不恶寒，其人面色赤，或腹痛，或干呕，或咽痛，或利止脉不出者
芍药甘草附子汤	体虚外感，发汗后病不解，反增恶寒者
四逆汤	四肢厥冷（手脚冰冷）、下利清谷、口淡不渴、脉沉微
干姜附子汤	此即四逆减去甘寒之甘草，为回阳重剂

从上面的整理可以看出，这一次中医大脑计算出的方剂非常复杂，但是细看还是条理分明，一直依循着我们在前面药对分析的思路——调和营卫气血、祛寒、温阳、去水利湿。

◇ 方性分析

本方的方性显示出强大的温补力量，用意在于对治目前的症状之外，同时也要调整患者的虚寒体质。

问止中医大脑方性图

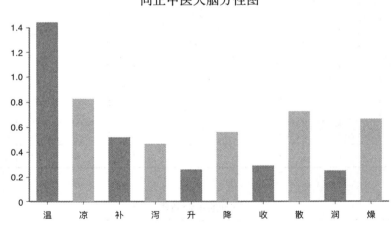

案例三：月经淋漓不止 + 骨质增生 + 失眠 + 头痛

张女士，42岁，中医养生馆店长。病程和病症都轻一些，但张女士在服药后，出现了比较明显的排病反应。

初诊：2019 年 11 月 20 日。

具体情况：月经淋漓不止 16 天余。月经量少，色暗红，无血块，经期无其他不适。子宫肌瘤病史 2 年余，平素月经提前 1 周。腰椎骨质增生，腰痛直不起来，右大腿外侧发麻或感知减弱，经常双腿酸软无力，2 天前站立时突然有晕眩感，平素疲累时也容易出现。自觉胸闷，耳朵下连着心脏刺痛，面色黄，气虚，说话无力。睡前喝水则晨起眼睑肿。胃口好，瘦不下来，大软便，便黏、臭，脾气急，时常内心觉得憋屈，睡眠浅，容易被吵醒，醒后易复睡。皮肤干，后头痛、偏头痛，胀痛，睡眠不佳时眼睛容易充血发红，容易上火出现口腔溃疡。

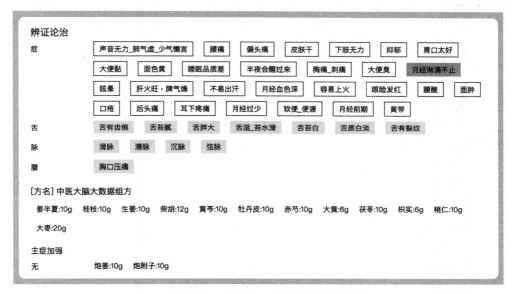

▲ 中医大脑：中医人工智能辅助诊疗系统

二诊：2019 年 11 月 29 日。

自诉：药后月经量增多，排出大量暗黑色血块，无痛经或眩晕、胸闷等不适，腰酸缓解。

一定要明白，这是身体的排病反应，是良性的。中医治疗中的排病反应是机体的良性调整反应，对身体是有益的，通常在机体祛除邪气以后会停止。张女士胞宫瘀血阻滞，故药后月经量增多，且排出大量暗黑色血块，但无乏力感。

守方 5 剂，药后第 4 天，也是好消息，月经淋漓不止停止了。

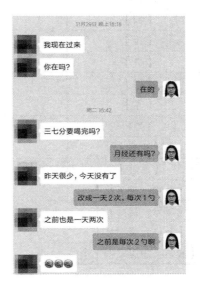

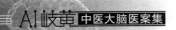

中医大脑医理分析——案例三

◇ **症状统计**

除了月经淋漓不止，我们还特别注意到这位患者因为骨质增生而有腰痛的症状，此外还有失眠、头痛等问题。整体症状比较复杂。

脉症与体质的关联

【整体体质】	容易上火
【气】	声音无力 - 肺气虚 - 少气懒言
【饮食】	胃口太好
【大便】	软便 - 便溏，大便黏，大便臭
【汗】	不易出汗
【肿】	面肿
【肝 - 胆 - 少阳 - 厥阴】	肝火旺，脾气躁
【经】	月经前期，月经过少，月经淋漓不止，月经血色深
【带】	黄带
【睡眠】	睡眠品质差，半夜会醒过来
【情绪】	抑郁
【下肢】	下肢无力
【胸腹】	胸痛 - 刺痛
【背腰】	腰痛，腰酸
【肤质】	皮肤干
【头】	后头痛，偏头痛
【面】	面色黄
【口】	口疮
【眼】	眼睑发红
【耳】	耳下疼痛
【全身性问题】	眩晕
【舌体】	舌质白淡，舌有齿痕，舌胖大，舌有裂纹
【舌苔】	舌苔白，舌苔腻，舌湿 - 苔水滑
【脉诊：浮沉性】	沉脉
【脉诊：流畅性】	滑脉，弦脉
【脉诊：强弱性】	濡脉
【腹诊：胸腹及心下】	胸口压痛

◇ **体质分析**

通过中医大脑的分析，我们可以看到患者在不同的辨证观点下所呈现的体质类型和趋向。

不同体质的典型症状

血虚	眩晕，皮肤干，面色黄，月经过少，舌质白淡，沉脉
阳虚	软便 - 便溏，声音无力 - 肺气虚 - 少气懒言，舌胖大，舌质白淡，沉脉
气血俱虚	眩晕，月经过少，月经淋漓不止，舌质白淡，濡脉
肾气虚	声音无力 - 肺气虚 - 少气懒言，腰酸，腰痛，眩晕，舌质白淡，舌胖大
肾阳虚	软便 - 便溏，腰酸，腰痛，舌质白淡，舌胖大，舌苔白，沉脉
心肺气虚	声音无力 - 肺气虚 - 少气懒言，眩晕，舌质白淡，舌胖大，舌苔白，沉脉
肝肾阴虚	月经前期，月经过少，月经淋漓不止，眩晕，腰痛，腰酸，沉脉，弦脉
心血虚	面色黄，眩晕，舌质白淡
肝血虚	面色黄，眩晕，月经过少，舌质白淡，弦脉
脾气虚	软便 - 便溏，声音无力 - 肺气虚 - 少气懒言，面色黄，舌质白淡，舌胖大，舌有齿痕，舌苔白，濡脉
脾阳虚	软便 - 便溏，声音无力 - 肺气虚 - 少气懒言，面色黄，舌质白淡，舌胖大，舌有齿痕，舌苔白，舌湿 - 苔水滑，沉脉，濡脉

本案中的处方与案例一和案例二中的处方相同，关于本方的单味药、药对、方剂及方性分析，请参照前文。

总　结

在这三个案例里，我们发现中医大脑给了我们一个非常强大而似乎是通治月经淋漓不止问题的经验方，这是中医大脑后台通过大数据分析进而自学习的能力展现。随便创建一个新方剂似乎并不难，难的是经过大量案例验证有效之后被定义成一个相对固定的方剂结构。可以说，历史上每一首名方均是古人大量临床实践和经验的积累。中医大脑在这方面独具优势——以超越人脑的储存和计算能力吸收海量数据，分析其中具有显著统计学规律的理法方药，进而发现在临床上多有实效的方剂结构。这就是中医大脑在方剂创新方面的一点贡献。

至于为何中医大脑会开大柴胡汤、桂枝茯苓丸等攻下化瘀的药来治疗月经淋漓不止，而不是用一般常规暖宫止血的"芎归胶艾汤"呢？其实专治女科的傅青主很早就这么做了。以下我们来看《傅青主女科》"逐瘀止血汤"的原文怎么说：

"妇人有升高坠落，或闪挫受伤，以致恶血下流，有如血崩之状者，若以崩治，非徒无益而又害之也。盖此症之状，必手按之而疼痛，久之则面色痿黄，形容枯槁，乃是瘀血作祟，并非血崩可比。倘不知解瘀而用补涩，则瘀血内攻，疼无止时，反致新血不得生，旧血无由化，死不能悟，岂不可伤哉！治法须行血以祛瘀，活血以止疼，则血自止而愈矣。方用逐瘀止血汤。

"生地（一两，酒炒），大黄（三钱），赤芍（三钱），丹皮（一钱），当归尾（五钱），枳壳（五钱，炒），龟板（三钱，醋炙），桃仁（十粒，泡炒，研）。水煎服。一剂疼轻，二剂疼止，三剂血亦全止，不必再服矣。

"此方之妙，妙于活血之中，佐以下滞之品，故逐瘀如扫，而止血如神。或疑跌闪升坠，是由外而伤内，虽不比内伤之重，而既已血崩，则内之所伤，亦不为轻，何以只治其瘀而不顾气也？殊不知跌闪升坠，非由内伤以及外伤者可比。盖本实不拔，去其标病可耳，故曰急则治其标。"

我们看"逐瘀止血汤"里面的组成"大黄、赤芍、丹皮、枳壳、桃仁"等药，不就是大柴胡汤、桂枝茯苓丸里面的主力药吗？中医大脑不过是用经方模仿傅青主用活血化瘀药来治病机是瘀证的血崩、淋漓不止等出血病罢了。而止血果如神也！

用大柴胡汤加桂枝茯苓丸或逐瘀止血汤的辨证关键是患者有瘀证的舌、脉、腹、症。如：舌质偏紫暗、舌有瘀点，涩脉，心下压痛、少腹压痛、便秘、月经有血块等，这就是用泻下化瘀的方子来止血的时机。

【医案 24】

全靠激素催月经？中医治多囊卵巢
综合征导致的闭经

主诊医师：吴孟珊

> 方女士，26 岁。2019 年 11 月 17 日抱着先了解一下的态度过来咨询。中医大脑体质测评显示她是脾阳虚，测评报告的情况也基本都符合方女士日常的情况，当时我向她讲解脾阳虚体质的生活方式建议，方女士说要过段时间再开始调理。
>
> 2019 年 11 月 29 日，方女士来问止中医，这次决定好好调理身体。经问诊了解到她先天禀赋不足（早产儿）、月经一直不规律，五年前确诊为多囊卵巢综合征，长期依靠激素药才能来月经，不吃月经就不来，伴有月经量少、有血块、白带黄白黏稠等症状。

整体病症分析

◇ 什么是闭经

女性正常的月经周期是二十五到三十五天，来潮期约为五到七天。若是没怀孕，却超过了三个月没有来月经，就称为闭经。

◇ 现代医学怎么看闭经

女性从进入青春期开始，身体会分泌女性荷尔蒙，促使排卵，子宫内膜变厚，为怀孕做准备。正常情况下，如果没有受精，没有怀孕，增厚的子宫内膜就会脱落，形成月经。

闭经可以分为两种，一种是进入了青春期，却没有初经来潮的"原发性闭经"，另一种是由于某些因素导致月经中断的"继发性闭经"。

1. 原发性闭经：原发性闭经比较少见，通常是由遗传或先天发育缺陷所引起，例如子宫或卵巢发育不全、内分泌不足等。

2. 继发性闭经：继发性闭经比较常见，它的病因也比较复杂，控制正常月经周期的下丘脑、垂体、卵巢和子宫方面的病变都有可能造成继发性闭经，病因包括长期压力、减肥、营养缺乏、药物、脑下垂体肿瘤、内分泌失衡、子宫或卵巢受损等。

如果是由其他疾病引起的继发性闭经，把其他疾病治好就能解除闭经的症状。除此之外还会用到的治疗方式有荷尔蒙疗法、心理咨询等，来恢复失衡的内分泌。

◇ **中医怎么看闭经**

中医认为闭经是血的异常所导致，而血的异常又可以分为血瘀和血虚两种类型。

常用来判别血瘀体质的症状包括：肚脐或下腹部压痛，肩膀僵硬，嘴唇紫暗，舌质偏紫暗，或是舌尖边有瘀点等。

常用来判别血虚体质的症状包括：脸色偏白或萎黄，皮肤干燥，舌质淡，容易疲倦、头晕、心悸、失眠等。

除了血瘀和血虚外，气虚和体寒也是闭经的常见原因，所以除了活血和补血，补气和祛寒也是中医治疗闭经的方式。

初　诊

经过我们看诊，望闻问切得知方女士虽然是长期月经问题，但是伴随着肝气郁滞的一系列症状：食欲不振、便秘、抑郁，等等。虽然是月经不调，但是优先还是以调肝、养血、疏肝理气为治疗方向。

自诉

早产儿。多囊卵巢综合症5年，没有吃西药就不来月经，月经量少，伴血块，色暗。这段时间没有吃药。湿气重，面头出油多，怕冷，手脚凉，手脚汗，晚上容易醒来难再入睡，大便2-3天1次，便黏，不规律，口干不想喝水，纳差，白带黄白粘稠

自诉：早产儿。多囊卵巢综合征 5 年，没有吃西药就不来月经，月经量少，伴血块，色暗。这段时间没有吃药。湿气重，面头出油多，怕冷，手脚凉，手脚汗，晚上容易醒来，难再入睡，大便 2 ~ 3 天 1 次，便黏，不规律，口干不想喝水，纳差，白带黄白黏稠。

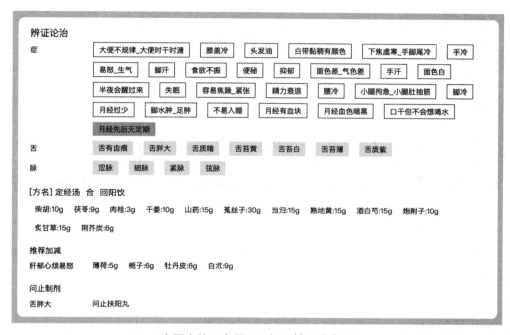

辨证论治

症　大便不规律_大便时干时溏　膝盖冷　头发油　白带黏稠有颜色　下焦虚寒_手脚尾冷　手冷
　　易怒_生气　脚汗　食欲不振　便秘　抑郁　面色差_气色差　手汗　面色白
　　半夜会醒过来　失眠　容易焦躁_紧张　精力衰退　腰冷　小腿拘急_小腿肚抽筋　脚冷
　　月经过少　脚水肿_足肿　不易入睡　月经有血块　月经色暗黑　口干但不会想喝水
　　月经先后无定期

舌　舌有齿痕　舌胖大　舌质暗　舌苔黄　舌苔白　舌苔薄　舌质紫

脉　涩脉　细脉　紧脉　弦脉

[方名] 定经汤 合 回阳饮
柴胡:10g　茯苓:9g　肉桂:3g　干姜:10g　山药:15g　菟丝子:30g　当归:15g　熟地黄:15g　酒白芍:15g　炮附子:10g
炙甘草:15g　荆芥炭:6g

推荐加减
肝郁心烦易怒　薄荷:5g　栀子:6g　牡丹皮:6g　白术:9g

问止制剂
舌胖大　　问止扶阳丸

▲中医大脑：中医人工智能辅助诊疗系统

中医大脑医理分析——初诊

◇ 症状统计

我们把患者的症状做如下分类，帮助我们分析她的体质和偏失。

脉症与体质的关联

【寒】	下焦虚寒 - 手脚尾冷，腰冷，脚冷，膝盖冷，手冷
【口 - 渴饮】	口干但不会想喝水
【饮食】	食欲不振
【大便】	便秘，大便不规律 - 大便时干时溏
【汗】	手汗，脚汗

【肿】	脚水肿 - 足肿
【经】	月经先后无定期，月经过少，月经有血块，月经血色暗黑
【带】	白带黏稠有颜色
【睡眠】	失眠，不易入睡，半夜会醒过来
【情绪】	容易焦躁 - 紧张，易怒 - 生气，精力衰退，抑郁
【下肢】	小腿拘急 - 小腿肚抽筋
【发】	头发油
【面】	面色差 - 气色差，面色白
【舌体】	舌质紫，舌质暗，舌有齿痕，舌胖大
【舌苔】	舌苔白，舌苔黄，舌苔薄
【脉诊：流畅性】	弦脉，紧脉，涩脉
【脉诊：强弱性】	细脉

◇ 体质分析

通过中医大脑不同的辨证观点分析，我们看出患者呈现的体质倾向，作为我们分析症状的参考依据。

各种体质的典型症状

阳虚	手冷，脚冷，膝盖冷，腰冷，下焦虚寒 - 手脚尾冷，面色白，舌胖大，舌有齿痕，舌苔白
血虚	失眠，易怒 - 生气，容易焦躁 - 紧张，月经过少，面色白，细脉
气血俱虚	失眠，月经过少，面色白，面色差 - 气色差，细脉
肾阳虚	脚水肿 - 足肿，精力衰退，手冷，脚冷，膝盖冷，腰冷，面色白，舌胖大，舌苔白
肝火	失眠，便秘，容易焦躁 - 紧张，易怒 - 生气，舌苔黄，弦脉
脾阳虚	面色差 - 气色差，食欲不振，精力衰退，手冷，脚冷，面色白，舌胖大，舌有齿痕，舌苔白，舌苔薄
肝气郁结	抑郁，容易焦躁 - 紧张，易怒 - 生气，舌苔薄，弦脉
脾气虚	面色差 - 气色差，食欲不振，精力衰退，舌胖大，舌有齿痕，舌苔白，舌苔薄

◇ 中医大脑处方

中医大脑计算出"定经汤 + 回阳饮"的合方，医者另外根据临床实况再选取了中医大脑建议的"薄荷 + 栀子 + 牡丹皮 + 白术"的推荐加减。

[中医大脑主方] 柴胡 10g，茯苓 9g，肉桂 3g，干姜 10g，山药 15g，菟丝子 30g，当归 15g，熟地黄 15g，酒白芍 15g，炮附子 10g，炙甘草 15g，荆芥炭 6g。

[推荐加减] 薄荷 5g，栀子 6g，牡丹皮 6g，白术 9g。

◇ 处方中的用药分析

我们先来分析其中的单味药，列出以下的主治和应用的简表，通过单味药的选取来看中医大脑在这一诊中的初步思路。再渐次由"单味药"而"药对"，最后再来看其中可能的方剂结构。

单味药分析

单味药	主治	应用
白芍	养血调经，平肝止痛，敛阴止汗	1.用于血虚或阴虚有热的月经不调、崩漏等证。2.用于肝阴不足、肝气不舒或肝阳偏亢的头痛、眩晕、胁肋疼痛、脘腹四肢拘挛作痛等证。3.用于阴虚盗汗及营卫不和的表虚自汗证
菟丝子	补肾固精，养肝明目，止泻，安胎	1.用于肾虚腰痛、阳痿遗精、尿频、带下等症。2.用于肝肾不足、目失所养而致目昏目暗、视力减退之证。3.用于脾肾虚泄。4.用于肝肾不足的胎动不安
肉桂	补火助阳，散寒止痛，温经通脉	1.用于肾阳虚证。2.用于寒凝血滞的脘腹冷痛、寒湿痹痛、胸痹、寒疝腹痛。3.用于寒凝血滞的痛经、经闭。4.用于阴疽
山药	益气养阴，补脾肺肾，固精止遗	1.用于脾胃虚弱证。2.用于肺肾虚弱证。3.用于阴虚内热，口渴多饮，小便频数的消渴病
牡丹皮	清热凉血，活血散瘀	1.用于血热斑疹吐衄。2.用于虚热证。3.用于经闭痛经、癥瘕积聚，跌打损伤。4.用于疮痈，肠痈
炮附子	回阳救逆，助阳补火，散寒止痛	1.用于亡阳证。2.用于虚寒性的阳痿宫冷、脘腹冷痛、泄泻、水肿等症。3.用于寒痹证。本品辛散温通，有较强的散寒止痛作用
茯苓	利水渗湿，健脾安神	1.水肿、小便不利。2.脾虚诸证。3.心悸，失眠
薄荷	发散风热，清利咽喉，透疹解毒，疏肝解郁	1.用于外感风热及温病初起的发热、微恶风寒、头痛者。2.用于风热上攻所致头痛目赤，咽喉肿痛。3.用于麻疹初起透发不畅或风疹瘙痒。4.用于肝气郁滞，胸闷胁痛、月经不调等症
干姜	温中散寒，回阳通脉，温肺化饮	1.用于脾胃寒证。2.用于亡阳证。3.用于寒饮伏肺喘咳

单味药	主治	应用
熟地黄	补血滋阴，益精填髓	1.用于血虚萎黄、眩晕、心悸、失眠、月经不调、崩漏等症。2.用于肾阴不足的潮热骨蒸、盗汗、遗精、消渴等症。3.用于肝肾精血亏虚的腰膝酸软、眩晕、耳鸣、须发早白等症
栀子	泻火除烦，清热利湿，凉血解毒	1.用于热病烦闷。2.用于湿热黄疸。3.用于血热出血。4.用于热毒疮疡
炙甘草	补脾和胃，益气复脉	用于脾胃虚弱，倦怠乏力，心动悸，脉结代，可解附子毒，亦可修补身体黏膜破损
柴胡	疏散退热，疏肝解郁，升举阳气，清胆截疟	1.用于少阳证，外感发热。2.用于肝郁气滞，胸胁疼痛，月经不调。3.用于气虚下陷，久泻脱肛，胃、子宫下垂。4.用于疟疾
白术	补气健脾，燥湿利水，固表止汗，安胎	1.用于脾胃气虚、运化无力的食少便溏、脘腹胀满、肢软神疲等症。2.用于脾虚失运、水湿内停之痰饮、水肿、小便不利等症。3.用于脾虚气弱，肌表不固而自汗。4.用于脾虚气弱，胎动不安之证
荆芥炭	收敛止血	便血、崩漏、产后血晕、吐血、鼻衄
当归	补血，活血，调经，止痛，润肠	1.用于血虚诸证。2.用于血虚或血虚而兼有瘀滞的月经不调、痛经、经闭等证。3.用于血虚、血滞或寒滞，以及跌打损伤、风湿痹阻的疼痛证。4.用于痈疽疮疡。5.用于血虚肠燥便秘

◇ 处方中的药对分析

我们再来通过中医大脑的学习模块分析其中的药对，深入了解单味药之间的协同作用。

药对分析

药对	主治	应用
当归+熟地黄	补血滋阴	治疗血虚诸证
炮附子+肉桂	助阳补火	治疗肾阳虚弱。腰痛脚软，阳痿早泄，老人夜尿频繁，舌淡而胖，尺弱或沉细
干姜+炮附子	回阳救逆，温补脾肾	治疗亡阳虚脱，脾肾阳虚泄泻，舌质白淡胖大有齿痕，舌苔白滑或白腻，脉弦紧或尺沉微弱
白术+炮附子	排脓，去除寒湿	治疗：1.阳虚的脓疡之症。2.寒湿证，如全身关节疼痛、腰痛、身体沉重等

续表

药对	主治	应用
柴胡＋芍药	疏肝解郁，养血调经，平肝止痛	治疗胁肋痛，或月经不调，乳房胀痛，脉弦细
干姜＋肉桂	温中散寒	治疗腹中寒证。腹痛、胃痛，喜温喜按，舌淡苔白，脉弦紧
牡丹皮＋栀子＋薄荷	疏肝清热	治疗肝郁化火生热。烦躁易怒，舌偏红、苔薄黄，脉弦数
炮附子＋干姜＋肉桂	回阳救逆，助阳补火	治疗里寒证。四肢厥冷，手脚冰冷，舌淡苔白，脉弦紧或尺沉微弱
牡丹皮＋栀子	疏肝清热	治疗肝郁化火生热。烦躁易怒，舌偏红、苔薄黄，脉弦数
白术＋茯苓	补气健脾，燥湿利水	治疗脾虚湿盛证的大便溏泄，软便
干姜＋炙甘草	温中散寒	治疗：1.脾虚寒的大便溏泄。2.阳虚吐血。3.肺痿吐涎沫，其人不咳，不渴，遗尿，小便数

通过药对分析，我们可以看出本方是以温阳为主的方剂，主力在补心阳和肾阳。另一方面，有补血、疏肝和健脾的功效。我们常说补血尤其是补肝血的重要性，当肝血足的时候肝气就会得以舒缓，肝血不足就会造成肝郁，而肝郁会造成脾胃功能低下进而影响造血，进一步又造成血不足，形成一个恶性循环。而本方正是兼顾疏肝、补血、健脾的同时强化温阳作用。

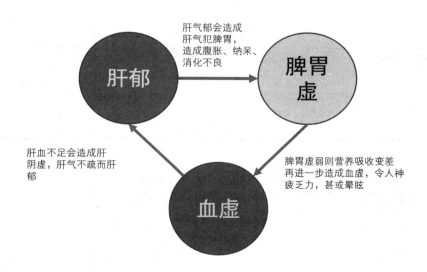

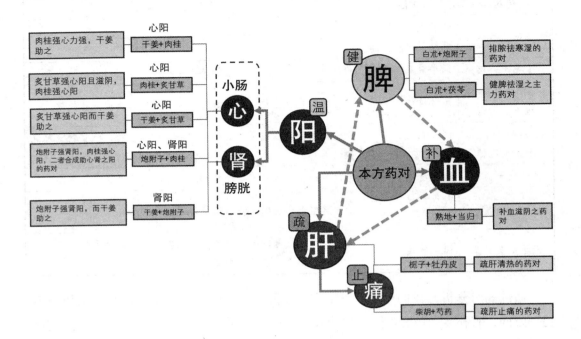

以下依中医大脑的学习模块对本方的药对做整理分析：

◇ 处方中展现的可能方剂组合分析

我们再分析本方所包含的方剂结构。

重要结构符合方剂

结构符合方剂	方剂组成	药数
定经汤	柴胡，茯苓，山药，菟丝子，当归，熟地黄，白芍，荆芥炭	8
甘草干姜茯苓白术汤	茯苓，干姜，炙甘草，白术	4
回阳饮	肉桂，干姜，炮附子，炙甘草	4

可作为方根的结构符合方剂

结构符合方剂	方剂组成	药数
通脉四逆汤	干姜，炮附子，炙甘草	3
芍药甘草附子汤	白芍，炮附子，炙甘草	3
四逆汤	干姜，炮附子，炙甘草	3
芍药甘草汤	白芍，炙甘草	2
甘草干姜汤	干姜，炙甘草	2

续表

结构符合方剂	方剂组成	药数
栀子干姜汤	干姜，栀子	2
干姜附子汤	干姜，炮附子	2

另外再特别加上的单味药：薄荷、牡丹皮。

本方是定经汤和回阳饮的合方。定经汤是《傅青主女科》中用来治疗肝郁肾虚之月经先后无定期，经来断续不定的名方。我们来看一下原文怎么解说此方：

"妇人有经来断续，或前或后无定期，人以为气血之虚也，谁知是肝气之郁结乎！夫经水出诸肾，而肝为肾之子，肝郁则肾亦郁矣；肾郁而气必不宣，前后之或断或续，正肾之或通或闭耳。或曰肝气郁而肾气不应，未必至于如此。殊不知子母关切，子病而母必有顾复之情，肝郁而肾不无缱绻之谊，肝气之或开或闭，即肾气之或去或留，相因而致，又何疑焉。治法宜舒肝之郁，即开肾之郁也，肝肾之郁既开，而经水自有一定之期矣。方用定经汤。此方舒肝肾之气，非通经之药也；补肝肾之精，非利水之品也。肝肾之气舒而通，肝肾之精旺而水利，不治之治，正妙于治也。"

由于此患者有抑郁、容易焦躁紧张、弦脉等肝郁气滞之证，又有精力衰退、脚冷、膝盖冷、腰冷、面色白等肾虚的问题，故此中医大脑会首选定经汤。而定经汤加了薄荷、栀子、牡丹皮、白术四味药后，其实也就隐含着加味逍遥散的结构，因为患者还有失眠、易怒、舌胖大、舌苔黄等肝郁脾虚兼郁热之证。中医大脑能够在处方的同时考虑到肝郁、肾虚、脾虚、郁热等这么多病机细节，真是令人赞叹不已！

而回阳饮这个火神派的经验方是四逆汤加上肉桂而形成的方剂，它的作用是温阳和引火归元。以下是我们列出"定经汤、回阳饮"的组成和主治整理。

方剂的组成药物列表

定经汤	菟丝子	芍药	当归	熟地黄	山药	茯苓	荆芥炭	柴胡	—	—	—	—
回阳饮	—	—	—	—	—	—	—	—	炮附子	干姜	炙甘草	肉桂

方剂的主治列表

定经汤	治疗肝郁肾虚之月经先后无定期，经来断续不定
回阳饮	温阳和引火归元

◇ **方性分析**

中医大脑可以就方剂的单味药药性和比例算出方性，并且列出以下的方性图。方性分析显示，本方的方性非常特殊，温性、补性、升性、收性、润性都非常突出。本方并不是一个各方面都平妥稳定的方剂，而是一个要迅速纠正患者体质偏失的一个强力方剂。

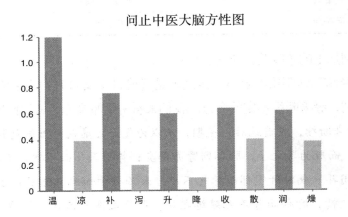

问止中医大脑方性图

二诊至五诊

方女士服药一周后复诊时，肝气不舒的情况得到缓解，自诉睡眠、情绪和胃口均改善。

经查舌脉，若要调月经还不到火候，我决定守法守方，观察情况后再定夺第二阶段治疗思路。毕竟要调理到月经能下来，也需要机体有足够的气血量。

方女士非常配合地按时复诊。服药后，开始出现排便次数增多但是没有疲劳的感觉——这就是积极的"排病反应"；如果服药腹泻后虚脱很疲劳，那么大多可能并不是"排病反应"，需要反思用药。方女士反馈说服药后身体见暖，不再如同以前那么怕冷，虽然还有些气血不足但是已经可以为月经来潮做铺垫了。

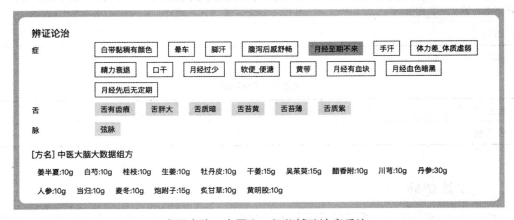

▲中医大脑：中医人工智能辅助诊疗系统

五诊时，方女士身体感觉比以前舒服很多，头发不怎么出油（真的，没有针对出油治疗，但是机体调整好了，整体油水平衡就能见好！），疲劳度改善，精神及体力都在好转，就是月经还没有下来！我心想差不多能催一下月经了。中医大脑计算后推出了温阳化瘀的方剂。方女士说到上周就感觉应该差不多要来月经，这周感觉身体温暖。经过脉诊，我感觉方女士脉象弦滑有力，气血都准备好了，难道还差一点点？

这次复诊，我想着如果方女士月经还是不来的话，下次复诊时增加针灸治疗。

结果隔日，方女士就跟我反馈月经来了！2个多月没有来月经，这次算是惊天动地，瘀滞确实厉害，第一天痛经明显，第二天基本就缓和多了。方女士坚持继续喝药——瘀滞得越厉害，越痛经，越要化瘀才能"通而不痛"。身体准备好了，不需要激素药也能使月经自然来潮。

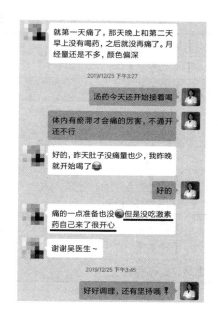

中医大脑医理分析——二诊至五诊

◇ **症状统计**

因为这是第五诊的症状，与初诊相比当然有很大的差别，而医者坚持用方直到第五诊时患者终于迎来了重大的变化，也就是患者的闭经问题有了重大的突破。我们来看看在这一诊时患者的症状分类，以及中医大脑会计算出什么样的方剂。

脉症与体质的关联

【整体体质】	体力差 - 体质虚弱
【口 - 渴饮】	口干
【大便】	软便 - 便溏，腹泻后感舒畅
【汗】	手汗，脚汗
【经】	月经先后无定期，月经至期不来，月经过少，月经有血块，月经血色暗黑
【带】	黄带，白带黏稠有颜色
【情绪】	精力衰退
【不内不外因】	晕车
【舌体】	舌质紫，舌质暗，舌有齿痕，舌胖大
【舌苔】	舌苔黄，舌苔薄
【脉诊：流畅性】	弦脉

症状记录

原有但不再收录的症状	早醒，面色青
另外又收录的新症状	舌苔薄，精力衰退，月经血色暗黑，舌质紫，白带黏稠有颜色，体力差 - 体质虚弱，弦脉，月经至期不来，软便 - 便溏，手汗，脚汗，舌质暗，舌有齿痕，口干，黄带，腹泻后感舒畅，舌胖大，月经先后无定期，舌苔黄，月经过少，晕车，月经有血块

◇ **中医大脑处方**

经过前面的守方，这一诊里中医大脑仍然延续着附子剂的结构。但是我们也看到了许多和前方不同的药物组成，疏肝的柴胡结构不再出现，而本方补血的力道变大。

[中医大脑主方] 姜半夏 10g，白芍 10g，桂枝 10g，生姜 10g，牡丹皮 10g，干姜 15g，吴茱萸 15g，醋香附 10g，川芎 10g，丹参 30g，人参 10g，当归 10g，麦冬 10g，炮附子 15g，炙甘草 10g，黄明胶 10g。

◇ **处方中的用药分析**

我们先来分析其中的单味药。

单味药分析

单味药	主治	应用
川芎	活血行气，祛风止痛	1.用于血瘀气滞证。2.用于头痛。3.用于风湿痹痛、肢体麻木
桂枝	发汗解肌，温经通脉，通阳化气	1.用于外感风寒表证。2.用于寒凝血滞的痹证、脘腹冷痛、痛经、经闭等症。3.用于胸痹，痰饮，水肿及心动悸，脉结代
吴茱萸	散寒止痛，疏肝降逆，助阳止泻	1.用于寒凝肝脉诸痛。2.用于呕吐吞酸。3.用于虚寒泄泻证
阿胶	补血，止血，滋阴润燥	1.用于血虚萎黄、眩晕、心悸等症。2.用于多种出血证。3.用于阴虚证及燥证
人参	大补元气，补脾益肺，生津止渴，安神益智	1.用于气虚欲脱、脉微欲绝的危重症。2.用于肺气虚弱的短气喘促、懒言声微、脉虚自汗等症。3.用于脾气不足的倦怠乏力、食少便溏等症。4.用于热病气津两伤之身热口渴及消渴等症。5.用于气血亏虚的心悸、失眠、健忘等症
生姜	发汗解表，温中止呕，温肺止咳	1.用于外感风寒表证。2.用于多种呕吐。3.用于风寒咳嗽
香附	疏肝理气，调经止痛	1.肝郁气滞诸痛证。2.月经不调诸证
丹参	活血调经，凉血消痈，清心安神	1.用于血瘀经闭、痛经、月经不调、产后瘀滞腹痛等症。2.用于血瘀之心腹疼痛、癥瘕积聚等症。3.用于疮疡痈肿。4.用于温热病热入营血、烦躁不安及心悸失眠等症
半夏	燥湿化痰，降逆止呕，消痞散结，外用消肿止痛	1.用于湿痰、寒痰证。2.用于胃气上逆呕吐。3.用于胸痹，结胸，心下痞，梅核气。4.用于瘰疬瘿瘤、痈疽肿毒及毒蛇咬伤等症
麦门冬	养阴润肺，益胃生津，清心除烦	1.用于肺阴不足而有燥热的干咳痰黏、劳嗽咳血等症。2.用于胃阴虚或热伤胃阴、口渴咽干、大便燥结等症。3.用于心阴虚及温病热邪扰及心营、心烦不眠、舌绛而干等症

已经在前诊中出现的单味药有白芍、牡丹皮、干姜、当归、炮附子、炙甘草，请参考前面的解说。

◇ **处方中的药对分析**

我们再来分析本方中的药对组合，深入了解单味药之间的协同作用。

药对分析

药对	主治	应用
桂枝＋芍药	调和营卫，解肌发表。相使	治疗外感风寒表虚证
桂枝＋吴茱萸	温经散寒。相使	治疗冲任虚寒，少腹痛，月经痛
生姜＋半夏	温胃，化痰，止呕。相畏相使	治疗寒饮呕吐，失眠，容易焦躁紧张、心惊
牡丹皮＋桂枝	活血祛瘀，调经止痛	治疗血瘀之经闭、痛经
当归＋川芎	养血、活血、止痛	治疗血虚血瘀气滞之痛经和产后腹痛
吴茱萸＋干姜	散寒止痛，疏肝降逆，助阳止泻	治疗：1.寒凝肝脉诸痛。2.脾胃寒证，呕吐吞酸，腹痛泄泻
吴茱萸＋香附＋炮附子＋干姜	散寒止痛，疏肝理气，助阳止泻，回阳通脉	治疗：1.肝郁气滞、月经不调兼有里寒，如严重的经痛、乳房疼痛、乳痈等。2.里寒重证兼有呕吐吞酸，如胃溃疡、胃癌等
吴茱萸＋香附	散寒止痛，疏肝降逆，调经止痛	治疗：1.寒凝肝脉诸痛，尤其右胁肋痛，少腹痛，舌淡苔白滑，脉弦紧。2.肝郁气滞、月经不调兼有里寒，如经痛、乳房疼痛
干姜＋炮附子	回阳救逆，温补脾肾	治疗亡阳虚脱，脾肾阳虚泄泻，舌质白淡胖大有齿痕，舌苔白滑或白腻，脉弦紧或尺沉微弱
桂枝＋芍药＋当归	温经通脉，活血止痛	治疗左肩膀僵硬
桂枝＋炙甘草	辛甘化阳，补益心阳。相使	治疗心阳虚之心悸气短，其人欲两手交叉覆盖，喜按心胸部位
香附＋丹参	疏肝理气，调经活血止痛	治疗气滞血瘀证。胸痛，胁肋痛，经痛等
桂枝＋炮附子	温经通脉，散寒止痛	治疗寒凝血滞的痹证，全身疼痛，或脘腹冷痛，或经痛、闭经
吴茱萸＋半夏	散寒降逆止呕	治疗胃寒证，呕吐酸水为多
干姜＋炙甘草	温中散寒	治疗：1.脾虚寒的大便溏泄。2.阳虚吐血。3.肺痿吐涎沫，其人不咳，不渴，遗尿，小便数
吴茱萸＋生姜	散寒止痛，疏肝降逆，温中止呕	治疗：1.寒凝肝脉诸痛，如头顶痛。2.呕吐吞酸
川芎＋丹参	活血化瘀止痛	治疗狭心症，冠心病

药对分析提醒我们认识到本方有几个重要的作用方向：第一是暖胃，第二是疏肝止痛，第三是调血，第四是温阳。本方所包含的药对相当多且复杂，但是当我们把药

对的上述几个作用方向做提纲挈领的分类归纳，我们便可以清楚地看出本方所暗含的思路。

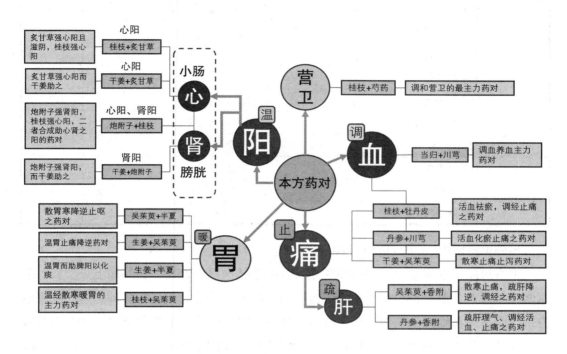

◇ **处方中展现的可能方剂组合分析**

我们再通过中医大脑的学习模块分析本方所包含的方剂结构。

重要结构符合方剂

结构符合方剂	方剂组成	药数
温经汤	半夏，白芍，桂枝，生姜，牡丹皮，吴茱萸，川芎，人参，当归，麦门冬，炙甘草，阿胶	12
四逆加人参汤	干姜，人参，炮附子，炙甘草	4
人参半夏干姜汤	半夏，生姜，干姜，人参	4

可作为方根的结构符合方剂

结构符合方剂	方剂组成	药数
通脉四逆汤	干姜，炮附子，炙甘草	3
芍药甘草附子汤	白芍，炮附子，炙甘草	3
四逆汤	干姜，炮附子，炙甘草	3

结构符合方剂	方剂组成	药数
半夏散及汤	半夏，桂枝，炙甘草	3
干姜人参半夏丸	半夏，干姜，人参	3
芍药甘草汤	白芍，炙甘草	2
生姜半夏汤	半夏，生姜	2
甘草干姜汤	干姜，炙甘草	2
桂枝甘草汤	桂枝，炙甘草	2
小半夏汤	半夏，生姜	2
半夏干姜散	半夏，干姜	2
佛手散	川芎，当归	2
干姜附子汤	干姜，炮附子	2

　　另外再特别加上的单味药：香附、丹参。

　　本方可以基本拆解为温经汤和四逆汤这两个结构符合方剂，另外加上丹参和香附这两个单味药。温经汤是用于治疗气血虚而带有寒冷且体质较燥的各种妇人病的重要方剂。四逆汤在临床上是新陈代谢机能极度虚衰时用以振奋鼓舞及温里散寒的重要方剂。另外"丹参＋香附"是疏肝理气、调经活血止痛的重要组合。以下是它们的组成和主治的整理：

方剂的组成药物列表

温经汤	吴茱萸	当归	白芍	川芎	人参	桂枝	阿胶	牡丹皮	生姜	炙甘草	半夏	麦门冬	–	–
四逆汤	–	–	–	–	–	–	–	–	–	炙甘草	–	–	干姜	炮附子

方剂的主治列表

温经汤	皮肤粗糙、傍晚发热或手心烦热、月经不调或漏下不止、少腹冷痛、宫冷不孕、脉沉迟或沉涩
四逆汤	四肢厥逆（手脚冰冷）、下利清谷、口淡不渴、脉沉微
丹参＋香附	治疗气滞血瘀证，胸痛，胁肋痛，经痛等

◇ 方性分析

方性分析显示，本方以温补为主。同时值得注意的是本方散性较强，用意是希望通过散性来疏肝解郁，令患者的气机条达。

问止中医大脑方性图

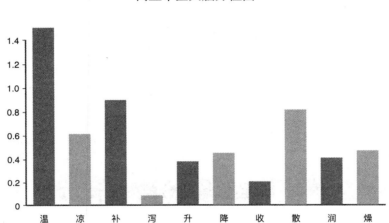

总 结

中西医在治疗上存在巨大的基础认知差异。现代医学经常会用激素来改善我们身体的偏失，这是从外部直接干预身体的机能。但是毕竟人为的调理会有剂量、功能掌握上的难度。中医不用激素却可以改变人体的内分泌平衡，让我们的身体恢复到既有的功能，进而自行改善身体的偏失。从本案来看，中医治症可谓王道矣。

【医案 25】

十余年痛经及经前头痛、长痘、乳房胀痛

主诊医师：于素丽

整体病症分析

现代医学认为，原发性痛经由子宫异常收缩、前列腺素合成与释放过度、性激素变化、血管加压素及催产素异常有关，还存在精神、免疫、遗传等方面的因素。现代医学针对痛经采取的治疗措施以药物镇痛为主，伴随一定的副作用。

中医对痛经的认识最早见载于《金匮要略·妇人杂病脉证并治》"带下经水不利，少腹满痛，经一月再见"，论述了因瘀血而致经水不利引起痛经的证治。

《妇人大全良方》认为痛经有因于寒者、气郁者、气结者。《傅青主女科》认为痛经与肝、肾、脾有关。中医认为本病或为气血运行不畅，胞宫经血流通受碍，以致"不通则痛"或冲任、胞宫失于濡养"不荣而痛"，在临床工作中以寒凝血瘀证最常见。《景岳全书·妇人规》谓："若寒滞于经，日不慎寒凉，以致凝结不行则留聚为痛。"《素问·调经论》云："血气者，喜温而恶寒，寒则涩不能流，温则消而去之。"

初诊：曲女士的痛经 10 年

曲女士 29 岁，痛经有 10 年了，2019 年 11 月 3 日初诊。

主诉：经痛 10 年余。13 岁月经初潮，末次月经 10 月 8 日，周期正常，经水鲜红，有血块，量基本正常。经前乳房胀痛和经前头痛，经前长痘，易疲乏，有全身不适的

表现。经行时有自汗，少腹、小腹剧烈疼痛，痛经剧烈时呕吐。白带时黏时稀。平时工作压力大，稍有焦虑，睡眠品质差，半夜易醒。手脚冰冷，口苦，喜冷饮，不易出汗，胃纳尚可，小便黄，大便时干时溏，一天一次。西医检查未发现异常。

舌诊：舌质淡红胖大、苔薄水滑。舌底静脉怒张。

脉诊：脉沉滑，左寸细。

腹诊：上腹部紧且微有压痛。

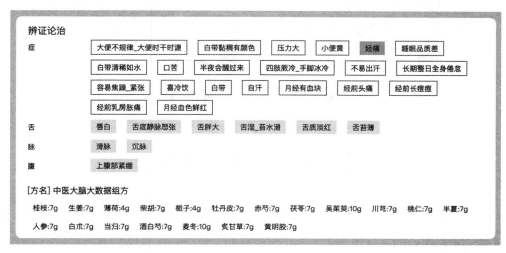

▲中医大脑：中医人工智能辅助诊疗系统

使用中医大脑辨证论治，把曲女士的症状录入，中医大脑计算推荐方剂如上。在临床观察显示，中医治疗对原发性痛经有良好的疗效，无毒副作用，特别是针灸被广泛应用于临床，尤其在寒凝血瘀证和气血虚弱证中运用较多，具有疗效好、副作用小等优点，有着独特优势。

故在临床治疗经痛时，中药和针灸结合，更好地发挥疗效。同时使用中医大脑开具针灸处方如下。

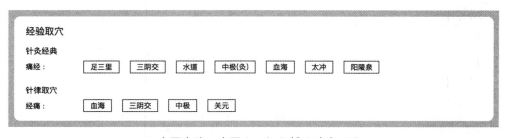

▲中医大脑：中医人工智能辅助诊疗系统

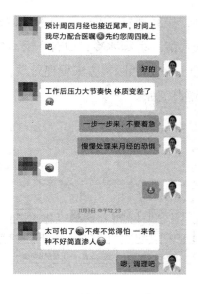
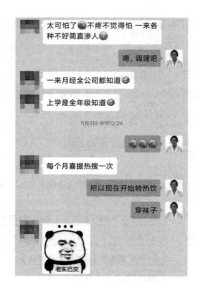

中医大脑医理分析——初诊

◇ 症状统计

我们先把患者的症状做如下分类，帮助我们分析她的体质和偏失。

脉症与体质的关联

【整体体质】	长期整日全身倦怠
【寒】	四肢厥冷 - 手脚冰冷
【饮食】	喜冷饮
【小便】	小便黄
【大便】	大便不规律 - 大便时干时溏
【汗】	自汗，不易出汗
【经】	月经有血块，月经血色鲜红，经痛，经前头痛，经前长痘痘，经前乳房胀痛
【带】	白带，白带清稀如水，白带黏稠有颜色
【睡眠】	睡眠品质差，半夜会醒过来
【情绪】	容易焦躁 - 紧张，压力大
【口】	口苦
【唇】	唇白
【舌体】	舌质淡红，舌胖大
【舌苔】	舌苔薄，舌湿 - 苔水滑

续表

【舌底】	舌底静脉怒张
【脉诊：浮沉性】	沉脉
【脉诊：流畅性】	滑脉
【腹诊：上腹部】	上腹部紧绷

◇ 体质分析

通过中医大脑的分析，我们以不同的辨证观点分析患者呈现的体质特性，这均代表着她的体质趋向。

各种体质的典型症状

阳虚	自汗，长期整日全身倦怠，四肢厥冷 - 手脚冰冷，舌胖大，沉脉
肾阳虚	长期整日全身倦怠，白带清稀如水，舌胖大，沉脉
心肺气虚	自汗，长期整日全身倦怠，舌胖大，舌苔薄，沉脉
血虚	长期整日全身倦怠，睡眠品质差，半夜会醒过来，唇白
脾阳虚	自汗，长期整日全身倦怠，白带清稀如水，舌胖大，舌苔薄，舌湿 - 苔水滑，沉脉
脾气虚	长期整日全身倦怠，舌胖大，舌苔薄

从整体来看，这位患者呈现肾阳虚、气血两虚而且中州不振，脾胃虚弱，又表现出寒热交错、上热下寒的体质。

◇ 中医大脑处方

中医大脑的本次处方是一个偏润的方，其中有麦冬、炙甘草、阿胶、人参、当归等药；另一方面有养血活血的方，其中有川芎、白芍；还有祛瘀散结的单味药包括桃仁、半夏、牡丹皮、赤芍。

[中医大脑主方] 桂枝 7g，生姜 7g，薄荷 4g，柴胡 7g，栀子 4g，牡丹皮 7g，赤芍 7g，茯苓 7g，吴茱萸 10g，川芎 7g，桃仁 7g，半夏 7g，人参 7g，白术 7g，当归 7g，酒白芍 7g，麦冬 10g，炙甘草 7g，阿胶 7g。

◇ 处方中的用药分析

我们先来分析其中的单味药，列出以下的主治和应用的简表，通过单味药的选取来看中医大脑在这一诊中的思路。再渐次由"单味药"而"药对"，最后再来看其中可能的方剂结构。

单味药分析

单味药	主治	应用
薄荷	发散风热，清利咽喉，透疹解毒，疏肝解郁	1.用于外感风热及温病初起的发热、微恶风寒、头痛者。2.用于风热上攻所致头痛目赤，咽喉肿痛。3.用于麻疹初起透发不畅或风疹瘙痒。4.用于肝气郁滞，胸闷胁痛、月经不调等症
白芍	养血调经，平肝止痛，敛阴止汗	1.用于血虚或阴虚有热的月经不调、崩漏等证。2.用于肝阴不足、肝气不舒或肝阳偏亢的头痛、眩晕、胁肋疼痛、脘腹四肢拘挛作痛等证。3.用于阴虚盗汗及营卫不和的表虚自汗证
茯苓	利水渗湿，健脾安神	1.水肿、小便不利。2.脾虚诸证。3.心悸，失眠
川芎	活血行气，祛风止痛	1.用于血瘀气滞证。2.用于头痛。3.用于风湿痹痛、肢体麻木
桃仁	活血祛瘀，润肠通便，止咳平喘	1.用于多种血瘀证。2.用于肺痈，肠痈。3.用于肠燥便秘。4.止咳平喘
牡丹皮	清热凉血，活血散瘀	1.用于血热斑疹吐衄。2.用于虚热证。3.用于经闭痛经，癥瘕积聚，跌打损伤。4.用于疮痈，肠痈
桂枝	发汗解肌，温经通脉，通阳化气	1.用于外感风寒表证。2.用于寒凝血滞的痹证、脘腹冷痛、痛经、经闭等症。3.用于胸痹，痰饮，水肿及心动悸，脉结代
吴茱萸	散寒止痛，疏肝降逆，助阳止泻	1.用于寒凝肝脉诸痛。2.用于呕吐吞酸。3.用于虚寒泄泻证
阿胶	补血，止血，滋阴润燥	1.用于血虚萎黄，眩晕，心悸等。2.用于多种出血证。3.用于阴虚证及燥证
麦门冬	养阴润肺，益胃生津，清心除烦	1.用于肺阴不足而有燥热的干咳痰黏、劳嗽咳血等症。2.用于胃阴虚或热伤胃阴、口渴咽干、大便燥结等症。3.用于心阴虚及温病热邪扰及心营、心烦不眠、舌绛而干等症
赤芍	清热凉血，祛瘀止痛	1.用于血热之斑疹、吐衄。2.用于经闭痛经，癥瘕积聚，跌打损伤，疮痈肿痛。3.用于目赤肿痛
生姜	发汗解表，温中止呕，温肺止咳	1.用于外感风寒表证。2.用于多种呕吐。3.用于风寒咳嗽
栀子	泻火除烦，清热利湿，凉血解毒	1.用于热病烦闷。2.用于湿热黄疸。3.用于血热出血。4.用于热毒疮疡
炙甘草	补脾和胃，益气复脉	用于脾胃虚弱，倦怠乏力，心动悸，脉结代，可解附子毒，亦可修补身体黏膜破损
柴胡	疏散退热，疏肝解郁，升举阳气，清胆截疟	1.用于少阳证，外感发热。2.用于肝郁气滞，胸胁疼痛，月经不调。3.用于气虚下陷，久泻脱肛，胃、子宫下垂。4.用于疟疾
白术	补气健脾，燥湿利水，固表止汗，安胎	1.用于脾胃气虚、运化无力的食少便溏、脘腹胀满、肢软神疲等症。2.用于脾虚失运、水湿内停之痰饮、水肿、小便不利等。3.用于脾虚气弱，肌表不固而自汗。4.用于脾虚气弱，胎动不安之证

单味药	主治	应用
当归	补血，活血，调经，止痛，润肠	1.用于血虚诸证。2.用于血虚或血虚而兼有瘀滞的月经不调、痛经、经闭等证。3.用于血虚、血滞或寒滞，以及跌打损伤、风湿痹阻的疼痛证。4.用于痈疽疮疡。5.用于血虚肠燥便秘
半夏	燥湿化痰，降逆止呕，消痞散结，外用消肿止痛	1.用于湿痰、寒痰证。2.用于胃气上逆呕吐。3.用于胸痹，结胸，心下痞，梅核气。4.用于瘰疬瘿瘤、痈疽肿毒及毒蛇咬伤等
人参	大补元气，补脾益肺，生津止渴，安神益智	1.用于气虚欲脱、脉微欲绝的危重症。2.用于肺气虚弱的短气喘促、懒言声微、脉虚自汗等症。3.用于脾气不足的倦怠乏力、食少便溏等症。4.用于热病气津两伤之身热口渴及消渴等症。5.用于气血亏虚的心悸、失眠、健忘等症

◇ 处方中的药对分析

有了上述本次用方的单味药一览，我们再来分析其中的药对，这是我们分析方剂的第二步骤，深入了解单味药之间的协同作用。

药对分析

药对	主治	应用
桂枝＋芍药	调和营卫，解肌发表。相使	治疗外感风寒表虚证
桂枝＋吴茱萸	温经散寒。相使	治疗冲任虚寒，少腹痛，月经痛
生姜＋半夏	温胃、化痰、止呕。相畏相使	治疗寒饮呕吐，失眠，容易焦躁紧张、心惊
茯苓＋半夏	化痰止呕。相须	治疗胃中停饮之呕吐
牡丹皮＋桂枝	活血祛瘀，调经止痛	治疗血瘀之经闭、痛经
当归＋川芎	养血、活血、止痛	治疗血虚血瘀气滞之痛经和产后腹痛
茯苓＋桂枝＋白术＋炙甘草	温阳化饮，健脾利湿	治疗中阳不足之痰饮。胸胁支满，目眩心悸，短气而咳，舌苔白滑，脉弦滑或沉紧
桂枝＋芍药＋当归	温经通脉，活血止痛	治疗左肩膀僵硬
桂枝＋炙甘草	辛甘化阳，补益心阳。相使	治疗心阳虚之心悸气短，其人欲两手交叉覆盖，喜按心胸部位
人参＋茯苓	补气利水	治疗气虚证，或兼有水肿
柴胡＋芍药	疏肝解郁，养血调经，平肝止痛	治疗胁肋痛，或月经不调，乳房胀痛，脉弦细

续表

药对	主治	应用
牡丹皮＋栀子＋薄荷	疏肝清热	治疗肝郁化火生热。烦躁易怒，舌偏红、苔薄黄，脉弦数
吴茱萸＋半夏	散寒降逆止呕	治疗胃寒证，呕吐酸水为多
茯苓＋桂枝＋白术＋炙甘草＋半夏	温阳化饮，健脾利湿祛痰	治疗眩晕证，小便不利，舌苔白腻而滑
白芍＋赤芍＋炙甘草	缓急止痛	治疗肾结石、膀胱结石需加的止痛药
牡丹皮＋栀子	疏肝清热	治疗肝郁化火生热。烦躁易怒，舌偏红、苔薄黄，脉弦数
牡丹皮＋桃仁	清热活血散瘀	治疗闭经、月经淋漓不止
白术＋茯苓	补气健脾，燥湿利水	治疗脾虚湿盛证的大便溏泻，软便
吴茱萸＋生姜	散寒止痛，疏肝降逆，温中止呕	治疗：1.寒凝肝脉诸痛，如头顶痛。2.呕吐吞酸

　　本方剂的药对看似比较复杂，但我们可以清楚看出来本方剂针对脾胃调理为主，整体比较偏温。虽然说，当患者有虚热时我们会用清虚热的药，但是本患者上热下寒体质的本质是寒，所以我们使用温阳的药对。通过气血的调整及营卫的调和，我们对患者的体质做一个全面的平衡。同时，本方也有偏重于症状对治的止痛疏肝的药对。

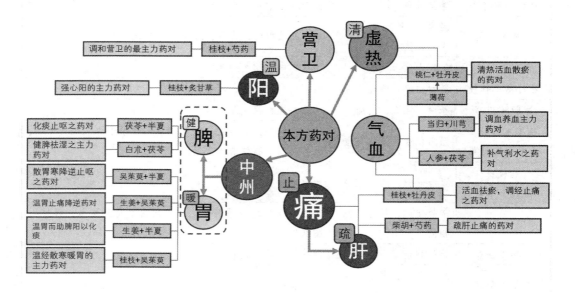

◇ **处方中展现的可能方剂组合分析**

我们再通过中医大脑的学习模块分析本方所包含的方剂结构。

重要结构符合方剂

结构符合方剂	方剂组成	药数
温经汤	桂枝，生姜，牡丹皮，吴茱萸，川芎，半夏，人参，当归，白芍，麦门冬，炙甘草，阿胶	12
加味逍遥散	生姜，薄荷，柴胡，栀子，牡丹皮，茯苓，白术，当归，白芍，炙甘草	10
逍遥散	生姜，薄荷，柴胡，茯苓，白术，当归，白芍，炙甘草	8
桂枝茯苓丸	桂枝，牡丹皮，赤芍，茯苓，桃仁	5
茯苓甘草汤	桂枝，生姜，茯苓，炙甘草	4
苓桂术甘汤	桂枝，茯苓，白术，炙甘草	4

可作为方根的结构符合方剂

结构符合方剂	方剂组成	药数
小半夏加茯苓汤	生姜，茯苓，半夏	3
半夏散及汤	桂枝，半夏，炙甘草	3
芍药甘草汤	白芍，炙甘草	2
生姜半夏汤	生姜，半夏	2
桂枝甘草汤	桂枝，炙甘草	2
小半夏汤	生姜，半夏	2
佛手散	川芎，当归	2

我们可以看到在重要结构符合方剂的整理中，"温经汤、加味逍遥散、桂枝茯苓丸"是本方的主要结构。诚如前面的分析，本方是偏润而且补血祛瘀止痛。其中温经汤为温补润燥，加味逍遥散补血疏肝健脾，桂枝茯苓丸能活血化瘀。以下我们就来看看这三个方剂的组成和主治。

方剂的组成药物列表

温经汤	吴茱萸	当归	白芍	川芎	人参	桂枝	阿胶	牡丹皮	生姜	炙甘草	半夏	麦门冬	–	–	–	–	–	–	–	–
加味逍遥散	–	当归	–	–	–	–	–	牡丹皮	生姜	炙甘草	–	–	芍药	茯苓	白术	柴胡	栀子	薄荷	–	–
桂枝茯苓丸	–	–	–	–	–	桂枝	–	牡丹皮	–	–	–	–	–	茯苓	–	–	–	–	桃仁	赤芍

方剂的主治列表

温经汤	皮肤粗糙、傍晚发热或手心烦热、月经不调或漏下不止、少腹冷痛、宫冷不孕、脉沉迟或沉涩
加味逍遥散	下午发热、多汗、头痛、眼睛红、月经不调、舌苔薄黄、脉弦细数
桂枝茯苓丸	腹痛拒按、少腹有癥块、舌暗紫或有瘀斑、脉涩

◇ **方性分析**

中医大脑可以就方剂的单味药药性和比例算出方性，并且列出以下的方性图。方性分析可见，本方偏温、偏补、偏润，而且动力方向偏散、偏降。偏温是因为如我们前面的论述里所说，虽然患者上热下寒但实际是寒性体质；偏补自不待言，是因为患者体虚；偏散是为了祛瘀散寒。需要单独说明的是降性，降性是希望我们的消化系统能够强化，把胃气往下带从而强化中州，顾护脾胃。

问止中医大脑方性图

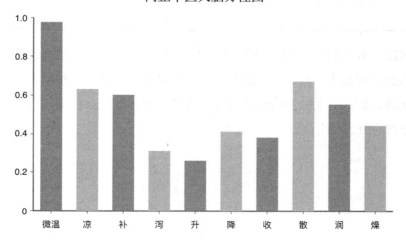

二诊：大便时干时溏和口苦的症状已消失

曲女士于 2019 年 11 月 10 日二诊，反馈大便时干时溏和口苦的症状已消失。目前，工作压力大，眠可（但时有半夜会醒），纳可，手脚冰冷，平时不易出汗，经前长痘，头痛，乳房胀痛，经期经色鲜红，有血块。主诉仍然是痛经。

舌诊：舌质淡红胖大，苔薄水滑，舌底静脉怒张。

脉诊：脉沉弦。

辨证论治

症　　大便不规律_大便时干时溏　白带黏稠有颜色　压力大　经痛　喜热饮　半夜会醒过来

　　　四肢厥冷_手脚冰冷　不易出汗　喜冷饮　月经有血块　经前头痛　经前长痘痘

　　　月经血色鲜红

舌　　舌底静脉怒张　舌胖大　舌湿_苔水滑　舌质淡红　舌苔薄

脉　　沉脉　弦脉

[方名] 中医大脑大数据组方

姜半夏:7g　桂枝:7g　生姜:7g　薄荷:4g　柴胡:7g　栀子:4g　牡丹皮:7g　赤芍:7g　茯苓:7g　吴茱萸:10g　川芎:7g　桃仁:7g

人参:7g　白术:7g　当归:7g　酒白芍:7g　麦冬:10g　炙甘草:7g　黄明胶:7g

▲中医大脑：中医人工智能辅助诊疗系统

经验取穴

针灸经典

痛经：　三阴交　足三里　肾俞　关元　水道　中极　归来　内关　天枢

　　　　肝俞　脾俞

▲中医大脑：中医人工智能辅助诊疗系统

使用中医大脑开具针药处方如上。

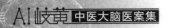

中医大脑医理分析——二诊

◇ **症状统计**

脉症与体质的关联

【寒】	四肢厥冷 - 手脚冰冷
【饮食】	喜热饮，喜冷饮
【大便】	大便不规律 - 大便时干时溏
【汗】	不易出汗
【经】	月经有血块，月经血色鲜红，经痛，经前头痛，经前长痘痘
【带】	白带黏稠有颜色
【睡眠】	半夜会醒过来
【情绪】	压力大
【舌体】	舌质淡红，舌胖大
【舌苔】	舌苔薄，舌湿 - 苔水滑
【舌底】	舌底静脉怒张
【脉诊：浮沉性】	沉脉
【脉诊：流畅性】	弦脉

在这一诊中，中医大脑在计算后继续开具初诊的方子，我们来和前一诊比较一下：

症状记录

原有但不再收录的症状	容易焦躁 - 紧张，经前乳房胀痛，上腹部紧绷，白带，小便黄，白带清稀如水，长期整日全身倦怠，睡眠品质差，口苦，自汗，唇白，滑脉
另外又收录的新症状	喜热饮，弦脉

我们从第二诊的自述来看，患者的部分症状确实得到了改善。医者决定效不更方，毕竟症状虽然有改变，但是体质特征还是大致一样。在治疗正确的方向上，宜守方。

三诊：重点针对当前的白带异常问题

2019 年 11 月 17 日，曲女士来到问止中医新洲店第三次就诊。

这次就诊，白带呈现赤带黏稠，无特殊气味，易累，口渴，口干，摄取大量水，喜热饮，容易上火，不易出汗，纳可，眠可，小便黄，便溏。经前长痘，头痛，乳房胀痛，经期经色鲜红，有血块，痛经。舌质淡红胖大，苔水滑。脉沉数。

针对目前的白带黏稠成为赤带的问题，第三次就诊转变治疗思路，先对带下病做处理。中医大脑辨证论治，推荐处方为清肝止淋汤合附子理中汤。

辨证论治

症	白带黏稠有颜色	摄取大量水份	小便黄	经痛	喜热饮	赤白带下	不易出汗
	长期整日全身倦怠	赤带	容易上火	口渴	软便_便溏	月经有血块	经前长痘痘
	经前乳房胀痛	月经血色鲜红					
舌	舌胖大	舌湿_苔水滑	舌质淡红				
脉	数脉	沉脉					

[方名] 清肝止淋汤 合 附子理中汤

黄柏:4g 生地黄:10g 牡丹皮:6g 干姜:10g 醋香附:2g 牛膝:4g 人参:10g 白朮:10g 大枣:17g 当归:20g 酒白芍:20g

炮附子:10g 炙甘草:10g 黑豆:20g 黄明胶:6g

▲中医大脑：中医人工智能辅助诊疗系统

中医大脑医理分析——三诊

◇ 症状统计

患者开始有赤带的问题，还有一些四诊上的变化：

脉症与体质的关联

【整体体质】	长期整日全身倦怠，容易上火
【口 - 渴饮】	口渴，摄取大量水分
【饮食】	喜热饮
【小便】	小便黄

续表

【大便】	软便 - 便溏
【汗】	不易出汗
【经】	月经有血块，月经血色鲜红，经痛，经前长痘痘，经前乳房胀痛
【带】	赤白带下，赤带，白带黏稠有颜色
【舌体】	舌质淡红，舌胖大
【舌苔】	舌湿 - 苔水滑
【脉诊：浮沉性】	沉脉
【脉诊：时间性】	数脉

症状记录

原有但不再收录的症状	压力大，大便不规律 - 大便时干时溏，舌苔薄，半夜会醒过来，喜冷饮，舌底静脉怒张，四肢厥冷 - 手脚冰冷，经前头痛，弦脉
另外又收录的新症状	容易上火，经前乳房胀痛，软便 - 便溏，小便黄，口渴，长期整日全身倦怠，数脉，赤带，摄取大量水分，赤白带下

◇ **中医大脑处方**

本次中医大脑的处方是"清肝止淋汤 + 附子理中汤"的合方。虽然说清肝止淋汤也有阿胶、当归、牡丹皮这一些前诊中用到的温经汤的成分，但是我们注意到温经汤里偏温热的药如吴茱萸、桂枝、生姜、半夏等都不再出现，而是改成生地黄、黄柏这些凉性药。对比"清肝止淋汤"和"温经汤"如下：

方剂的组成药物列表

清肝止淋汤	芍药	当归	生地黄	阿胶	牡丹皮	黄柏	牛膝	香附	大枣	黑豆	—	—	—	—	—	—	—
温经汤	—	当归	—	阿胶	牡丹皮	—	—	—	—	—	吴茱萸	白芍	川芎	人参	桂枝	生姜	炙甘草	半夏	麦门冬

[中医大脑主方] 黄柏 4g，生地黄 10g，牡丹皮 6g，干姜 10g，醋香附 2g，牛膝 4g，人参 10g，白术 10g，大枣 17g，当归 20g，酒白芍 20g，炮附子 10g，炙甘草 10g，黑豆 20g，阿胶 6g。

◇ **处方中的用药分析**

我们来分析其中的单味药。

单味药分析

单味药	主治	应用
牛膝	活血通经，补肝肾，强筋骨，引火（血）下行，利尿通淋	1.用于血瘀之痛经、经闭、产后腹痛、胞衣不下等症。2.用于肝肾不足，腰膝酸软无力。3.用于上部火热证。4.用于淋证，水肿，小便不利
黑豆	补肾气	腰膝酸软
生地黄	清热凉血，养阴生津	1.用于热入营血证。2.用于吐血衄血，便血崩漏，热毒湿疹。3.用于热病口渴，内伤消渴，肠燥便秘
大枣	补中益气，养血安神，缓和药性	1.用于脾虚食少便溏、倦怠乏力等症。2.用于血虚萎黄及妇女脏躁、神志不安等证。3.用于药性较峻烈的方剂中，可以减少烈性药的副作用，并保护正气
干姜	温中散寒，回阳通脉，温肺化饮	1.用于脾胃寒证。2.用于亡阳证。3.用于寒饮伏肺喘咳
炮附子	回阳救逆，助阳补火，散寒止痛	1.用于亡阳证。2.用于虚寒性的阳痿宫冷、脘腹冷痛、泄泻、水肿等症。3.用于寒痹证。本品辛散温通，有较强的散寒止痛作用
香附	疏肝理气，调经止痛	1.肝郁气滞诸痛证。2.月经不调诸证
黄柏	清热燥湿，泻火解毒	1.用于湿热带下，热淋，足膝肿痛，泻痢，黄疸。2.用于疮疡肿毒，湿疹湿疮。3.用于阴虚发热，遗精盗汗

已经在前诊中出现的单味药有牡丹皮、人参、白术、当归、白芍、炙甘草、阿胶，请参考前面的解说。

◇ **处方中的药对分析**

我们再来分析其中的药对，深入了解单味药之间的协同作用。

药对分析

药对	主治	应用
干姜＋白术＋人参	温中祛寒，补气健脾	治疗：1.中焦虚寒证。自利不渴、腹痛呕吐。2.胸痹，或病后吐涎沫、阳虚失血、小儿慢惊等属中焦阳虚、寒邪内侵者

续表

药对	主治	应用
干姜+炮附子	回阳救逆，温补脾肾	治疗亡阳虚脱，脾肾阳虚泄泻，舌质白淡胖大有齿痕，舌苔白滑或白腻，脉弦紧或尺沉微弱
白术+炮附子	排脓，去除寒湿	治疗：1.阳虚的脓疡之症。2.寒湿证，如全身关节疼痛、腰痛、身体沉重等
干姜+白术+人参+炮附子	温阳补虚祛寒	治疗脾肾阳虚证，舌质白淡胖大有齿痕，右关尺沉紧或沉弱
干姜+炙甘草	温中散寒	治疗：1.脾虚寒的大便溏泄。2.阳虚吐血。3.肺痿吐涎沫，其人不咳，不渴，遗尿，小便数
炮附子+牛膝	补肾助阳暖腰膝	治疗肾虚下肢无力
生地黄+阿胶	清热凉血，滋阴润燥，凉血止血	治疗多种血热引起的出血证，吐血衄血，便血崩漏等，舌质红，脉细数

从中医大脑的药对分析整理来看，本方不但补心阳肾阳，而且同时滋补心阴肾阴，另一方面则是强化中州脾胃。虽然药简单，但其结构及功能非常严谨。

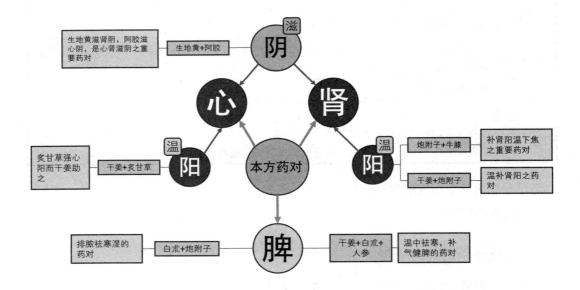

◇ **处方中展现的可能方剂组合分析**

我们再分析本方剂所包含的方剂结构。

重要结构符合方剂

结构符合方剂	方剂组成	药数
清肝止淋汤	黄柏，生地黄，牡丹皮，香附，牛膝，大枣，当归，白芍，黑豆，阿胶	10
附子理中汤	干姜，人参，白术，炮附子，炙甘草	5
理中汤	干姜，人参，白术，炙甘草	4
理中丸	干姜，人参，白术，炙甘草	4
四逆加人参汤	干姜，人参，炮附子，炙甘草	4
人参汤	干姜，人参，白术，炙甘草	4

可作为方根的结构符合方剂

结构符合方剂	方剂组成	药数
通脉四逆汤	干姜，炮附子，炙甘草	3
芍药甘草附子汤	白芍，炮附子，炙甘草	3
四逆汤	干姜，炮附子，炙甘草	3
芍药甘草汤	白芍，炙甘草	2
甘草干姜汤	干姜，炙甘草	2
干姜附子汤	干姜，炮附子	2

　　虽然中医大脑计算出"清肝止淋汤＋附子理中汤"的合方，但是我们从重要结构符合方剂来看，本方隐含着许多方剂结构。本方所包含的四逆汤结构具有温阳通经止痛的功效；所包含的芍药甘草汤结构是止腹痛的强力方剂，而芍药甘草附子汤是扶阳益阴、阴阳两补的方剂；所包含的甘草干姜汤则是使血行旺盛的方剂。以上这些结构都附含在本方中，可以说本方是一个看似简单但是考量层次细腻的一个方剂。我们把上述所提到的方剂做整理，看看其组成和主治，会有不少启发：

方剂的组成药物列表

清肝止淋汤	芍药	当归	生地黄	阿胶	牡丹皮	黄柏	牛膝	香附	大枣	黑豆	—	—	—	—	—
附子理中汤	—	—	—	—	—	—	—	—	炮附子	干姜	白术	炙甘草	人参	—

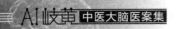

芍药甘草附子汤	–	–	–	–	–	–	–	–	–	炮附子	–	–	炙甘草	–	白芍
四逆汤	–	–	–	–	–	–	–	–	–	炮附子	干姜	–	炙甘草	–	–
芍药甘草汤	–	–	–	–	–	–	–	–	–	–	–	–	炙甘草	–	白芍
甘草干姜汤	–	–	–	–	–	–	–	–	–	–	干姜	–	炙甘草	–	–
干姜附子汤	–	–	–	–	–	–	–	–	–	炮附子	干姜	–	–	–	–

方剂的主治列表

清肝止淋汤	肝火犯脾，湿热下注致赤带下。症见带下色赤，似血非血，带中夹血，淋沥不断，或子宫不规则出血，伴低烧，手足心热，或急躁易怒，纳少便溏，舌红，少苔，脉弦细数
附子理中汤	腹痛不渴、或呕或利、四肢厥冷、舌淡苔白、脉沉迟
芍药甘草附子汤	体虚外感，发汗后病不解，反增恶寒者
四逆汤	四肢厥逆、下利清谷、口淡不渴、脉沉微
芍药甘草汤	调气养血，镇静止痛。治腹拘急而痛、手足挛急
甘草干姜汤	1.阳虚吐血证。2.肺痿吐涎沫，其人不咳，不渴，遗尿，小便数
干姜附子汤	此即四逆减去甘寒之甘草，为回阳重剂

◇ **方性分析**

　　本方的方性偏补、偏温。一般来说，带下问题都是身体偏虚无法固摄所致，所以治疗时需要有一个收敛的趋向，因此可以看出本方收性明显。

问止中医大脑方性图

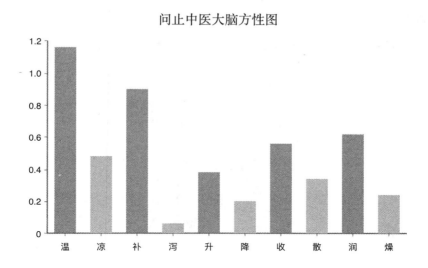

四诊：月经出现，本次痛经消失

2019 年 11 月 26 日，曲女士第四次就诊。

症状：口渴，口干，喜热饮，脚冷，纳可，眠可，二便可。经前长痘，头痛，乳房胀痛，经期经色鲜红，有血块。主诉仍然是痛经。

舌诊：舌质淡红胖大，苔薄，舌底静脉怒张。

脉诊：脉弦滑。

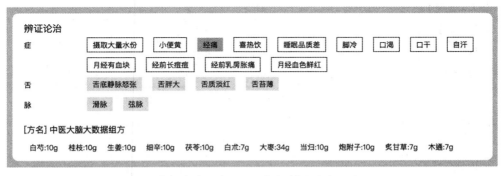

▲中医大脑：中医人工智能辅助诊疗系统

四诊后，我跟曲女士通过微信保持联系。四诊服药第四天，也就是 2019 年 11 月 30 日，曲女士来月经了。这次月经情况怎么样呢？

没有痛经!

经过一个月的调理，困扰曲女士 10 余年的痛经，终于开始瓦解。

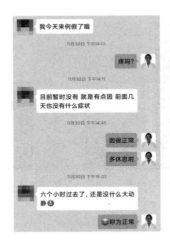

中医大脑医理分析——四诊

◇ 症状统计

第四诊后，患者月经来临之时经痛不再出现，迎来了重大改变。

脉症与体质的关联

【寒】	脚冷
【口 - 渴饮】	口渴，摄取大量水分，口干
【饮食】	喜热饮
【小便】	小便黄
【汗】	自汗
【经】	月经有血块，月经血色鲜红，经痛，经前长痘痘，经前乳房胀痛
【睡眠】	睡眠品质差
【舌体】	舌质淡红，舌胖大
【舌苔】	舌苔薄
【舌底】	舌底静脉怒张
【脉诊：流畅性】	滑脉，弦脉

症状记录

原有但不再 收录的症状	容易上火，赤带，软便 - 便溏，不易出汗，长期整日全身倦怠，舌湿 - 苔水滑，数脉，沉脉，白带黏稠有颜色，赤白带下
另外又 收录的新症状	舌苔薄，口干，脚冷，舌底静脉怒张，睡眠品质差，自汗，滑脉，弦脉

◇ **中医大脑处方**

本诊的方剂相对简单，看起来是桂枝汤类方加减。

［中医大脑主方］白芍 10g，桂枝 10g，生姜 10g，细辛 10g，茯苓 10g，白术 7g，大枣 34g，当归 10g，炮附子 10g，炙甘草 7g，木通 7g。

◇ **处方中的用药分析**

我们先来分析其中的单味药。

单味药分析

单味药	主治	应用
细辛	祛风解表，散寒止痛，温肺化饮，通窍	1.用于外感风寒及阳虚外感证。2.用于头痛、痹痛、牙痛等痛证。3.用于寒饮咳喘
木通	清热，利水通淋，泄心火，通血脉，通乳	热淋涩痛，心烦尿赤，水肿脚气。经闭乳少，湿热痹痛

已经在前诊中出现的单味药有：白芍、桂枝、生姜、茯苓、白术、大枣、当归、炮附子、炙甘草，请参考前面的解说。

◇ **处方中的药对分析**

我们再来分析本方中的药对结构，深入了解单味药之间的协同作用。

药对分析

药对	主治	应用
桂枝 + 芍药	调和营卫，解肌发表。相使	治疗外感风寒表虚证
生姜 + 大枣	养脾胃和营卫。相使	治疗风寒感冒（入解表药），胃脘不舒呕吐（入健脾药）
茯苓 + 桂枝 + 白术 + 炙甘草	温阳化饮，健脾利湿	治疗中阳不足之痰饮。胸胁支满，目眩心悸，短气而咳，舌苔白滑，脉弦滑或沉紧

续表

药对	主治	应用
桂枝 + 芍药 + 当归	温经通脉，活血止痛	治疗左肩膀僵硬
白术 + 炮附子	排脓，去除寒湿	治疗：1.阳虚的脓疡之症。2.寒湿证，如全身关节疼痛、腰痛、身体沉重等
桂枝 + 炙甘草	辛甘化阳，补益心阳。相使	治疗心阳虚之心悸气短，其人欲两手交叉覆盖，喜按心胸部位
桂枝 + 炮附子	温经通脉，散寒止痛	治疗寒凝血滞的痹证，全身疼痛，或脘腹冷痛，或经痛、闭经
白术 + 茯苓	补气健脾，燥湿利水	治疗脾虚湿盛证的大便溏泻，软便

从药对整理中可以看出，第四诊的处方中仍然有温阳的结构，但是不再做滋阴的动作。从调和营卫和祛湿补血的药对来看，本方开始把重点放在调整体质上。

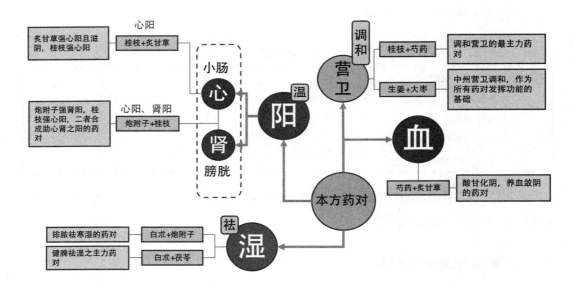

◇ 处方中展现的可能方剂组合分析

我们再分析本方剂所包含的方剂结构。

重要结构符合方剂

结构符合方剂	方剂组成	药数
桂枝去桂加茯苓白术汤	白芍，生姜，茯苓，白术，大枣，炙甘草	6
桂枝加附子汤	白芍，桂枝，生姜，大枣，炮附子，炙甘草	6

续表

结构符合方剂	方剂组成	药数
真武汤	白芍，生姜，茯苓，白术，炮附子	5
白术附子汤	生姜，白术，大枣，炮附子，炙甘草	5
桂枝附子汤	桂枝，生姜，大枣，炮附子，炙甘草	5
桂枝汤	白芍，桂枝，生姜，大枣，炙甘草	5
桂枝去芍药加附子汤	桂枝，生姜，大枣，炮附子，炙甘草	5
桂枝加芍药汤	白芍，桂枝，生姜，大枣，炙甘草	5
桂枝加桂汤	白芍，桂枝，生姜，大枣，炙甘草	5
茯苓甘草汤	桂枝，生姜，茯苓，炙甘草	4
茯苓桂枝甘草大枣汤	桂枝，茯苓，大枣，炙甘草	4
苓桂术甘汤	桂枝，茯苓，白术，炙甘草	4
桂枝去芍药汤	桂枝，生姜，大枣，炙甘草	4

可作为方根的结构符合方剂

结构符合方剂	方剂组成	药数
芍药甘草附子汤	白芍，炮附子，炙甘草	3
芍药甘草汤	白芍，炙甘草	2
桂枝甘草汤	桂枝，炙甘草	2

另外再特别加上的单味药：细辛、木通、当归。

从中医大脑分析可以看出，本方为桂枝汤类方，这其中完整出现的方剂有真武汤、桂枝汤，另加单味药"细辛、木通、当归"。其中，我们还发现有"当归四逆汤"的结构，但本方不用通草而改用木通，所以中医大脑没有列出"当归四逆汤"为其结构符合方剂。不用通草而改用木通的用意是要强化本方通经疗痹的作用，同时木通能引心火于小肠，不但能预防吃热药引起的上火问题，还能治疗下焦湿热的小便黄问题。

以下就重要的结构符合方剂的组成和主治做比较，也包括了我们认为也是重要结构符合方剂的"当归四逆汤"：

方剂的组成药物列表

真武汤	茯苓	白芍	白术	生姜	炮附子	–	–	–	–	–
桂枝汤	–	白芍	–	生姜	–	桂枝	炙甘草	大枣	–	–	–
当归四逆汤	–	白芍	–	–	–	桂枝	炙甘草	大枣	当归	细辛	通草

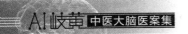
方剂的主治列表

真武汤	精力衰退、肢重浮肿、小便不利、头眩心悸
桂枝汤	恶风有汗、头痛发热、鼻鸣干呕、苔白薄、脉浮弱或浮缓
当归四逆汤	手足厥冷（手脚冰冷）、腰痛、下肢痹痛、脉沉细

◇ **方性分析**

如以下方性图所示，本方热性和补性显著。在前面的三诊中，中医大脑偏向解决症状，而在本次治疗中，中医大脑大破大立直接从体质的改善着手。这是先治其症而后做长期的、根本的体质调理的思路体现。

问止中医大脑方性图

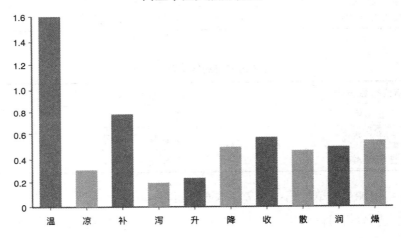

五诊：根本性体质调理以巩固疗效

2019 年 12 月 4 日，曲女士第五次就诊。

记录症状：经前诸证、痛经好转。口渴，口干，有汗，喜热饮，手脚冰冷，小便黄，大便黏且臭。胃纳正常，眠可，余无特殊。

舌诊：舌质淡红，苔薄，舌底静脉怒张。

脉诊：脉弦。

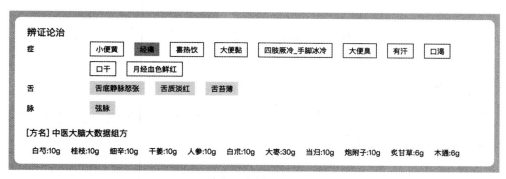

▲中医大脑：中医人工智能辅助诊疗系统

　　中医大脑开具处方如上，针对曲女士根本性体质做长期巩固性调理。这里配合的针灸处方就不赘述了。

顾客	医师	主症/疾病	顾客自诉	针药类型	随访	确认时间
	于紫丽			针	不随访	2019-12-19 20:13
	于紫丽	咽喉痛	复诊：咽喉痛，咽喉痒，口干，口渴，时有干咳，打喷嚏，小便黄，…	药	已过期	2019-12-19 20:09
	于紫丽		经痛	针	不随访	2019-12-15 10:45
	于紫丽	干咳	复诊：经痛好转，大便粘，臭·眠可（时有半夜会醒），纳可，口渴…	药	已过期	2019-12-15 10:43
	于紫丽		感冒	针	不随访	2019-12-11 20:16
	于紫丽		经痛	针	不随访	2019-12-08 09:52
	于紫丽	经痛	复诊：经痛好转，大便粘，臭·眠可（时有半夜会醒），纳可，口渴…	药	已随访	2019-12-04 20:56
	于紫丽		痛经	针	不随访	2019-12-01 09:52
	于紫丽		经痛	针	不随访	2019-11-26 20:30
	于紫丽	经痛	复诊：经痛，大便时干时溏，月经有血块，长痘，经前乳房胀痛·眠…	药	已随访	2019-11-26 20:28

共18条

▲中医大脑：就诊历史记录

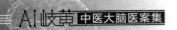

中医大脑医理分析——五诊

◇ **症状统计**

经过五诊后，我们可以看到患者的症状多有改善。目前剩下的问题仍然需要治疗，坚持体质调理的大方向不变。

脉症与体质的关联

【寒】	四肢厥冷 - 手脚冰冷
【口 - 渴饮】	口渴，口干
【饮食】	喜热饮
【小便】	小便黄
【大便】	大便黏，大便臭
【汗】	有汗
【经】	月经血色鲜红，经痛
【舌体】	舌质淡红
【舌苔】	舌苔薄
【舌底】	舌底静脉怒张
【脉诊：流畅性】	弦脉

症状记录

原有但不再收录的症状	经前乳房胀痛，经前长痘痘，脚冷，自汗，睡眠品质差，摄取大量水分，滑脉，月经有血块，舌胖大
另外又收录的新症状	大便臭，四肢厥冷 - 手脚冰冷，有汗，大便黏

◇ **中医大脑处方**

这一诊的重点在于"根本性体质调理以巩固疗效"，所以用方上基本延续着上一方的思路但是有一点小小改变，我们把本方和上一方的组成做一个比较，大家可以看出这其中的差异：

方剂的组成药物列表

四诊处方	当归	桂枝	白芍	细辛	炙甘草	木通	大枣	茯苓	白术	生姜	炮附子	—	—
五诊处方	当归	桂枝	白芍	细辛	炙甘草	木通	大枣	—	白术	—	炮附子	干姜	人参

上一诊的方中有"茯苓、生姜"而本方没有：

单味药分析

单味药	主治	应用
茯苓	利水渗湿，健脾安神	1.水肿、小便不利。2.脾虚诸证。3.心悸，失眠
生姜	发汗解表，温中止呕，温肺止咳	1.用于外感风寒表证。2.用于多种呕吐。3.用于风寒咳嗽

但本方多了"干姜、人参"：

单味药分析

单味药	主治	应用
干姜	温中散寒，回阳通脉，温肺化饮	1.用于脾胃寒证。2.用于亡阳证。3.用于寒饮伏肺喘咳
人参	大补元气，补脾益肺，生津止渴，安神益智	1.用于气虚欲脱、脉微欲绝的危重症。2.用于肺气虚弱的短气喘促、懒言声微、脉虚自汗等症。3.用于脾气不足的倦怠乏力、食少便溏等症。4.用于热病气津两伤之身热口渴及消渴等症。5.用于气血亏虚的心悸、失眠、健忘等症

［中医大脑主方］白芍 10g，桂枝 10g，细辛 10g，干姜 10g，人参 10g，白术 10g，大枣 30g，当归 10g，炮附子 10g，炙甘草 6g，木通 6g。

◇ **处方中的用药分析**

本处方中的单味药均已出现在前文，请参考前文解说。

◇ **处方中的药对分析**

我们分析本方中的药对结构，深入了解单味药之间的协同作用。

药对分析

药对	主治	应用
桂枝＋芍药	调和营卫，解肌发表。相使	治疗外感风寒表虚证

续表

药对	主治	应用
干姜 + 白术 + 人参	温中祛寒，补气健脾	治疗：1. 中焦虚寒证。自利不渴、腹痛呕吐。2. 胸痹或病后吐涎沫、阳虚失血、小儿慢惊等属中焦阳虚、寒邪内侵者
干姜 + 炮附子	回阳救逆，温补脾肾	治疗亡阳虚脱，脾肾阳虚泄泻，舌质白淡胖大有齿痕，舌苔白滑或白腻，脉弦紧或尺沉微弱
桂枝 + 芍药 + 当归	温经通脉，活血止痛	治疗左肩膀僵硬
白术 + 炮附子	排脓，去除寒湿	治疗：1. 阳虚的脓疡之症。2. 寒湿证，如全身关节疼痛、腰痛、身体沉重等
桂枝 + 炙甘草	辛甘化阳，补益心阳。相使	治疗心阳虚之心悸气短，其人欲两手交叉覆盖，喜按心胸部位
干姜 + 白术 + 人参 + 炮附子	温阳补虚祛寒	治疗脾肾阳虚证，舌质白淡胖大有齿痕，右关尺沉紧或沉弱
干姜 + 细辛	温肺化饮	治疗寒饮证的咳嗽气喘，舌淡白苔白滑，脉弦紧
桂枝 + 炮附子	温经通脉，散寒止痛	治疗寒凝血滞的痹证，全身疼痛，或脘腹冷痛，或经痛、闭经
干姜 + 炙甘草	温中散寒	治疗：1. 脾虚寒的大便溏泄。2. 阳虚吐血。3. 肺痿吐涎沫，其人不咳，不渴，遗尿，小便数

与前方相比，本方在调整脏腑方面功能更多一些，加了干姜让肺阳也得以抒发。总体而言这是一个补阳的方剂，适合患者调整体质，巩固疗效。

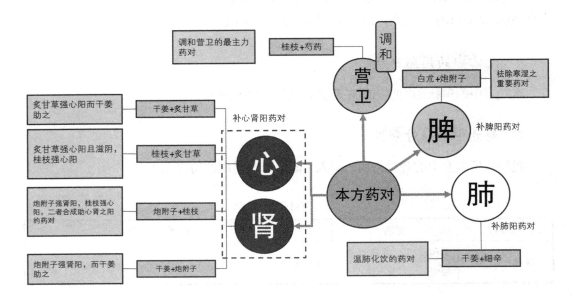

◇ 处方中展现的可能方剂组合分析

我们再分析本方所包含的方剂结构。

重要结构符合方剂

结构符合方剂	方剂组成	药数
附子理中汤	干姜，人参，白术，炮附子，炙甘草	5
桂枝人参汤	桂枝，干姜，人参，白术，炙甘草	5
理中汤	干姜，人参，白术，炙甘草	4
理中丸	干姜，人参，白术，炙甘草	4
四逆加人参汤	干姜，人参，炮附子，炙甘草	4
人参汤	干姜，人参，白术，炙甘草	4

可作为方根的结构符合方剂

结构符合方剂	方剂组成	药数
通脉四逆汤	干姜，炮附子，炙甘草	3
芍药甘草附子汤	白芍，炮附子，炙甘草	3
四逆汤	干姜，炮附子，炙甘草	3
芍药甘草汤	白芍，炙甘草	2
甘草干姜汤	干姜，炙甘草	2
桂枝甘草汤	桂枝，炙甘草	2
干姜附子汤	干姜，炮附子	2

另外再特别加上的单味药：细辛、木通、大枣、当归。

这一诊中，中医大脑用了理中汤、四逆汤类方的结构，这其中完整出现的方剂有"附子理中汤、四逆汤"。同时另加单味药"细辛、木通、当归"，这是非常接近"当归四逆汤"的结构。以组成而言，本方基本上是把前方的"真武汤"结构换成"附子理中汤"结构，相同的均是附子剂的运用。

我们且列出"附子理中汤、四逆汤、当归四逆汤"的组成和主治比较如下。请注意四逆汤和当归四逆汤的比较。四逆汤对治属于全身的虚寒，尤其针对全身寒冷比较严重的时候，其方意是通过附子行走全身一切经络的功能让热能透达全身。而当归四逆汤本身有活血补血的作用，它应用在局部小循环不佳的时候，作为治疗四肢末梢虚寒的重要方剂。

方剂的组成药物列表

附子理中汤	炮附子	干姜	白术	炙甘草	人参	–	–	–	–	–	–
四逆汤	炮附子	干姜	–	炙甘草	–	–	–	–	–	–	–
当归四逆汤	–	–	–	炙甘草	–	当归	桂枝	白芍	细辛	通草	大枣

方剂的主治列表

附子理中汤	腹痛不渴、或呕或利、四肢厥冷、舌淡苔白、脉沉迟
四逆汤	四肢厥逆（手脚冰冷）、下利清谷、口淡不渴、脉沉微
当归四逆汤	手足厥冷（手脚冰冷）、腰痛、下肢痹痛、脉沉细

◇ **方性分析**

方性分析显示，本方热力较强，不但偏温而且还偏补，适合偏阳虚体质的患者用于体质调理和恢复。

问止中医大脑方性图

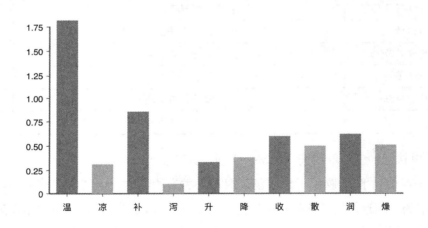

【痛经的自我保健诀窍】

痛经在月经周期发作，是经期冲任气血由满盈而溢泻，其特殊的生理状态是痛经的内在条件。非行经期间，冲任气血平和，致病因素尚未能引起冲任、胞宫气血瘀滞或不足，故不发生疼痛。而在经期或经期前后，气血变化急骤，致病因素极易乘时而作，故表现为痛经。

预防痛经发生，女士们平时需要注意以下方面：

1. 在月经来潮前的 3 至 5 日内饮食以清淡、易消化为主，忌吃得过饱，尤其应避免进食生冷食品（冷食品有可能刺激子宫、输卵管收缩，从而诱发或加重痛经）。

2. 在经前或经后保持大便顺畅（便秘可诱发痛经，增加疼痛感）。

3. 经期应注意保暖，忌寒凉、生冷刺激，防止寒邪侵袭。

4. 注意休息，减少疲劳，加强营养，增强体质。

5. 尽量控制剧烈的情绪波动，保持心情愉快。

6. 忌饮浓茶。浓茶中的咖啡碱含量较高，刺激神经、心血管，容易产生痛经，经期延长，经血过度。

7. 平时防止房劳过度，经期绝对禁止性生活。勿游泳，涉水。注意避风寒，防止寒邪入侵，并保持外阴清洁。

8. 若月经量多，忌食辛辣香燥之物，以避免热迫血行，出血更甚。

【医案 26】

中医大脑治小儿久咳不愈 3 例

主诊医师：潘丽琼

整体病症分析

◇ 什么是咳嗽

咳嗽是一种人体正常的生理性防御反应。气管、支气管黏膜受到外来或炎症刺激时便会发生咳嗽，借由把肺内空气喷射出来，达到清除呼吸道异物或分泌物的作用。

◇ 现代医学怎么看咳嗽

咳嗽可以依据痰的有无分成干咳和湿咳；依持续时间长短，分为急性咳嗽和慢性咳嗽。

干咳：无痰的咳嗽称作干咳，常见于受到外来物刺激或上呼吸道感染的尾声。

湿咳：有痰的咳嗽称作湿咳，常见于上呼吸道感染、气管炎、肺炎等。

急性咳嗽：症状在三周以内的咳嗽称为急性咳嗽，大部分是由病毒感染造成的感冒所引起的症状。

慢性咳嗽：持续超过八周的咳嗽称为慢性咳嗽，它的原因有很多，包括气喘、鼻涕倒流、胃食道逆流、慢性支气管炎、肺肿瘤、抽烟、药物引发等。

亚急性咳嗽：时间长短介于急性咳嗽和慢性咳嗽之间（也就是三到八周），常见的"感染过后的咳嗽"就是这种。上呼吸道被感染破坏后，持续发炎，使得呼吸道变得异常敏感，一点点小刺激就会造成咳嗽。

大多数急性咳嗽会在一到两周内自愈，但如果超过三周仍没有好转，就会变成亚急性咳嗽，表示有发炎，这时候西医会使用抗发炎药物来对其进行治疗。慢性咳嗽通常是由两种以上的原因造成的，所以许多慢性咳嗽治不好就是因为没有同时找出它的多种病因。因此详细检查，找出所有的病因，是解决慢性咳嗽的最根本方法。

◇ 中医怎么看咳嗽

中医认为咳嗽是患者身体虚弱部位开始恶化的征兆，根据患者的症状和其体质，有不同的方剂来对治。仅仅治疗一般常见的咳嗽类型，就能找到几十种处方，由此可知，咳嗽是比较复杂棘手的问题，必须缜密诊断。

◇ 中医怎么看儿童咳嗽

儿童感冒咳嗽是儿科常见病之首，常常令父母非常忧心。去医院一看，走廊上都是排队等着打吊瓶的家长和孩子。一咳嗽就开始挂水，服抗生素，这种治疗思路正确吗？错误。

另有家长选择中医，却被庸医所误。一见感冒发烧咳嗽就一堆寒凉药下去。不辨体质就用凉药，有效吗？几乎无效。

小孩子是纯阳之体，生长发育全靠先天阳气。小小年纪遭受吊瓶、抗生素、寒凉药的过度侵袭，贻害无穷。

感冒咳嗽当究六淫，六淫为四季六气之太过。

《素问·至真要大论》："百病皆生于风寒暑湿燥火，以之化之变也。"六淫当中"风为百病之长"，其他邪气多以风邪为先导，挟风而致病。

小儿具有脏腑娇嫩、形气未充之生理特点，因为纯阳之体，形气未充，对疾病抵抗力较差，易为六淫所伤。肺主呼吸外合皮毛，故致病肺系首当其冲，又有发病容易传变迅速之病理特点。正如《小儿药证直诀》"脏腑柔弱，易虚易实，易寒易热"，不仅易被六淫外邪所伤，且病邪变化传变迅速，并且一旦感邪容易出现症状反复。

临床对治儿童感冒咳嗽，辨寒热为首，经方药少力专，所获效良。

案例一：3 岁琳琳咳嗽 3 个月

琳琳是 3 岁女孩子，2019 年 12 月 7 日就诊。当时琳琳已经咳嗽 3 个多月了，三个多月来，父母带着她反复求诊但效果不理想，操碎了心。

琳琳的症状：咳嗽 3 月余，咳嗽有痰声但吐不出痰；反复鼻塞、流清鼻涕；睡觉时有盗汗，身上有汗；大小便和胃口正常。舌淡、苔薄白、脉浮弦。

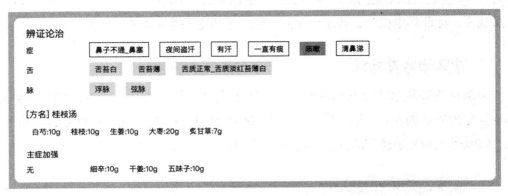

辨证论治

症	鼻子不通_鼻塞	夜间盗汗	有汗	一直有痰	咳嗽	清鼻涕

舌	舌苔白	舌苔薄	舌质正常_舌质淡红苔薄白

脉	浮脉	弦脉

[方名] 桂枝汤

白芍:10g　桂枝:10g　生姜:10g　大枣:20g　炙甘草:7g

主症加强

无　　　　细辛:10g　干姜:10g　五味子:10g

▲中医大脑：中医人工智能辅助诊疗系统

录入中医大脑，开具出伤寒第一方——桂枝汤。中医大脑提醒加减，因为小孩子已经久咳足有三个月，我增加药对——细辛、干姜、五味子。

小孩因喝药不配合，没能按量服用，勉强喝了规定剂量的一半。中药服用完后，玲玲的爸爸微信反馈说孩子只留有轻微咳嗽，后续再哄孩子喝两天药即可。

三个月久咳，在药量很轻的情况下四天能有这样的效果，已经很不错了。

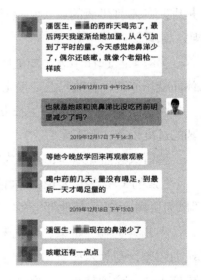

潘医生，██的药昨天喝完了，最后两天我逐渐给她加量，从 4 勺加到了平时的量。今天感觉她鼻涕少了，偶尔还咳嗽，就像个老烟枪一样咳

2019年12月17日 中午12:54

也就是她咳和流鼻涕比没吃药前明显减少了吗？

2019年12月17日 下午14:31

等她今晚放学回来再观察观察

喝中药前几天，量没有喝足，到最后一天才喝足量的

2019年12月18日 下午13:03

潘医生，██现在的鼻涕少了

咳嗽还有一点点

中医大脑医理分析——案例一

◇ 症状统计

这位小朋友因为外感风寒而引发咳嗽。我们看到了她的脉是浮脉。同时，夜间盗汗的问题可能与她体质上偏阴虚有关。有汗这一个重要的症状表示这位小朋友是太阳中风证。

脉症与体质的关联

【汗】	夜间盗汗，有汗
【咳喘】	咳嗽
【痰】	一直有痰
【涕】	清鼻涕
【其他】	鼻子不通 - 鼻塞
【舌体】	舌质正常 - 舌质淡红苔薄白
【舌苔】	舌苔白，舌苔薄
【脉诊：浮沉性】	浮脉
【脉诊：流畅性】	弦脉

◇ **中医大脑处方**

中医大脑计算出标准的桂枝汤加减。在桂枝汤的基础上，考虑到这位小朋友有流鼻水的问题，也就是同时有水饮，所以中医大脑推荐加上去水饮的强力药对"干姜 + 细辛 + 五味子"，使用药味加减后，本方看起来也似乎有小青龙汤的结构，但是最大的不同是没有麻黄，毕竟这是太阳中风而非太阳伤寒，所以我们不用麻黄。

［中医大脑主方］白芍 10g，桂枝 10g，生姜 10g，大枣 20g，炙甘草 7g。

［主症加强］干姜 10g，细辛 10g，五味子 10g。

◇ **处方中的用药分析**

我们先来分析其中的单味药，列出以下的主治和应用的简表，通过单味药的选取来看中医大脑在这一诊中的初步思路。再渐次由"单味药"而"药对"，最后再来看其中可能的方剂结构。

单味药分析

单味药	主治	应用
白芍	养血调经，平肝止痛，敛阴止汗	1.用于血虚或阴虚有热的月经不调、崩漏等证。2.用于肝阴不足、肝气不舒或肝阳偏亢的头痛、眩晕、胁肋疼痛、脘腹四肢拘挛作痛等证。3.用于阴虚盗汗及营卫不和的表虚自汗证
炙甘草	补脾和胃，益气复脉	用于脾胃虚弱，倦怠乏力，心动悸，脉结代，可解附子毒，亦可修补身体黏膜破损
桂枝	发汗解肌，温经通脉，通阳化气	1.用于外感风寒表证。2.用于寒凝血滞的痹证、脘腹冷痛、痛经、经闭等症。3.用于胸痹、痰饮、水肿及心动悸、脉结代

单味药	主治	应用
大枣	补中益气，养血安神，缓和药性	1.用于脾虚食少便溏、倦怠乏力等症。2.用于血虚萎黄及妇女脏躁、神志不安等证。3.用于药性较峻烈的方剂中，可以减少烈性药的副作用，并保护正气
生姜	发汗解表，温中止呕，温肺止咳	1.用于外感风寒表证。2.用于多种呕吐。3.用于风寒咳嗽
干姜	温中散寒，回阳通脉，温肺化饮	1.用于脾胃寒证。2.用于亡阳证。3.用于寒饮伏肺喘咳
五味子	敛肺滋肾，生津敛汗，涩精止泻，宁心安神	1.用于久咳虚喘。2.用于津伤口渴，消渴。3.用于自汗，盗汗。4.用于遗精，滑精。5.用于久泻不止。6.用于心悸，失眠，多梦
细辛	祛风解表，散寒止痛，温肺化饮，通窍	1.用于外感风寒及阳虚外感证。2.用于头痛、痹痛、牙痛等痛证。3.用于寒饮咳喘

◇ 处方中的药对分析

有了上述本次用方的单味药一览，我们来通过中医大脑的学习模块分析其中的药对结构，这是我们做方剂分析的第二步骤，深入了解单味药之间的协同作用。

药对分析

药对	主治	应用
桂枝＋芍药	调和营卫，解肌发表。相使	治疗外感风寒表虚证
细辛＋五味子	一散一收，相反相成。相使	治疗寒饮造成的咳喘之症
生姜＋大枣	养脾胃和营卫。相使	治疗风寒感冒（入解表药），胃脘不舒呕吐（入健脾药）
干姜＋细辛＋五味子	温中散寒，温肺化饮，收敛止咳	治疗寒咳之证。痰白清晰或久咳无痰，舌质白淡，舌苔白，脉弦紧
桂枝＋炙甘草	辛甘化阳，补益心阳。相使	治疗心阳虚之心悸气短，其人欲两手交叉覆盖，喜按心胸部位
干姜＋五味子	温肺化饮敛肺止咳	治疗寒证的久咳气喘，舌淡白苔白滑，脉紧
干姜＋细辛	温肺化饮	治疗寒饮证的咳嗽气喘，舌淡白苔白滑，脉弦紧
干姜＋炙甘草	温中散寒	治疗：1.脾虚寒的大便溏泄。2.阳虚吐血。3.肺痿吐涎沫，其人不咳，不渴，遗尿，小便数

　　本方中桂枝汤的结构形成了调和营卫的两个药对。其中"桂枝 + 芍药"是调和营卫的主力药对，这是我们身体平衡阴阳和加强外卫内营的最重要药对。同时，"生姜 + 大枣"这个调和中州营卫的药对可以强化脾胃功能，让全部药都能够发挥功能。

　　"桂枝 + 炙甘草、干姜 + 炙甘草"都是温阳的药对。而本方中的亮点是化饮的药对"干姜 + 细辛 + 五味子"，这是温化水饮最重要的一组药，通过温肺、收敛肺气、疏风、通鼻、去水的作用，让水饮能够化解，如此一来咳嗽就能够得到很好的缓解。

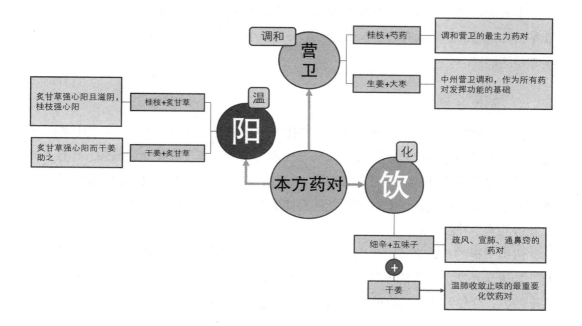

◇ 处方中展现的可能方剂组合分析

我们再通过中医大脑的学习模块分析本方剂所包含的方剂结构。

重要结构符合方剂

结构符合方剂	方剂组成	药数
桂枝汤	白芍，桂枝，生姜，大枣，炙甘草	5
桂枝加芍药汤	白芍，桂枝，生姜，大枣，炙甘草	5
桂枝加桂汤	白芍，桂枝，生姜，大枣，炙甘草	5
桂枝去芍药汤	桂枝，生姜，大枣，炙甘草	4

可作为方根的结构符合方剂

结构符合方剂	方剂组成	药数
芍药甘草汤	白芍，炙甘草	2
甘草干姜汤	炙甘草，干姜	2
桂枝甘草汤	桂枝，炙甘草	2

另外再特别加上的单味药：细辛、五味子。

本方的重要结构符合方剂相对简单，主要是桂枝汤类方。事实上桂枝汤类方就有非常多的组合。这里面有些方剂虽然看起来很"小"，但事实上这些"小"方剂自身就是重要的药对。

◇ 方性分析

中医大脑可以就方剂的单味药药性和比例算出方性，并且列出以下的方性图。方性分析显示，因为有桂枝、干姜、细辛等热药的关系，本方的温补性很强。桂枝汤本身就是一个肠胃的补药。同时本方偏降、偏收，这是因为需要通过降肺气而止咳，但本方也不是完全收敛，毕竟久咳可能还有寒邪未除，必须同时要有散寒的药才行，因此收散的差距并没有很大。

值得一提的是，患者因为有久咳、盗汗等问题，所以方中使用了五味子以收敛固涩。如果是外感前三天的咳嗽，切莫加五味子，否则容易因固涩而敛邪，此时风寒未完全散去，会导致咳嗽越治越严重，此为医之过也。

问止中医大脑方性图

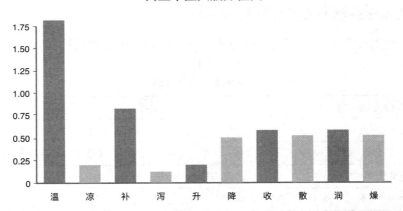

案例二：兄弟俩都咳嗽 2 个月

岳岳是 5 岁男孩，是哥哥；烁烁是 3 岁男孩，是弟弟。2019 年 12 月 22 日就诊。兄弟俩的父母很相信中医，一直在给孩子喝汤药，吃中成药，然而效果不好。

经了解，之前孩子服用的中药，清一色都是金银花、薄荷、蛇胆川贝液、桑菊饮等号称可以止咳的寒凉药，用药方向完全错误！现在太多医院的医生寒热不分就用药，一看到咳嗽就用凉药，害人不浅。

岳岳的情况：反复咳嗽 2 个多月，尤其晚上咳嗽明显加重。有痰，打喷嚏，早上黄鼻涕，下午清鼻涕。有汗，晚上盗汗。舌淡红，苔薄白，脉弦。

烁烁的情况：反复咳嗽 2 个月，有痰，上午黄鼻涕，下午清鼻涕。舌淡，苔薄白，咽喉淡红。左脉浮弦数。

这哥俩都咳嗽两个月，应该用药一样吧？还真不是。中医大脑辨证论治不是虚的。

对岳岳，中医大脑开具桂枝汤合小青龙汤。

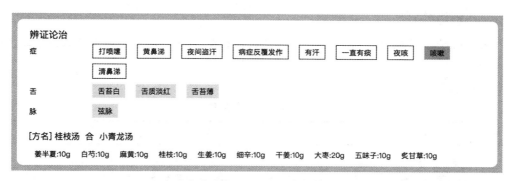

▲中医大脑：中医人工智能辅助诊疗系统

对烁烁，中医大脑开具葛根汤加减。

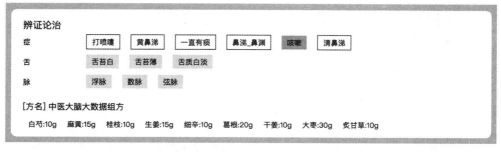

▲中医大脑：中医人工智能辅助诊疗系统

用药后两兄弟的咳嗽都明显减轻。晚上服用一剂药，第二天白天就没怎么咳了。

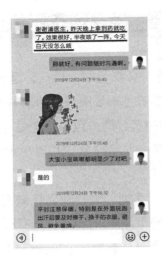

中医大脑医理分析——案例二：岳岳（哥哥）

◇ **症状统计**

本案例中，小朋友有黄鼻涕而且病症反复发作，所以可以说是进程稍微后期的咳嗽案例。

脉症与体质的关联

【汗】	夜间盗汗，有汗
【咳喘】	咳嗽，夜咳
【痰】	一直有痰
【涕】	黄鼻涕，清鼻涕
【其他】	打喷嚏
【病症属性】	病症反复发作
【舌体】	舌质淡红
【舌苔】	舌苔白，舌苔薄
【脉诊：流畅性】	弦脉

◇ **中医大脑处方**

本案与案例一最大的不同在于：案例一的处方是桂枝汤为基础加上小青龙汤中

"干姜＋细辛＋五味子"药对，本案是直接用桂枝汤加小青龙汤。最大的差别是本方中多了"麻黄、半夏"这两味药，简单比较如下：

方剂的组成药物列表

案例一用方	桂枝	白芍	炙甘草	生姜	大枣	–	细辛	干姜	五味子	–
本案用方	桂枝	白芍	炙甘草	生姜	大枣	麻黄	细辛	干姜	五味子	半夏

［中医大脑主方］姜半夏 10g，白芍 10g，麻黄 10g，桂枝 10g，生姜 10g，细辛 10g，干姜 10g，大枣 20g，五味子 10g，炙甘草 10g。

◇ **处方中的用药分析**

我们先来分析本方中单味药的主治和应用。

单味药分析

单味药	主治	应用
白芍	养血调经，平肝止痛，敛阴止汗	1.用于血虚或阴虚有热的月经不调、崩漏等证。2.用于肝阴不足、肝气不舒或肝阳偏亢的头痛、眩晕、胁肋疼痛、脘腹四肢拘挛作痛等证。3.用于阴虚盗汗及营卫不和的表虚自汗证
五味子	敛肺滋肾，生津敛汗，涩精止泻，宁心安神	1.用于久咳虚喘。2.用于津伤口渴，消渴。3.用于自汗，盗汗。4.用于遗精，滑精。5.用于久泻不止。6.用于心悸，失眠，多梦
桂枝	发汗解肌，温经通脉，通阳化气	1.用于外感风寒表证。2.用于寒凝血滞的痹证、脘腹冷痛、痛经、经闭等症。3.用于胸痹、痰饮、水肿及心动悸、脉结代
大枣	补中益气，养血安神，缓和药性	1.用于脾虚食少便溏、倦怠乏力等症。2.用于血虚萎黄及妇女脏躁、神志不安等证。3.用于药性较峻烈的方剂中，可以减少烈性药的副作用，并保护正气
麻黄	发汗解表，宣肺平喘，利水消肿	1.用于风寒表实证。2.用于咳喘实证。3.用于风水水肿
生姜	发汗解表，温中止呕，温肺止咳	1.用于外感风寒表证。2.用于多种呕吐。3.用于风寒咳嗽
干姜	温中散寒，回阳通脉，温肺化饮	1.用于脾胃寒证。2.用于亡阳证。3.用于寒饮伏肺喘咳
炙甘草	补脾和胃，益气复脉	用于脾胃虚弱，倦怠乏力，心动悸，脉结代，可解附子毒，亦可修补身体黏膜破损

单味药	主治	应用
细辛	祛风解表，散寒止痛，温肺化饮，通窍	1.用于外感风寒及阳虚外感证。2.用于头痛、痹痛、牙痛等痛证。3.用于寒饮咳喘
半夏	燥湿化痰，降逆止呕，消痞散结，外用消肿止痛	1.用于湿痰、寒痰证。2.用于胃气上逆呕吐。3.用于胸痹，结胸，心下痞，梅核气。4.用于瘰疬瘿瘤、痈疽肿毒及毒蛇咬伤等

◇ **处方中的药对分析**

我们再来分析本方中的药对，深入了解单味药之间的协同作用。

药对分析

药对	主治	应用
麻黄+桂枝	发表解肌散寒。相须	治疗四肢水肿，外感风寒表实证
桂枝+芍药	调和营卫，解肌发表。相使	治疗外感风寒表虚证
细辛+五味子	一散一收，相反相成。相使	治疗寒饮造成的咳喘之症
生姜+半夏	温胃、化痰、止呕。相畏相使	治疗寒饮呕吐，失眠，容易焦躁紧张、心惊
生姜+大枣	养脾胃和营卫。相使	治疗风寒感冒（入解表药），胃脘不舒呕吐（入健脾药）
干姜+细辛+五味子	温中散寒，温肺化饮，收敛止咳	治疗寒咳之证。痰白清晰或久咳无痰，舌质白淡，舌苔白，脉弦紧
桂枝+炙甘草	辛甘化阳，补益心阳。相使	治疗心阳虚之心悸气短，其人欲两手交叉覆盖，喜按心胸部位
干姜+五味子	温肺化饮敛肺止咳	治疗寒证的久咳气喘，舌淡白苔白滑，脉紧
干姜+细辛	温肺化饮	治疗寒饮证的咳嗽气喘，舌淡白苔白滑，脉弦紧
麻黄+细辛	祛风解表散寒止痛	治疗头痛，四肢疼痛，腰痛，鼻流清涕，咳嗽痰清稀
干姜+炙甘草	温中散寒	治疗：1.脾虚寒的大便溏泄。2.阳虚吐血。3.肺痿吐涎沫，其人不咳，不渴，遗尿，小便数

我们看到，本方的药对结构与案例一中的药对结构很相似，最大的不同是本方加入了麻黄，而麻黄配合桂枝、细辛会产生解表能力更强的药效。另一方面，因为患者的病程稍久，体内清稀的"饮"已经渐渐变成稍微浓稠的"痰"，所以中医大脑在化饮

的药对之外还使用了化痰的药对，也就是"生姜 + 半夏"的组合。中医把人体中的水液一般分成"水、湿、饮、痰"四个阶段，这四个阶段分别由生理而病理，由正常而异常。以下简表供大家参考：

水湿饮痰比较

水	正常生理状态下的体液
湿	还算一般体液但量上较多
饮	病理上清稀但略黏稠的水液
痰	病理上不透明且黏稠度高的水液

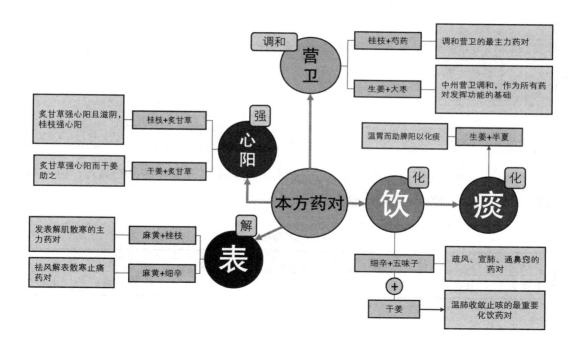

◇ **处方中展现的可能方剂组合分析**

我们再通过中医大脑的学习模块分析本方剂所包含的方剂结构。

重要结构符合方剂

结构符合方剂	方剂组成	药数
小青龙汤	半夏，白芍，麻黄，桂枝，细辛，干姜，五味子，炙甘草	8
桂枝汤	白芍，桂枝，生姜，大枣，炙甘草	5

结构符合方剂	方剂组成	药数
桂枝加芍药汤	白芍，桂枝，生姜，大枣，炙甘草	5
桂枝加桂汤	白芍，桂枝，生姜，大枣，炙甘草	5
桂枝去芍药汤	桂枝，生姜，大枣，炙甘草	4

可作为方根的结构符合方剂

结构符合方剂	方剂组成	药数
半夏散及汤	半夏，桂枝，炙甘草	3
芍药甘草汤	白芍，炙甘草	2
生姜半夏汤	半夏，生姜	2
甘草干姜汤	干姜，炙甘草	2
桂枝甘草汤	桂枝，炙甘草	2
小半夏汤	半夏，生姜	2
半夏麻黄丸	半夏，麻黄	2
半夏干姜散	半夏，干姜	2

本方就是桂枝汤和小青龙汤的合方，小青龙汤虽也可说是桂枝汤的类方，但一般都视为麻黄汤系的方剂。以下是这两个方剂的组成和主治：

方剂的组成药物列表

桂枝汤	桂枝	白芍	炙甘草	生姜	大枣	–	–	–	–	–
小青龙汤	桂枝	白芍	炙甘草	–	–	麻黄	细辛	干姜	五味子	半夏

方剂的主治列表

桂枝汤	恶风有汗、头痛发热、鼻鸣干呕、苔薄白、脉浮弱或浮缓
小青龙汤	1.风寒客表、水饮内停之证。症见恶寒发热、无汗、咳嗽、喘息、痰多而清稀、苔润滑、不渴饮、脉浮紧。2.治痰饮咳喘或身体疼重，肢面浮肿者

◇ **方性分析**

从方性分析可以看出本方的方性偏热、偏降、偏燥，都是为了要温化水饮而止咳。

问止中医大脑方性图

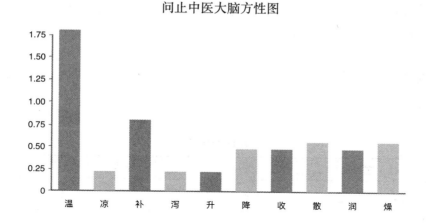

中医大脑医理分析——案例二：烁烁（弟弟）

◇ 症状统计

烁烁（弟弟）和上一个案例中岳岳（哥哥）的情况又有不同，因为烁烁的鼻涕已经到了比较严重甚至可以说是鼻渊的阶段，也就是病程阶段更靠后。

脉症与体质的关联

【咳喘】	咳嗽
【痰】	一直有痰
【涕】	鼻涕 - 鼻渊，黄鼻涕，清鼻涕
【其他】	打喷嚏
【舌体】	舌质白淡
【舌苔】	舌苔白，舌苔薄
【脉诊：浮沉性】	浮脉
【脉诊：流畅性】	弦脉
【脉诊：时间性】	数脉

◇ 中医大脑处方

细看此方可以发现，本方虽然还是有着桂枝汤的结构，但是因为加上了麻黄和葛根，本方更偏向葛根汤的结构。事实上，本方比葛根汤还多出"干姜、细辛"这个药对，主要是为了解决鼻涕比较多的问题。

[中医大脑主方] 白芍 10g，麻黄 15g，桂枝 10g，生姜 15g，细辛 10g，葛根 20g，干姜 10g，大枣 30g，炙甘草 10g。

◇ 处方中的用药分析

我们先来分析其中的单味药。

单味药分析

单味药	主治	应用
白芍	养血调经，平肝止痛，敛阴止汗	1.用于血虚或阴虚有热的月经不调、崩漏等证。2.用于肝阴不足、肝气不舒或肝阳偏亢的头痛、眩晕、胁肋疼痛、脘腹四肢拘挛作痛等证。3.用于阴虚盗汗及营卫不和的表虚自汗证
葛根	解肌退热，透发麻疹，生津止渴，升阳举陷	1.用于外感发热，头痛项强。2.用于麻疹透发不畅。3.用于热病烦渴，内热消渴。4.用于热泄热痢，脾虚久泻
桂枝	发汗解肌，温经通脉，通阳化气	1.用于外感风寒表证。2.用于寒凝血滞的痹证、脘腹冷痛、痛经、经闭等症。3.用于胸痹、痰饮、水肿及心动悸、脉结代
大枣	补中益气，养血安神，缓和药性	1.用于脾虚食少便溏、倦怠乏力等症。2.用于血虚萎黄及妇女脏躁、神志不安等证。3.用于药性较峻烈的方剂中，可以减少烈性药的副作用，并保护正气
麻黄	发汗解表，宣肺平喘，利水消肿	1.用于风寒表实证。2.用于咳喘实证。3.用于风水水肿
生姜	发汗解表，温中止呕，温肺止咳	1.用于外感风寒表证。2.用于多种呕吐。3.用于风寒咳嗽
干姜	温中散寒，回阳通脉，温肺化饮	1.用于脾胃寒证。2.用于亡阳证。3.用于寒饮伏肺喘咳
炙甘草	补脾和胃，益气复脉	用于脾胃虚弱，倦怠乏力，心动悸，脉结代，可解附子毒，亦可修补身体黏膜破损
细辛	祛风解表，散寒止痛，温肺化饮，通窍	1.用于外感风寒及阳虚外感证。2.用于头痛、痹痛、牙痛等痛证。3.用于寒饮咳喘

◇ 处方中的药对分析

我们再通过中医大脑的学习模块分析其中的药对。

药对分析

药对	主治	应用
麻黄＋桂枝	发表解肌散寒。相须	治疗四肢水肿，外感风寒表实证
桂枝＋芍药	调和营卫，解肌发表。相使	治疗外感风寒表虚证
生姜＋大枣	养脾胃和营卫。相使	治疗风寒感冒（入解表药），胃脘不舒呕吐（入健脾药）
桂枝＋炙甘草	辛甘化阳，补益心阳。相使	治疗心阳虚之心悸气短，其人欲两手交叉覆盖，喜按心胸部位
干姜＋细辛	温肺化饮	治疗寒饮证的咳嗽气喘，舌淡白苔白滑，脉弦紧
麻黄＋细辛	祛风解表散寒止痛	治疗头痛，四肢疼痛，腰痛，鼻流清涕，咳嗽痰清稀
干姜＋炙甘草	温中散寒	治疗：1. 脾虚寒的大便溏泄。2. 阳虚吐血。3. 肺痿吐涎沫，其人不咳，不渴，遗尿，小便数
桂枝＋芍药＋葛根	温经通脉	治疗肩背痛

　　和治疗岳岳（哥哥）的用方相比，本方并不特别强调化痰作用，而是增加了解肌的药对，利用葛根来松弛鼻腔的肌肉，减轻他的鼻渊。其他整体结构和前两个案例相近。

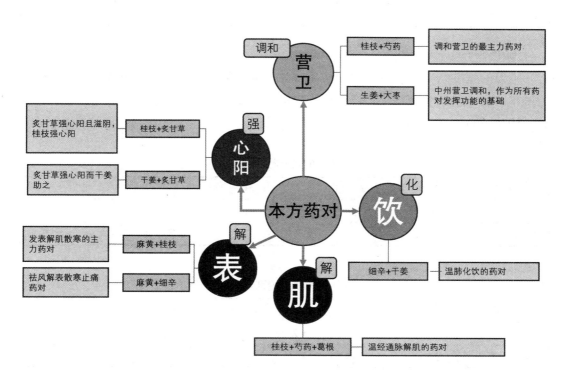

◇ 处方中展现的可能方剂组合分析

我们再通过中医大脑的学习模块分析本方所包含的方剂结构。

重要结构符合方剂

结构符合方剂	方剂组成	药数
葛根汤	白芍，麻黄，桂枝，生姜，葛根，大枣，炙甘草	7
桂枝加葛根汤	白芍，桂枝，生姜，葛根，大枣，炙甘草	6
桂枝汤	白芍，桂枝，生姜，大枣，炙甘草	5
桂枝加芍药汤	白芍，桂枝，生姜，大枣，炙甘草	5
桂枝加桂汤	白芍，桂枝，生姜，大枣，炙甘草	5
桂枝去芍药汤	桂枝，生姜，大枣，炙甘草	4

可作为方根的结构符合方剂

结构符合方剂	方剂组成	药数
芍药甘草汤	白芍，炙甘草	2
甘草干姜汤	干姜，炙甘草	2
桂枝甘草汤	桂枝，炙甘草	2

另外再特别加上的单味药：细辛。

本方的重要结构符合方剂中存在葛根汤，也就是桂枝汤加麻黄和葛根。以下对各方剂组成和主治的整理可以告诉我们葛根汤、桂枝汤、桂枝加葛根汤这三个方剂的差异。需要说明的是，虽然主治不同，但三个方剂的作用方向基本一致，毕竟系出同源。

方剂的组成药物列表

葛根汤	葛根	麻黄	大枣	桂枝	白芍	炙甘草	生姜
桂枝汤	–	–	大枣	桂枝	白芍	炙甘草	生姜
桂枝加葛根汤	葛根	–	大枣	桂枝	白芍	炙甘草	生姜

方剂的主治列表

葛根汤	项背强痛、无汗、脉浮紧
桂枝汤	恶风有汗、头痛发热、鼻鸣干呕、苔薄白、脉浮弱或浮缓
桂枝加葛根汤	恶风有汗、项背强痛、脉浮

◇ 方性分析

可以看出，这是一个热性较大而偏补、偏散、偏燥的方剂。和前二方的差别性主要在散性，本方散性较大，主要原因是葛根加大了本方的散性，同时去掉了五味子的收敛性。

问止中医大脑方性图

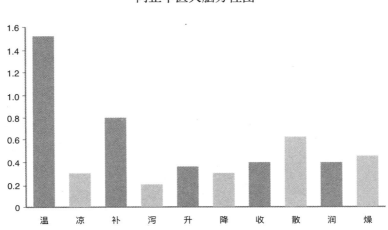

总 结

案例一是典型的太阳中风而引起咳嗽流鼻水的案例。通过案例一我们要学习的是：因为患者并没有太阳伤寒的问题，也就是说患者本身有汗，没有紧脉，所以中医大脑选择用桂枝汤为基底而不用麻黄，这是正确的思路；而中医大脑把麻黄剂里面小青龙汤中重要的温化水饮的药对加进来，避免麻黄过度发汗的同时又增强温化水饮的力量，这样的加减非常重要而精妙，这就是运用经方的思维。本书一直强调药对的重要性，就是因为临床面对错综复杂的问题，很多症状组合在原本的《伤寒论》里面并未有方剂直接对应，但是所有的结构和"理、法、方、药"都已经具备在《伤寒论》一书之中，就看医者怎么运用自己的经验和判断来通过药对实现"随证治之"的调整。

案例二中，患者的病程比较久一点，他的病症反复发作，已经不是水饮而变成了浊痰，所以中医大脑直接把小青龙汤和桂枝汤合并使用。

　　案例三中的患者和案例二中的患者是亲兄弟，也同样是咳嗽，但是他们有一个比较大的差别是在脉方面，案例三中出现了数脉。虽然和案例二一样，中医大脑都使用麻黄剂，但是没有加上收敛肺气的五味子，于是方剂的散性更大。这是因为案例三中患者的鼻病到了鼻渊的地步，加上葛根可以令鼻腔的肌肉放松，不加五味子是避免过于收敛。能留意这些细节并作出调整，这是中医大脑做精密诊治的严谨性的体现。

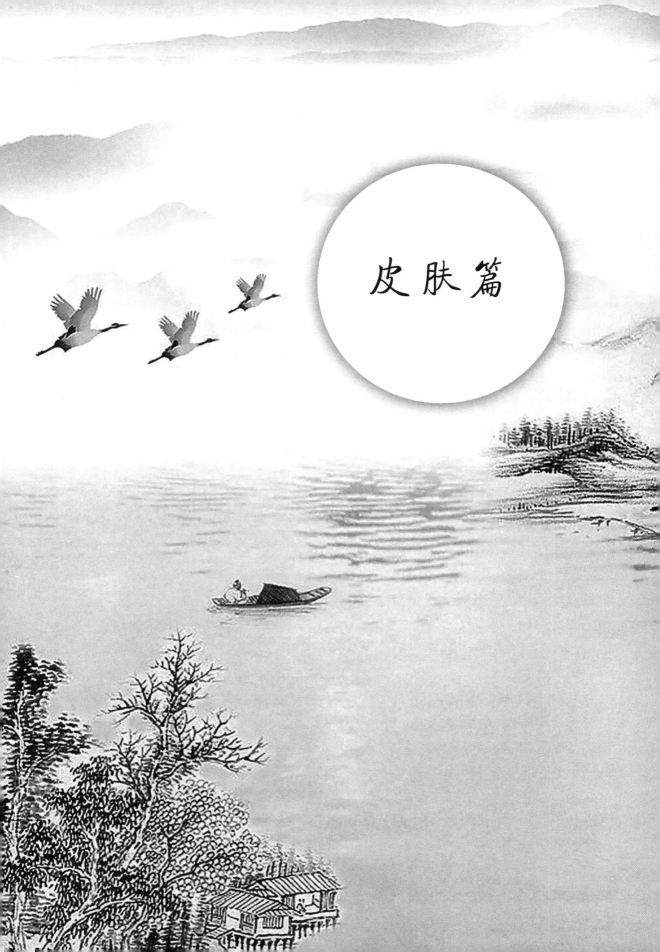

皮肤篇

【医案27】

患者口中的湿疹"神药"

主诊医师：肖华

深圳长期处于高温湿热天气，人们在这样的环境下容易喜食冷饮，贪吃生冷瓜果等寒凉之物，会让体内湿气更重，就容易导致各种皮肤疾病的出现，最常见的如湿疹。

但是很多人就有很大的疑问，为何不吃辛辣上火的食物，也注意皮肤卫生，怎么还是会长湿疹呢？中医把湿疹归为"湿热症"，夏季又湿又热，当湿气困滞于皮肤，皮肤容易浮肿或出现湿疹、汗疱疹等皮肤问题，而且患上湿疹后总是会反复发作，除了出现皮损外，更烦恼的是瘙痒，晚上瘙痒严重会直接影响睡眠质量。

下面的这位患者就被湿疹困扰了一年之久，反反复复，各方求医无效。

整体病症分析

◇ 什么是湿疹

湿疹是一种常见的皮肤病，大约有三分之一的皮肤病变都属于湿疹。它泛指一系列持久或续发的皮疹，主要特征包括皮肤发红、瘙痒、水肿、发干。绝大部分湿疹症状会在幼儿时期就出现，大多数的患者，在五岁之前就表现出症状。湿疹好发部位包括脸上、眼睛和嘴巴的周围、脖子、手肘和膝后等。

以下为常见的湿疹类型：

1.异位性皮肤炎（过敏性皮肤炎）：产生的原因目前仍不清楚，一般被认为具有遗传性，在家庭成员有哮喘、敏感性鼻炎的家庭中常见。这种湿疹在发达国家非常常见，并且在不断增长。

2. 接触性皮肤炎：由于皮肤单次或多次接触刺激物而产生，清洁剂、染发剂、皮肤保养品、耳环、橡胶、动物毛发、植物汁液等都有可能造成接触性皮肤炎，一般被认为与皮肤过敏反应有关，亦有报告指出接触性皮肤炎与缺乏维生素 A 有关。

3. 脂溢性皮肤炎：常可在皮脂腺分布稠密的部位发现，例如头皮和脸部，发作时头皮屑呈现大块落屑，其他患部也会有发红及脱皮的现象。其病机目前尚无定论，一般认为与真菌感染和免疫系统异常反应有关。

4. 缺脂性皮肤炎：又称为冬季痒，好发于皮肤干燥的中老年人。主要是由于寒冷造成皮肤血管收缩，引起汗腺和皮脂腺功能降低，而使皮肤角质层中的水分和油脂分泌量减少，导致皮肤干燥而觉得痒，甚至龟裂。

◇ **现代医学怎么治疗湿疹**

由于湿疹的诱因并非单一，而是多项因素共同交互影响，所以每天进行皮肤护理，使用局部性药物来消炎和止痒是目前最主要的处理方式。

在皮肤护理时需要注意以下两点：

1. 保湿：确保湿疹部位不过于干燥，维持自然湿润。可以使用一些保湿产品，例如乳霜或油膏等。

2. 避免刺激：平时要避免抓或揉患处，也尽量少穿粗糙衣物，以免摩擦患处。洗澡时使用温和的洗洁用品，水温不宜过高。

◇ **中医怎么看湿疹**

中医认为湿疹有三大诱因，分别是：

1. 血瘀：体内的瘀血。

2. 湿阻：脾失运化，水液阻滞，而有所谓"水毒"的产生。

3. 饮食不当而有食毒产生。

当体内有瘀血、水毒或食毒，身体便会产生各种症状，湿疹便是它们在皮肤上的呈现。

因此，要治疗湿疹，除了改善皮肤的发红、发痒等症状，体质的调整也十分必要。只要体质调整好，身体对于外界的抵抗力就会变强，皮肤也就不会那么容易出现湿疹。在本则医案中，中医大脑不以症状对治而依体质改善来计算处方，其疗效和速度更令人满意。

初诊：肘部湿疹、脚底皮疹、瘙痒难耐

季先生，今年 30 岁，附近居民。近一年双手肘部呈片状湿疹，双脚底皮疹，起水泡，脚底瘙痒比肘部更严重，曾看过中医，用药后效果不明显，自己买 999 皮炎平擦患处后，疹子反而更严重，颜色更深，瘙痒更厉害。因季先生爱人曾经在问止中医看诊过，觉得疗效明显，所以让季先生来看看。

辨证论治

症	湿疹	皮肤痒	白天想睡	脚癣	某些时段容易疲累
舌	舌有齿痕	舌胖大	舌质淡红		
脉	左寸浮大				
腹	心下压痛				

[方名] 中医大脑大数据组方

姜半夏:10g　白芍:10g　桂枝:10g　生姜:10g　柴胡:12g　黄芩:10g　苍术:10g　厚朴:6g　茯苓:10g　猪苓:10g　泽泻:15g

陈皮:6g　人参:10g　白术:10g　大枣:20g　炙甘草:10g

▲ 中医大脑：中医人工智能辅助诊疗系统

2019 年 11 月 15 日初诊。使用中医人工智能辅助诊疗系统"中医大脑"先录入症状后，开具汤剂处方。

我们知道中医治疗皮肤病，大多就是荆芥、防风、蝉蜕、蛇床子、苦参、明矾这些中药。但中医大脑计算推荐的处方里一共 16 味药，却没有一味药是专门治疗皮肤病的药。这怎么回事？中医大脑是不是脑子短路了？

我深思一番，这样理解中医大脑的思路：结合患者病史，诊断为湿疹，辨为脾虚湿阻。脾胃素虚，或因饮食失节，损伤脾胃，致脾失健运，津液不布，水湿蓄积，停滞于内，浸淫肌肤，而发湿疹。中医大脑计算推荐的处方，可从药对理解，乃是健脾祛湿之效，可谓跳过皮肤病湿疹的现象，直切脾湿的本质。

同时，为了加强治疗效果，我还为季先生开具了问止中医的自制外用制剂问止苦参散。让季先生每天将 50 克苦参散煮水放温后用无菌毛巾擦拭手肘部患处，然后再用药水泡脚底患处，早晚各一次。

中药内服加中药制剂外用，双管齐下。

中医大脑医理分析——初诊

◇ **症状统计**

我们先列出患者的症状。我们把症状分成以下几类，患者的主述是"近一年双手肘部片状湿疹，双脚底脚癣，脚痒明显"。先收集四诊资料做辨证论治的基础：

脉症与体质的关联

【整体体质】	某些时段容易疲累
【睡眠】	白天想睡
【皮肤病】	皮肤痒，湿疹
【四肢部问题】	脚癣
【舌体】	舌质淡红，舌有齿痕，舌胖大
【脉诊：特殊性】	左寸浮大
【腹诊：胸腹及心下】	心下压痛

◇ **体质分析**

从前文叙述以及症状来分析，我们看出这位患者脾气虚十分严重，容易疲倦，这个线索显示他气虚，气虚到了极点会导致阳虚，而患者舌胖大正表明他渐往阳虚发展。一般来说，气虚主要是指"脾气虚"。脾气虚造成了"脾主湿"的功能失去平衡，因而产生皮肤痒、湿疹。所以，皮肤所表现出来的湿疹症状只是最后的结果，追根究底还是要从调整脾胃以改善体质来着手。

◇ **中医大脑处方**

以下这是中医大脑在评估患者症状之后计算产生的方剂。初看之下会发现各种组合和层次似乎相当复杂，一时不能归纳出是什么现有的方剂。我们先看看组成，在下面的篇幅里我们会仔细分析这一次中医大脑的组方。

［中医大脑主方］姜半夏10g，白芍10g，桂枝10g，生姜10g，柴胡12g，黄芩10g，苍术10g，厚朴6g，茯苓10g，猪苓10g，泽泻15g，陈皮6g，人参10g，白术10g，大枣20g，炙甘草10g。

◇ **处方中的用药分析**

我们先来分析其中的用药，列出单味药的主治和应用的简表，通过单味药的选取来看中医大脑在这一诊中的思路。再渐次由"单味药"而进入"药对"分析，最后再分析其中可能的方剂结构。

单味药分析

单味药	主治	应用
白芍	养血调经，平肝止痛，敛阴止汗	1.用于血虚或阴虚有热的月经不调、崩漏等证。2.用于肝阴不足、肝气不舒或肝阳偏亢的头痛、眩晕、胁肋疼痛、脘腹四肢拘挛作痛等证。3.用于阴虚盗汗及营卫不和的表虚自汗证
厚朴	燥湿，行气，消积，平喘	1.用于湿阻中焦证。2.用于肠胃积滞。3.用于痰饮喘咳
生姜	发汗解表，温中止呕，温肺止咳	1.用于外感风寒表证。2.用于多种呕吐。3.用于风寒咳嗽
半夏	燥湿化痰，降逆止呕，消痞散结，外用消肿止痛	1.用于湿痰、寒痰证。2.用于胃气上逆呕吐。3.用于胸痹，结胸，心下痞，梅核气。4.用于瘰疬瘿瘤，痈疽肿毒及毒蛇咬伤等
桂枝	发汗解肌，温经通脉，通阳化气	1.用于外感风寒表证。2.用于寒凝血滞的痹证、脘腹冷痛、痛经、经闭等证。3.用于胸痹、痰饮、水肿及心动悸、脉结代
大枣	补中益气，养血安神，缓和药性	1.用于脾虚食少便溏、倦怠乏力等证。2.用于血虚萎黄及妇女脏躁、神志不安等证。3.用于药性较峻烈的方剂中，可以减少烈性药的副作用，并保护正气
茯苓	利水渗湿，健脾安神	1.水肿、小便不利。2.脾虚诸证。3.心悸，失眠
泽泻	利水渗湿，泻热	1.水肿、小便不利，痰饮，泄泻。2.湿热带下，淋浊
猪苓	利水渗湿	水肿、小便不利，泄泻，淋浊，带下
黄芩	清热燥湿，泻火解毒，止血，安胎	1.用于湿温暑湿，黄疸泻痢，热淋涩痛。2.用于肺热咳嗽。3.用于热病烦渴，寒热往来。4.用于咽喉肿痛，痈肿疮毒。5.用于血热出血证。6.用于胎动不安
炙甘草	补脾和胃，益气复脉	用于脾胃虚弱，倦怠乏力，心动悸，脉结代，可解附子毒，亦可修补身体黏膜破损
柴胡	疏散退热，疏肝解郁，升举阳气，清胆截疟	1.用于少阳证，外感发热。2.用于肝郁气滞，胸胁疼痛，月经不调。3.用于气虚下陷，久泻脱肛，胃、子宫下垂。4.用于疟疾
白术	补气健脾，燥湿利水，固表止汗，安胎	1.用于脾胃气虚、运化无力的食少便溏、脘腹胀满、肢软神疲等证。2.用于脾虚失运、水湿内停之痰饮、水肿、小便不利等。3.用于脾虚气弱，肌表不固而自汗。4.用于脾虚气弱，胎动不安之证

续表

单味药	主治	应用
苍术	燥湿健脾，祛风湿，发表	1.用于湿滞中焦证。2.用于风湿痹痛。3.外感表证夹湿之证
人参	大补元气，补脾益肺，生津止渴，安神益智	1.用于气虚欲脱、脉微欲绝的危重症。2.用于肺气虚弱的短气喘促、懒言声微、脉虚自汗等症。3.用于脾气不足的倦怠乏力、食少便溏等症。4.用于热病气津两伤之身热口渴及消渴等症。5.用于气血亏虚的心悸、失眠、健忘等症
陈皮	理气健脾，燥湿化痰	1.用于脾胃气滞证。2.用于痰湿壅滞证

◇ **处方中的药对分析**

有了上述本次用方的用药一览，我们来通过中医大脑的学习模块分析方剂中的药对，深入了解单味药之间的协同作用。

药对分析

药对	主治	应用
生姜＋半夏	温胃、化痰、止呕。相畏相使	治疗寒饮呕吐，失眠，容易焦躁紧张、心惊
生姜＋大枣	养脾胃和营卫。相使	治疗风寒感冒（入解表药），胃脘不舒呕吐（入健脾药）
柴胡＋黄芩	和解少阳。相须	治疗邪在半表半里之少阳证，往来寒热
茯苓＋半夏	化痰止呕。相须	治疗胃中停饮之呕吐
茯苓＋猪苓	利水渗湿。相须	治疗水湿内停之水肿
半夏＋陈皮	燥湿化痰	治疗痰饮证，咳吐白痰，舌苔白腻
苍术＋厚朴	燥湿行气消胀	治疗脾胃湿阻证。脘腹胀满、嗳气泛酸、纳差、口淡无味、肢体困重、倦怠喜睡、腹泻、舌苔白腻、脉缓
茯苓＋桂枝＋白术＋炙甘草	温阳化饮，健脾利湿	治疗中阳不足之痰饮。胸胁支满，目眩心悸，短气而咳，舌苔白滑，脉弦滑或沉紧
苍术＋厚朴＋陈皮	燥湿行气消胀	治疗脾胃湿阻证。脘腹胀满、嗳气泛酸、纳差、口淡无味、肢体困重、倦怠喜睡、腹泻、舌苔白腻、脉缓
桂枝＋苍术	祛风除湿	治疗风湿痛、退化性关节炎等
桂枝＋炙甘草	辛甘化阳，补益心阳。相使	治疗心阳虚之心悸气短，其人欲两手交叉覆盖，喜按心胸部位
人参＋茯苓	补气利水	治疗气虚证或兼有水肿
茯苓＋陈皮	理气健脾，燥湿化痰	治疗痰湿壅滞证。舌苔白腻而滑

续表

药对	主治	应用
桂枝 + 猪苓 + 泽泻	通阳化气，利水渗湿	治疗眩晕，口渴，小便不利
茯苓 + 桂枝 + 白术 + 炙甘草 + 半夏	温阳化饮，健脾利湿祛痰	治疗眩晕证，小便不利，舌苔白腻而滑
白术 + 茯苓	补气健脾，燥湿利水	治疗脾虚湿盛证的大便溏泻，软便
泽泻 + 桂枝	利水渗湿，通阳化气	治疗水饮内停证。水肿，小便不利，泄泻，舌苔白而滑
茯苓 + 苍术 + 泽泻	利水渗湿	治疗水湿内停证。水肿，泄泻，小便不利，膝盖肿，小腹重坠感，腰以下重

这一次，中医大脑方剂中的药对相当多。我们可以把这些药对及其作用归纳为如下几个大类：

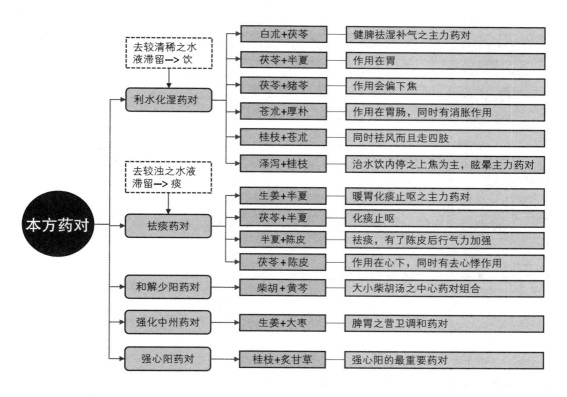

整体而论，本方剂是强心阳、健脾胃、祛痰湿、和解的一个功能甚多的方剂。

◇ 处方中展现的可能方剂组合分析

我们再通过中医大脑的学习模块分析本方剂包含的方剂结构：

重要结构符合方剂

结构符合方剂	方剂组成	药数
柴苓汤	半夏，桂枝，生姜，柴胡，黄芩，茯苓，猪苓，泽泻，人参，白术，大枣，炙甘草	12
胃苓汤	桂枝，生姜，苍术，厚朴，茯苓，猪苓，泽泻，陈皮，白术，大枣，炙甘草	11
柴胡桂枝汤	半夏，白芍，桂枝，生姜，柴胡，黄芩，人参，大枣，炙甘草	9
六君子汤	半夏，生姜，茯苓，陈皮，人参，白术，大枣，炙甘草	8
小柴胡汤	半夏，生姜，柴胡，黄芩，人参，大枣，炙甘草	7
黄芩加半夏生姜汤	半夏，白芍，生姜，黄芩，大枣，炙甘草	6
桂枝去桂加茯苓白术汤	白芍，生姜，茯苓，白术，大枣，炙甘草	6
桂枝加白芍生姜各一两人参三两新加汤	白芍，桂枝，生姜，人参，大枣，炙甘草	6
平胃散	生姜，苍术，厚朴，陈皮，大枣，炙甘草	6
四君子汤	生姜，茯苓，人参，白术，大枣，炙甘草	6
桂枝汤	白芍，桂枝，生姜，大枣，炙甘草	5
桂枝加芍药汤	白芍，桂枝，生姜，大枣，炙甘草	5
桂枝加桂汤	白芍，桂枝，生姜，大枣，炙甘草	5
厚朴生姜半夏甘草人参汤	半夏，生姜，厚朴，人参，炙甘草	5
五苓散	桂枝，茯苓，猪苓，泽泻，白术	5
黄芩汤	白芍，黄芩，大枣，炙甘草	4
茯苓甘草汤	桂枝，生姜，茯苓，炙甘草	4
茯苓桂枝甘草大枣汤	桂枝，茯苓，大枣，炙甘草	4
苓桂术甘汤	桂枝，茯苓，白术，炙甘草	4
桂枝去芍药汤	桂枝，生姜，大枣，炙甘草	4
二陈汤	半夏，茯苓，陈皮，炙甘草	4

可作为方根的结构符合方剂

结构符合方剂	方剂组成	药数
猪苓散	茯苓，猪苓，白术	3
小半夏加茯苓汤	半夏，生姜，茯苓	3
半夏散及汤	半夏，桂枝，炙甘草	3
芍药甘草汤	白芍，炙甘草	2
生姜半夏汤	半夏，生姜	2
泽泻汤	泽泻，白术	2
橘皮汤	生姜，陈皮	2
桂枝甘草汤	桂枝，炙甘草	2
小半夏汤	半夏，生姜	2
二仙汤	白芍，黄芩	2

这一次中医大脑学习模块分析出来的结构符合方剂，真是让我们有一种惊喜的感觉！虽然本处方用的药味并不能算多，但是能够组合出来的方剂居然有这么多，而且这里面包括了桂枝汤类方、柴胡剂类方、五苓类方、苓桂术甘汤类方、平胃散和二陈汤类方。看来虽然是针对皮肤湿疹的毛病，但是中医大脑开出来的这个方却是一个涵盖范围广大、对治运用复杂的一个方剂。诚如在前文中药对分析所示，这果然是一个强心阳、健脾胃、祛痰湿、和解的方剂。以下结构图可以说明本方剂的结构符合方剂分类，我们甚或可以说这是一个用途甚广、全面对治的方剂。

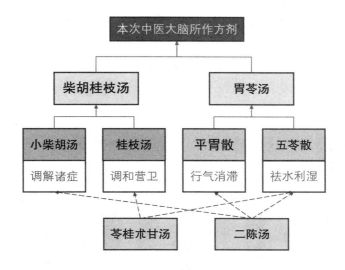

以下再进一步把这几个方剂的主治和组成列出来，更进一步了解本方：

方剂的组成药物列表

桂枝汤	桂枝	白芍	炙甘草	生姜	大枣	–	–	–	–	–	–	–	–	–	–
小柴胡汤	–	–	炙甘草	生姜	大枣	柴胡	黄芩	人参	半夏	–	–	–	–	–	–
五苓散	桂枝	–	–	–	–	–	–	–	猪苓	泽泻	白术	茯苓	–	–	–
平胃散	–	–	炙甘草	生姜	大枣	–	–	–	–	–	–	–	苍术	厚朴	陈皮
二陈汤	–	–	炙甘草	–	–	–	–	半夏	–	–	茯苓	–	–	陈皮
苓桂术甘汤	桂枝	–	炙甘草	–	–	–	–	–	–	白术	茯苓	–	–	–

方剂的主治列表

桂枝汤	恶风有汗、头痛发热、鼻鸣干呕、苔白薄、脉浮弱或浮缓
小柴胡汤	寒热往来、胸胁苦满、心烦、恶心想吐、食欲不振、口苦、脉弦
五苓散	小便不利、吐泻、痰饮吐涎沫
平胃散	脘腹胀满、纳呆倦怠、嗳气欲呕
二陈汤	痰饮甚多、呕吐恶心，或有眩晕心悸、心下痞、消化不良、倦怠无力
苓桂术甘汤	胸胁支满（停饮）、晕眩、心悸、短气

◇ 方性分析

中医大脑可以就方剂的单味药药性和比例算出方性，并且列出以下的方性图。可以看出，本方整体偏温，偏燥，也符合对治"湿疹"的治疗方向。

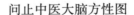

问止中医大脑方性图

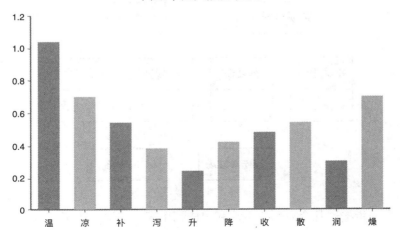

二诊：用药5天，患者称为 "神药"

5天后，我通过微信回访季先生记录如下：

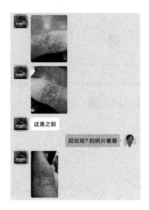
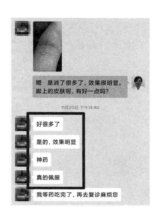

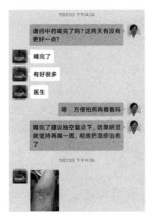
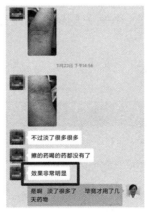
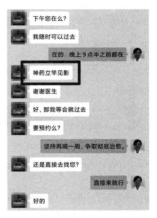

◇ 二诊效不更方

今日下午（指本文撰写的时间，是2019年11月23日）季先生复诊，看到季先生手肘处的湿疹已经明显好转，颜色几乎接近肤色，相比照片上拍的还要色浅。

季先生很开心，感慨中医人工智能系统疗效惊人。之前在其他中医馆喝了一个月的中药，对湿疹没有什么效果，真没想到这次喝了5天效果这么明显。季先生接连说道 "神药，真是神药"。

二诊，疗效明显，效不更方。我再次使用中医人工智能辅助诊疗系统"中医大脑"开具原处方，守方一周。叮嘱季先生按时服药，避免生冷、辛辣刺激食物。

顾客	医师	主症/疾病	顾客自诉	针药类型	随访	确认时间
▨	肖华	皮肤痒	双手肘部片状湿疹明显好转，颜色变淡，双脚底脚癣也减轻，胃口好…	药	已随访	2019-11-23 17:36
▨	肖华	皮肤痒	近一年双手肘部片状湿疹，双脚底脚癣，脚痒的明显，肘部不痒，平…	药	已随访	2019-11-15 21:16
						共 2 条

▲中医大脑：就诊历史记录

◇ "神药"不神

看看上面的方子，平淡无奇，何来的"神"？只不过是辨证准确而已，抓住了季先生湿疹的根本原因。

大家都知道皮肤病难治，很多人只从皮肤入手，却忽视了疾病发在皮肤，那么一定是有其内在脏腑的变化所导致。中医大脑跳过表层现象直接抓住本质，一针见血，效果好是自然的。

总　结

在《中医诊断学》里，舌诊的明确定义：

1. 胖大舌：多主水湿、痰饮内停。舌淡胖大者，多为脾肾阳虚；舌红胖大者，多属脾胃湿热与痰热相搏，湿热痰饮上泛所致。

2. 齿痕舌：主脾虚、湿盛证。舌淡胖大而润，舌边有齿痕者，多属寒湿壅盛或阳虚水湿内停；舌质淡红而舌边有齿痕者，多为脾虚或气虚；舌红而肿胀满口，为内有湿热痰浊壅滞。

3. 白苔：苔薄白而滑，多为外感寒湿，或脾肾阳虚，水湿内停。苔薄白而干，多为外感风热或凉燥所致。苔白厚腻，多为湿浊内停，或为痰饮、食积。

另外，六淫辨证的湿淫证：

症见头昏沉如裹，嗜睡，身体困重，肢体倦怠，或伴恶寒发热；或肢体关节、肌肉酸痛；或为局部渗漏湿液，或皮肤湿疹、瘙痒；胸闷脘痞，口腻不渴，纳呆恶心，腹胀腹痛，大便稀溏，小便浑浊。妇女可见带下量多。面色晦垢，舌苔滑腻，脉濡、缓或细。

以上所述，都是中医对湿邪的明确诊断和定义。尤其是整天倦怠疲累，此症最易被误诊为单纯气虚而只用补气药，却发现不管怎么补气却始终容易累和倦怠。

结合患者的主述和舌脉，我们知道患者是湿邪无疑，重点是如何用祛湿的方子而能治疗皮肤病湿疹。我们看中医大脑的方子里面有柴胡桂枝汤和胃苓汤的结构（同时隐含着二陈汤），这其实很类似于麻瑞亭的"下气汤"和薛振声"十年一剑全息汤"的基本结构，通过二陈汤的架构去转动整个脾胃中轴来达到整体气机的运转。薛老创十年一剑全息汤，一生中只用此方的加减治病，此等创举令人赞叹！只可惜十年一剑全息汤去掉了最重要的核心药"半夏"，并且加入了生地黄、牡丹皮等滋阴凉血药，对于痰湿或湿浊较重的病症，往往会因为使用滋阴的药而使得疗效打折扣。而中医大脑出方却秉持着"原汁原味"，在仲景方结合后世的经典名方中，往往没有加减太多或根本不做任何加减，疗效却可以出奇的好。这不禁让我们深思"经方以不加减为贵"这句话。我想，只要诊断精确，任何经典名方（不管是单用或是合方）都应以不加减为贵！临床所见，很多医生开药是不加生姜、大枣的。试问，如果小柴胡汤不加生姜、大枣，还叫小柴胡汤吗？桂枝汤如果去掉生姜、大枣，还叫桂枝汤吗？很多时候，往往不起眼的佐使药，却起着关键性的力量。

通过本案，我们不仅可以向中医大脑学习如何组方，更重要的是学习中医大脑组方背后的精确诊断思路。另外，本方剂的出现，让我们不禁对于中医大脑的学习和进化能力有了很多期待——吸收既往中医经验和成就之后，中医大脑"自创"新思路与新方剂。希望之后中医大脑能够不断学习新案例并把这些"自创"方剂整理出来，再在临床验证并优化，最终发展出新的中医学派。中医大脑不仅是辅助医师做诊治的工具，也是在中医学术上能够自动开疆辟土的高手！

【医案28】

肛周疖肿红肿流脓，三天立效

主诊医师：刘雪伦

整体病症分析

◇ 什么是疖肿

疖肿的疖，念［jiē］，你也可以理解是一款凶悍的痘痘长错了地方。

疖肿指的是发炎引起的皮肤肿痛，通常约米粒般大小。如果多个疖合在一起，形成比较大的一块脓肿，则称为痈。疖肿看起来并不是大问题，但疼痛起来真的让人坐立难安。尤其是透脓的时候，有如脸上的青春痘爆裂，这种体验非常影响正常生活。

◇ 现代医学怎么看疖肿

疖肿是一种毛囊炎，细菌入侵毛细孔引起毛囊发炎，最常见的是金黄色葡萄球菌感染。

疖肿好发于炎热的夏季，高温和多汗使皮肤容易受到病菌入侵。同时，皮肤没有保持干净也是一个重要因素。另外，如压力或疲劳导致身体抵抗力降低，或是糖尿病、贫血等，都可能成为疖肿的诱因。

轻微的疖肿可以在一到两周内自然消失。但若没有处理好，会有严重化脓的可能，引发败血症等，所以还是要尽早找专科医师来处理。常见的治疗方式是把疖肿切开，对其进行引流。此外，抗生素也常常使用，尤其对于那种长期反复发作或是在敏感位置的疖肿。

◇ **中医怎么看疖肿**

"肿一寸至二寸者疖也，二寸至五寸痈也。"(《诸病源候论》)

"人之身体，计有五层：皮、脉、肉、筋、骨也。发于筋骨间者，名疽，属阴；发于肉脉之间者，名痈，属阳；发于皮里肉外者，名曰痈毒；只发于皮肤之上者，名曰疮疖。"(《医宗金鉴》)

中医认为，水和血的瘀滞造成皮表抵御外邪的能力降低，遇到外邪入侵便产生疖肿。治疗方式主要是让其"自溃"，也就是帮助它自然消失。不过这只是处理急性阶段的症状，之后便是要改善水和血的循环，也就是改善体质，提升患者对抗外邪的抵御功能，使身体不容易生疮化脓，或就算化脓后也能自然消失。

初诊：中医遇到肛周疖肿

容某，32岁，2019年12月1日就诊。主诉：肛门周边疖肿疼痛5天。具体情况有：肛门周边长火疖子五天，有内服及外用药病史，恶寒，胃口不好，口味重，口渴，喜饮，大便这二日未行，昨晚发热，容易上火，有痔疮病史，容易疲劳，手脚冷。

创口检查：肛门周围红肿、流脓。

舌象：舌胖大，有齿痕，苔黄厚腻，舌质红。

脉象：脉弦虚数。

腹诊：胁下压痛，右下腹压痛，腹直肌坚硬如板。

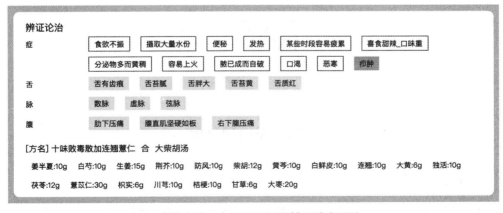

▲中医大脑：中医人工智能辅助诊疗系统

准确采集症状，录入中医大脑。中医大脑开出处方为十味败毒散加连翘薏仁合大柴胡汤。

怎么理解中医大脑的思路呢？方中，柴胡与黄芩共处能消解胸胁心下部的邪热郁塞，枳实能疏开充实之气，协同芍药舒缓筋的紧张，大黄有导热于大肠并予以排泄的功能，生姜可治恶心与呕吐；荆芥、连翘、白鲜皮、防风、川芎、甘草等皆有解毒之作用，且具有改善体质的功能；独活、防风、茯苓等有逐风祛湿的效能；桔梗、川芎能排脓行气，柴胡有清解表里血热的功能，荆芥用于消除各种疮毒，连翘为疮家圣药，能散痈肿的结热。

三天立效

初诊时，患者肛周流脓，伤口当中脓水很多。经清理创口并消毒处理后，患者表示伤口疼痛减轻。回家服中药后，第三天伤口消肿、疼痛消除。

中医大脑处方立效，患者病痛得到解除，大欢喜。

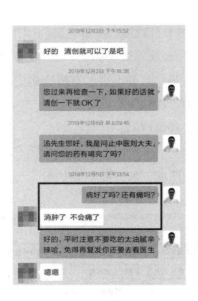

中医大脑医理分析

◇ 症状统计

这位患者的肛周疔肿问题提示有湿热下注的情况。但"便秘上火、恶寒发热、舌苔黄厚腻、舌质红"的错综复杂表现也提示他有里实热兼有表寒的情形。

脉症与体质的关联

【整体体质】	某些时段容易疲累，容易上火
【寒】	恶寒
【热】	发热
【口 - 渴饮】	口渴，摄取大量水分
【饮食】	食欲不振，喜食甜辣 - 口味重
【大便】	便秘
【分泌物】	分泌物多而黄稠
【痈疽疔疖】	疖肿
【脓】	脓已成而自破
【舌体】	舌质红，舌有齿痕，舌胖大
【舌苔】	舌苔黄，舌苔腻
【脉诊：虚实性】	虚脉
【脉诊：流畅性】	弦脉
【脉诊：时间性】	数脉
【腹诊：肋下】	肋下压痛
【腹诊：腹部】	右下腹压痛，腹直肌坚硬如板

◇ **体质分析**

我们可以从症状看出，患者显现出热相。注意在此我们用的名词是"热相"而非"热性"，因为患者本身的体质寒热错杂。"相"是一时的，而"性"是长期固定的。在佛经中经常出现"性相分别"这个名词，代表着一时和本质的观察有所不同。分析体质的时候，注意到这一点尤为重要。有时候患者本质是寒性体质，但是会表现出热相，也就是所谓"真寒假热"的现象，体会出个中三昧是医者提升突破的重要分际。通过本案且一起来看看中医大脑如何对治这样的体质。

◇ **中医大脑处方**

初看此方发现有不少寒凉药。但实际上，本方还是包含有一些温热的药。根据中医大脑所计算，这是"十味败毒散加连翘薏仁 + 大柴胡汤"的合方。

[中医大脑主方] 姜半夏 10g，白芍 10g，生姜 15g，荆芥 10g，防风 10g，柴胡 12g，黄芩 10g，白鲜皮 10g，连翘 10g，大黄 6g，独活 10g，茯苓 12g，薏苡仁 30g，枳实 6g，川芎 10g，桔梗 10g，甘草 6g，大枣 20g。

◇ 处方中的用药分析

我们先来分析其中的单味药，列出以下的主治和应用的简表，通过单味药的选取来看中医大脑在这一诊中的初步思路。再渐次由"单味药"而"药对"，最后再来看其中可能的方剂结构。

单味药分析

单味药	主治	应用
白芍	养血调经，平肝止痛，敛阴止汗	1.用于血虚或阴虚有热的月经不调、崩漏等证。2.用于肝阴不足、肝气不舒或肝阳偏亢的头痛、眩晕、胁肋疼痛、脘腹四肢拘挛作痛等证。3.用于阴虚盗汗及营卫不和的表虚自汗证
连翘	清热解毒，消痈散结，疏散风热	1.疮痈肿毒，瘰疬结核。2.外感风热，温病初起
薏苡仁	利水渗湿，健脾止泻，清热排脓，除痹	1.水肿、小便不利。2.脾虚泄泻。3.肺痈，肠痈。4.湿痹，筋脉拘挛
川芎	活血行气，祛风止痛	1.用于血瘀气滞证。2.用于头痛。3.用于风湿痹痛、肢体麻木
大枣	补中益气，养血安神，缓和药性	1.用于脾虚食少便溏、倦怠乏力等症。2.用于血虚萎黄及妇女脏躁、神志不安等证。3.用于药性较峻烈的方剂中，可以减少烈性药的副作用，并保护正气
枳实	破气消积，化痰除痞	1.食积气滞、脘腹痞满证。2.痰浊阻滞、胸脘痞满证
荆芥	祛风解表，透疹止痒，止血	1.用于外感表证。2.用于麻疹透发不畅，风疹瘙痒。3.用于疮疡初起兼有表证。4.用于吐衄下血
独活	祛风湿，止痹痛，解表	1.风寒湿痹痛。2.头风头痛、风寒表证及表证夹湿
防风	祛风解表，胜湿止痛，止痉	1.用于外感表证。2.用于风寒湿痹证。3.用于破伤风
生姜	发汗解表，温中止呕，温肺止咳	1.用于外感风寒表证。2.用于多种呕吐。3.用于风寒咳嗽
桔梗	开宣肺气，祛痰排脓，利咽	1.用于肺气不宣的咳嗽痰多，胸闷不畅。2.用于热毒壅肺之肺痈。3.用于咽喉肿痛，失音
黄芩	清热燥湿，泻火解毒，止血，安胎	1.用于湿温暑湿，黄疸泻痢，热淋涩痛。2.用于肺热咳嗽。3.用于热病烦渴，寒热往来。4.用于咽喉肿痛，痈肿疮毒。5.用于血热出血证。6.用于胎动不安
茯苓	利水渗湿，健脾安神	1.水肿、小便不利。2.脾虚诸证。3.心悸，失眠

续表

单味药	主治	应用
柴胡	疏散退热，疏肝解郁，升举阳气，清胆截疟	1.用于少阳证，外感发热。2.用于肝郁气滞，胸胁疼痛，月经不调。3.用于气虚下陷，久泻脱肛，胃、子宫下垂。4.用于疟疾
白鲜皮	清热燥湿，解毒，祛风	1.用于湿热疮毒，湿疹，疥癣。2.用于湿热黄疸。3.用于湿热痹痛
大黄	泻下攻积，清热泻火，止血，解毒，活血祛瘀，清泻湿热	1.胃肠积滞，大便秘结。2.血热妄行之出血证。3.热毒疮疡、丹毒及烧烫伤。4.瘀血诸证。5.黄疸，淋证
半夏	燥湿化痰，降逆止呕，消痞散结，外用消肿止痛	1.用于湿痰、寒痰证。2.用于胃气上逆呕吐。3.用于胸痹，结胸，心下痞，梅核气。4.用于瘰疬瘿瘤、痈疽肿毒及毒蛇咬伤等
甘草	益气补中，清热解毒，祛痰止咳，缓急止痛，调和药性	1.用于脘腹及四肢挛急作痛。2.用于药性峻猛的方剂中。3.用于热毒疮疡、咽喉肿痛及药物、食物中毒等

◇ 处方中的药对分析

有了上述本次用方的单味药一览，我们来通过中医大脑的学习模块分析其中的药对，这是我们做方剂分析的第二步骤，深入了解单味药之间的协同作用。

药对分析

药对	主治	应用
生姜＋半夏	温胃、化痰、止呕。相畏相使	治疗寒饮呕吐，失眠，容易焦躁紧张，心惊
生姜＋大枣	养脾胃和营卫。相使	治疗风寒感冒（入解表药），胃脘不舒呕吐（入健脾药）
柴胡＋黄芩	和解少阳。相须	治疗邪在半表半里之少阳证，往来寒热
茯苓＋半夏	化痰止呕。相须	治疗胃中停饮之呕吐
芍药＋甘草	酸甘化阴，养血敛阴	治疗阴血不足之筋脉拘急及腹痛
荆芥＋防风	发表散寒。相须	治疗外感风寒或风疹瘙痒
大黄＋薏苡仁	清热排脓，泻下攻积	治疗肺痈，肠痈
大黄＋川芎	泻热止痛	治疗脑漏（上颌洞炎）及眼耳痛
柴胡＋芍药＋枳实＋炙甘草	疏肝理脾	治疗肝脾气郁证。胁肋胀闷疼痛，脘腹疼痛，脉弦
桔梗＋半夏	祛痰排脓，利咽喉	治疗咽喉痛

续表

药对	主治	应用
柴胡+芍药	疏肝解郁，养血调经，平肝止痛	治疗胁肋痛，或月经不调，乳房胀痛，脉弦细
黄芩+柴胡+连翘	和解少阳，疏散退热	治疗发热或反复发烧
大黄+川芎+薏苡仁	清热排脓	治疗痤疮、青春痘
连翘+薏苡仁	清热排脓，消痈散结	治疗各种皮肤病，皮肤痒，疮痈，急性化脓
柴胡+芍药+枳实	疏肝除痞	治疗肝脾气郁证。胁肋胀闷疼痛，脘腹疼痛，脉弦
薏苡仁+桔梗+甘草	利咽排脓	治疗脓已成而未破
桔梗+枳实	清热散滞，排脓消痈	治疗：1.兼起疼痛的化脓性肿疡而气血凝滞，患部紧张，炎性浸润性强，呈现坚硬状态的各种疾患。2.胃痈或肠痈脓成将溃或初溃而瘀热较甚之证

　　本方的药对组成比较多，但大部分都在"去实"这方面。患者呈现的是很清楚的实证，所以我们用去实的药对。但在去实的药对里面我们又根据其作用方向区分为有升有降的药对和偏降的药对。也就是说本方作用在下焦但是也有升降配合的药对。本方同样用上了具有和解作用的柴胡类药对，以调节整体的身体平衡。另外使用调和中州营卫的药对，用意在于把脾胃顾好以助身体对外邪做好防范。这就是本方的药对分析，可以说中医大脑考虑得相当细腻。

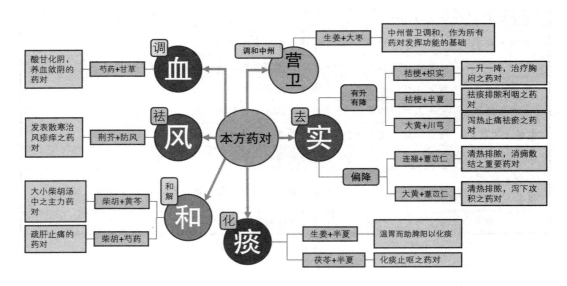

◇ 处方中展现的可能方剂组合分析

我们再通过中医大脑的学习模块分析本方所包含的方剂结构。

重要结构符合方剂

结构符合方剂	方剂组成	药数
十味败毒散加连翘薏仁	生姜，荆芥，防风，柴胡，白鲜皮，连翘，独活，茯苓，薏苡仁，川芎，桔梗，甘草	12
十味败毒散	生姜，荆芥，防风，柴胡，白鲜皮，独活，茯苓，川芎，桔梗，甘草	10
大柴胡汤	半夏，白芍，生姜，柴胡，黄芩，大黄，枳实，大枣	8
排脓散及汤	白芍，生姜，枳实，桔梗，甘草，大枣	6
排脓汤	生姜，桔梗，甘草，大枣	4

可作为方根的结构符合方剂

结构符合方剂	方剂组成	药数
排脓散	白芍，枳实，桔梗	3
小半夏加茯苓汤	半夏，生姜，茯苓	3
生姜半夏汤	半夏，生姜	2
桔梗汤	桔梗，甘草	2
枳实芍药散	白芍，枳实	2
小半夏汤	半夏，生姜	2
大黄甘草汤	大黄，甘草	2
二仙汤	白芍，黄芩	2
甘草汤	甘草	1

本方是"十味败毒散加连翘薏仁 + 大柴胡汤"的合方。"十味败毒散加连翘薏仁"是用来对治风、湿、热三邪夹杂所致之皮肤痛痒及初起之疮疡肿毒。与小柴胡汤相比，大柴胡汤更为对治实证，实证的症状更激烈。二者合方使用是去实的良方。

值得一提的是，十味败毒散加连翘薏仁若适用于治疗疖、痈的时候，则要在发病初期有发红肿胀疼痛等症状时，即在发病后数天以内用之为宜。症状轻者服用本方后四五天，疖、痈就会消退而愈。若发病日长，则要随症择用托里消毒饮或千金内托散；病程更久者，则用归芪建中汤或十全大补汤。这是临床治疗这类皮肤病时选择用方时机的一个技巧。

我们就这两个方剂的组成和主治做如下整理：

方剂的组成药物列表

十味败毒散加连翘薏仁	柴胡	独活	白鲜皮	防风	桔梗	川芎	茯苓	荆芥	甘草	生姜	连翘	薏苡仁	—	—	—	—	—	—
大柴胡汤	柴胡	—	—	—	—	—	—	—	—	生姜	—	—	黄芩	白芍	半夏	枳实	大枣	大黄

方剂的主治列表

十味败毒散加连翘薏仁	风、湿、热三邪夹杂所致之皮肤痛痒及初起之疮疡肿毒，恶寒发热，苔腻或黄腻，脉浮数或濡。主要是治疗化脓性疾患和皮肤疾患的初期
大柴胡汤	外有表邪内有里实、寒热往来、胸胁苦满、便秘或腹泻、口苦、呕吐、脉弦而有力

◇ **方性分析**

中医大脑可以就方剂的单味药药性和比例算出方性，并且列出以下的方性图。方性分析显示，本方比较偏寒。前文分析本位患者是寒热错杂的体质，故此本方中同时还有一些温热的药。另一个重点是，本方燥湿的力量特别强，同时本方的泻性、降性、散性都比较大。寒、泻是为了去实，寒、降、燥是为了祛湿热，散、燥则是为了发表去表寒的湿。在看方性图之前，我们先来分析本方全部单味药本身的药性，这可以帮助我们了解药性分布的原因。

单味药药性

单味药	热	寒	补	泻	升	降	收	散	润	燥
半夏	★★		★			★		★		★
白芍		★★	★				★		★	
生姜	★★		★		★			★		★
荆芥	★			★		★		★		★
防风	★			★	★			★		★
柴胡		★★		★				★		★
黄芩		★★★		★		★	★			★
白鲜皮		★★★		★		★		★		★
连翘		★★		★				★		★
大黄		★★★		★		★	★			★
独活	★★			★	★			★		

续表

单味药	热	寒	补	泻	升	降	收	散	润	燥
茯苓				★		★	★			★
薏苡仁		★★				★				★
枳实		★★		★		★		★		★
川芎	★★		★		★			★	★	
桔梗				★	★			★		
甘草							★		★	
大枣	★★		★			★	★		★	

问止中医大脑方性图

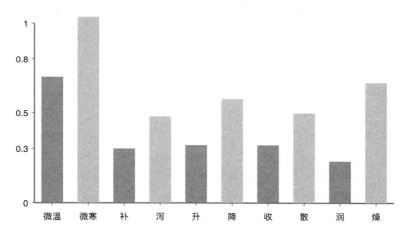

总　结

在现代医学里面，像疖肿这样的问题一般来说都是通过手术切除引脓来解决。但是我们常常在临床上看到不少患者在手术去除了疖肿之后，在同样的地方或附近又长出同样的疖子来，这是因为患者的体质并没有得到根本性改变。疖肿是身体失衡之后的结果，并不是病因。我们把"因"去掉，何患"果"会再生？中医对治外科问题时往往会带来意想不到的疗效，其原因便是对治了身体的根源性体质问题——本案便清晰展示了这样一种思路。

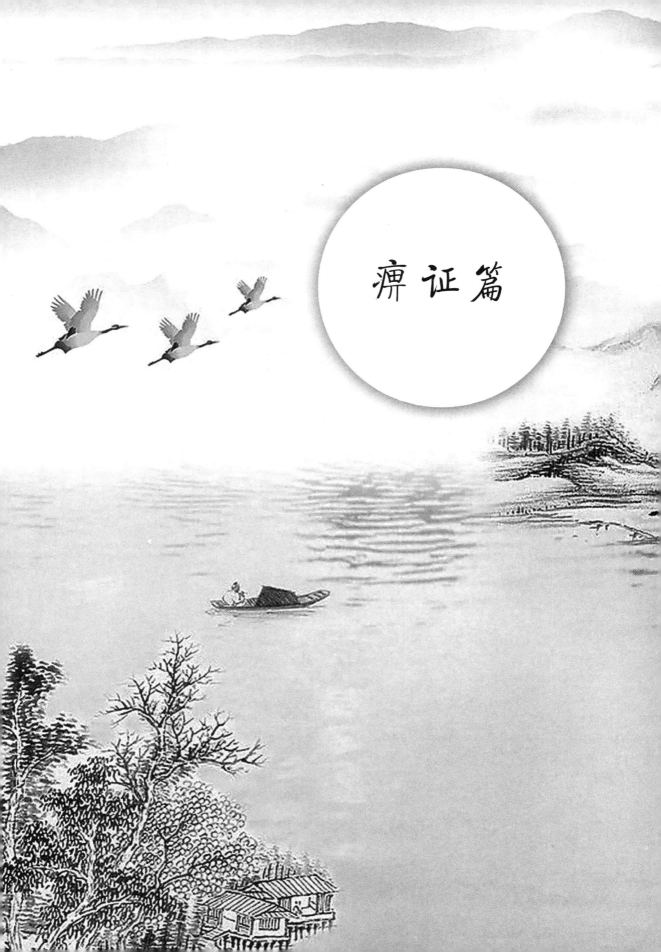

痹证篇

【医案29】

治八年腿疼、腿麻、行走困难的寒痹证

主诊医师：肖华

腰腿疼痛、肩痛不举是常见病，尤其在老年人身上多见。中医称之为"痹证"。《黄帝内经》最早提出了痹之病名。痹证是由于人体正气不足时，感受风、寒、湿、热之邪，痹阻经络闭塞，气血运行不畅所致。以肢体、肌肉、筋骨、关节酸痛、麻木为症状。重者，屈伸不利，或者关节肿大变形，活动障碍。

今年9月底，来诊的牛先生便是因受寒而引起的痹证。

整体病症分析

"寒痹之证疼痛苦楚，手足拘紧，得热稍减，得寒愈甚，名曰痛痹。"（《症因脉治》）

要了解寒痹，我们要先知道什么是痹证。痹证指的是身体受病邪侵袭，肢体、关节或肌肉等产生酸痛、麻木、屈伸不利等症状。痹证的分类最早在《黄帝内经》中就有提到：

"风寒湿三气杂至，合而为痹也。其风气胜者为行痹，寒气胜者为痛痹，湿气胜者为着痹也。以冬遇此者为骨痹，以春遇此者为筋痹，以夏遇此者为脉痹，以至阴遇此者为肌痹，以秋遇此者为皮痹。"

痹证是风、寒、湿、热等其中几种病邪混杂而成，但我们可以依据病邪的偏胜把痹证分成四个类别。

1. 风痹：为风邪偏胜者，特征是痛点不固定，会跑来跑去，又称为行痹。

2. 寒痹：为寒邪偏胜者，特征是疼痛较为剧烈，遇冷加重，遇热则缓解，又称为痛痹。

3. 湿痹：为湿邪偏胜者，特征是肢体关节伴有沉重和麻木感，又称为着痹。

4. 热痹：为热邪偏胜者，特征是关节会红肿发热，例如痛风。

由此可知，寒痹里面有的不只是寒邪。但由于寒特别重，寒性质凝滞而收缩，阻碍人体气血流通，使运行迟缓，甚则闭塞不通，导致疼痛特别强烈。

寒邪有外寒和内寒两种，外寒是外在气候环境的寒冷；内寒是人体内阳气或脏腑虚衰的寒冷。外寒和内寒这两者在发病过程中容易互相影响，外寒侵袭人体积久不散会损伤阳气，导致内寒；阳虚内寒的人抵御外寒能力较差，容易受外寒侵袭。因此，外寒和内寒常常相互助长，让患者的身体越来越寒。此外，阳气不足又会影响代谢机能而出现病理性产物的滞留，如积液、水肿、痰饮等，使得状况更加复杂。

由于寒痹的病因、病机较为复杂，包括了内外因、风、寒、湿等，在治疗的时候必须仔细明辨根本的病因以及之间相互的关联，把混杂的病因都去除，如此才能达到好的疗效。

初诊：八年腿疼，腿麻，行走困难

牛先生，今年 65 岁，附近居民。牛先生左大腿酸疼感有 8 年了，右肩酸疼也有 5 年。

2019 年 9 月 20 日，因晚上睡觉空调温度太低，牛先生第二天早上起床发现大腿麻木，下床走路时大腿处有针刺感，行走困难，右肩举手都困难。他当天就去看了西医，拍了片子和抽血检查，没有明显问题，医生只是简单开了止痛药，吃了止痛药一星期也没有好转。家人外出回家时路过问止中医，回家带牛先生过来看看。

2019 年 9 月 28 日初诊。情况：左大腿酸疼 8 年，左腿麻木，行走困难；右肩酸疼 5 年，右肩抬举痛加重 7 天；夜尿 2～3 次，易早醒，清晨四五点醒来后无法入睡，多梦。

舌诊：舌质淡红，舌胖大有明显齿痕，苔薄白。

诊断完毕后，我使用中医人工智能辅助诊疗系统中医大脑计算出处方，中医大脑推荐桂枝加附子汤合蠲痹汤。

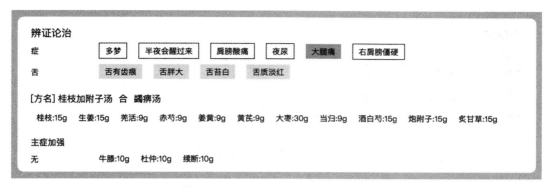

▲中医大脑：中医人工智能辅助诊疗系统

中医大脑为什么会开具这张合方？结合患者病史可以诊断上述情况为寒痹，辨为寒凝筋脉、瘀阻脉络证，治疗时当舒筋散寒，活血通脉。

为加强对腿痛、腿麻的治疗效果，中医大脑推荐单味药加减。我添加了牛膝 10g，杜仲 10g，续断 10g，这三味药物用意在于补肝肾，强筋骨。

寒痹的治疗，需针药结合，双管齐下，疗效会更显著。牛先生从来都没扎过针，一开始他有点抗拒针灸。我耐心给刘先生讲解运用中医大脑的针灸取穴可以达到通痹止痛的作用，牛先生愿意尝试一次。我使用中医大脑开具针灸处方，选穴如下。

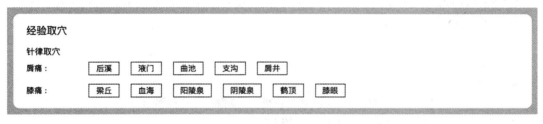

▲中医大脑：中医人工智能辅助诊疗系统

就诊当天扎完针后，牛先生当时反馈感觉很舒服，肩部和大腿都轻松很多，放下了心里的抗拒感。

第二天下午牛先生按时来复诊了，他反馈左侧大腿麻木感减轻，可慢慢走路，大腿和右肩的疼痛感也明显减轻了，抬举不适感缓解。但是臀部跟腰部出现酸痛感。我根据牛先生反馈情况再次使用中医大脑开具针灸处方，选穴如下。

经验取穴

针律取穴

臀痛：	环跳	委中	风市	承扶		
腰痛：	阴谷	天应	腰痛点	顶枕线	
肩痛：	后溪	支沟	肩井	液门	曲池

▲中医大脑：中医人工智能辅助诊疗系统

二次针灸后，我叮嘱牛先生按时服药，避免生冷，避吹空调。

二诊：腿麻缓解，行走自如，抬肩轻松

喝完第一次的药后，牛先生外出一周。于 2019 年 10 月 14 日复诊。复诊时的情况：右肩抬举自如，大腿麻木基本缓解，行走自如。

疗效明显，效不更方。继续用中医大脑开具原处方巩固一周。再次喝完一周中药后，牛先生双腿行走自如，右肩也可灵活抬举屈伸。牛先生很开心，感慨中医人工智能系统疗效惊人。之后我常见到牛先生在楼下锻炼身体，他还经常走进诊所跟我打个招呼。邻里邻居，颇有温情。

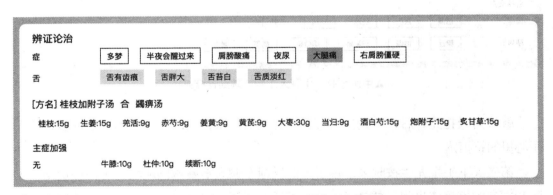

辨证论治

| 症 | 多梦 | 半夜会醒过来 | 肩膀酸痛 | 夜尿 | 大腿痛 | 右肩膀僵硬 |
| 舌 | 舌有齿痕 | 舌胖大 | 舌苔白 | 舌质淡红 | | |

[方名] 桂枝加附子汤 合 蠲痹汤

桂枝:15g　生姜:15g　羌活:9g　赤芍:9g　姜黄:9g　黄芪:9g　大枣:30g　当归:9g　酒白芍:15g　炮附子:15g　炙甘草:15g

主症加强

无　　牛膝:10g　杜仲:10g　续断:10g

▲中医大脑：中医人工智能辅助诊疗系统

顾客	医师	主症/疾病	顾客自诉	针药类型	随访	确认时间
	肖华	大腿痛	右侧肩周炎5年，抬举肩膀感疼痛，左侧大腿酸痛，喝药+针灸治疗...	药	已随访	2019-10-14 18:16
	肖华		顾客昨天扎针后，感觉腿盖轻松了，不疼了，右肩也觉得疼痛减轻了...	针	不随访	2019-09-29 13:52
	肖华	大腿痛	左侧大腿酸痛8年，右侧肩周炎5年，逐渐加重，抬举肩膀感疼痛，...	药	已随访	2019-09-28 13:36
	肖华		右侧肩周炎5年，抬举肩膀感疼痛，左侧大腿酸痛，要求针灸治疗	针	不随访	2019-09-28 13:15

共 4 条

▲ 中医大脑：就诊历史记录

中医大脑医理分析

◇ 症状统计

这是一个阳虚严重而造成"寒痹"的案例，其症状的分类整理也提醒医者需要从祛寒以除痹的方法着手。

脉症与体质的关联

【寒】	身冷 - 畏寒，四肢厥冷 - 手脚冰冷
【饮食】	喜热饮
【小便】	夜尿
【睡眠】	半夜会醒过来
【梦】	多梦
【下肢】	大腿痛
【肩】	肩膀酸痛，右肩膀僵硬
【舌体】	舌质淡红，舌有齿痕，舌胖大
【舌苔】	舌苔白

◇ 体质分析

《素问·调经论》云："阳虚则外寒，阴虚则内热；阳盛则外热，阴盛则内寒。"医者常从舌象分别患者的阴阳虚实。这位患者的舌体淡而苔白，胖大有齿痕，可判别为阳虚。所以他一旦遇寒就容易有缩引的问题，产生腿疼、腿麻、行走困难的症状。

◇ **中医大脑处方**

可以看出中医大脑计算开具了桂枝汤类方和附子剂的组合，加上了杜仲、牛膝、续断、羌活、姜黄等后世多用的单味药。

［中医大脑主方］桂枝 15g，生姜 15g，羌活 9g，赤芍 9g，姜黄 9g，黄芪 9g，大枣 30g，当归 9g，酒白芍 15g，炮附子 15g，炙甘草 15g。

［主症加强］杜仲 10g，牛膝 10g，续断 10g。

◇ **处方中的用药分析**

我们先来分析其中的单味药，列出以下的主治和应用的简表，通过单味药的选取来看中医大脑在这一诊中的初步思路。再渐次由"单味药"而"药对"，最后再来看其中可能的方剂结构。

单味药分析

单味药	主治	应用
牛膝	活血通经，补肝肾，强筋骨，引火（血）下行，利尿通淋	1.用于血瘀之痛经、经闭、产后腹痛、胞衣不下等症。2.用于肝肾不足，腰膝酸软无力。3.用于上部火热证。4.用于淋证，水肿，小便不利
白芍	养血调经，平肝止痛，敛阴止汗	1.用于血虚或阴虚有热的月经不调、崩漏等证。2.用于肝阴不足、肝气不舒或肝阳偏亢的头痛、眩晕、胁肋疼痛、脘腹四肢拘挛作痛等证。3.用于阴虚盗汗及营卫不和的表虚自汗证
黄芪	补气升阳，益卫固表，利水消肿，托疮生肌	1.用于脾胃气虚及中气下陷之证。2.用于肺气虚及表虚自汗、气虚外感之证。3.用于气虚水湿失运的浮肿、小便不利。4.用于气血不足、疮疡内陷的脓成不溃或溃久不敛。5.用于气虚血亏的面色萎黄、神倦脉虚等症。6.用于气虚不能摄血的便血、崩漏等症。7.用于气虚血滞不行的关节痹痛、肢体麻木或半身不遂等症。8.用于气虚津亏的消渴病
桂枝	发汗解肌，温经通脉，通阳化气	1.用于外感风寒表证。2.用于寒凝血滞的痹证、脘腹冷痛、痛经、经闭等症。3.用于胸痹、痰饮、水肿及心动悸、脉结代
大枣	补中益气，养血安神，缓和药性	1.用于脾虚食少便溏、倦怠乏力等症。2.用于血虚萎黄及妇女脏躁、神志不安等证。3.用于药性较峻烈的方剂中，可以减少烈性药的副作用，并保护正气
炮附子	回阳救逆，助阳补火，散寒止痛	1.用于亡阳证。2.用于虚寒性的阳痿宫冷、脘腹冷痛、泄泻、水肿等症。3.用于寒痹证。本品辛散温通，有较强的散寒止痛作用

续表

单味药	主治	应用
赤芍	清热凉血，祛瘀止痛	1.用于血热之斑疹、吐衄。2.用于经闭痛经，癥瘕积聚，跌打损伤，疮痈肿痛。3.用于目赤肿痛
生姜	发汗解表，温中止呕，温肺止咳	1.用于外感风寒表证。2.用于多种呕吐。3.用于风寒咳嗽
杜仲	补肝肾，强筋骨，安胎	1.用于肝肾不足的腰膝酸痛、下肢痿软及阳痿、尿频等症。2.用于肝肾亏虚、下元虚冷的妊娠下血、胎动不安或习惯性流产等症
炙甘草	补脾和胃，益气复脉	用于脾胃虚弱，倦怠乏力，心动悸，脉结代，可解附子毒，亦可修补身体黏膜破损
羌活	发散风寒，胜湿止痛	1.用于外感风寒表证。2.用于风寒湿痹证
续断	补肝肾，强筋骨，止血安胎，疗伤续折	1.用于肝肾不足，腰痛脚弱、风湿痹痛及跌打损伤、骨折、肿痛等症。2.用于肝肾虚弱、冲任失调的胎动欲坠或崩漏、月经过多等症
姜黄	破血行气，通络止痛	1.用于血瘀气滞诸证。2.用于风寒湿痹
当归	补血，活血，调经，止痛，润肠	1.用于血虚诸证。2.用于血虚或血虚而兼有瘀滞的月经不调、痛经、经闭等证。3.用于血虚、血滞或寒滞，以及跌打损伤、风湿痹阻的疼痛证。4.用于痈疽疮疡。5.用于血虚肠燥便秘

◇ 处方中的药对分析

有了上述本次用方的单味药一览，我们通过中医大脑的学习模块分析其中的药对，深入了解单味药之间的协同作用。

药对分析

药对	主治	应用
桂枝＋芍药	调和营卫，解肌发表。相使	治疗外感风寒表虚证
生姜＋大枣	养脾胃和营卫。相使	治疗风寒感冒（入解表药），胃脘不舒呕吐（入健脾药）
炮附子＋黄芪	温阳益气，固表止汗。相使	治疗阳虚自汗，畏冷
黄芪＋当归	益气生血	治疗：1.劳倦内伤，血虚发热，气血不足。2.脓已成而自破
桂枝＋芍药＋当归	温经通脉，活血止痛	治疗左肩膀僵硬
桂枝＋芍药＋黄芪	温经通脉，补气通络	治疗右肩膀僵硬

续表

药对	主治	应用
杜仲 + 牛膝 + 续断	补肝肾，强筋骨，疗伤续折	治疗跌打损伤或肾虚引起的大腿痛、小腿肚痛、脚痛、腰痛、髋部痛、膝盖疼痛等症
桂枝 + 炙甘草	辛甘化阳，补益心阳。相使	治疗心阳虚之心悸气短，其人欲两手交叉覆盖，喜按心胸部位
桂枝 + 炮附子	温经通脉，散寒止痛	治疗寒凝血滞的痹证。全身疼痛，或脘腹冷痛，或经痛、闭经
白芍 + 赤芍 + 炙甘草	缓急止痛	治疗肾结石、膀胱结石需加的止痛药
牛膝 + 杜仲	补肝肾，强筋骨	治疗肾虚腰酸
炮附子 + 牛膝	补肾助阳暖腰膝	治疗肾虚下肢无力

通过药对分析，我们清楚地看出这是一个对治阳虚体质的方剂。这里有温阳补肾的药对，其用意是解决寒凝经脉的问题。在这里需要说明一个重要的观点：我们补阳温肾的时候往往会发现效果并不明显，往往需要花费很长的时间，但是如果我们先从补益气血入手，尤其是思考补血，往往会取得事半功倍的效果。其原因是：当人体血气旺盛的时候，人体的阳自然能够透达全身。就好比，如果我们用火柴煮沸一锅水，即使用很多根火柴也不容易实现，但是如果我们用火柴点燃燃油的话，那燃油持久的火力就容易把水煮沸。所以说，阳药热药就像火柴，而用补血药来增加气血就好比把燃油准备好，只要燃油足够多，加上一点火柴就可以燃烧很久。如果没有足够的气血，一味补阳难有改变。其实，这就是"阴阳互根"（互相依存）的观念。

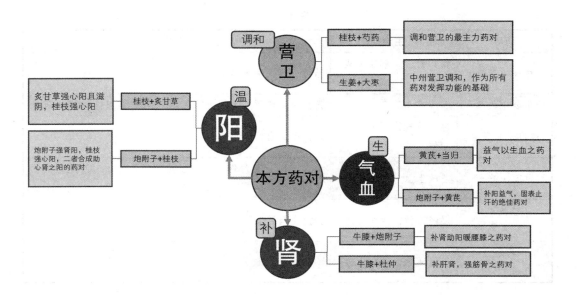

◇ 处方中展现的可能方剂组合分析

我们再通过中医大脑分析本方剂所包含的方剂结构。

重要结构符合方剂

结构符合方剂	方剂组成	药数
蠲痹汤	生姜，羌活，赤芍，姜黄，黄芪，大枣，当归，炙甘草	8
归芪建中汤	桂枝，生姜，黄芪，大枣，当归，白芍，炙甘草	7
桂枝加黄芪汤	桂枝，生姜，黄芪，大枣，白芍，炙甘草	6
桂枝加附子汤	桂枝，生姜，大枣，白芍，炮附子，炙甘草	6
黄芪桂枝五物汤	桂枝，生姜，黄芪，大枣，白芍	5
桂枝附子汤	桂枝，生姜，大枣，炮附子，炙甘草	5
桂枝汤	桂枝，生姜，大枣，白芍，炙甘草	5
桂枝去芍药加附子汤	桂枝，生姜，大枣，炮附子，炙甘草	5
桂枝加芍药汤	桂枝，生姜，大枣，白芍，炙甘草	5
桂枝加桂汤	桂枝，生姜，大枣，白芍，炙甘草	5
桂枝去芍药汤	桂枝，生姜，大枣，炙甘草	4

可作为方根的结构符合方剂

结构符合方剂	方剂组成	药数
芍药甘草附子汤	白芍，炮附子，炙甘草	3
芍药甘草汤	白芍，炙甘草	2
桂枝甘草汤	桂枝，炙甘草	2

另外再特别加上的单味药：牛膝、续断、杜仲。

本方主要由蠲痹汤和桂枝加附子汤所构成。我们可以看到它有完整的桂枝汤结构，再加上牛膝、续断、杜仲等单味药。

蠲痹汤本身是益气活血、祛风除湿的良方，主治风湿痹痛、身体烦疼、项背拘急、腰腿沉重、手足痹痛、举动艰难、手足麻木、筋脉无力等症。此方的使用时机就是肩项臂痛、举动艰难，最常用于现今的五十肩、落枕等病。

桂枝汤除了太阳中风时使用，也运用在治疗一般虚证体质所引起的各种杂病，特别是四肢的问题，加上附子而成桂枝加附子汤之后，更能够固表祛风、复阳敛液，治疗四肢紧痛。这样的组合对于阳虚而肢体寒痹的患者来说是非常对症的。以下是"桂枝加附子汤 + 蠲痹汤 + 桂枝汤"的组成和主治整理：

方剂的组成药物列表

桂枝加附子汤	桂枝	白芍	大枣	生姜	炙甘草	炮附子	–	–	–	–	–
蠲痹汤	–	–	大枣	生姜	炙甘草	–	当归	赤芍	黄芪	姜黄	羌活
桂枝汤	桂枝	白芍	大枣	生姜	炙甘草	–	–	–	–	–	–

方剂的主治列表

桂枝加附子汤	发汗过度、恶寒自汗、小便难、四肢紧
蠲痹汤	风湿痹痛，身体烦疼、项背拘急、腰腿沉重、手足痹痛、举动艰难、手足麻木、筋脉无力
桂枝汤	恶风有汗、头痛发热、鼻鸣干呕、苔薄白、脉浮弱或浮缓

◇ **方性分析**

中医大脑可以就方剂的单味药药性和比例算出方性，并且列出以下的方性图。方性分析显示，本方偏温、偏补，这和对症状的表述及用方的思路是一致的。同时，本方偏升、偏散，用意是提升阳气和散寒，这样才能根治寒痹的问题。

问止中医大脑方性图

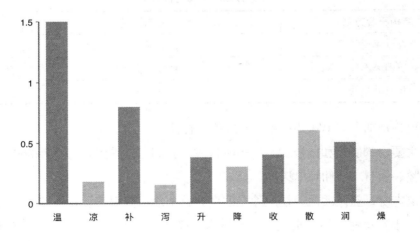

总　结

　　本书中很多方剂都偏温、偏补。也许读者朋友会问"你们是火神派或扶阳派的吗？"其实中医大脑的思维是"有是证用是药"，并不拘泥于热药。只是从目前来看，现代人尤其是年轻族群中，阳虚体质者偏多，这主要是生活习惯所造成的。而年老的人当然身体会渐渐趋向阳虚甚至阴阳两虚，这是生理上正常的发展。本医案中的老先生就属于年纪既大而生活习惯又有偏失的情况，因此从阳虚上论治就能取得很好的效果。

【医案 30】

从阳虚根治双下肢麻痹与腰颈酸痛

主诊医师：潘丽琼

整体病症分析

◇ 中医对阳虚的基本认识

阳虚，是指身体的能量不足而导致功能衰退。而一般所指的阳虚，多以"肾阳虚"为主。

滋阴和扶阳，是中医治症的两大重要思考方向。后世多以滋阴为上，但扶阳重于滋阴是起沉疴治重症的心法！

识得阴阳的分别才是上医的基础，至大至简而先立方向而治症是中医之心要。

郑钦安先生指陈阴阳之辨为一切医理之根本，在其《医理真传》中说：

"观仲景于三阴阴极之症，专以四逆汤之附子，挽先天欲绝之真火，又以干姜之辛热助之，即能回生起死……仲景立法，只在这先天之元阴、元阳上探取盛衰，不专在后天之五行生克上追求，附子、大黄，诚阴阳二症之大柱脚也。世风日下，稍解一二方，得一二法者，即好医生也。究竟仲景心法，一毫不识，开口即在这五行生克上论盛衰，是知其末而未知其本也。余为活人计，不得不直切言之。"

而黄元御先生在《四圣心源》中说得更直切：

"夫纯阳则仙，纯阴则鬼。阳盛则壮，阴盛则病。病于阴虚者，千百之一，病于阳虚者，尽人皆是也。后世医术乖讹，乃开滋阴之门，率以阳虚之人，而投补阴之药，祸流今古，什可恨也。"

当然，不是全然补阳可治一切病痛，但到了危症重病之际，一阳可存是续命的唯一道路。

◇ 阳虚体质的主要表现

我们都知道血虚严重会成为阴虚，气虚至极会成为阳虚。阴虚体质最主要的特征就是生热，阳虚体质最主要的特征就是生寒。下表是我们整理出的阳虚体质可能有的具体表现，供医者在临证时参考。

阳虚体质的表现

整体体质方面	畏寒肢冷，腰膝酸冷，浮肿以腰以下为甚，阳痿滑精
饮食消化方面	食欲减退，口淡，口不渴或喜热饮，腹胀，腹痛，或泛吐清涎
大小便方面	小便颜色淡而尿量多，或是尿少而频，或是尿少而浮肿，或是遗尿、夜尿；大便溏泄而较不臭
女科方面	白带清稀量多，经痛，不孕症
舌的表现	舌质白淡、舌胖大、舌有齿痕、舌苔白、舌苔湿而水滑
可能脉象	脉沉细或沉迟，尺脉弱

初诊：用药失误加重病症

王女士于 2019 年 10 月 5 日初诊。主诉：双下肢酸麻半年，偶有双上肢麻，走路多的时候下肢麻更甚，腰酸痛，颈部酸痛，右胁下偶有疼痛，容易累，身重，脚冷，夜尿，易头汗出，绝经 7 年，头痛，眼干。脉诊：左关尺沉细、右关弦、右尺沉。舌诊：舌淡苔薄白水滑。

录入中医大脑。中医大脑计算出最佳推荐为问止自组方。但考虑到患者阳虚湿胜、气血不足、血运不畅、筋脉失养所患麻木，我没有选择中医大脑最佳推荐，而是选了疏经活血汤合真武汤。开方 7 剂。

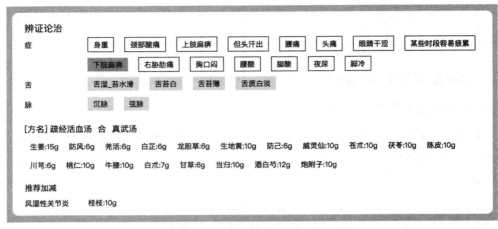

辨证论治

症 [身重] [颈部酸痛] [上肢麻痹] [但头汗出] [腰痛] [头痛] [眼睛干涩] [某些时段容易疲累]

[下肢麻痹] [右胁肋痛] [胸口闷] [腰酸] [脚酸] [夜尿] [脚冷]

舌 [舌湿_苔水滑] [舌苔白] [舌苔薄] [舌质白淡]

脉 [沉脉] [弦脉]

[方名] 疏经活血汤 合 真武汤

生姜:15g 防风:6g 羌活:6g 白芷:6g 龙胆草:6g 生地黄:10g 防己:6g 威灵仙:10g 苍术:10g 茯苓:10g 陈皮:10g

川芎:6g 桃仁:10g 牛膝:10g 白术:7g 甘草:6g 当归:10g 酒白芍:12g 炮附子:10g

推荐加减

风湿性关节炎 桂枝:10g

▲中医大脑：中医人工智能辅助诊疗系统

王女士服药后效果并不好，详情在二诊中叙述。

中医大脑医理分析——初诊

◇ **症状统计**

我们先把患者初诊的症状做分类整理，以此归纳推导患者的体质倾向，我们再由体质来分析处方。

脉症与体质的关联

【整体体质】	某些时段容易疲累，身重
【寒】	脚冷
【小便】	夜尿
【汗】	但头汗出
【上肢】	上肢麻痹
【下肢】	脚酸，下肢麻痹
【颈】	颈部酸痛
【胸腹】	胸口闷，右胁肋痛
【背腰】	腰痛，腰酸
【头】	头痛
【眼】	眼睛干涩
【舌体】	舌质白淡
【舌苔】	舌苔白，舌苔薄，舌湿 - 苔水滑
【脉诊：浮沉性】	沉脉
【脉诊：流畅性】	弦脉

◇ **体质分析**

通过中医大脑的学习模块，我们可以分析在不同辨证观点下患者呈现的体质特性，这都代表着她的体质趋向。

不同体质的典型症状

阳虚	某些时段容易疲累，脚冷，舌质白淡，舌苔白，舌湿 - 苔水滑，沉脉
寒湿	下肢麻痹，身重，某些时段容易疲累，脚冷，舌质白淡，舌苔白，舌湿 - 苔水滑
心肺气虚	胸口闷，某些时段容易疲累，舌质白淡，舌苔白，舌苔薄，沉脉
肝血虚	眼睛干涩，舌质白淡，弦脉
肾气不固	夜尿，腰酸，某些时段容易疲累，舌质白淡，舌苔白，沉脉
肾气虚	夜尿，腰酸，腰痛，某些时段容易疲累，舌质白淡，舌苔白，沉脉
肾阳虚	夜尿，腰酸，腰痛，某些时段容易疲累，脚冷，舌质白淡，舌苔白，舌湿 - 苔水滑，沉脉
脾阳虚	某些时段容易疲累，身重，脚冷，舌质白淡，舌苔白，舌湿 - 苔水滑，沉脉
心肾阳虚	胸口闷，某些时段容易疲累，脚冷，舌质白淡，舌苔白，舌湿 - 苔水滑，沉脉

◇ **中医大脑处方**

第一诊中，医者没有使用中医大脑的"最佳推荐"处方，而使用了次选的"疏经活血汤 + 真武汤"，尽管临床疗效不理想，我们依旧要分析本方的思路以及为什么会产生这样的疗效。在这里，我们必须说明的是，中医大脑计算出方时，可能会有单方、合方、单味药的加减，如果有被大量案例佐证最行之有效的方剂时，中医大脑会计算推选出"最佳推荐"的方剂。中医大脑计算的结果以置信度的分值表示疗效高低的可能性，分值越高表示疗效好的可能性越高，医者有时候会依据自己的经验和学术背景在上述方剂里做出自己的最终决策。医者在初诊和二诊时的决策不同，疗效亦大有不同，这其中的原因我们会在二诊分析时详细阐述。

［中医大脑主方］生姜 15g，防风 6g，羌活 6g，白芷 6g，龙胆草 6g，生地黄 10g，防己 6g，威灵仙 10g，苍术 10g，茯苓 10g，陈皮 10g，川芎 6g，桃仁 10g，牛膝 10g，白术 7g，甘草 6g，当归 10g，酒白芍 12g，炮附子 10g。

［推荐加减］桂枝 10g。

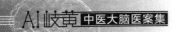

◇ 处方中的用药分析

我们先来分析其中的单味药，列出以下的主治和应用的简表，通过单味药的选取来看中医大脑在这一诊中的初步思路。再渐次由"单味药"而"药对"，最后再来看其中可能的方剂结构。

单味药分析

单味药	主治	应用
牛膝	活血通经，补肝肾，强筋骨，引火（血）下行，利尿通淋	1.用于血瘀之痛经、经闭、产后腹痛、胞衣不下等症。2.用于肝肾不足，腰膝酸软无力。3.用于上部火热证。4.用于淋证，水肿，小便不利
白芍	养血调经，平肝止痛，敛阴止汗	1.用于血虚或阴虚有热的月经不调、崩漏等证。2.用于肝阴不足、肝气不舒或肝阳偏亢的头痛、眩晕、胁肋疼痛、脘腹四肢拘挛作痛等证。3.用于阴虚盗汗及营卫不和的表虚自汗证
威灵仙	祛风湿，通经络，消痰水，治骨鲠	1.用于风湿痹痛，拘挛麻木，瘫痪。2.用于痰饮积聚。3.用于诸骨鲠喉
川芎	活血行气，祛风止痛	1.用于血瘀气滞证。2.用于头痛。3.用于风湿痹痛、肢体麻木
桃仁	活血祛瘀，润肠通便，止咳平喘	1.用于多种血瘀证。2.用于肺痈，肠痈。3.用于肠燥便秘。4.止咳平喘
生地黄	清热凉血，养阴生津	1.用于热入营血证。2.用于吐血衄血，便血崩漏，热毒湿疹。3.用于热病口渴，内伤消渴，肠燥便秘
桂枝	发汗解肌，温经通脉，通阳化气	1.用于外感风寒表证。2.用于寒凝血滞的痹证、脘腹冷痛、痛经、经闭等症。3.用于胸痹、痰饮、水肿及心动悸、脉结代
龙胆草	清热燥湿，泻肝火	1.用于阴肿阴痒，带下，湿疹，黄疸。2.用于肝火头痛，肝热目赤，高热抽搐
炮附子	回阳救逆，助阳补火，散寒止痛	1.用于亡阳证。2.用于虚寒性的阳痿宫冷、脘腹冷痛、泄泻、水肿等症。3.用于寒痹证。本品辛散温通，有较强的散寒止痛作用
茯苓	利水渗湿，健脾安神	1.水肿、小便不利。2.脾虚诸证。3.心悸，失眠
防风	祛风解表，胜湿止痛止痉	1.用于外感表证。2.用于风寒湿痹证。3.用于破伤风
生姜	发汗解表，温中止呕，温肺止咳	1.用于外感风寒表证。2.用于多种呕吐。3.用于风寒咳嗽
白芷	祛风散寒，通窍止痛，消肿排脓，燥湿止带	1.用于风寒感冒，头痛，牙痛。2.用于鼻塞，鼻渊。3.用于疮疡肿毒。4.用于寒湿带下
防己	祛风湿，止痛，利水消肿	1.用于风湿痹证。2.用于水肿，小便不利，脚气肿痛

续表

单味药	主治	应用
羌活	发散风寒，胜湿止痛	1.用于外感风寒表证。2.用于风寒湿痹证
白术	补气健脾，燥湿利水，固表止汗，安胎	1.用于脾胃气虚、运化无力的食少便溏、脘腹胀满、肢软神疲等症。2.用于脾虚失运、水湿内停之痰饮、水肿、小便不利等症。3.用于脾虚气弱、肌表不固而自汗。4.用于脾虚气弱、胎动不安之证
当归	补血，活血，调经，止痛，润肠	1.用于血虚诸证。2.用于血虚或血虚而兼有瘀滞的月经不调、痛经、经闭等证。3.用于血虚、血滞或寒滞，以及跌打损伤、风湿痹阻的疼痛证。4.用于痈疽疮疡。5.用于血虚肠燥便秘
苍术	燥湿健脾，祛风湿，发表	1.用于湿滞中焦证。2.用于风湿痹痛。3.外感表证夹湿之证
甘草	益气补中，清热解毒，祛痰止咳，缓急止痛，调和药性	1.用于脘腹及四肢挛急作痛。2.用于药性峻猛的方剂中。3.用于热毒疮疡、咽喉肿痛及药物、食物中毒等
陈皮	理气健脾，燥湿化痰	1.用于脾胃气滞证。2.用于痰湿壅滞证

◇ 处方中的药对分析

我们通过中医大脑的学习模块分析本方中的药对，这是我们做方剂分析的第二步骤，深入了解单味药之间的协同作用。

药对分析

药对	主治	应用
桂枝＋芍药	调和营卫，解肌发表。相使	治疗外感风寒表虚证
桂枝＋甘草	辛甘化阳，补益心阳。相使	治疗心阳虚之心悸气短，其人欲两手交叉覆盖，喜按心胸部位
当归＋川芎	养血、活血、止痛	治疗血虚血瘀气滞之痛经和产后腹痛
芍药＋甘草	酸甘化阴，养血敛阴	治疗阴血不足之筋脉拘急及腹痛
茯苓＋桂枝＋白术＋炙甘草	温阳化饮，健脾利湿	治疗中阳不足之痰饮。胸胁支满，目眩心悸，短气而咳，舌苔白滑，脉弦滑或沉紧
羌活＋川芎＋桂枝	发散风寒，胜湿止痛	治疗后头痛
苍术＋茯苓＋炮附子	祛寒湿之痛	治疗寒湿证的肩背酸痛、腰痛、髋部痛等
桂枝＋芍药＋当归	温经通脉，活血止痛	治疗左肩膀僵硬

续表

药对	主治	应用
苍术＋炮附子	祛寒湿之痛	治疗寒湿证的肩背酸痛，腰痛，髋部痛，膝盖疼痛
白术＋炮附子	排脓，去除寒湿	治疗：1.阳虚的脓疡之症。2.寒湿证，如全身关节疼痛、腰痛、身体沉重等
桂枝＋苍术	祛风除湿	治疗风湿痛，退化性关节炎等
桂枝＋炙甘草	辛甘化阳，补益心阳。相使	治疗心阳虚之心悸气短，其人欲两手交叉覆盖，喜按心胸部位
茯苓＋陈皮	理气健脾，燥湿化痰	治疗痰湿壅滞证。舌苔白腻而滑
桂枝＋炮附子＋苍术	祛风寒湿痹	治疗全身痹痛
桂枝＋炮附子	温经通脉，散寒止痛	治疗寒凝血滞的痹证。全身疼痛，或脘腹冷痛，或经痛、闭经
川芎＋白芷	祛风止痛	治疗头痛
苍术＋防己	祛风湿止痛	治疗湿痹，四肢疼痛沉重
苍术＋茯苓＋炮附子＋白术	祛寒湿	治疗寒湿痹痛。膝盖疼痛，腰痛，舌苔白厚腻，脉弦紧
白术＋茯苓	补气健脾，燥湿利水	治疗脾虚湿盛证的大便溏泄，软便
炮附子＋牛膝	补肾助阳暖腰膝	治疗肾虚下肢无力
防风＋防己	祛风胜湿止痉	治疗手脚抽筋

　　本方药味多，药对复杂，但整理之后大致可分为温阳、祛湿、养血、调和营卫四大类药对。本方剂中的疏经活血汤，看来是很对治患者的症状。但需要注意的是，药味多和功能多并不见得就是最适合的方子。

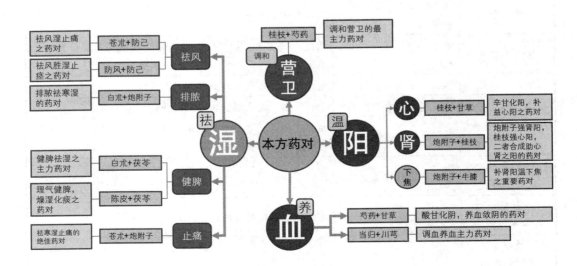

◇ 处方中展现的可能方剂组合分析

我们再通过中医大脑的学习模块分析本方剂所包含的方剂结构。

重要结构符合方剂

结构符合方剂	方剂组成	药数
疏经活血汤	生姜，防风，羌活，白芷，龙胆草，生地黄，防己，威灵仙，苍术，茯苓，陈皮，川芎，桃仁，牛膝，甘草，当归，白芍	17
真武汤	生姜，茯苓，白术，白芍，炮附子	5
痛泻要方	防风，陈皮，白术，白芍	4

可作为方根的结构符合方剂

结构符合方剂	方剂组成	药数
橘皮汤	生姜，陈皮	2
佛手散	川芎，当归	2
甘草汤	甘草	1

另外再特别加上的单味药：桂枝。

本方是"疏经活血汤 + 真武汤"的合方。疏经活血汤出自《万病回春》一书，功用是疏经活血，祛风除湿，适用于治疗遍身走痛如刺、左足痛尤甚、昼轻夜重及妇人血风劳。此方可应用在筋肉痛、筋肉风湿、痛风、浆液性膝关节炎、腰痛、坐骨神经痛、高血压、下肢麻痹、脚气、浮肿、紫斑病、静脉曲张、半身不遂，脑卒中后遗症、产后血栓性疼痛等方面，可以说是治疗范围很广的方剂。

真武汤素有少阴病的葛根汤之称，也就是阳虚体质之人的解表剂，可治疗脾肾阳虚证和由于新陈代谢的衰弱所引起的多种疾病。症状可见小便不利、四肢沉重疼痛、腹痛下利、肢体浮肿以及严重的眩晕症等。

此诊的效果差，一方面因为合方的药味多而杂，无法专一对治阳虚的问题，另一方面疏经活血汤有凉血的生地黄、泻肝火的龙胆草等凉药，把真武汤的温热之性减低不少，因而无法有效地治疗患者寒湿之重症。

以下是此二方的组成和主治列表：

方剂的组成药物列表

疏经活血汤	当归	生地黄	苍术	川芎	桃仁	茯苓	芍药	牛膝	威灵仙	防己	羌活	防风	龙胆草	生姜	陈皮	白芷	甘草	—	—	—
真武汤	–	–	–	–	–	茯苓	–	–	–	–	–	–	–	生姜	–	–	–	白芍	白术	炮附子

方剂的主治列表

疏经活血汤	遍身走痛如刺、左足痛尤甚、昼轻夜重及妇人血风劳
真武汤	精力衰退、肢重浮肿、小便不利、头眩心悸

◇ 方性分析

中医大脑可以就方剂的单味药药性和比例算出方性，并且列出以下的方性图。方性分析显示，本方偏温性明显，同时比较偏散和偏燥。偏温符合患者阳虚的体质，偏散符合"疏经"的需求，偏燥则符合患者的身重和舌苔白而水滑的湿证问题。

问止中医大脑方性图

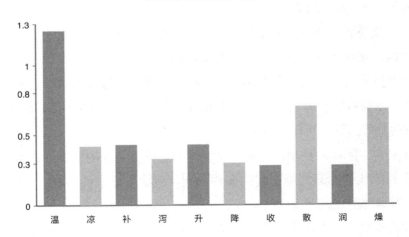

二诊：从阳虚体质对治才是根本

2019 年 10 月 13 日王女士复诊，表示用药后腰腿酸较前严重，打呃，口干口渴，头汗较前减轻，左关弦数右弱，双尺弱，舌淡苔薄白水滑。

初诊效果并不好，这是怎么回事？

我与医学总监交流时认识到，此人阳虚严重，而中医大脑最佳推荐的中医大脑大数据组方最为合适。我由此认识到初诊时选方有误，该病人右脉弱、脚冷、身重、舌苔水滑，一派阳虚之象；脾肾阳虚，气血生化乏源，筋脉失养出现麻痛等症，治疗需从根本下手。

故此本就应该选用中医大脑的"最佳推荐"，开具 7 剂。

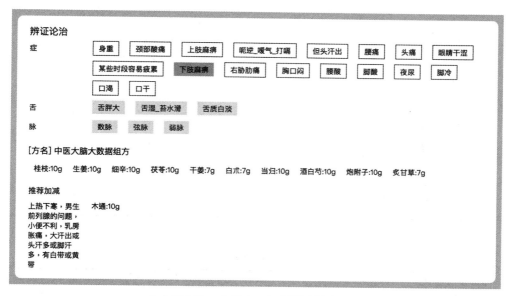

▲中医大脑：中医人工智能辅助诊疗系统

7 剂后，2019 年 11 月 24 日王女士三诊，表示用药后自觉脚酸较前改善，已无打呃情况，三天前有小便不利情况，吃消炎药缓解，余无明显变化。自觉累，嗜睡，起不来，下午 5 ~ 6 点眼睛蒙；舌白淡苔薄白，双尺沉，右关浮弦。可见，二诊效果不错。

中医大脑医理分析——二诊

◇ 症状统计

一诊疗效不佳。二诊时患者的症状分类如下。

脉症与体质的关联

【整体体质】	某些时段容易疲累，身重
【寒】	脚冷
【口 - 渴饮】	口渴，口干
【小便】	夜尿
【汗】	但头汗出
【吐】	呃逆 - 嗳气 - 打嗝
【上肢】	上肢麻痹
【下肢】	脚酸，下肢麻痹
【颈】	颈部酸痛
【胸腹】	胸口闷，右胁肋痛
【背腰】	腰痛，腰酸
【头】	头痛
【眼】	眼睛干涩
【舌体】	舌质白淡，舌胖大
【舌苔】	舌湿 - 苔水滑
【脉诊：流畅性】	弦脉
【脉诊：时间性】	数脉
【脉诊：强弱性】	弱脉

症状记录

原有但不再收录的症状	舌苔薄，沉脉，舌苔白
另外又收录的新症状	口干，呃逆 - 嗳气 - 打嗝，口渴，弱脉，数脉，舌胖大

◇ **中医大脑处方**

初诊时，医者选用的方也相当对症，只是药味比较多，互相掣肘，虽然理论上可以对治患者的许多症状，但实际效果不太理想。第二诊的方剂药味数虽较少，但临床效果较好。我们分析两方之间的异同：从组成的药物列表来看，两方都有完整的真武汤结构，所不同的是第二方药少力专，又加上了桂枝、细辛、干姜等针对阳虚增强效力的药，故此第二方在补阳的力量上更为强大。以改善整体阳虚体质而言，二诊用方力量更为专一。

事实上，二诊用方是中医大脑的"最佳推荐"，一诊用方是中医大脑按置信度分数排序里仅次于"最佳推荐"的方剂，二方又均包含真武汤结构。对比起效果之差异，我们认为针对体质改善时"药简力专"是重要的基本理念，这点不可不留心。

方剂的组成药物列表

初诊用方	当归	生地黄	苍术	川芎	桃仁	茯苓	牛膝	威灵仙	防己	羌活	防风	龙胆草	生姜	陈皮	白芷	甘草	白芍	白术	炮附子	—	—	—	—
二诊用方	当归	—	—	—	—	茯苓	—	—	—	—	—	—	生姜	—	—		白芍	白术	炮附子	干姜	炙甘草	桂枝	细辛

　　[中医大脑主方] 桂枝 10g，生姜 10g，细辛 10g，茯苓 10g，干姜 7g，白术 7g，当归 10g，酒白芍 10g，炮附子 10g，炙甘草 7g。

　　[推荐加减] 木通 10g。

◇ 处方中的用药分析

　　我们来分析其中的单味药。

单味药分析

单味药	主治	应用
干姜	温中散寒，回阳通脉，温肺化饮	1.用于脾胃寒证。2.用于亡阳证。3.用于寒饮伏肺喘咳
木通	清热，利水通淋，泄心火，通血脉，通乳	用于热淋涩痛，心烦尿赤，水肿脚气，经闭乳少，湿热痹痛
细辛	祛风解表，散寒止痛，温肺化饮，通窍	1.用于外感风寒及阳虚外感证。2.用于头痛、痹痛、牙痛等痛证。3.用于寒饮咳喘
炙甘草	补脾和胃，益气复脉	用于脾胃虚弱，倦怠乏力，心动悸，脉结代，可解附子毒，亦可修补身体黏膜破损

　　已经在前诊中出现的单味药有桂枝、生姜、茯苓、白术、当归、白芍、炮附子，请参考前面的解说。

◇ 处方中的药对分析

　　我们继续分析本方中的药对。

药对分析

药对	主治	应用
桂枝＋芍药	调和营卫，解肌发表。相使	治疗外感风寒表虚证
干姜＋炮附子	回阳救逆，温补脾肾	治疗亡阳虚脱，脾肾阳虚泄泻，舌质白淡胖大有齿痕，舌苔白滑或白腻，脉弦紧或尺沉微弱

药对	主治	应用
茯苓＋桂枝＋白术＋炙甘草	温阳化饮，健脾利湿	治疗中阳不足之痰饮。胸胁支满，目眩心悸，短气而咳，舌苔白滑，脉弦滑或沉紧
桂枝＋芍药＋当归	温经通脉，活血止痛	治疗左肩膀僵硬
白术＋炮附子	排脓，去除寒湿	治疗：1.阳虚的脓疡之症。2.寒湿证，如全身关节疼痛、腰痛、身体沉重等
桂枝＋炙甘草	辛甘化阳，补益心阳。相使	治疗心阳虚之心悸气短，其人欲两手交叉覆盖，喜按心胸部位
干姜＋细辛	温肺化饮	治疗寒饮证的咳嗽气喘，舌淡白苔白滑，脉弦紧
桂枝＋炮附子	温经通脉，散寒止痛	治疗寒凝血滞的痹证，全身疼痛，或脘腹冷痛，或经痛、闭经
白术＋茯苓	补气健脾，燥湿利水	治疗脾虚湿盛证的大便溏泄，软便
干姜＋炙甘草	温中散寒	治疗：1.脾虚寒的大便溏泄。2.阳虚吐血。3.肺痿吐涎沫，其人不咳，不渴，遗尿，小便数

　　由药对整理可以看出，本方以补阳祛湿为主义，比初诊的方剂用药简单而力量集中。

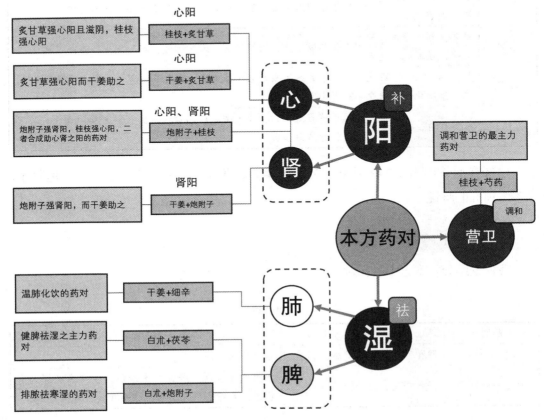

◇ 处方中展现的可能方剂组合分析

我们再通过中医大脑的学习模块分析本方所包含的方剂结构。

重要结构符合方剂

结构符合方剂	方剂组成	药数
真武汤	生姜，茯苓，白术，白芍，炮附子	5
茯苓甘草汤	桂枝，生姜，茯苓，炙甘草	4
苓桂术甘汤	桂枝，茯苓，白术，炙甘草	4
甘草干姜茯苓白术汤	茯苓，干姜，白术，炙甘草	4

可作为方根的结构符合方剂

结构符合方剂	方剂组成	药数
通脉四逆汤	干姜，炮附子，炙甘草	3
芍药甘草附子汤	白芍，炮附子，炙甘草	3
四逆汤	干姜，炮附子，炙甘草	3
芍药甘草汤	白芍，炙甘草	2
甘草干姜汤	干姜，炙甘草	2
桂枝甘草汤	桂枝，炙甘草	2
干姜附子汤	干姜，炮附子	2

另外再特别加上的单味药：细辛、木通、当归。

从重要结构符合方剂的整理中，我们列出最重要的结构符合方剂有"真武汤、苓桂术甘汤、四逆汤"。这三个方剂和我们前面所说的补阳祛湿的方向分析是一致的。这三个方剂都是"药简力专"的经方，其药味都较少，补阳之力也就更为集中。我们列出这三个方剂的组成和主治如下，供我们分析了解中医大脑的组方思路。

方剂的组成药物列表

真武汤	茯苓	白芍	白术	生姜	炮附子	–	–	–
苓桂术甘	茯苓	–	白术	–	–	桂枝	炙甘草	–
四逆汤	–	–	–	–	炮附子	–	炙甘草	干姜

方剂的主治列表

真武汤	精力衰退、肢重浮肿、小便不利、头眩心悸
苓桂术甘汤	胸胁支满（停饮）、晕眩、心悸、短气
四逆汤	四肢厥逆（手脚冰冷）、下利清谷、口淡不渴、脉沉微

◇ 方性分析

本方与第一诊用方相比，方性图看起来接近，但实际一诊用方的热寒相差 0.8，本方热寒相差 1.2，虽然方性图接近，但本方的寒热差距更大，用意在于针对患者的阳虚问题。同时，本方更为偏补，而偏补是本方补阳力量较强的体现。除此之外，中医大脑在整体考量上保持了其一致性。

问止中医大脑方性图

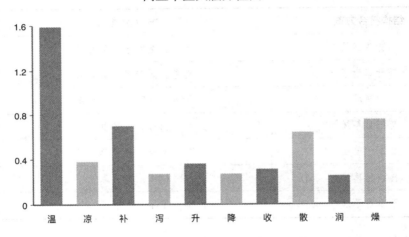

三诊至痊愈

由此可见，二诊时用药得法，患者症状已经得到改善，故此继续守方。考虑到王女士腰酸、双尺沉，三诊时在原方基础上，加用"中医大脑推荐加减"肾四味，即淫羊藿、补骨脂、菟丝子、枸杞子各 10 克，再服 7 剂。

2019 年 12 月 8 日，王女士四诊，表示用药后自觉腰酸、颈累、脚酸、膝盖酸明显改善，现主要为左侧脚麻。舌淡苔薄黄。右关弦，尺沉；左寸关弦，尺沉。

症状明显改善，守原方十剂巩固，以求痊愈。

2019年12月19日王女士因咳嗽来诊，告之麻痛痊愈，无身重，精神好。本案收工。

总　结

本文开篇，我们提到了阳虚体质的特性，我们认为要治重症起沉疴最重要的是把体质阴阳虚实的基础方向定好。本案乍看之下似乎是一个伤科痛症的病例，但实际上起效是从阳虚体质改善入手而来。

《素问·痹论》有言："痹或痛或不痛，或不仁，或寒或热，或燥或湿，其故何也？岐伯曰：痛者寒气多也，有寒故痛也。其不痛不仁者，病久入深，荣卫之行涩，经络时疏（疏通疏），故不通。皮肤不营，故为不仁。"

中医大脑大数据组方，温阳散寒、调和营卫、散寒祛风、活血补血，暗含了内经所述之治疗思路。该患者来诊前，到医院做过很多相关检查，已多方求治无效，严重影响生活。在问止中医经四次就诊而取得良效，解决了西医久治不效的问题。这是中医大脑从体质做根本性治疗的代表案例。